Strophanthus gratus

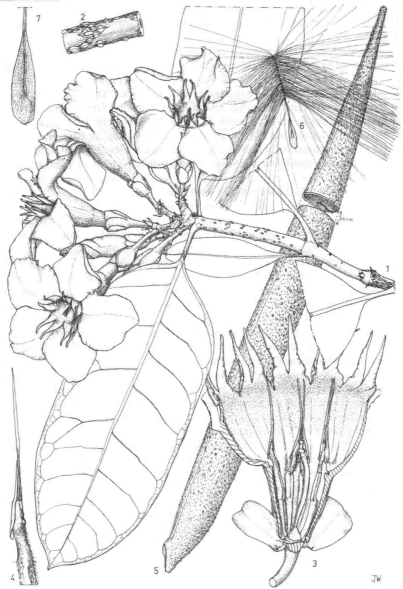

Strophanthus gratus (Wall. & Hook.) Baill.: 1. flowering branch, $\frac{2}{3}$ ×; 2. detail of branch, $\frac{2}{3}$ ×; 3. opened flower, 1 ×; 4. adaxial side of stamen, 2 ×; 5. follicle, with middle section removed, $\frac{2}{3}$ ×; 6. seed, $\frac{2}{3}$ ×; 7. seed grain, 2 ×. (1–2. *Leeuwenberg 11579*; 3–4. *Beentje 1549*; 5–7. *Leeuwenberg 12030*).

aus: H.J.Beentje: Monograph on Strophanthus DC - Apocynaceae, Dissertation Landbouwhogeschool Wageningen, Mededelingen 1982, S.82

Über den Autor: Jahrgang 1959. Nach dem Abitur verschiedene Tätigkeiten. Ab 1986 intensive Beschäftigung mit Ernährungslehre und Gesundheit. 1997 Ausbildung zum Heilpraktiker abgeschlossen. 1994 erste Bekanntschaft mit dem Thema "Strophanthin". Ab 1995 intensive Arbeit am vorliegenden Buch: Kontakte zu Insidern und Professoren, umfangreiche Recherche der Original-Literatur in den medizinischen Bibliotheken von Bremen, Hamburg, Hannover, Köln (1664 Quellenangaben), Abschluß der letzten Arbeiten am Manuskript Anfang November 2006.

Ich danke

allen Mitarbeitern der medizinischen Bibliotheken, die immer wieder viele, oft schwere Bände aus dem Magazin heraussuchen mußten,

Thomas Krug (Prinzhöfte), Martin Oerding (Bremervörde), Jo Conrad (Worpswede), Frank Böttjer, Sebastian Dierksen, Zeydan Müstak, Sascha Stoops (Gnarrenburg), Ratchanee Wattanawisitporn, Christian Joosten, Fred Marschalk und Lars Feldman (Bremen) für technische Hilfe,

dem Apotheker Jens Boving von der Apotheke am Markt in Ellwangen für Infos,

Luise Venghaus (Bremen) für das Lektorieren der ersten, noch unreifen Fassung von 1996 in einer sehr schweren Zeit für sie,

Prof.Dr.med. Hans Schaefer (Heidelberg) für das Lektorieren der Fassung von 1998,

dem Arzt Michael Topp (Hamburg) für das Lektorieren der Fassungen von 2000 und 2001,

einer auf deren Wunsch ungenannt bleibenden Person für das Lektorieren der Fassung von 2003,

meinen Eltern Edith und Rudolf Petry, ohne deren finanzielle Unterstützung ich die mehrjährige und zum großen Teil fast ausschließliche Beschäftigung mit dem Thema nicht hätte bewerkstelligen können,

meiner Tochter Merle für ihre Geduld, wenn der Papa manches Mal nicht die rechte Zeit für sie fand.

Fotonachweis Buchumschlag: Prof. Taddeus Reichstein

2., aktualisierte und (um 80 Seiten) erweiterte Auflage 2006 (1.Auflage 2003)

Copyright © 2006 Florilegium Verlag, Postfach 1305, 27442 Gnarrenburg
Alle Rechte vorbehalten. Keine Bearbeitung, Übersetzung, Vervielfältigung oder Verbreitung des Werkes, auch auszugsweise, ohne schriftliche Genehmigung des Verlages.

Gedruckt von FINIDR in Cesky Tesin (Tschechische Republik) Tel. 00420-558772111

ISBN 3-00-019587-4

INHALTSVERZEICHNIS

Bemerkungen des Autors zur zweiten Auflage.. 1
Vorwort von Prof. Dr. med. Hans Schaefer aus Heidelberg... 3

DIE LÖSUNG DES HERZINFARKT-PROBLEMS DURCH STROPHANTHIN

Die Unterdrückung eines außergewöhnlichen Medikaments
und die Hintergründe einer tragischen Kontroverse

A)   Die Fehlbeurteilung des Strophanthins und ihre Widerlegung

A 0)   Aktuelle Situation Herzinfarkt 5

A 1)   Was ist Strophanthin ?.. 6

A 2)   Die therapeutische Wirkung bei Herzinfarkt und Angina pectoris
       Vorbemerkungen.. 8
         a-v) Studien und Berichte zur Vorbeugung und Akut-Behandlung............... 9
         w-z) Kasuistik (Einzelfall-Darstellungen)... 28

A 3)   Homöopathisches g-Strophanthin... 30

A 4)   Die Therapie des Bluthochdrucks mit g-Strophanthin..................................34
A 5)   Die Therapie der Herzinsuffizienz mit Strophanthin....................................36
A 6)   Die Vorbeugung und Therapie des Schlaganfalls mit Strophanthin.............40
A 7)   Die Therapie weiterer Erkrankungen mit Strophanthin................................42

A 8)   Pharmako-Dynamik: Wie wirkt Strophanthin ?
       a) Vorbemerkungen
         Keine Erhöhung des Sauerstoffbedarfs 44
         Der Wirkmechanismus an der Zelle: anders als bei Digitalis 46
       b) Strophanthin wirkt auf mehrere Komponenten. 47

A 9)   Produkt-Information, Nebenwirkungen, Gegenanzeigen, Wechselwirkungen,
       Dosierung, Indikation
       - die weitestgehende Ungefährlichkeit des oralen g-Strophanthins.................64

A 10) Keine Gefahr der Kumulation bei Digitalis plus Strophanthin.......................72

A 11) Die Reaktion der offiziellen Medizin
       a) Unwahrheiten von Prof. Schettler und anderen..73
       b) Die "Erdmann-Studie"... 77

A 12) Die Situation der Patienten und Ärzte.. 82
       Die Unwissenheit in Antworten führender Kardiologen............................ 83
       Die "Bankrotterklärung" der Deutschen Gesellschaft für Kardiologie.......85

A 13) Die angeblich schlechte orale Resorption
    a) Der Mantel des Schweigens...86
    b) Kritik an der Untersuchung der Blutkonzentrationen (biol. Verfügbarkeit)...91
       Zusammenfassung...101
    c) Kritik an der Untersuchung der Urinwerte (Resorption)....................102
       Zusammenfassung... 111
    d) De facto: Eine hohe Resorption von g-Strophanthin......................... 112
    e) Resorptions-Schwankungen ? -
       eine Resorption ohne nennenswerte Streubreite............................ 118
    f) Die gefährlichen Schwankungen in der Kinetik von Digitalis............ 125
    g) Eine extreme und versteckte methodische Anomalie =
       Die Grundlage für den Schwankungsvorwurf bei g-Strophanthin ! 133

A 14) Die Natrium-Kalium-Pumpen in der Zellwand:
    Hochsensible Rezeptoren für g-Strophanthin...................................... 139

A 15) Der Paradigmen-Wechsel beim Wirkmechanismus an der Zelle:
    Die Stimulation der Natrium-Kalium-Pumpen
    durch kleine Mengen von g-Strophanthin: große Mengen handfester Beweise
    für eine unerwünschte und sich nun doch durchsetzende Erkenntnis

    a) Herzmuskelzellen in Not:
       Rettung durch die Strophanthin-Rezeptoren................................. 142

    b) Ist Strophanthin tatsächlich ein Hemmer der Natrium-Kalium-Pumpen ? 147

    c) Kann Digitalis die Natrium-Kalium-Pumpen stimulieren ?...................... 160

    d) Die Ablehnung des wahren Wirkmechanismus
       und seine beginnende Anerkennung in neuester Zeit...................... 161

    e) Ein neuentdeckter Rezeptor innerhalb der Zelle:
       Die Na-K-Pumpe als Schleuse für g-Strophanthin...........................174

A 16) Die hypothetischen Wirkmechanismen von g-Strophanthin
    bei Angina pectoris und Herzinfarkt.. 180

A 17) Eine alternative Erklärung, wie ein Herzinfarkt entstehen könnte.................. 183

A 18) Der Zustand der Natrium-Kalium-Pumpen bei verschiedenen Erkrankungen 202

    Angina pectoris / Herzinfarkt...
    Herzinsuffizienz..
    Asthma bronchiale..
    Durchblutungsstörungen des Gehirns / Schlaganfall.............................
    Endogene Depression und andere seelische Erkrankungen...................
    Erkrankungen des Zentralnervensystems: Alzheimer-Krankheit, Demenz,

      Epilepsie, Huntington-Chorea (sog. Veitstanz), Multiple Sklerose,
      Parkinson-Syndrom..
Adipositas (sog. Fettsucht) und Magersucht (Anorexia nervosa).....................
Allergien...
Diabetes. ....
Entzündliche Darmerkrankungen..
Erektions-Schwierigkeiten...
Grauer Star (Katarakt)..
Hypo- und Hyperthyreose..
Krebs..
Prostata-Hyperplasie..
Lungenödem, Zystische Fibrose..
Rheumatoide Arthritis, McArdle-Krankheit, Myotonische Dystrophie ....
Vergiftungen, Verbrennungen und Röntgenstrahlen.......................................
Verschiedene Erkrankungen innerer Organe..

B) <u>g-Strophanthin = Ouabain = ein neuentdecktes Hormon</u>

B 1)   Die Entdeckung des Hormons Ouabain.. 222

B 2)   Die Hypothese von Ouabain als Bluthochdruck-Verursachers..... 224

B 3)   <u>Die Widerlegung der Ouabain-verursacht-Hypertonie-Hypothese</u>.... 225
        a) Labor-Versuche... 228
        b) Versuche an Ratten und anderen Tieren........................231
        c) Klinische Erfahrungen am Patienten............................... 237

B 4)   Rätselhafte Kreuzreaktionen..241

B 5)   Welche Rolle spielt Ouabain im Salzhaushalt ?...........................243

B 6)   Marinobufagenin, der eigentliche "Übeltäter".............................. 244

B 7)   Andere endogene Substanzen...246

B 8)   Mögliche Funktionen des Endogenen Ouabains..........................248

B 9)   Ouabain: ein Isomer oder nicht ?...250

B 10) Die Bildung des Endogenen Ouabains:
       in der Nebenniere oder im Hypothalamus oder doch aus der Nahrung ?........251

B 11) Eine eigenwillig einseitige Darstellung der Fakten........................ 256

      Zusammenfassung.. 259

C) HISTORISCHE ENTWICKLUNG

C 1) Von den Anfängen 1859 bis 1971
— ein führendes Medikament der deutschen Medizin..................................... 261

C 2) Das "Heidelberger Tribunal" 1971:

Der Kampf von Prof. Schettler gegen Dr. Berthold Kern

a) Ein Wolf im Schafspelz und die Vernichtung eines Ketzers..................... 275

b) Verpaßte Chancen.. 281

C 3) Warum die Menschheit nur so langsam weiterkommt................................ 286

C 4) Nach "Heidelberg" – der gewonnene Prozeß gegen den "Stern"................ 289

C 5) Aktuelle Situation – Das Gesundheitsministerium setzt sich für Strophanthin ein 292

ANHÄNGE

1) Digitalis-Wirkung, bzw. offizielle Wirkung der Herzglykoside
   (bei Strophanthin im höheren Dosisbereich).. 296
2) Zur Widerlegung der Einwände gegen die "Stuttgart-Studie".................... 296
3) Bemerkungen über die seltsame Differenz bei den Ergebnissen
   zur g-Strophanthin-Ausscheidung im Urin nach i.v.-Gabe........................ 299
4) Weitere Details zur Doktorarbeit von Verspohl... 300
5) Alkohol und die Natrium-Kalium-Pumpe.. 301
6) Angaben zur Herzinsuffizienz nach Kern... 302
7) Nähere Angaben zur Strophanthin-Therapie von Prof. Dohrmann............ 303
8) Cymarin.. 304
9) Die hohe Fehlerdichte in den Publikationen von Prof.Greeff u.Mitarb. 304
10) Rezeptur basisches Salz und Strophanthin-Tropfen 305
11) Querdenker haben in der repressiven Wissenschaft keine Chance:
    Kritik am "Peer-Review-System"... 307
12) Die Therapie der Demenz mit Strophanthin... 307

GLOSSAR.. 309

KLEINER MATHEMATISCHER ANHANG.. 314

SACHVERZEICHNIS.. 315

QUELLEN.. 320 - 360

Bemerkungen des Autors zur zweiten Auflage

Über Prof. Hans Schaefer: Als ich im Frühjahr 1998 Prof. Hans Schaefer anrief und ihm einleitend sagte, ich hätte ein Buch über Strophanthin geschrieben, waren seine ersten Worte: "Oh, da werden Sie aber Ärger bekommen !" Er selber war als jahrzehntelang führender und auch international höchst angesehener Physiologe, der z.B. das EKG mitentwickelte, so unangreifbar, daß er es wagen konnte, dieses "heiße Eisen" anzufassen. Für mich als Außenseiter, der 1997 grade mal eine Heilpraktikerprüfung bestanden hatte, war ein Vorwort von einem Mann seines Kalibers eine unermeßliche Ehre und wohl auch eine Ausnahme in der Medizin-Literatur. Ich hatte mich eben in einen wichtigen und tabuisierten Bereich intensivst eingelesen, wozu ich als Dauergast in den med. Bibliotheken Tausende von Studien kopiert hatte. Als ich ihn im Sommer in Heidelberg besuchte, war er bereits 92 Jahre alt. Ich war beeindruckt von der Frische und Souveränität seines Geistes, auch von seiner großen Natürlichkeit und seinem Humor, die jede allzu ehrfürchtige Distanz schnell auflösen konnten. Später einmal sagte er mir: "Sie wissen, Sie werden angegriffen werden." Auf meine Erwiderung: "Na, dann werde ich da wohl drüber stehen müssen." sagte er: "Dann stehen Sie direkt neben mir." Und um eine kleine Anekdote nicht zu verkneifen: Als er mit mir über den Campus der Heidelberger Uni ging, sagte er: "Irgendetwas stimmt mit den heutigen Studenten nicht mehr. Die sind viel zu brav !"

Ich hatte dann ab Herbst 1998 noch das umfangreiche Kapitel über g-Strophanthin (Ouabain) als neuentdecktes Hormon geschrieben, dessen Recherche-Umfang ich zuerst weit unterschätzt hatte, wobei ich zusätzlich noch den wahren Wirkmechanismus des Strophanthins an seinen Rezeptoren (Stimulation der Natrium-Kalium-Pumpen) aus "verschollenen" Studien "ausgegraben" hatte. Auch hatte ich viele von Prof. Schaefer gewünschte Korrekturen vorzunehmen, denn es sollten alle (z.T. ziemlich umfangreichen) Stellen mit moralischen Wertungen, Verurteilungen und ironischen Flapsigkeiten herausgenommen werden. Als das Buch im Sommer 2000 endlich fertig war – zu dieser Zeit gab er auch das Buch "Herzinfarktreport 2000" heraus – , vergingen nur vier Wochen zwischen dem Erhalt seines Vorwortes für mein Buch und seinem Ableben. Ein wirklich großer und liebenswürdiger Mensch war da gestorben...

Danach hatte ich dann doch noch einige Arbeiten zu tun, z.B. aus urheberrechtlich "grauzonigen" Gründen alle Diagramme umzeichnen, das Sachverzeichnis und Glossar anlegen, und auch noch etliche Stellen inhaltlich ausbauen und differenzieren. Hierdurch sind aber keine substanziellen Änderungen erfolgt, sodaß Geist und Richtung des Buches, wie Prof. Schaefer es kannte, erhalten blieben. Dies gilt im Großen und Ganzen auch für die Veränderungen der zweiten Auflage – neben dem Update wissenschaftlicher Details, der Umgestaltung der Kapitel inklusive der Einführung von Zwischenüberschriften und den neuen Kapiteln zur Situation der Patienten und Ärzte sowie zum homöopathischen Strophanthin ist folgendes hinzugekommen: die Passage zu der einseitigen Darstellung der ausgesprochen hohen Strophanthin-Blutspiegel der Erdle-Studie durch Prof. Erdmann (S.77/78), einige kritische Sätze zu Prof. Irmgard Oepen (S.80), ein kritischer Satz (S.135) und der Anhang 9) zu den Arbeiten von Prof. Greeff, Zitate von Prof. Köhler (S.81) und der Redaktion der "Ärztlichen Praxis" (S.80/81), eine Aussage zu Prof. Rilling zum "Heidelberger Tribunal" (S. 279), mehr Details zur Herstellerfirma von Strodival® (S.294) sowie die Erwähnung einer Unterbindung betriebsärztlicher Strophanthin-Anwendung (S.81) und eine Passage zu einem neuen Bluthochdruck-Medikament als angeblichem Strophanthin-Antagonisten (S.258). Das Kapitel "Eine alternative Erklärung, wie ein Herzinfarkt entstehen könnte" (vorher: "Die Kritik des herkömmlichen Pathogenese-Modells des Herzinfarkts") wurde deutlich erweitert, z.B. um die alternative Entstehung von Minderdurchblutungen/Angina pectoris, wozu mich Prof. Schaefer im Jahr 2000 noch ermuntert hatte, ich das Thema aber aus Vorsicht (siehe S. 183) lieber so knapp wie möglich halten wollte (Vermeidung eines "2-Fronten-Krieges"). Die neuen Inhalte sind an den Quellenangaben über 1380 - der Anzahl der 1. Auflage - zu erkennen.

Über weitere Veränderungen in der zweiten Auflage: Neben der Einflechtung der nach dem Erscheinen der ersten Auflage des Buches publizierten wichtigen aktuellen Studien und den aktuellen politischen Ereignissen um das Strophanthin gibt es in der zweiten Auflage folgendes Neues: Bei einigen Studien wurden Details wie Anzahl der Versuchsteilnehmer und Dosisangaben ergänzt. Die Zitate der Strophanthin verordnenden Ärzte wurden erweitert. Die Therapie-Ergebnisse bei Herzinsuffizienz, Bluthochdruck und anderen Erkrankungen bekamen eigene Kapitel, ebenso die Reaktionen der Vertreter der "Schulmedizin", die vorher auf die Kapitel über die therapeutischen und pharmakodynamischen Wirkungen verteilt waren. Diese beiden Kapitel bekamen einige einleitende Passagen sowie ersteres ein Verzeichnis von Internetadressen und interessanten Sekundär-Artikeln, dazu ein kritisches Wort zu basischen Salzen bei akutem Myokardinfarkt. Im letztgenannten Kapitel über die Pharmakodynamik, das vorher nur in einer aufzählenden Darstellung der Studien bestand, wurden die Studien in ein Konzept eingebettet, das schon (wesentlich weniger ausführlich) in verschiedenen Artikeln zum Tragen kam. Die Einleitung (jetzt Kapitel A0) und A1) und besonders das Kapitel über g-Strophanthin als das neuentdeckte Hormon Ouabain wurden neu geordnet – letzteres auch mit einer Zusammenfassung versehen.

Das Kapitel "Die (jetzt:) hypothetischen Wirkmechanismen von g-Strophanthin bei Angina pectoris und Herzinfarkt" wurde eigenständig (vorher im Kapitel über die Stimulation der Na-K-Pumpe), ebenso das nun nachfolgende und erweiterte Kapitel über die alternative Theorie zur Herzinfakt-Entstehung, das vorher aus taktischen Gründen, um keinen "Zweifrontenkrieg" zu provozieren, im historischen Teil versteckt war. Eigenständig wurde auch der Anhang 8); neu sind die Anhänge 9), 10) und 11). Das Kapitel "Nebenwirkungen, Gegenanzeigen, Wechselwirkungen, Dosierung" (vorher: "Die Einnahme von oralem g-Strophanthin") wurde weit nach vorne geholt und um Passagen aus dem Kapitel über die schwankungsarme Resorption erweitert. Es gab etliche Umbenennungen der Kapitel (z.B. wurde das doch etwas zu starke Wort "Krieg" in "Der Krieg von Prof. Schettler gegen Dr. Berthold Kern" zu "Kampf"). Die ehemals z.T. langen Passagen von "Textwüste" wurden durch Zwischenüberschriften aufgelockert. Kurz vor Drucklegung des Buches sind überraschenderweise noch Quellen aufgetaucht, die ein Kapitel über die Strophanthin-Therapie der Demenz ermöglichten.

Wie auch die erste Auflage ist dieses Buch nicht nach der "schönen neuen" Rechtschreibung geschrieben. Auch habe ich mir wiederum erlaubt, lange zusammengesetzte Hauptworte durch Trennstriche schneller und besser lesbar zu machen

Vorwort

Im zweiten Weltkrieg wurde ich als Soldat verpflichtet, einige Zeit lang die Leitung eines Reserve-Kurlazaretts des Heeres in Bad Nauheim zu übernehmen. Für das Militär schien ich deshalb geeignet, weil ich als Abteilungsleiter am W.G.Kerckhoff-Herzforschungsinstitut in Bad Nauheim war. Daß ich erstens Theoretiker, zweitens auch als solcher erst kürzlich zur Kardiologie gekommen war, machte den Vorgesetzten nicht viel Eindruck. Immerhin wurde mir formal einer der versiertesten Kardiologen Nauheims, Dr. Kurz vorgesetzt, mit dem ich mich dann so arrangierte, daß ich von ihm die Klinik, er von mir die Theorie lernte. Aus dieser Arbeit entstand mein 1951 veröffentlichtes Buch über Theorie und Klinik des EKG. Was ich in dieser klinischen Zeit lernte, war die absolut einzigartige Rolle des intravenös verabreichten Strophanthins. Ich sah, daß unter Bad Nauheims Herzspezialisten diese Ansicht durchwegs geteilt wurde. Ich habe nach diesem militärischen Zwischenspiel die klinische Kardiologie verlassen, ging 1950 nach Heidelberg, erfuhr dort auch von den Wunderwirkungen dieser Droge, die Fraenkel hier schon 1906 eingeführt hatte, als Chef der Anstalt "Speyershof". Kliniker wie Plügge in Heidelberg, der weltbekannte Edens, mein Freund Schimert und viele andere bewiesen mit ihrer Anwendung des Strophanthins, daß hier eine Kardinal-Therapie sowohl der Angina pectoris als auch eine Prophylaxe des Infarkts vorlag.

Um diese Zeit besuchte mich der Stuttgarter Kliniker B. Kern, um meine theoretischen Ansichten über Strophanthin zu hören. Er hatte wenig Ahnung von Epidemiologie, ebenso wie ich damals auch. Epidemiologie brach sich erst in den späten sechziger Jahren als klinische Forschungsmethode Bahn. Kern arbeitete also wie seine Kollegen im epidemiologiefreien Raum klinischer Forschung.

Kerns Methode war aber die Applikation des oralen Strophanthins. In der Klinik hatte man inzwischen die intravenöse Therapie mit Strophanthin aufgegeben und durch orale Glykosid-Behandlung ersetzt. Aber eine ernsthafte Beschäftigung mit dem Strophanthin-Problem setzte bei mir erst mit dem spektakulären Symposium auf der Molkenkur in Heidelberg ein, an dem ich nicht teilnahm, über das ich aber von meinen Freunden, insbesondere W. Doerr, sehr bald unterrichtet wurde. Mehrere meiner klinischen Freunde sagten offen, daß dieses Symposium mehr einem Tribunal als einem wissenschaftlichen Disput geglichen habe, und nicht selten wurde die Art, wie man über orales Strophanthin und über Berthold Kern geurteilt habe, als skandalös empfunden. Erst als ich die Theorie des Infarktes von der Sozialmedizin her zu durchdenken begann, ordneten sich meine Gedanken auch über die Theorie des Infarktes. Seitdem läßt mich der Geanke, daß hier wissenschaftliche Fehlurteile zu bedauerlichen Fehlern der kardialen Therapie führten, nicht mehr los.

Dieses Buch ist der Versuch, mit den Gegnern der oralen Strophanthin-Behandlung sachlich zu diskutieren. Daß dabei auch die Theorie des Infarktes eine Rolle spielt, liegt an dem Angriffsort des Strophanthins, der Myokardzelle, die, wie wir glauben, der Mittelpunkt des sog. Herzinfarktes ist.

Dieses Buch muß dem Fachmann freilich problematisch erscheinen. Sein Autor ist weder Arzt noch Pharmakologe. Seine Leistung besteht darin, mit Intelligenz und großer Sorgfalt die einschlägige Literatur (über 1000 Zitate) gelesen und auf ihre logischen Widersprüche hin ausgewertet zu haben. Der Autor suchte mich sehr früh auf. Meine Skepsis an seiner Kompetenz schwand zum großen Teil. Da sich bislang kein Fachmann dieses Problems annahm, scheint es mir unvermeidlich, diesen Text von R.-J. Petry als Information zu nehmen. Mich beeindruckte schon an dem ersten Rohentwurf des Textes, daß an Hand langer Zitate diese Widersprüche leicht nachzuvollziehen sind. Meine Vermutungen bestätigten sich. Das wissenschaftliche Urteil über Strophanthin ist offenbar nicht so fundiert, wie es seine Gegner behaupten.

Den Physiologen beeindruckt an dieser Diskussion in erster Linie die Behauptung, Strophanthin werde bei oraler Gabe schlecht und inkonstant resorbiert. Diese These mangelhafter Resorption beruht auf zwei Studien, deren Ergebnisse wenig konform sind, kann also auf dieser Grundlage nicht entkräftet werden. Es gibt aber viele Hinweise auf eine Resorption, die freilich weniger direkt sind, aber die Einsicht nahelegen, man sollte an einer Resorption, die klinisch brauchbar ist, nicht zweifeln. Den Ausschlag der Einstellung zur oralen Strophanthin-Therapie gibt der überwältigende klinische Erfolg. In dieser Hinsicht steht also diese Therapie nicht schlechter da als zahlreiche Therapien, deren Brauchbarkeit ebenfalls im klinischen Kontrollversuch bestätigt wurde, z.B. neuerdings die Betablocker.

Der körpereigene Stoff Strophanthin war, wie gesagt, vor Jahrzehnten hochgeschätzt, und seine Anwendung ist vermutlich deshalb obsolet geworden, weil bis zum zweiten Weltkrieg allein eine intravenöse Applikation möglich war, die bei ambulanter Behandlung Herzkranker natürlich nicht durchführbar ist. Die Irrungen und Wirrungen dieser Therapie sind diesem Buch zu entnehmen. Dessen Lektüre, die auch dem Laien als Patienten möglich sein sollte, ist nicht immer einfach. Es gibt aber nichts Anderes. Bei der großen Bedeutung des Strophanthins für die Herztherapie kann ich also das Erscheinen dieses Textes nur begrüßen. Ein schweres Unrecht der Wissenschaft wird hier zu reparieren versucht.

Natürlich kenne ich auch die strengen Regeln, mit denen ein Nachweis therapeutischer Wirkungen gelingt. Ich war mit Martini, auf den diese Regeln zurückgehen, befreundet. Meine Meinung ist nicht, daß dieser Nachweis vorliegt, wohl aber, daß die Ansicht, der Nachweis der Unwirksamkeit der oralen Strophanthin-Therapie sei erbracht, bezweifelt werden muß. Neue Studien sind notwendig und, wie ich höre, begonnen. Dieses Buch bekämpft die Sicherheit, mit der negative Urteile gefällt werden, was bei der hohen Bedeutung einer wirksamen Infarkttherapie seine Veröffentlichung rechtfertigt.

Prof. Hans Schaefer, Heidelberg

DIE LÖSUNG DES HERZINFARKT-PROBLEMS

DURCH STROPHANTHIN

Die Unterdrückung eines außergewöhnlichen Medikaments
und die Grundlagen einer tragischen Kontroverse

A) Die Fehlbeurteilung des Strophanthins und ihre Widerlegung

A 0) Aktuelle Situation Herzinfarkt

Die Anzahl der am Herzinfarkt Gestorbenen ist zwar in Deutschland in den letzten Jahren nach Angaben des Statistischen Bundesamtes leicht gesunken, aber die stationären Krankenhaus-Aufenthalte wegen Herzinfarkt und Angina pectoris - der Herzschmerz-Attacken, die als Vorstufe des Herzinfarkts angesehen werden - sind stetig und im Jahr 2004 auf eine neue Rekordhöhe geklettert, besser gesagt gesprungen (alle Zahlen in Tabelle 2 inkl. sog. Stundenfälle (ohne Übernachtung)):

	Todesfälle akuter Myokardinfarkt	Todesfälle pro 100.000 Einwohner
2000	73.265	89,2
2004	67.100	81,4

	stationäre Krankenhaus-Aufenthalte wg. Herzinfarkt	wg. Angina pectoris
2000	174.000	155.000
2003	194.000	267.000
2004	212.000	320.000

Hieran wird wieder einmal deutlich, daß das heutige Medizinsystem eine gewisse Stärke bei akuten Ereignissen, aber bei chronischen Erkrankungen eine ausgesprochene Schwäche hat. Dies zeigt sich auch daran, daß zwar die akute Sterblichkeit nach einem eingetretenen Herzinfarkt in den letzten zwei Jahrzehnten deutlich gesunken ist, aber nicht die Sterblichkeit innerhalb eines Jahres. Die Versuche der Medizin, das Problem des Herzinfarktes und der Angina pectoris mit gigantischem finanziellen und logistischen Aufwand in Forschung, Diagnostik, Therapie und Öffentlichkeitsarbeit in den Griff zu bekommen, können nicht anders als gescheitert bezeichnet werden. Zitat aus einem Artikel (84) des "American Heart Journal" 1999, S.48 (Übersetzung des Autors): "Es werden neue Strategien benötigt, um die Zahl der Herzinfarkte und deren Sterberate zu reduzieren." Ein weiteres, heute umso mehr gültiges Zitat, aus einem Artikel (1047) des "American Journal of Cardiology" 1994, S.125 (Übers. des Autors): "Weil alle Medikamente gegen Angina pectoris oft wegen mangelnder Effizienz oder Nebenwirkungen unbefriedigend sind, gibt es einen Bedarf für neue pharmakologische Strategien." Und noch ein treffendes Zitat aus einem Artikel (1655) in "Expert Rev Cardiovasc Ther" 2005, S. 821 (Übers. des Autors): "Trotz optimaler" (?, Anmerkung des Autors) "Behandlung mit Medikamenten, die traditionell auf den Blutfluß ausgerichtet sind (Beta-Blocker, Calcium-Antagonisten und Nitrate) leiden viele Patienten weiterhin unter Angina pectoris. Es gibt also einen Bedarf für Medikamente die direkt auf die Herzmuskelzellen einwirken, um die Stoffwechsel-Störungen zu reduzieren, die durch die Minderdurchblutung hervorgerufen werden."

Könnte es sein, daß die Lösung für dieses Problem längst vorliegt? Es gibt ein pflanzliches Medikament, welches vor dem Zweiten Weltkrieg von der Hochschul-Medizin in Deutschland als eines der am meisten verabreichten Mittel allgemein anerkannt war und auch in den letzten Jahrzehnten bis heute sowohl bei der Vorbeugung als auch der Behandlung der Angina pectoris und des Herzinfarktes zweifellos beeindruckende Erfolge in ungeahnter therapeutischer Dimension zeigt, und zwar ohne ernsthafte Nebenwirkungen. Sogar im akuten Geschehen des Herzinfarkts leistet es überaus Beachtliches. Trotzdem wird es von der offiziellen Medizin nicht angeboten, ja noch nicht einmal geprüft, sondern lediglich mit widerlegbaren theoretischen Bedenken fehlbeurteilt.

Im Folgenden wird dieses Medikament, das Strophanthin – hauptsächlich in oraler Form - und die verhängnisvolle Kontroverse um dieses Thema ausführlich dargestellt.

A 1) Was ist Strophanthin ?

Strophanthin wird gewonnen aus den Samen von verschiedenen Arten des afrikanischen Kletterstrauchs "Strophanthus", s.S.261. Von den Namen der Strophanthus-Unterarten "Strophanthus gratus" und "Strophantus kombé" leiten sich die Bezeichnungen g- bzw. k-Strophanthin ab. Erst vor kurzem ist es mit einem komplizierten, nicht wirtschaftlichen Verfahren möglich geworden, g-Strophanthin synthetisch herzustellen (1374-75). Strophanthus-Arten sollen auch in anderen tropischen Gebieten, z.B. in Südamerika oder Malaysia wachsen. Ouabain, die englische Bezeichnung für g-Strophanthin, leitet sich ab vom ostafrikanischen Ouabaio-Baum (Acokanthera ouabaio), dessen Rinde g-Strophanthin = Ouabain enthält. g- und k-Strophanthin sind in ihrer Wirkung kaum zu unterscheiden, obwohl ihr Molekül-Aufbau einigermaßen verschieden ist (124).

Strophanthin wird chemisch eingeordnet in die Substanzgruppe der Herzglykoside. Andere Herzglykoside sind z.B. als bekanntester Vertreter Digitalis aus dem heimischen Fingerhut (Digoxin und Digitoxin), und Convallatoxin aus dem Maiglöckchen (Convallaria). Diese pflanzlichen Vertreter werden auch als Cardenolide zusammengefaßt, in Abgrenzung zu denjenigen Herzglykosiden, die von einigen Krötenarten produziert werden, den sog. Bufadienoliden, z.B. Marinobufagenin und Bufalin. Die herrschende, falsche Auffassung über Herzglykoside lautet, daß sie alle qualitativ gleichartige Wirkungen, d.h. die gleiche Pharmako-Dynamik hätten (siehe Anhang 1). Es seien nur quantitative Unterschiede vorhanden, die Wirkungs-Stärke und den zeitlichen Aspekt betreffend, z.B. den Wirkungseintritt und die Wirkungsdauer, also eine unterschiedliche Pharmako-Kinetik (Resorption, Metabolisierung und Ausscheidung). g-Strophanthin wird weltweit in der Labor-Forschung in den verschiedensten Experimenten in meist hoher Konzentration häufig benutzt, um die Natrium-Kalium-Pumpen (die Rezeptoren für Herzglykoside in der Zellwand) zu hemmen, wobei sich nach Jahrzehnten von eindeutigen Studien erst jetzt die Erkenntnis durchzusetzen beginnt, daß niedrige, physiologische Konzentrationen von g-Strophanthin, nicht aber von Digitalis, zum Gegenteil führen (siehe Kap. A 15).

Als hauptsächliche Wirkung der Herzglykoside gilt die Verstärkung des Herzschlags (der sog. positiv inotrope Effekt), und somit werden Herzglykoside bei Herzinsuffizienz verabreicht, aber auch bei Herzrhythmus-Störungen, besonders bei den tachykarden Formen (= mit zu schnellem Herzschlag) – bei letzterem wirkt Digitalis jedoch stärker als Strophanthin. So wurde Strophanthin hauptsächlich in intravenöser Form von 1905 bis ca. 1950-1970 offiziell anerkannt überall in Deutschland hauptsächlich bei Herzinsuffizienz verabreicht. Bis immerhin in in die neunziger Jahre wurde intravenöses Strophanthin als stärkstes, schnellstwirksames sowie wegen der schnellen Ausscheidung und geringen Ansammlung im Körper (Akkumulierung) am leichtesten steuerbare Herzglykosid in der Notfallmedizin bei akutem Herzversagen angewendet (1165), siehe S. 39. Intramuskulär wird Strophanthin nicht verabreicht, da sich häufig Entzündungen und Nekrosen an der Einstichstelle bilden.

Da Digitalis bei der Koronaren Herzkrankheit tatsächlich negativ auf die Schmerztoleranz, das EKG und die Infarktgröße wirkt (586-592, 38), wird aufgrund des Dogmas von der gleichen Wirkung aller Herzglykoside fälschlicherweise auch dem Strophanthin diesbezüglich von vornherein keine positive Wirkung zugestanden. Darüberhinaus wird dem Strophanthin unterstellt, daß es oral im Vergleich zu Digitalis eine sehr geringe und dazu noch individuell stark unterschiedliche Resorption (Aufnahme vom Verdauungstrakt ins Blut) habe. So steht es in den Lehrbüchern. Und so wird die Bedeutung des oralen Strophanthins weit hinter Digitalis quasi auf Null zurückgestuft. Und da es ein rezeptpflichtigs Medikament ist (obwohl es keine ernsten Nebenwirkungen hat), wird es deswegen von nicht speziell informierten Ärzten leider nur selten verschrieben.

Die doppelte Fehlbeurteilung des Strophanthins, daß es erstens nur wirke, wie alle Herzglykoside nun einmal zu wirken haben, und daß es zweitens in oraler Form wegen der angeblich schlechten und unregelmäßigen Resorption abzulehnen sei, soll im Folgenden ausführlich widerlegt werden.Da von schulmedizinischer Seite die Wirksamkeit des oralen g-Strophanthins bestritten wird, nicht aber die des intravenösen g- (oder k-) Strophanthins, ist es oft wichtig, präzise die vollständige Bezeichnung anzugeben, um Mißverständnissen vorzubeugen. Der Begriff "orales g-Strophanthin" wird in diesem Buch auch als Oberbegriff für oral eingenommenes g-Strophanthin (z.B. magensaftresistente Kapsel) und perlinguales g-Strophanthin (Zerbeißkapsel, Resorption über die Zunge) verwendet.

Die chemische Summenformel von g-Strophanthin ist $C_{29}H_{44}O_{12}$. Das Moleklargewicht beträgt 584.291 g. Das Molekül besteht aus dem Aglykon g-Strophanthidin und dem Zuckerrest Rhamnose, siehe die Strukturformel:

A2) Die therapeutische Wirkung bei Herzinfarkt und Angina pectoris

Grundsätzliches

Da Digitalis-Präparate bei Angina pectoris und Herzinfarkt eher negativ wirken (z.B. 38, 586-91), ist es allgemein anerkannt, daß sie bei der Koronaren Herzkrankheit in der Regel nicht angewendet werden. Diesbezüglich bewirkt orales Strophanthin jedoch positive Veränderungen; es zeigt also für Herzglykoside untypische Wirkungen, die z.T. sogar im direkten Gegensatz zu denen von Digitalis stehen.

Die chemischen Formeln der beiden Herzglykoside sind sich zwar relativ ähnlich; nur hieraus eine gleichartige Wirkung ableiten zu wollen, träfe arg daneben. Denn kleine Ursachen können große Wirkungen haben. Ein Beispiel: Cortison und Aldosteron, beides Kortikosteroide (Hormone der Nebennierenrinde), unterscheiden sich in ihrer chemischen Formel ebenfalls nur geringfügig, haben jedoch im Körper grundverschiedene Wirkungen. Dies veranschaulicht, daß es sich verbietet, für Digitalis und Strophanthin eine gleichartige Wirkung anzunehmen, bloß weil ihre chemischen Formeln ähnlich sind und sie beide zur Stoffklasse der Herzglykoside zugeordnet werden.

Zitat von Kay Blumberger, einem renommierten Kardiologen aus "Differentialtherapie mit Herzglykosiden" (1517), S. 1215: "Aber selbst Augsberger, der Vater der 'quantitativen Glykosidtherapie', hat erklärt: 'Nicht jedes Glykosid kann alles gleich gut.' Dieser wichtige Satz ist weitgehend in Vergessenheit geraten und allgemein nicht genügend beachtet worden."

Die Erkenntnis, daß der Wirkmechanismus von niedrigen Konzentrationen von g-Strophanthin an der Zelle (Stimulation der Na-K-Pumpe, siehe Kap. A 8 a) und A 15) demjenigen von Digitalis und hohen Konzentrationen von g-Strophanthin entgegengesetzt ist (Hemmung der Na-K-Pumpe), beginnt gerade, sich bei den Wissenschaftlern international durchzusetzen und liefert die theoretische Grundlage für den lange Zeit nur empirisch wahrnehmbaren, jedoch von der Lehrbuchmedizin der letzten Jahrzehnte nicht wahrgenommenen Unterschied zwischen der positiven Wirkung von Strophanthin und der negativen Wirkung von Digitalis bei Angina pectoris und Herzinfarkt. Möglicherweise könnte dies dem notwendigen Durchbruch der Anerkennung der ungewohnt positiven therapeutischen Wirkungen von Strophanthin behilflich sein.

Die unter Medizinern weit verbreitete Meinung, daß Strophanthin den Sauerstoffbedarf des Herzmuskels erhöhen könnte und deshalb bei Angina pectoris und Herzinfarkt problematisch, also kontraindiziert sei, soll auf S. 44 widerlegt werden."

Politisches"

Zu den Publikationen zur Wirksamkeit von Strophanthin ist folgendes vorwegzuschikken: Es gibt zwar nach den heute gängigen Kriterien einer so genannten "evidence based medicine", die auf möglichst große (und für kleinere Firmen zu teure !) Studien setzt, kaum valide Daten, jedoch existieren eine ganze Reihe von (z.T. Doppelblind-) Studien und viele ärztliche Berichte, die übereinstimmend solch unerreicht positive Wirkungen bezeugen, die man sonst nur von Insulin oder Antibiotika kennt, sodaß jeder Unvoreingenommene mit gesundem Menschenverstand, auch jeder Arzt oder Wissenschaftler, kaum ernsthafte Zweifel an der Wirksamkeit von oralem g-Strophanthin haben kann. Wer hier nur auf den formalen Aspekt abzielt, wird dem außergewöhnlich positiven Inhalt der vielzähligen Publikationen und ihrer Bedeutung nicht gerecht. Wenn ein mathematisches Modell für eine Meta-Analyse (Gesamtschau aller Studien und Berichte) zum Strophanthin entwickelt und akzeptiert würde, dürfte diese unzweifelhaft dessen überlegene Wirksamkeit beweisen. - Übrigens dürfte auch zum Insulin keine Doppelblind-Studie existieren, die sich ja aus ethischen Gesichtspunkten verbietet.

Unglücklicherweise liegen die Publikationen zur therapeutischen Wirkung meist nur in deutscher Sprache vor und sind nicht im MedLine, den medizinischen Internet-Datenbanken, gelistet (z.B. www.pubmed.com). Es gibt zwar ca. 20.000 Studien und Reviews zum Eintrag "ouabain", der englischen Bezeichnung für g-Strophanthin, jedoch nur sehr wenige zur klinischen Wirkung des Strophanthins als speziell deutsche "Spezialität", die zudem nach ca. 1970 leider nur noch von (zahlreichen) "Außenseitern" angewendet wurde. Im PubMed gibt es leider nur die Doppelblind-Studie von Belz et al. 1984 (41), die von der Parallelität der Wirkung von oralem g-Strophanthin und einem Nitropräparat berichtet, und die Doppelblind-Studien von Agostoni et al. 1994 (34) und Qi et al. 2001 (1382), die die Überlegenheit des intravenösen k-Strophanthins gegenüber Digoxin bei der Herzinsuffizienz beschreiben – unter anderem eine blutdrucksenkende Wirkung nur durch Strophanthin. Deshalb dürfte es den meisten internationalen Forschern unbekannt sein, daß die im Labor oft verwendete Substanz und das neuentdeckte Hormon in oraler Form therapeutisch genutzt wird.

Das Bundesministerium für Gesundheit, das auf das besondere Potential des Strophanthins aufmerksam gemacht wurde, hat Ende 2005 das für Arzneimittel-Zulassungen zuständige Bundesamt (BfArM), den Autor und zwei Ärzte zu einem Fachgespräch eingeladen, was dazu führte, daß die Zulassung für Strodival® vorläufig erteilt wurde, siehe Kap. C 5).

A 2 a-f) Studien u. Berichte zum Herzinfarkt

a) Prof. Rolf E. Dohrmann, der damalige ärztliche Leiter des Evangelischen Waldkrankenhauses Spandau in Berlin/West, führt 1975 eine neue Therapie bei akutem Myokardinfarkt ein (15): unter anderem (nähere Angaben siehe Anhang 7) sofort 0,25 mg intravenöses k-Strophanthin (Kombetin®) und 1 g Cortison zur Verringerung der Diffusionsstrecke im Bindegewebe (114) und zur Stabilisierung der Lysosomen-Membranen (114) (siehe S. 194/195). Es gab vorher schon gute Erfahrungen mit Cortison bei akutem Herzinfarkt an der Uniklinik Münster unter Prof. Hauss (4) und in den USA (16-18). Zusätzlich orales g-Strophanthin (Zerbeißkapsel á 6 mg, Handelsname Strodival spezial®). Prof. Dohrmann kann von 1975 - 1977 die 30-Tage-Sterblichkeit an akutem Herzinfarkt in seiner Klinik von vorherigen 38,8 % - für Deutschland überdurchschnittlich hoch wegen der "Berlin-Überalterung" - auf 17,6 % senken. Zum Vergleich: Die durchschnittliche 30-Tage-Sterblichkeit in norddeutschen Kliniken betrug 1977 25,8 % (20a). Eine Studie der WHO an 19 Herzzentren mit über 7700 Patienten nennt für Europa einen Wert von 40 %.

Von 1977 - 1987 konnte die 30-Tage-Sterblichkeit an akutem Herzinfarkt von Prof. Dohrmann weiter auf 15,1 % gesenkt werden, mit Erfahrungen an 1056 Patienten (19). Die Werte für Patienten bis 60 Jahre betragen 8,0 %, für ältere Patienten 17,0 %. Zum Vergleich die WHO-Daten für Europa: bis zu 60 Jahren 27 %, bei Älteren 48 % (20b).

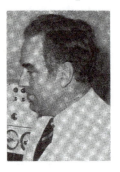

Prof. Rolf E. Dohrmann †

Nachdem Prof. Dohrmann 1989 in den Ruhestand ging, führte sein Nachfolger dessen erfolgreiche Therapie leider nicht weiter. Natürlich haben sich mittlerweile die Ergebnisse dank heutiger Methoden (z.B. transportabler Defibrillator zum Einsatz schon außerhalb der Klinik) verbessert, doch die zum jeweiligen Zeitpunkt zur Verfügung stehenden Techniken wurden unter Prof. Dohrmann selbstverständlich auch genutzt, und der zusätzliche Einsatz von Strophanthin würde auch heute wahrscheinlich eine wesentliche zusätzliche Verbesserung bringen. Warum eigentlich wurde das bewährte vorige Konzept an diesem Krankenhaus nicht wieder aufgegriffen, als sich nach Abkehr von der Strophanthin-Therapie eine Erhöhung der Sterblichkeit einstellte?

b) Prof. de Mesquita (Sao Paolo) dokumentiert 1979 an 1037 Patienten mit akutem Herzinfarkt bei einer Therapie mit Strophanthin i.v. (Injektions-Geschwindigkeit leider unbekannt) eine Sterblichkeit von nur 9,6 %, wobei die jeweils höhere Dosierung noch günstigere Ergebnisse zeigte (25 a). Zeitraum war der Aufenthalt in der Klinik (5 - 10 Tage), der durch Strophanthin bedeutend gesenkt werden konnte. Rückfälle nach der Entlassung, die die Statistik hätten beeinflussen können, gab es nicht.

g-Stroph. 0,25 mg	g-Stroph. 0,5 mg	k-Stroph. 0,25 mg	k-Stroph. 0,34 mg
158 Patienten	204 Patienten	520 Patienten	155 Patienten
12,6 %	9,3 %	9,8 %	6,4 % Mortalität

Auch Christini aus Italien (1606) berichtet 1961 von einer weit unterdurchschnittlichen Sterblichkeit an Herzinfarkt bei 90 Patienten mit k-Strophanthin i.v (1.Tag 1-2 x 0,125 mg, danach 0,25 mg tgl., zusätzlich zu allen anderen üblichen Medikamenten und Maßnahmen): Mortalität 10,1 % in der ersten Woche und 21,2 % im Gesamt-Beobachtungs-Zeitraum von 3 Monaten bis 3,5 Jahren. Es werden für die gleichen Jahre mehrere Vergleichsdaten aus den USA von mindestens dem Doppelten angegeben, z.B. 25 % in den ersten 24 Stunden bzw. 34 % in den ersten 28 Stunden, 21 % bzw. 37 % in der ersten Woche, und 48 % bzw. 52 % in den ersten 6 Monaten.

Die Ergebnisse von Dohrmann, de Mesquita und Christini waren mit Abstand weltweit unerreicht ! Sie bestätigen die frühen Erfahrungen des Nobelpreisträgers Prof. Edens, der ab 1931 mit i.v.-Strophanthin beste Resultate erzielte, siehe S. 264-65.

c) Nach Angaben der Werksärzte des Bergwerks Westerholt-Polsum in Gelsenkirchen-Buer, Dr.Grabka und Dr.Brembach (10-11), gab es in dieser Anlage mit 1800 Bergleuten vor Beginn der Strophanthin-Therapie, in den Jahren 1972-1974, unter Tage insgesamt 229 Ausfahrten wegen Verdacht auf Herzinfarkt, der sich in 15 Fällen bestätigte, von denen wiederum 8 an ihrem Infarkt verstarben. Da der Weg aus dem Schacht zum Werksarzt über eine halbe Stunde dauerte, wurden ab 1974 Bergleute, die unter Tage eine Herzattacke bekamen, schon dort mit oralem g-Strophanthin versorgt, in Form von 2-3 Zerbeißkapseln mit je 3 mg, die bereits in 5 bis 10 Minuten wirken – mit gegebenenfalls einer Wiederholung der Anwendung nach 15 und 30 Minuten. In den darauffolgenden zehn Jahren gab es insgesamt nur noch zwei Todesfälle - also nur noch ca. 6 % der vorigen Anzahl pro Jahr -, bei denen allerdings durch besondere Umstände kein Strodival® verabreicht werden konnte. Also gab es mit Strodival® keinen einzigen tödlichen Herzinfarkt mehr. Die Häufigkeit der Ausfahrten wegen Verdacht auf Herzinfarkt sank um 80 %, bei gleicher Belegschaftsgröße und Durchschnittsalter und eher schlechteren Arbeitsbedingungen (höhere Temperaturen). 1976 verstarb ein Bergmann an seinem Herzinfarkt, als die Hilfskräfte wegen eines gleichzeitig im selben Revier erfolgten schweren Unfalls nicht anwesend waren und ihm kein Strophanthin verabreichen konnten. Das gleiche gilt für einen "Kumpel", der 1983 an einem weit entfernten Betriebspunkt beschäftigt war und ebenfalls kein Strophanthin erhielt.

Zitat aus H.Brembach: Infarktvorbeugung in der Arbeitsmedizin (11), S.616: "Maßgeblich war für uns, und das haben über 10-jährige Beobachtungen bestätigt, daß perlingual aufgenommenes g-Strophanthin ein schnell und untoxisch wirkendes Medikament in einer kardialen Notfallsituation ist ...Wir können aus unserer Sicht die Angaben anderer Autoren bestätigen, daß auch größere Dosen als die eben genannten zu keinen toxischen Erscheinungen an Patienten geführt haben. ... Kein Mensch würde einen stark blutenden Verletzten nicht verbinden, und analog sollte man es ruhig mit dem perlingualen g-Strophanthin halten. ... Wir wissen aus unserer Erfahrung, daß perlinguales g-Strophanthin von unserer Belegschaft geschätzt wird und die Anwendung problemlos ist."

d) Das umfassendste empirische Datenmaterial zum oralen Strophanthin wird von Dr.med.Berthold Kern aus Stuttgart präsentiert (1). Zwischen 1947 und 1967 werden mehr als 15.000 Herzkranke von Dr.Kern in seiner Internisten-Praxis mit dem damals gängigen Strophoral® behandelt (zu 90 % aus g-Strophanthin und zu 10 % aus k-Strophanthin bestehend), mit einer Dosierung nach Erfolg und Bedarf, bis zu 75 mg täglich. Nach 1967 sind es bis zu seinem Eintritt in den Ruhestand noch über 5000 weitere Patienten. Außerdem werden Zehntausende Herzkranker in den übrigen Praxen des von Dr.Kern inspirierten Arbeitskreises mit ähnlich positiven, aber weniger exakt dokumentierten Ergebnissen mit oralem g-Strophanthin versorgt. Unter den 15.000 von Dr. Kern behandelten Patienten ereignen sich in über 55.000 Patientenjahren nur 20 leichte und kein einziger tödlicher Herzinfarkt. Statistisch gesehen ereigneten sich laut Kern vergleichsweise bei schulmedizinischer Behandlung insgesamt 530 Herzinfarkte, darunter ca. 130 tödliche. Diese Studie wurde von Seiten der orthodoxen Kardiologie gerade wegen ihrer ungemein positiven Aussagen als unglaubwürdig dargestellt. Dies geschah mit Argumenten, die einer kritischen Betrachtung nicht standhalten. Siehe Anhang 2).

Prof. Siegfried Rilling (Tübingen) berichtete dem Autor, daß er seit 48 Jahren orales g-Strophanthin bei etlichen Tausend Herzpatienten mit bestem Erfolg verordnet und keine Herzinfarkte, auch bei schwer Erkrankten, zu verzeichnen hatte, bis auf eine einzige Ausnahme, bei der sich der Erkrankte überanstrengte, ohne sein Strodival® eingenommen zu haben. Dr. Binder (Lörrach), mit einer ordentlichen Professur in Peru, schrieb dem Autor: "Es sind weit über 1000 Patienten, die in meiner Praxis seither mit Strodival® bzw. Strophanthin behandelt wurden. Keiner dieser Patienten hat einen Herzinfarkt erlitten. Nur einmal gab es eine Ausnahme: Eine Patientin rief uns aus der Intensivstation eines Krankenhauses in Turin an und sagte uns, sie habe einen Infarkt erlitten. Als sie wieder in meine Behandlung kam, erzählte sie, daß sie sechs Monate vor dem Infarkt mit der Einnahme von Strodival aufgehört habe, da sie sich so wohl gefühlt hatte." Es gibt Aussagen dieser Qualität von weiteren Ärzten, siehe S. 19 ff.

Hans Kaegelmann, Internist aus Windeck mit Erfahrung an Tausenden von Patienten in über 50 Praxis-Jahren, schreibt in "Strophanthin, Segen der Menschheit" (128), S.13, daß bei den Herzkranken seiner Praxis und des von ihm geleiteten Sanatoriums mit Strophanthin keine Herzinfarkte auftraten bis auf einen Fall eines Re-Infarktes, bei dem die Patientin viel weniger Strophanthin als verordnet eingenommen hatte. Zitat S. 13: "Der zweite Patient nahm zwar anfänglich orales Strophanthin ein, verweigerte das Medikament jedoch bald wegen aufgetretener Magenbeschwerden, die durch Alkohol-Mißbrauch vorbereitet waren. Es dauerte nicht lange, bis er vor meiner Praxis tot umfiel. Damals gab es noch nicht die für solche Magenpatienten speziell entwickelte magensaftresistente Form des Medikaments" (Strodival mr®). Zitat S. 14: Ein Kollege ..."wurde die letzte Zeit vor seinem ...durch Herzinfarkt erlittenen Tod ebenfalls, jedoch nur formal, mein Patient. Zu wiederholten Malen saß er kümmerlich vor mir, ging jedoch lieber für den Glauben an die Schulmedizin elendiglich in den Tod, als daß er Strophanthin angerührt hätte, obwohl zu seiner Studienzeit dessen Nichtanwendung als ärztlicher Kunstfehler galt, allerdings ...damals ...nur als Injektion."

e) Auch Prof. Udo Köhler aus Bad Nauheim tritt entschieden für g-Strophanthin ein. Zitat aus "Schach dem Herzinfarkt" (22a), Seite 1103: "Schon nach zwei bis vier Minuten nach der intravenösen Injektion von g-Strophanthin läßt sich dessen Schaltwirkung am Anstieg des Myokard-pH auf normale Werte exakt nachweisen (23) und vom Patienten am Schwinden seiner Herzschmerzen eindrucksvoll erleben. Dieser Primäreffekt des Strophanthins ist für die Verhinderung eines Herzinfarktes von größter Bedeutung (23, 24)." Zitat aus "Angina pectoris und Herzinfarkt-Prophylaxe - ein dankbares Feld der Allgemeinmedizin" (22b), S.16: "Hier erweist sich das Strophanthin als das Mittel der Wahl."

f) An dieser Stelle soll jemand als Zeuge aufgerufen werden, der in der Kardiologie unzweifelhaft einen großen Namen hat. Es ist Gustav Schimert jr., der den jedem Arzt geläufigen Begriff der "Koronar-Reserve" in die Medizin eingeführt hat. Er schreibt bereits 1947 in einer seiner auch heute noch gültigen, da unwiderlegten Forschungs-Arbeiten (21) über die Wirkung von Strophanthin beim akuten Herzinfarkt, S.488: "Trotz dieser Abnahme des Minutenvolumens (= die vom Herzen pro Minute beförderte Menge, Anm.d.Autors), die auch eine Abnahme der Herzarbeit bedeutet, bleibt die Koronar-Durchblutung stark erhöht. ... Berücksichtigt man nun noch die durch die Untersuchungen von Gremels und Rühl nachgewiesene günstige Wirkung des Strophanthins auf den Sauerstoff-Bedarf und die Sauerstoff-Ausnutzung des Herzens, so muß in diesem Befund eine geradezu optimale Wirkung des Strophanthins im Zustand des Herzinfarktes gesehen werden. Dieser Effekt ist in seiner Zweckmäßigkeit, die in jeder seiner Phasen gegen die Bedrohung des Herzens gerichtet ist ... einfach faszinierend: Verminderung der Belastung des Herzens durch Abnahme des Minutenvolumens unter gleichzeitiger Zunahme der Koronardurchblutung. ... Man sieht also, daß der als günstig erkannte Bezold-Jarisch-Effekt durch das Strophanthin keineswegs aufgehoben wird, ja sogar noch vielleicht eine weitere Vertiefung erfährt." Zitat S.487: Er sah "darin eine Bestätigung der vielfach günstigen Wirkung kleiner Strophanthindosen ... auch dann, wenn keine ausgesprochene Herzschwäche besteht." Zitat S.490: "... glaube ich mit aller Entschiedenheit für eine Früh-Indikation des Strophanthins beim Koronarinfarkt eintreten zu dürfen."

A 2 g-v)   Studien und Berichte zur Angina pectoris

g)   Es soll zur Unterstützung der folgenden klinischen Publikationen kurz eine wichtige pharmakodynamische Studie aus dem Kap. A 8 b) erwähnt werden (siehe S. 55). Die placebo-kontrollierte Doppelblind-Crossover-Studie von Belz et al. 1984 (41), deren Zusammenfassung auch auf www.pubmed.com zu finden ist, bescheinigt dem oralen g-Strophanthin eine gleichartige Wirkung auf die Herzarbeit wie einem Nitropräparat (Nitrolingual®), dem klassischerweise bei Angina pectoris-Anfällen angewendeten Medikament.

h)   Die placebo-kontrollierte Doppelblindstudie von Salz und Schneider 1985 (9), untersucht die Wirkung von oralem g-Strophanthin (3 x tgl. 2 magensaft-resistente Kapseln á 3 mg, also 18 mg g-Strophanthin täglich, Handelsname Strodival mr®) an 16 Verum- und 14 Placebo-Patienten mit typischer Angina pectoris und typischem pathologischem EKG-Befund (Senkung der S-T-Strecke) in sieben Praxen. Die Ergebnisse nach 14 Tagen ergeben eine hochsignifikante Besserung des Belastungs-EKGs, der Schwere der Angina pectoris-Anfälle und des subjektiven Befindens sowie eine signifikante Senkung der Häufigkeit der Angina pectoris-Anfälle und des Bluthochdrucks.

	Verum (16 Patienten)			Placebo (14 Pat.)
	Patienten ohne Veränderung	Patienten mit leichter Besserung	Patienten mit wesentlicher Besserung	Patienten mit Verschlechterung
Belastungs-EKG	0	5	11	12 (1 leicht besser)
Angina pectoris-Anfälle	1	2	13	10 (2 leicht besser)
Subjektives Befinden	0	1	15	10 (3 leicht besser)

Unter Gabe des Placebos kommt es bezüglich der drei Kriterien bei 12, 10 bzw. 10 Patienten zu einer Verschlechterung, bei keinem zu einer wesentlichen Besserung. Die gute Verträglichkeit des oralen g-Strophanthins ohne toxische Nebenwirkungen und die problemlose Kombinierbarkeit mit allen anderen Medikamenten wird besonders betont.

Zur Erklärung der relativ geringen Patientenzahl: Dr.Salz (Uni Bonn) wollte eine Studie mit Ärzten durchführen, die nicht aus dem unmittelbaren Insider-Kreis kamen, um jede Voreingenommenheit auszuschließen und größtmögliche Neutralität zu gewährleisten. Mit Dr. Kern, Dr. Binder, Prof. Rilling und anderen, die jedes Jahr Hunderte von Patienten mit Strodival® versorgten, wäre es sicher leicht möglich gewesen, eine wesentlich größere Patientenzahl zu erreichen. So aber wurden nur Ärzte um die Teilnahme an der Studie gebeten, die als neue Interessierte an die Firma herangetreten waren, z.B. auf Kongressen, oder die schriftlich um Informationsmaterial gebeten hatten. So war der in Frage kommende Kreis nicht allzu groß, und nicht jeder dieser Ärzte war bereit, dieser (relativ geringe, aber immerhin) Mühe bereitenden Aufgabe nachzukommen. Damals wurde nicht bedacht, wie notwendig eine größere Fallzahl aufgrund der danach immens gesteigerten Erwartungen an medizinische Studien würde werden können. Sie wurde wohl als letzter und ausreichender Beweis in einer Reihe von positiven Dokumenten angesehen, v.a.D. nach der Veröffentlichung von 306 Stellungnahmen namentlich und mit voller Adresse genannter Ärzte 1984, Beispiele aus einer Umfrage bei über 3600 Ärzten (s. S. 19 ff).

In der "Münchener Medizinischen Wochenschrift" Jahrgang 137 (1995) Nr.5, S. 63 / 37, wird für mehr kontrollierte Therapiestudien bei niedergelassenen Ärzten plädiert. Da diese den Großteil der gesamten ärztlichen Versorgung erbringen, sind solche Studien sicherlich sinnvoll und notwendig.

i) Prof. R.E.Dohrmann (Berlin/West) publiziert 1984 eine Studie (8): 148 Angina pectoris-Patienten werden mit oralem g-Strophanthin behandelt, in Form von magensaftresistenten Strodival®-Kapseln (3 x 1 zu 3 mg) und bei Anfällen perlingual (= über die Zunge) mit der 6 mg-Zerbeißkapsel. Sämtliche übrigen Medikamente werden nach Einwilligung der Patienten ohne "Ausschleichphase" sofort abgesetzt, sogar die Beta-Rezeptoren-Blocker. Zusätzlich zum oralen Strophanthin werden bei 115 Patienten Pentoxyfyllin zur Verbesserung der Flexibilität der roten Blutkörperchen und bei 54 Patienten Rauwolfia-Präparate (Briserin® oder Modenol®) zur Blutdrucksenkung verabreicht. Von den Patienten, die vorher in der Regel mehrere Jahre vergeblich schulmedizinisch mit Nitraten, Calcium-Antagonisten, Beta-Blockern o.ä. behandelt wurden, sind nach der ersten Woche 122 und nach der zweiten Woche 146 von 148 Patienten beschwerdefrei ! Auch die bis dahin störenden Nebenerscheinungen der vorher eingenommenen Mittel wie Kopfdruck, Kopfschmerzen, Appetitlosigkeit, Schwindel, Kreislaufstörungen u.ä. bilden sich innerhalb weniger Tage vollständig zurück. Bei zwei Patienten allerdings muß die Behandlung wegen Magen-Darm-Beschwerden abgebrochen werden (wahrscheinlich Durchfall). Diese Reizerscheinungen, die Phänomene während der Resorption darstellen, sind die einzigen "Nebenwirkungen", die bei oralem g-Strophanthin bekannt sind, siehe Kap. A 9).

j) Prof. Dohrmann berichtet in seiner klinisch-poliklinischen Studie 1977 (14), daß er allen Patienten, die mit schweren Angina pectoris-Anfällen, Verdacht auf Myokardinfarkt oder akutem Myokardinfarkt in das Evangelische Waldkrankenhaus in Berlin-Spandau eingeliefert werden, orales g-Strophanthin (Strodival spezial®-Zerbeißkapsel mit 6 mg) verabreicht. Bei 170 von 264 Fällen (= 64%) kann innerhalb von 5 Minuten eine erhebliche Besserung und nach maximal 10 Minuten eine vollständige Beseitigung des Anfalls erreicht werden. Keine oder zumindest keine befriedigende Wirkung findet sich in 94 Fällen, von denen jedoch in 55 Fällen bereits ein akuter Myokardinfarkt (vermutlich in der irreversiblen Phase) eingetreten war, wobei auch von oralem g-Strophanthin keine Hilfe mehr zu erwarten ist. Also kann nur bei 39 Patienten (= 15 %) ohne akuten Herzinfarkt keine ausreichende Wirkung erzielt werden. Hierbei muß berücksichtigt werden, daß die eingelieferten Patienten in aller Regel das Medikament zum ersten Mal überhaupt einnehmen. In der Angina pectoris-Studie von Prof. Dohrmann (s.o.) stellt sich bei 24 von 148 Patienten der Erfolg erst in der zweiten Woche regelmäßiger Einnahme ein, sodaß es unzulässig wäre, eine "Versagerquote" von 15 % auch allgemein für die orale Strophanthin-Therapie mit wiederholter Einnahme anzunehmen, wie es leider auch von Befürwortern der Strophanthin-Therapie geschehen ist.

Zitat S.186: "Erwähnenswert ist nach unseren bisherigen Erfahrungen, daß Herzfrequenz-Veränderungen, insbesondere Bradykardien oder Rhythmus-Störungen (im Sinne von Extrasystolien und AV-Blockierungen) nach Zufuhr von g-Strophanthin *nie* beobachtet wurden, auch wenn die Patienten unter einer klinisch erforderlichen Volldigitalisierung standen." (siehe Kap. A 9 und A 10)

k) Kubicek und Reisner erstellen 1973 in Wien eine Doppelblind-Studie (38) an 75 Patienten mit hochgradiger Angina pectoris, von denen mehr als die Hälfte koronar-angiographisch nachgewiesene Verengungen der Herzkranzgefäße von über 90 % haben. Wenn die Versuchspersonen ein Luftgemisch mit vermindertem Sauerstoffgehalt einatmen, treten während dieses sogenannten Hypoxie-Tests Veränderungen im EKG und Herzschmerzen auf. Hierbei stellt sich nach Gabe sublingualen Strophanthins (6 mg Strophoral® = 90 % g-Strophanthin und 10 % k-Strophanthin) im Vergleich zum Kontrollversuch in 19 von 22 Fällen eine wesentliche Verbesserung der S-T-Streckensenkungen im EKG ein, die als Zeichen eines Sauerstoffmangels interpretiert werden, davon in 7 Fällen eine völlige Normalisierung; in nur drei Fällen bleibt das EKG unverändert. Die Ergebnisse des subjektiven Befindens sind folgende:

	Kontrollversuch, kein Strophanthin	6 mg Strophoral®
starke Schmerzen	2	0
leichte Schmerzen	10	3
Schwindel / Atemnot	6	1
ohne Beschwerden	4	18

Bei keinem Patienten mit Strophoral® gab es eine Verschlechterung. Bei Gabe des Placebos bei 15 Pat. zeigt sich im Durchschnitt keine nennenswerte Veränderung. Nach Gabe von oralem beta-Methyl-Digoxin (10 Patienten mit 0,05 mg, 7 Patienten mit 0,2 mg, 11 Patienten mit 0,4 mg) und intravenösem Digoxin (5 Patienten mit 0,4 mg, 10 Patienten mit 0,8 mg) gibt es beim EKG-Befund keine Veränderungen im Vergleich zum Kontrollversuch, aber ein häufigeres Auftreten starker anginöser Schmerzen, die in einigen Fällen zu einem vorzeitigen Abbruch des Testes zwingen, was die EKG-Ergebnisse wahrscheinlich zugunsten des Digitalis verfälscht.

Zur Wirkung von Strophoral® siehe ausführliche Tabelle auf der folgenden Seite:

Nr.	Pat.	ST-Verlagerung (Senkung V$_4$-V$_6$ in mm)			Produkt systol. Blut-Druck x Herzfrequenz / 100				Befinden	
		H$_I$	H$_{II}$	Differenz (Wirkungs-index)	Norm-oxie H$_I$	max. Hypoxie H$_I$	Norm-oxie H$_{II}$	max. Hypoxie H$_{II}$	H$_I$	H$_{II}$
1	M.H	3,0	0	+ 3,0	151	220	142	190	S	O
2	G.E.	3,0	0	+ 3,0	78	151	98	128	O	O
3	S. H.	8,0	0	+ 8,0	115	198	135	135	S	O
4	R. I.	2,5	1,0	+ 1,5	92	140	116	140	++	O
5	G.A.	3,5	1,5	+ 2,5	120	170	112	120	+	O
6	M.J.	1,0	0	+ 1,0	115	150	112	150	+	O
7	J.R.	2,0	0	+ 2,0	124	156	110	128	O	O
8	S.W.	1,0	0	+ 1,0	118	160	136	126	+	O
9	S. J.	3,0	2,0	+ 1,0	136	194	136	152	+	O
10	S.R.	8,0	7,5	+ 0,5	150	270	148	270	+	+
11	F.F.	4,0	0	+ 4,0	116	163	117	150	+	O
12	S.M.	4,0	3,0	+ 1,0	115	158	108	153	+	O
13	B.C.	6,5	6,5	0	108	176	100	166	++	+
14	H.W.	6,0	4,5	+ 1,5	123	172	126	156	+	O
15	S.R.	14,0	1,0	+ 13,0	75	195	81	105	S	O
16	B.G.	3,0	1,5	+ 1,5	94	116	83	108	O	O
17	V.M	3,0	1,0	+ 2,0	72	145	78	134	+	+
18	J. F.	9,5	9,5	0	88	148	87	144	O	O
19	K.G.	7,5	6,5	+ 1,0	149	240	132	187	+	O
20	R.A.	4,0	4,0	0	129	204	115	132	S	O
21	S.G.	5,0	1,0	+ 4,0	134	212	140	150	S	O
22	M.J.	4,0	2,0	+ 2,0	114	156	102	140	S	S

H$_I$ = Hypoxietest I (Leerversuch), H$_{II}$ = Hypoxietest II (nach 6 mg g- + k-Strophanthin)
Befinden: O = ohne Mißempfindung, + = leichter pektanginöser Schmerz, ++ = starker pektanginöser Schmerz, S = Schwindel; nach: Kubicek & Reisner (38): Hypoxietoleranz bei koronarer Herzkrankheit, in Therapie der Gegenwart 112: 747-768, 1973, auf S.754

Prof. Kietzmann & Laemmle 1991 (Hannover) sehen die positive Wirkung von g-Strophanthin auch bei Meerschweinchen mit Sauerstoffmangel, s. S. 57.

l) Sharma et al. 1972 (48) finden bei allen Versuchsteilnehmern eine deutliche Verkürzung und Abschwächung des Angina pectoris-Schmerzes bei Fahrrad-Ergometer-Arbeit 30 min nach 0,7 mg intravenösem g-Strophanthin pro 70 kg Körpergewicht - bei nicht gestiegenem Sauerstoffverbrauch und einer deutlich verbesserten Herzarbeit (u.a. Abfall des enddiastolischen Druckes in der linken Herzkammer aufgrund Abnahme der Wandspannung nach Strophanthingabe), siehe Abbildung auf der folgenden Seite.

Patient 3 hat nach Strophanthin gar keine Schmerzen, die Patienten 1 und 6 geben eine verminderte Schmerzintensität an. Trotz der beträchtlichen Verbesserungen sind die S-T-Streckensenkungen im EKG ohne und mit Strophanthin unverändert, vermutlich da die verwendete hohe Dosierung (0,7 mg / 70 kg) an der therapeutischen Obergrenze liegt. Bei noch höherer Dosis kommt es bekanntlich zu S-T-Streckensenkungen wie bei den anderen Herzglykosiden.

Zeit des Beginns und Dauer des Angina pectoris-Schmerzes vor und nach g-Strophanthin-Gabe
nach Sharma et al., Brit. Heart J. 34: 631-637, 1972

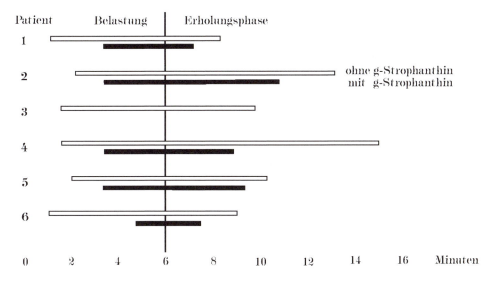

m) Die obigen Ergebnisse von Kubicek & Reisner und Sharma et al. bestätigen die Studien von Prof. Sarre, dem Direktor der Med. Universitäts-Poliklinik Freiburg und Ehrenmitglied der "Deutschen Gesellschaft für Innere Medizin" seit 1977 (sehr selten vergebene Auszeichnung). Schon 1943 beobachtet er (39) bei Patienten mit instabiler Angina pectoris, daß während des Hypoxie-Tests nach einer gewissen Zeit Herzschmerzen auftreten. Wird eine Stunde vorher Strophanthin (0,2 mg) injiziert, so ist die durchschnittliche Zeit bis zum Beginn der Schmerzen verlängert, die Belastungsfähigkeit der Patienten also erhöht. Nach Injektion von Digitalis (Digilanid und Cedilanid, je 0,8 mg) ist die schmerzfreie Zeit hingegen durchschnittlich verkürzt. Auch im EKG zeigt sich eine gegensätzliche Wirkung der Herzglykoside. Zitat S.139: "Die Wirkung von Strophanthin auf das EKG beim koronarkranken Menschen und unter Sauerstoffmangel-Verhältnissen ist unseres Wissens noch nicht untersucht worden. Unsere Versuche zeigen nun eindeutig beim Koronarkranken eine Verbesserung des EKG, meist schon vor dem Beginn der Mangelatmung, aber erst recht während des Sauerstoffmangels, gegenüber den Verhältnissen im Vorversuch." S.138: "... Nach Strophanthin wurden also erheblich geringere EKG-Veränderungen ... hervorgerufen. ... Nach Strophanthin fand sich in fast allen Fällen eine geringere Abflachung des T- oder des ST-Stückes als im Vorversuch. Im Gegensatz dazu fand sich nach Digilanid bzw. Cedilanid in den meisten Fällen eine stärkere Abflachung oder keine Differenz." Die Injektion von physiologischer Kochsalzlösung als Placebo zeigt keinen Effekt. Bei herzgesunden Menschen zeigen sich nach Strophanthin keine deutlichen Änderungen im Hypoxietest.

n) 1952 wird von Prof. Sarre auch ein orales g-Strophanthin-Präparat im Hypoxietest untersucht (29). Eine dreiviertel Stunde nach Gabe von nur 3 mg Strophoral® zeigt sich eine positive Wirkung auf die gesenkte ST-Strecke des EKG, die im Vergleich zwei Fünftel des Effektes von 0,25 mg intravenösem g-Strophanthin beträgt. Bei 0,2 und 0,8 mg Cedilanid i.v. (Digitalis lanata, entspricht dem heutigen Digoxin) findet sich eine deutliche EKG-Verschlechterung, mit 0,1 mg Cedilanid jedoch auch eine sehr geringe Verbesserung (statistische Signifikanz = ?). Interessant wäre ein Versuch mit noch geringerer Dosieung. Zitat aus (29) S.313.: "... verhielt es sich mit den Digitalis purpurea-Präparaten, die wir ebenfalls geprüft haben. ... Bei diesen fand sich in allen geprüften Dosierungen ein negatives Verhalten." Letzteres entspricht dem heutigen Digitoxin.

Prof. Sarre schreibt in der "Therapiewoche" 1952/53 (29), Zitat Seite 311: "Ich habe schon vor zehn Jahren - damals noch an der Volhardschen Klinik - darauf hingewiesen, und mit mir auch andere (z.B. E. von Sachs), daß klinische Beobachtungen immer wieder gezeigt haben, daß bei der Koronarinsuffizienz mit oder ohne Angina pectoris Digitalispräparate oft schlecht vertragen werden und vermehrt pectanginöse Beschwerden auftreten, während Strophanthin gut vertragen wird und die Anfälle oft beseitigt. Die klinische Erfahrung zeigt also klar, daß hier ein Unterschied bestehen muß. Und zwar ist es nicht die intravenöse Injektion, die hier vorteilhafter ist ..., denn wir konnten zeigen, daß intravenös auch Digitalis lanata und purpurea ... nicht die Besserung erreichen, die wir bei Strophanthin beobachten. Andererseits wirkt Strophanthin auch peroral günstig." Ein weiteres Zitat von Prof. Sarre aus der "Therapiewoche" 1950/51, Seite 570: "Jeder Kliniker weiß, daß Strophanthin in kleinen Dosen bei der Coronarinsuffizienz mit Angina pectoris therapeutisch günstig wirkt."

o) Auch Kracke aus der Uni-Klinik Freiburg unter Prof. Sarre berichtet 1954 (275) von einem von der üblichen Digitaliswirkung abweichenden Effekt des oralen g-Strophanthin auf das EKG. Bei 22 Patienten mit Koronarsklerose führte eine vierwöchige Behandlung mit perlingualen Strophinos®-Tropfen bei 11 Patienten zu einer deutlichen Verminderung der ST-Strecken-Senkung und derjenigen der T-Zacke, bei weiteren 7 Patienten zu einer geringen Minderung derselben; unverändert blieben nur 4 Patienten, bei keinem gab es den "Digitalis-Effekt" einer Senkung von S-T oder T.

Kracke berichtet darüberhinaus (275), daß die Strophinos®-Tropfen bei 33 von 40 Patienten mit Koronarsklerose und Angina pectoris zur vollständigen Beschwerdefreiheit und bei 5 Patienten zu einer Besserung der Symptome führt; nur 2 Fälle bleiben unbeeinflußt. Die Dosierung ist mit anfänglich 3 x 1,25 mg täglich und später 2-3 x 0,75 mg g-Strophanthin täglich relativ niedrig.

p) Moskopf und Dietz berichten 1955 (27), daß von 45 koronarinsuffizienten Patienten, die zu Anfang mit 4 bis 6 mg und später mit 2 bis 3 mg oralem g-Strophanthin (Purostrophan®) täglich über mehrere Wochen behandelt werden, 31 beschwerdefrei und 12 gebessert werden, während nur 2 Patienten unbeeinflußt bleiben. Zitat S.1377: "Meist wurde von den Patienten schon wenige Tage nach regelmäßiger Einnahme angegeben, daß sie sich 'besser' und leistungsfähiger fühlten, daß die Beklemmungen und das Herzstechen nachgelassen hätten. Die Mehrzahl der Patienten verlangte spontan das Mittel zur Weiterbehandlung."

q) Der bekannte Buchautor Prof. Max Halhuber veröffentlicht 1954 seine Innsbrucker Studie mit 30 Koronarsklerotikern mit Linksherz-Insuffizienz, bei denen er in 9 Fällen sehr gute und in 13 Fällen gute Resultate mit oralem Strophoral® erzielt (keine Angabe der Dosis, also wie üblich nach "Erfolg und Bedarf"), mit ausdrücklichem Bezug auf die Angaben Dr. Berthold Kerns und in ausdrücklicher Befürwortung dieser Therapie (28). Zitat S.1440: "Es besteht - besonders in der Praxis - ein echtes Bedürfnis nach nicht parenteral anwendbaren Strophanthin-Präparaten."

r) Dr.med.W.O.Jorde aus der I.Med. Universitätsklinik München, in "Medizinische Klinik" 1951 (30), Zitat Seite 47: "Es ist zweckmäßig, von der peroralen Strophanthin-Therapie nur Erfolge zu erwarten." Zitat Seite 46: "... gewährleistet die Strophoral®-Therapie einen ausreichenden Strophanthineffekt auf das Herz."

s) Was den Autor am meisten beeindruckt hat, ist folgendes: Die damalige Herstellerfirma "Herbert Pharma" (Wiesbaden) teilte 1984 die Ergebnisse einer Umfrage bei 3645 Ärzten mit (12), die orales g-Strophanthin anwendeten. 3552 Aussagen sind eindeutig positiv, 93 eingeschränkt positiv, 0 negativ. Es gibt darunter Ärzte, die selbst herzkrank sind und es mit hervorragendem Erfolg bei sich anwenden. Die individuelle Dosierung wird betont. Auch die Bewährung des oralen g-Strophanthins bei Notfällen wird hervorgehoben. In einer 33-seitigen Dokumentation werden Stellungnahmen von 306 Ärzten mit Nennung des vollen Namens und Adresse veröffentlicht (Auszug folgt im Anschluß). Die große Zahl der durchgängig wiederkehrenden überaus positiven Beurteilungen ist so beeindruckend, daß man an der Wirkung des oralen g-Strophanthins auch bei größtmöglicher Skepsis, da es sich hier um eine Veröffentlichung der Herstellerfirma handelt, keinen Zweifel haben kann. Eine Bestechungsaktion solchen Ausmaßes hätte die finanziellen Möglichkeiten der kleinen Herstellerfirma bei weitem überstiegen, zumal sich ein Arzt eventuell zu einem Kreuzchen an der falschen Stelle ("wirkt: ja oder nein") hätte hinreißen lassen, aber nicht zu solch exponierten Äußerungen. Eine komplette Fälschung wäre sicherlich unangenehm aufgefallen und scheidet aufgrund von Stichproben des Autors definitiv aus. Und ein Placebo-Effekt von solcher Stärke und in solcher Verbreitung ist undenkbar. Hier nur einige Beispiele von den 306 Aussagen. Die Auswahl fiel nicht schwer, da auf jeder Seite mehrere Aussagen der folgenden Intensität zu finden sind:

Dr.med.B.Adolphs, Allgemeinmediziner (Eschweiler): "In einer in 5 Jahren durchgeführten eigenen Praxisstudie, die zwar nicht repräsentativ sein kann, konnte ich bei 14 mit Digitalis nachbehandelten Infarktpatienten 9 Re-Infarkte mit 4 Todesfällen beobachten. Von 10 mit Strodival® Nachbehandelten trat nur 1 Re-Infarkt auf und kein Todesfall. Die Verträglichkeit war gut." (S.1)

Dr.med.O.Hammer, Internist, Medizinaldirektor (Bad Nauheim): "Patienten meiner Ambulanz verspüren nach Strodival® eine Besserung der Symptomatik ihrer koronaren Herzkrankheit." (S.2)

Dr.med.E.Hehn, Ärztl. Leiter d. Langzeit- u. Nachsorgekrankenhauses Betzdorf: "Meine Empirie mit Strodival® bei beginnender KHK läßt mich eindeutige Erfolge erkennen. Sie gehen über die Wirkung eines Placebos hinaus." (S.2)

Dr.med.M.Krimmel (Lindau): "In vielen Fällen von therapieresistenter Koronar-Insuffizienz, besonders nach Myokardinfarkt sehr wirksam. Unentbehrlich bei der täglichen Praxisarbeit." (S.2)

Dr.med.I.Krolo, Unfallarzt (Kassel): "Seit 2 Jahren bei allen mit Strodival® behandelten Patienten kein Herzinfarkt. Ausgezeichnete Wirkung und Verträglichkeit bei allen Patienten. Vernünftigere und bessere Behandlung bei Linksinsufizienz gibt es gegenwärtig nicht. Ohne Strodival® kann man beginnende Linksherz-Insuffizienz gar nicht behandeln." (S.2)

Dr.med.F.-C.Lücker, Chirurg (Osnabrück): "Die Behandlung mit Strodival® hilft nach eigener Erfahrung bei Patienten mit Linksherz-Insuffizienz hervorragend." (S.3)

Dr.med.R.Otting, Internist (Bielefeld): "Indikation: Linksinsuffizienz. Wirkung: erhebliche Besserung der Angina pectoris bei Koronarer Herzkrankheit, die schon mit Nitro-Präparaten behandelt wurde. Verträglichkeit: sehr gut. Von ca. 50 Patienten 1x leichte Durchfälle." (S.3)

Dr.med.K.-O.Reichl, Chefarzt der gynäk.Abtlg.Kreiskrankenhaus Schorndorf: "Sehr gute Erfahrungen bei nicht unbedingt glykosidbedürftigen, aber präinsuffizienten Schwangeren." (S.4)

Dr.med.R.Rückner, Betriebsarzt (Köln): "Bei Linksherz-Insuffizienz und Infarktgefährdeten. Erfolge: bisher immer gut. Wegen oft geklagter Magenstörung gebe ich prinzipiell die mr-Form, die immer gut vertragen wird." (S.4)

Dr.med.R.Theis, Allgemeinmedizinerin (Dreieich): "Strodival®...wird von mir seit Jahren mit hervorragendem Erfolg bei allen Formen der Koronaren Herzkrankheit eingesetzt, zusätzlich bei den schweren Formen Nitro-Körper oder Ca-Antagonisten." (S.4)

Dr.med.S.Fudalla, Internist, Leitender Arzt am Burgberg-Sanatorium in Bad Harzburg: "Von dem Wert dieser Oraltherapie habe ich mich seitdem überzeugen können. Als Hauptindikation ...alle Formen der Linksinsuffizienz... bis zu Stenokardien. Die Bandbreite für eine erfolgversprechende Behandlung... ist also groß." (S.6)

Dr.med.H.B.Andrae, Paracelsus-Krankenhaus Bad Liebenzell: "Digitalisierung in vielen Fällen vermieden. Prompte Wirkung bei Stenokardie (1-2 Kapseln)." (S.7)

Dr.med.E.Eckert (Sindelfingen): "Guter Erfolg auch bei Prinzmetal-Angina." (S.7)

Dr.med.I.Gehrke, Allgemeinmedizinerin (Kassel): "Ich verordne seit 10 Jahren Strodival®. In vielen Fällen von pectanginösen Beschwerden... und auch bei Zustand nach Herzinfarkt habe ich sehr zufriedene Patienten gesehen. Ich hatte auch Fälle, die keine Wirkung zeigten, aber wenige." (S.7)

Dr.med.K.Germann, Allgemeinmediziner (Siegen): "In der kardiologischen Praxis unentbehrlich. Ist durch nichts zu ersetzen. Zahlreiche Patienten meiner Praxis, die zuvor Nitrate, Betablocker und Ca-Antagonisten erhalten hatten, wurden erst nach Verabfolgung von Strodival® anfallsfrei und konnten wieder eine zufriedenstellende, oftmals verblüffende Leistungsfähigkeit aufweisen." (S.7)

H.Kaegelmann, Internist (Windeck): "Strodival® macht Herzinfarkt überflüssig. Methode der Wahl. Nichtverwendung ist ärztlicher Kunstfehler. Könnte Pandemie von Herzinfarkt – Angina pectoris besiegen, wenn Schulmedizin dies nicht verhindern würde." (S.7)

Dr.med.H-G.Keichel, Klinik Taubertal d.BfA (Bad Mergentheim): "Gute Erfolge bei pectanginösen Beschwerden. Vor erkennbaren psychischen und physischen Streßsituationen 1-2 Kapseln zerbeißen zur Prophylaxe eines eventuellen Anfalls." (S.7)

Dr.med.J.Klaß (Wildberg): "Bei Linksherz-Beschwerden infolge Hypoxie des Herzmuskels häufig besser und besser verträglich als Nitro-Präparate." (S.8)

Dr.med.J.Mahler, Internist (Pforzheim): "Beseitigt Angina pectoris-Beschwerden, stabilisiert die Herzfunktion." (S.8)

Dr.med.N.Peschke, Internist (Berlin): "Bisher gute Erfahrungen, auch zum Abbruch schwerer Angina pectoris-Anfälle." (S.8)

Dr.med.J.Bosse (Frankf./M.): "Bisher hat kein Patient die angestrebte Wirkung etwa nicht erreicht. Strodival® gehört zum Notfallbesteck." (S.11)

Dr.med.W.Enders (Stuttgart): "Beste Erfahrungen auch in Notfallsituationen (Blutdrucksturz, binnen 15 Min. wieder normale Werte)." (S.11)

Dr.med.E.Hochmann (Triberg): "Orales Strophanthin ist Methode der Wahl, insbesondere langzeitlich. Bei der Angina pectoris prophylaktisch in Verbindung mit Magnesium unübertrefflich, im Anfall absolut zuverlässig. Nitro-Präparate sind praktisch überflüssig." (S.11)

Dr.med.H.Lohner (München): "Beste Erfahrungen bei pectanginösen Zuständen. Wirkungseintritt spätestens nach 10 Minuten. Keine Gegenanzeigen." (S.11)

Dr.med.Schönberger (Stephanskirchen): "Hervorragend ! Zweimal lebensrettende Wirkung auf Bergwanderung. Fall 1: 70jährige, untrainiert, erlitt akute Herzinsuffizienz mit beginnendem Schock, blaß, Schweißausbruch, Puls 140, Extrasystolen. Konnte nach Strodival® (2 Kapseln) lingual und ½ Stunde Pause noch 3 Stunden die Wanderung mitmachen, sogar bergauf ! Fall 2: 75jährige erleidet nach 1 Stunde Bergwanderung eine akute Herzinsuffizienz, Schock, kaum fühlbarer Puls, irregulär, kaum ansprechbar. Kommt nach 2 Strodival® perlingual und Beinhochlagerung zu sich, wesentlich besserer Puls, Abtransport ungefährdet im Sitzen durch Bergwacht. Bei vielen Patienten sehr deutliche Besserung der Herzleistung ca. 5 Min. nach perlingualer Einnahme." (S.11)

Dr.med.Druschky, Chefarzt Druschky-Klinik (Bad Rappenau): "Ausgezeichnet. ...nach Herzinfarkt, 5 Wochen später nach nur Behandlung mit 3 x tgl. Strodival spezial® ...Der Patient war praktisch in den ersten Tagen bereits schmerzfrei und die Affäre lief ab wie ein Schnupfen. Der Internist jedoch sagte, daß es sich laut EKG um einen erheblichen Vorderwandinfarkt gehandelt hat." (S.12)

Dr.med.Haumann (Stuttgart): "Es gibt kein besseres Medikament, um Herzinfarkt vorzubeugen und einen bestehenden auszuheilen. Ich habe, seit ich 15 Jahre mit Strodival® arbeite, bei Herzinfarkten keinen Herztod erlebt." (S.12)

Dr.med.W.Hortsch, Allgemeinmediziner (Marquartstein): "Solange ich Strodival® verschreibe, habe ich keine Herzinfarkte gesehen. Stenokardien besserten sich. ... Nur gute Erfahrungen bei meinen Patienten." (S.12)

Prof.Dr.med.A.Schroeter (Herbolzheim): "Ich konnte erst kürzlich einen Infarktpatienten mit Hilfe von Strodival® retten. Nur mir Strodival® war es möglich, die Zeit bis zum Kommen des Rettungswagens zu überbrücken. Insgesamt kann ich bis jetzt 3 Fälle vorweisen, in denen ich durch Sofortgabe von Strodival® einen mit aller Wahrscheinlichkeit zum Tode führenden Infarkt verhindern konnte." (S. 13)

Dr.med.Günter Trott, Internist, Paracelsus-Krankenhaus Bad Liebenzell: "Beim frischen Myokardinfarkt unter Strodival® oral alle 10 bis 20 Min. 1 bis 2 Kapseln signifikante Schmerzlinderung und am Monitor deutlicher Rückgang der ST-Streckensenkung. Bei Stenokardien des Altersherzens meist voll befriedigender Therapieerfolg." (S. 13)

Dr.med.P.Vogt, Internist (Lengerich): "Strophanthin ist nicht nur Herzmittel, sondern allgemeines Gewebsauffrischungs-Mittel über Verbesserung der Sauerstoff-Ausnutzung." (S. 16)

Dr.med.K.M.Wilde, Arzt im Wohnstift Augustinum Bad Neuenahr-Ahrweiler: "Von 1968 bis 1982 behandelte ich im Schnitt gleichbleibend etwa 300 Besucher. Einsatz von Strophanthin oral bei Koronarsklerose ...und zerebraler Ischämie als Dauer- aber auch Sofort-Therapie. ...habe ich auch die von Kliniken nach inneren wie chirurgischen

Behandlungen entlassenen Patienten wieder auf Strophanthin eingestellt. Die Dauerbehandlung..., auch über 12 bis 15 Jahre, hat in keinem einzigen Fall zu Nebenwirkungen oder Unverträglichkeiten geführt. Auffällig: Die Strophanthin-Dauerpatienten litten wesentlich weniger ...an Herzbeschwerden, pectanginösen Anfällen u.dgl.." Diese Gruppe "war optimistischer und zuversichtlicher eingestellt, auch wegen ihrer besseren Leistungsfähigkeit ...bei körperlicher Belastung. ...Es gibt nichts besseres und nebenwirkungsfreieres als orales Strophanthin." (S.16)

Dr.med.J.Allmendinger, prakt.Arzt (Augsburg): 99% aller Patienten, die Strodival® von mir erhalten, verlangen es wieder. Wirkung außer Zweifel sehr gut. ...Alle anderweitigen Ansichten wohl ohne eigene Erfahrung." (S. 23)

Dr.med.A.Becker (Hannover): "Hervorragende Wirksamkeit und Verträglichkeit. Optimaler Schutz von Streß-Herz." (S.23)

Prof.Dr.med.E.Effenberger, Betriebsarzt (Hamburg): "Bisher gute Erfolge. Wirkung zuverlässig." (S.24)

Dr.med.Erkens (Eschweiler): "Aus meiner Therapie nicht mehr wegzudenken. Andere Medikamente werden im Kardialbereich nur noch in Ausnahmefällen zusätzlich gebraucht." (S.24)

Dr.A-Fr.Reckert, Internist: "Seit Jahrzehnten (1950) sehr gute Erfahrungen." (S.27)

Dr.med.G.Scherf (Duisburg): "In ca. 70% der behandelten Fälle gute bis sehr gute Ergebnisse." (S.28)

Dr.med.G.Teufel, Internist: "Die Verträglichkeit war gut, der Erfolg zufriedenstellend. Akut aufgetretene Stenokardien konnten ...in den weitaus meisetn Fällen mit Strodival spezial® kupiert werden. Negative Begleiterscheinungen wurden in keinem Fall beobachtet." (S.29)

Reg.Med.Direktor Dr.Speh (Sigmaringen): "...ausgezeichnete Wirkung:" (S.29)

Dr.med.R.Wiesenberger, Allgemein-Med. (Ober-Olm): "Erfolge ausgezeichnet. ... Seit 10 Jahren keinen Herzinfarkt in meiner Praxis. Bei Patienten, die vor Eintritt in meine Praxis einen Herzinfarkt erlitten hatten, konnte auf die Vielzahl von Medikamenten, die sie aus stationärer Behandlung mit auf den Weg bekamen, verzichtet werden, ohne einen Re-Infarkt bisher bekommen zu haben." (S.30)

Prof.Dr.med.H.Grosch (Buckenhof über Erlg.): "Bei vielen Patienten, bes.unter Belastung, besserung kardialer Beschwerden. ...Sehr gute Erfahrungen, bes. bei älteren Patienten." (S.31)

Einige Aussagen zum Einsatz bei Bradykardie auf S. 66.

Einige Ausschnitte aus Beurteilungen von Eigenerfahrungen betroffener Ärzte:

Dr.med.T.Bach (Bonn): "Seit meinen beiden Herzinfarkten nehme ich regelmäßig Strodival®. ... Unter dieser Medikation spüre ich meine Linksherzinsuffizienz nicht mehr. Auch meine stabile Angina pectoris ist bei normaler Belastung erträglich. Bei Linksinsuffizienz nehmen meine Patienten regelmäßig Strodival® mit sehr gutem Erfolg." (S.18)

Dr.med.R.v.Blumenthal, Allgemeinarzt (Gundelsheim): "Seit meinem Hinterwandinfarkt vor 5 Jahren nehme ich regelmäßig Strodival® und fühle mich in Verbindung mit Magnesiumpräparaten sehr gut dabei. Das EKG hat sich tadellos gebessert, daß man darin kaum noch Infarkt-Residuen erkennen kann. Strophanthin... erwies sich gegenüber der von der Klinik für richtig gehaltenen Digitalisierung deutlich überlegen in meinem eigenen Fall (bradykarde Rhythmus-Störung)." (S.18)

Dr.med.L.Harings, Medizinaldirektor, Internist (Neuss): "Entgegen der 'offiziellen' Lehrmeinung bin ich der Ansicht, daß ein Feldversuch mit Strodival® gerechtfertigt erscheint, insbesondere weil ich mehrere Kollegen kenne, die es - wie ich - in ihrer Familie mit Erfolg einsetzen." (S.19)

Dr.med.E.Schneider (Saarstedt): "März 1972 Hinterwandinfarkt, seit Ende 1972 nehme ich Strodival® - seither bin ich ohne Beschwerden." (S.21)

Dr.med.H.Jäger (Schliersee): "Meine eigene stabile Angina pectoris mit ventrikulärer Extrasystole bei Belastung ist auf Strodival® verschwunden." (S.22)

Dr.med.E.Zschaage, Betriebsarzt (Oberasbach): „Ich nehme Strodival selbst und habe seitdem keine pectanginösen Beschwerden mehr. Ich konnte wegen des guten Erfolgs mit der Dosierung zurückgehen, jetzt tgl. 1 Kapsel. In meiner Tätigkeit als Betriebsarzt habe ich den behandelnden Kollegen ... Strodival® zur Rezeptur empfohlen." (S.22)

Dr.med.W.Härtl, Medizinaldirektor (Nürnberg): "Seit 2 1/2 Jahren tägliche Einnahme von Strodival®. Seitdem praktisch keine Stenokardien mehr. Blendende Verträglichkeit, individuelle Dosierung." (S.24)

Prof.Dr.med.H.Wilde (Gelsenkirchen): "Seit Jahren nehme ich täglich 3 x 1 Strodival mr®. Dieses Medikament hilft mir sehr. Meine Patienten sind damit auch zufrieden." (S.30)

Dr.med.M.Schönberger (Allgemeinmedizin, Stephanskirchen) schreibt dem Autor 2004 über seine langjährigen Erfahrungen mit Strodival mr und spezial: "In zahlreichen hundert Fällen von Stenokardie regelmäßig Beschwerdefreiheit." Dr.med.W.Strothenke (Stadtallendorf), der seit über 40 Jahren orales Strophanthin anwendet, bei weit über tausend Patienten, schreibt 2005: "Strophanthin hat sich mir als sehr hilfreiches, nebenwirkungsarmes Medikament erwiesen. Ich habe in all den Jahren nicht eine schwere Nebenwirkung oder gar einen Todesfall durch Herzinfarkt erlebt. Die Sperrung des Mittels wäre ein unerträglicher Verlust und würde eine Unzahl von Myokardinfarkten auslösen."

Frau Dr. med. Waltraud Kern-Benz aus Stuttgart schreibt 2005 an das Bundesministerium für Gesundheit: "Die drohende Absage der Nachzulassung des Präparates Strodival führt mich dazu, Ihnen ein paar Fakten mitzuteilen, um den Verlust für die medizinische Versorgung vieler Patienten noch abzuwenden. Ich habe als Allgemeinärztin 1988 die kardiologische Praxis meines Vaters, Dr. Berthold Kern, übernommen. Als schulmedizinisch ausgebildete Ärztin mit der üblichen universitären Skepsis gegenüber Strophanthin ausgestattet, mußte und durfte ich im Laufe der Jahre erfahren, wie segensreich und überraschend positiv die Wirkung dieser "altmodischen" Substanz ist.

Ich habe also in den letzten 17 Jahren ca. 500 Patienten pro Jahr mit Strodival-Kapseln behandelt, zumeist Hochrisiko-Patienten mit Angina pectoris, Infarkt, KHK, Bypass-OP und viele Patienten mit infekt- oder sportbedingten Myokardschäden. Bei sicherlich 70-80 % dieser Patienten kam es durch diese Therapie zu einer deutlichen Verbesserung des Krankheitsbildes; Angina pectoris-Anfälle wurden reduziert, Herzinsuffizienz-Symptome gemindert, KHK-Verläufe in ihrer Progression gebremst, und es trat in fast allen Fällen eine auffällige Verbesserung des Allgemeinbefindens (Atmung, Schlafqualität, Leistungsfähigkeit) ein. Das schönste Erlebnis war ein Patient, der wegen einer Kardiomyopathie zur Herztransplantation in Berlin angemeldet war: nach wenigen

Monaten unter Strodival konnte er mit deutlich gebesserter, auch echo-kardiographisch nachgewiesener Herzfunktion wieder von der Warteliste gestrichen werden und erfreut sich noch heute seiner guten Gesundheit !

Insgesamt gibt es allein in meiner Praxis mehrere Tausend Patienten, die dieses Medikament als "Lebensretter" erfahren haben. Diese Patienten nicht mehr mit diesem Mittel versorgen zu können, wird sowohl die Ärzteschaft als auch die Medizin um einiges ärmer machen, sicher auch die Rate an kardiovaskulären Erkrankungen in Deutschland erhöhen."

Das statistische Institut von Bernhard Schaaf wertet im Jahr 2000 die Ergebnisse einer weiteren Umfrage der Herstellerfirma aus den Jahren 1992/93 zu Erfahrungen mit Strodival® bei 471 Ärzten aus (13), die leider nicht alle zu allen Fragen antworteten.
Anzahl der Patienten: Nur 32 von ihnen machten hierzu Angaben, die zusammengenommen allein bei diesen Ärzten die Zahl von 8000 Patienten übersteigt.
Dauer der Strophanthin-Erfahrung : Zwei Drittel aller befragten Ärzte mehr als 5 Jahre, 43 % aller Ärzte mehr als 10 Jahre.
Indikationen: Koronare Herzkrankheit von 72 % der befragten Ärzte, Herzinsuffizienz von 54 %, Infarkt-Prophylaxe von 12 % und Herz-Kreislauf-Beschwerden, Herzrhythmus-Störungen, andere kardial bedingte Beschwerden und Hypertonie von 6 %.
Wirksamkeit: 24 Ärzte antworten zu 21 % mit sehr gut, und zu 79 % mit gut.
Verträglichkeit: 44 Ärzte antworten. 16 % bewerten mit sehr gut und 84 % mit gut.
Nebenwirkungen: 6,6 % aller befragten Ärzte geben Reizung der Mundschleimhaut an, 5,1 % Magenbeschwerden, 4,2 % Durchfall. Leider kann man aus diesen Angaben nicht die prozentuale Verteilung der Nebenwirkungen bei den Patienten ableiten, die geringer sein muß, da die betreffenden Ärzte im Durchschnitt natürlich mehr als nur einen Patienten versorgen und nicht bei allen Nebenwirkungen zu erwarten sind. Nur in einem einzigen Fall wird die Intensität als schwer angegeben (Diarrhoe). Bei den meisten Ärzten genügte die Umstellung auf ein anderes Strodival-Präparat (mr) oder Dosisreduktion. Wechselwirkungen wurden nicht berichtet. Auch die Abbruchquote war gering.
Gesamt-Beurteilung (Wirksamkeit + Verträglichkeit): Von 66 antwortenden Ärzte geben 30 % "sehr gut" an, 55 % "gut", 12 % "zufriedenstellend", 1,5 % "ausreichend" und nur 1,5 % "nicht immer ausreichend".

Im Jahr 2004 gab es eine weitere kleine Umfrage bei Strodival®-Anwendern: 12 von 45 Ärzten hatten länger als 20 Jahre Strodival®-Erfahrung, 13 zwischen 10 und 20 Jahren. 6 Ärzte hatten mehr als 1000 Patienten, 18 Ärzte zwischen 50 und 1000 Patienten behandelt. Insgesamt wurde die gute bis hervorragende Verträglichkeit von 44 Ärzten hervorgehoben. 25 Ärzte erwarten bei nicht mehr zur Verfügung stehendem oralen g-Strophanthin bei ihren Patienten Enttäuschung, Bedauern und Traurigkeit, weitere 11 vermuten Entsetzen, helle Empörung, Panik und vorzeitiges Versterben.

t) Auch Prof. W.H.Hauss aus Münster wußte von den Qualitäten des Strophanthins. Er schreibt 1982 in der Zeitschrift "tägliche praxis" (31), Zitat Seite 25: "... wird immer wieder von erfahrenen Praktikern ein guter Effekt oraler Strophanthingaben bei ... Patienten mit anginösen Beschwerden beobachtet, sodaß man einen Versuch bei hartnäckigen Anfällen aus prinzipiellen Gründen nicht ablehnen sollte."

u) Der Internist Dr.med. M.O.Bruker aus Lahnstein, jahrzehntelang Leiter großer Kliniken, sieht im oralen g-Strophanthin eine "unschätzbare Hilfe"; aber unter Beibehaltung einer nicht vollwertigen Fabriknahrung insbesondere mit Auszugsmehlen, Fabrikzucker aller Art und Fabrikfetten und -ölen sowie unter Weiterführung krankmachender Denk- und Lebensmuster sei die Gabe dieses Medikamentes keine echte Vorbeugung im Sinne von Ausschaltung der Ursachen (32).

~~~~~~~~~~~~

Es ist sehr erfreulich, daß die anthroposophische Ita Wegman-Klinik in Arlesheim (Schweiz) seit 2002 Patienten mit Koronarer Herzkrankheit mit oralem Strophanthin therapiert, zuerst unter Dr. Roeber, der jetzt noch eine Praxis dort unterhält, und danach auch unter Dr. Kaufmann. Nach Aussage von Dr. Roeber ist Strodival® wirksamer als das anthroposophische Weleda-Produkt "Oleum strophanthii®", siehe Kap. A 9).

Dr. Hain von den Neuen Wicker-Kliniken (Bad Nauheim) begann im Frühjahr 2004 mit g-Strophanthin, auch homöopathischem, zu therapieren, und berichtete dem Autor, daß die Ergebnisse die Erwartungen durchaus erfüllten. Leider gab es kurz darauf durch Verkauf einen Wechsel der Firmenleitung, wonach Dr. Hain die Kardiologie nicht mehr leitete, und die Strophanthin-Therapie nicht weitergeführt wurde – offenbar nicht aus medizinischen (inhaltlichen), sondern aus "politischen" (formalen) Gründen.

~~~~~~~~~~~~

Es ist offensichtlich, daß es für Arzt und Patient risikolos ist, orales g-Strophanthin zusätzlich zur bisherigen Medikamentation zu geben (siehe auch Kap. A 9). Der Arzt könnte diese bei Verbesserung der Symptome schrittweise vermindern und dürfte dann im Endeffekt mit weniger Medikamenten-Verschreibungen auskommen.

~~~~~~~~~~~~

Es sollte der Hinweis nicht fehlen, daß die Wirkung von Strophanthin (bzw. die Aktivität der Natrium-Kalium-Pumpen) nicht nur kalium-, sondern auch magnesium-abhängig ist (vergleiche S. 139 u). Bei einem eventuell nicht zufriedenstellenden Therapie-Ergebnis mit oralem g-Strophanthin ist auf eine ausreichende Kalium- und Magnesium-Zufuhr zu achten, siehe praktische Hinweise auf S. 305/06. Eine neue Studie weist eine solche Rolle auch dem Element Zink zu (1537). Die Wichtigkeit von Magnesium-Injektion bei akutem Herzinfarkt wird mittlerweile von der Medizin anerkannt (1554). Zitat aus Berthold Kern, "Deutsche Med. Wochenschrift" 1949, S.1020: "Natürlich gibt es auch Strophoral®-Versager: ...daß also keine Arznei absolut und universal wirkt. ...Hier genüge der Hinweis, daß es ...noch in keinem Fall gelungen ist, einen unbefriedigenden Erfolg ausreichend dosierter Strophoral®-Behandlung durch Übergang auf intravenöses Strophanthin noch zu verbessern oder gar mit Digitalis oder Digitaloiden in beliebiger Darreichungsart auch nur aufrechtzuerhalten, weder in klinischer noch in außerklinischer Therapie."

Auch die Einnahme von basischen Salzen ist von Dr. Berthold Kern empfohlen worden (Rezept im Anhang 10). Beim akuten Myokardinfarkt könnte dies jedoch eventuell problematisch werden, da das Blut in diesem Zustand oft (bei 58 % der Patienten in 1555) alkalisch ist, wegen einer verstärkten Atmung; nur bei 20 % der Patienten gab es eine metabolisch bedingte Übersäuerung des Blutes.

Studien mit negativen Effekten...

Zu oralem / perlingualen g-Strophanthin gibt es keine Studie, die keine positiven Wirkungen beinhaltet - bis auf eine einzige, in der behauptet wird, orales g-Strophanthin hätte keine Wirkung auf die Patienten mit Koronarer Herzkrankheit auf dem Fahrrad-Ergometer gehabt, und über die im Kapitel A 11 b) = "Die Erdmann-Studie" berichtet wird. Es soll nicht unerwähnt bleiben, daß es auch einige Studien gibt, die von keinen oder sogar negativen Effekten des intravenösen Strophanthins berichten - mit wahrscheinlich zu hoher Konzentration, dazu womöglich noch mit schneller Injektion der Dosis, einige Beispiele ohne Anspruch auf Vollständigkeit:

Auswirkung einmaliger i.v.-Injektion von g-Strophanthin auf die Schmerztoleranz von Angina pectoris-Patienten bei körperlicher Belastung (in Klammern: Injektions-Zeitraum)

0,7 mg (k.A.)	Schmerztoleranz +/– 0	Higgs et al. 1971 (1071)
0,7 mg (5 min)	s.o.	Glancy 1971 (1072)
0,35 mg/70 kg (2 min)	s.o.	Niederberger et al 1974 (1518)
1,05 mg/70kg (10 min)	s.o.	Loeb et al. 1979 (1519)
0,5 mg (30 sec)	s.o., Herzarbeit verbessert	Parker et al. 1969 (1070)
0,49 mg/70kg (10 min)	Schmerztoleranz ↓	Ferlinz et al. 1979 (1388)
0,5 mg k-Stroph.(k.A.)	Schmerztoleranz ↓ (nicht signif.)	Klein et al. 1977 (1036)

Auch wurde ein Kalium-Verlust des Herzmuskels nach i.v.-Injektion von 0,7 mg g-Strophanthin / 70 kg bei Patienten mit diversen Herzerkrankungen beobachtet, was für eine Hemmung der Na-K-Pumpe spricht (Brennan et al. 1972, 1518). - Prof. Dohrmann verwendete erfolgreich 0,25 mg k-Strophanthin (Seite 9), ebenso Agostoni et al. 1994 (Seite 38) und Qi et al. 2001 (Seite 38), Prof DeMesquita 0,25 u. 0,5 mg g- und 0,25 u. 0,34 mg k-Strophanthin (S.10).

...Digitalis doch positiv bei Herzinfarkt ?...

Was den Autor sehr verwundert und eigentlich im Gegensatz zu den Erfahrungen der Strophanthin-Anwender und einigen pharmako-dynamischen Studien steht (siehe S. 8 oben, 15 unten, 17 Mitte), in denen Digoxin die Angina pectoris verschlechtert, ist die Tatsache, daß die Klinik in Sao Paulo, die mit Strophanthin sensationell niedrige Herzinfarkt-Sterblichkeitsraten hatte (s.S.10), nach dem Verbot des Strophanthins in Brasilien im Jahr 1979 die Therapie zur Not mit Digoxin weiterführt (25 b): 30-Tage-Sterblichkeit 1979: mit Stroph.: 9,6 %, mit Digoxin 17,1 %, was wohl immer noch besser war als die herkömmliche Behandlung). Der Klinikleiter Dr. Monteiro sieht die Ursache in der niedrigen Dosis. Auch ein Artikel aus Israel, Leor et al. 1995 (1636) deutet auf eine positive Wirkung von Digoxin auf den Herzinfarkt hin. Patienten mit einer hohen (oralen) Digoxin-Dosis (0,25 mg tgl.) hatten eine 1-Jahres-Sterblichkeit an Herzinfarkt von 17 %, Patienten mit einer niedrigen Dosis (0,125 mg tgl.) jedoch nur eine solche von 2 %. Zur Frage, ob auch Digoxin die Natrium-Kalium-Pumpe stimulieren kann, s. Kap. A 15 c), und dazu, welche weiteren negativen Effekte an der Zelle durch Digoxin ausgelöst werden könnten, s. S. 178/179. Die Neigung des Digoxin, sich wegen seiner langsamen Ausscheidung im Körper anzureichern, macht es schwer steuerbar und potentiell gefährlich. Ein Digoxin-Blutspiegel über 1,1 Nanogramm/ml bedeutete eine Steigerung der Sterblichkeit um 34 % (1636). Zu Nebenwirkungen siehe S. 131/132.

Weitere Quellen zur oralen Strophanthin-Therapie:

http://strophanthin.twoday.net - mit Hinweis auf Artikel auf englisch:
http://ouabain.twoday.net
www.wikipedia.de - suche nach "Strophanthin", siehe dort auch unter "Diskussion"
www.melhorn.de – insgesamt sehr wertvoll, jedoch Vorsicht, der 1. Artikel ("Irrlehren...") ist didaktisch schlecht und vermischt mit falschen + pathetisch vorgetragenen Phantasien von Herrn Melhorn, der leider beratungsresistent erscheint.
www.infarctcombat.org - die Homepage der Klinik in Sao Paulo, siehe S. 11
    Rundbriefe der Internationalen Gesellschaft für Infarktbekämpfung / -verhütung, Schorndorf-Haubersbronn, bis 1988, in Büchereien per Fernleihe
Rolf-Jürgen Petry: Strophanthin, in "Naturheilverfahren" Juni 2005, Springer Verlag
    (Redaktion Dr.Bernhard Uehleke, Lehrstuhl für Naturheilkunde der Berliner Uni)
Rolf-Jürgen Petry: Die Lösung des Herzinfarkt-Problems durch g-Strophanthin, in "Erfahrungsheilkunde" 2004
etliche Artikel zu Strophanthin ab 2003 , z.B. Naturheilpraxis, CoMed, Natur und Heilen u.a.
W.Kämmerer: Strophanthin ist ein Hormon. Pharmazeutische Zeitung 114: 32-37, 1999
H.-W.Pauls: Über 25 Jahre Behandlung und Infarktprophylaxe mit perlingualem Strophanthin („Strodival"). Erfahrungsheilkunde 48: 71-76, 1999
Dr.Theodor Binder: Herzinfarkt: So beugen Sie vor. Kneipp (Schweiz) Heft 6 1998, S. 10-13
Hans Kaegelmann: Strophanthin – Segen der Menschheit, 40 S., Verlag Kritische Wissenschaft, Windeck 1994
J.P.Herrmann: Orale g-Strophanthin-Therapie '92. Der Allgemeinarzt 4: 360-362, 1992
A.Lambardt: Der Herzinfarkt aus bilogischer Sicht. Biol Vet med. 5: 2-8, 1990
S.Beyer-Enke: Die Wirksamkeit oraler Strophanthin-Therapie. Der Deutsche Apotheker 42: 113-119, 1990
J.P.Herrmann, R.Ellinger, W.Dürsch: Beiträge zu Strophanthin oral bei Angina pectoris. Ärztliche Praxis 41: 853, 1989
R.E.Dohrmann: Kritische Anmerkungen zur Wirksamkeit von g-Strophanthin. Therapeuticon 9: 494-496, 1988
R.Ellinger: g-Strophanthin peroral. Erfahrungsheilkunde 37: 517-521, 1988
Dr. Berthold Kern: Arterien-Bypässe nutzlos. Naturheilpraxis S. 582-599, 1987
Dr. Berthold Kern: Der Koronar-Bypass... Naturheilpraxis S. 1161-1198, 1984
Josef Karl: Erfahrungen mit g-Strophanthin D4 magnet-activ. Naturheilpraxis Heft 10 1986
Leserbriefe: Praxis-Kurier März 1983, S.12-14, zu Artikel in PK Nr. 3, 1983, S.51 ff
R.E.Dohrmann et al: Orales Strophanthin in der Therapie der Herzkrankheiten u. speziell der koronaren Herkrankheiten. Deutsches Ärzteblatt 28: 1642, 1978
M.von Ardenne, B.Kern, R.E.Dohrmann, R.Heinecker, L.Delius, K.Greeff: Beiträge zu „Strophanthin per os: Kampf um empirisches Erbe der Praxis ?. Ärztliche Praxis 30: 1340-1345, 1978
B.Adolphs: Ein Beitrag zur oralen Strophanthin-Therapie im Alter. (Darstellung von 4 Fällen) Münchner medizinische Wochenschrift 117: 412-413, 1975
U.Köhler:Vorbeugungu.Behandlung hypoxischer Herzschäden.Notabene medici5:13-19, 1975
J.Göbel: SELECTA 31: 2729, 1974
A.Rudich: Probleme der oralen Strophanthinbehandlung. Physikalische Medizin & Rehabilitation 13: 206-210, 1972
K.Altmann: Beitrag zur peroralen Strophanthintherapie. Med. Klinik 1952, S.446-448
H.J.Sarre: Zum Thema: Digitalis oder Strophanthin. Therapiewoche 1950/51, S.570-571

A 2 v-z) **Kasuistik (Einzelfall-Darstellungen)**

v) Prof. Rolf Dohrmann schreibt in seiner Studie an 148 Angina pectoris-Kranken (8), S.190: "Als besonders einprägsames Beispiel sei ... der Krankheitsverlauf eines 55-jährigen Patienten erwähnt, der nach einem schweren Myokardinfarkt in einer Rehabilitationsklinik wegen schlechtem Allgemeinbefinden bevorzugt einer Bypas-Operation zugeführt werden sollte. Dieser Patient hatte sich vor über vier Jahren zu unserer Therapie entschlossen und hat sich nun bei absoluter Beschwerdefreiheit und Arbeitsfähigkeit das 'goldene Wanderabzeichen' erlaufen. Die vorliegenden Erkenntnisse dürften hinreichend Beweis sein, daß eine Behandlung der koronaren Herzkrankheit mit Strophanthin und fluiditätssteigernden Medikamenten erfolgreich ist."

w) Prof. Udo Köhler aus Bad Nauheim berichtet von einem 76-jährigen Patienten (3), der nach zwei Herzinfarkten viele Jahre in ständiger ärztlicher Behandlung wegen Angina pectoris und Rhythmus-Störungen ist. Durch die ständige Anwendung von Nitro-Präparaten läßt deren Wirkung deutlich nach, und er hat täglich mehrere Schmerz-Anfälle auch in Ruhe und besonders nachts aus dem Schlaf heraus. Nachdem er Prof. Köhler aufgesucht und durch intravenöses g-Strophanthin weitgehende Beschwerdefreiheit erreicht hat, gerät er nach Rücküberweisung zum Hausarzt aber wieder in seinen vorigen Zustand, der sich im Laufe der Zeit trotz Anwendung aller üblichen Medikamente so verschlechtert, daß der Patient in seiner Not zu starken Schmerzmitteln greifen muß. In der Klinik wird ihm gesagt, daß niemand ihm mehr helfen könne.

In dieser Lage sucht er wieder Prof. Köhler auf, dem mit magensaft-resistenten g-Strophanthin-Kapseln, die sich erst im Dünndarm auflösen (Strodival mr$^®$), der entscheidende Durchbruch gelingt: Der Patient bekommt in den nächsten zwei Wochen insgesamt nur noch drei leichtere Angina pectoris-Anfälle, die auf Nitro prompt verschwinden, und danach keinen einzigen mehr. Zitat von Prof. Udo Köhler aus "Die perorale Strophanthintherapie der Angina pectoris" (3), in "notabene medici" 6: 6-12, 1976, Zitat S.10: "Danach blieben die Anfälle vollkommen weg und sind ... nunmehr seit 7 Monaten nicht mehr aufgetreten. Selten bemerkt der Patient, besonders bei extremen Wetterlagen, lediglich das typische Engegefühl in der Brust, das auf das früher völlig wirkungslose Nitrolingual-Spray sofort schwindet. Er ... schläft wieder gut, fühlt sich 'wie ein neuer Mensch', sieht wieder frisch aus und geht täglich spazieren. Kopfschüttelnd blättert er in seinem Tagebuch, in das er jeden Anfall des vergangenen Jahres sowie die ausgeübte Therapie eingetragen hatte. ... Auch während großer Kälte ... ging er täglich spazieren. ... Und als in dieser Zeit an zwei Tagen der Fahrstuhl wegen Reparaturarbeiten nicht zur Verfügung stand, stieg er die drei Treppen bis zu seiner Wohnung ohne Herzschmerzen ! ... Von Herzschmerzen ist keine Rede mehr. Die behandelnde Internistin traut ihren Sinnen nicht, und auch ich muß gestehen, daß es mir schwer fällt zu glauben, was ich unzweifelhaft sehe." Prof. Köhler hatte damals (1976) bereits 250 Patienten erfolgreich mit oralem g-Strophanthin behandelt.

Zitat von Prof. Udo Köhler aus (22), "Schach dem Herzinfarkt", S.1104: "Mit zweimal täglich 1 Kapsel Strodival mr$^®$ ist es mir gelungen, einen therapierefraktären und nicht ohne Grund auch von einer renommierten Herzklinik aufgegebenen Fall von schwerster Koronarsklerose mit Angina pectoris und Zustand nach Herzinfarkten schmerzfrei zu bekommen und nunmehr schon über Monate zu erhalten. Damit aber ist eines der dringlichsten Probleme der praktischen Medizin unserer Tage gelöst, der Anschluß an altes ärztliches Wissen unter Verwendung modernster Grundlagenforschung und Techniken gelungen und endlich jedem Arzt eine wirksame Waffe im Kampf gegen den koronaren Herztod in die Hand gegeben worden. Auf die volkswirtschaftliche Bedeutung dieser Herz-Kreislauf-Erkrankungen hinzuweisen, hieße wahrlich Eulen nach Athen tragen. Aber vielleicht machen sich die dafür Zuständigen einmal Gedanken darüber, wie viele Millionen von DM jährlich eingespart werden könnten, wenn der Schwerpunkt des Kampfes gegen den Herzinfarkt in die Hand des praktischen Arztes und Internisten gelegt würde."

x) Der Autor dieser Schrift konnte schon einige Ärzte von den positiven Wirkungen des Strophanthins überzeugen. Als Beispiel sei Dr.med. Seesink aus Zeven genannt, der bei einem Patienten, dessen Herz-Attacken seit Jahren mit allen verfügbaren modernen Medikamenten nicht in den Griff zu bekommen waren, mit den Strophanthin-Kapseln nach wenigen Tagen völlige Beschwerde-Freiheit erzielt. Als der Patient einmal aus anderem Anlaß zu einem Internisten in Behandlung geht, der wie die meisten Ärzte die Vorzüge des oralen Strophanthins nicht kennt, verordnet dieser ihm wieder gebräuchlichere Mittel. Der Patient, der sich zuerst daran hält, verfällt daraufhin bald in seinen alten Angina pectoris-Zustand, sucht dann aber wieder Dr.Seesink auf, um Strodival® zu erhalten, und schon am nächsten Tag nach Einnahme des Mittels ist der "Spuk vorbei"; er hat keine Anfälle mehr, fühlt sich wohl und ist leistungsfähig.

y) Der Internist Hans Kaegelmann schreibt in „Strophanthin, Segen der Menschheit" (128), Zitat S. 18: "Einem auswärtigen Bekannten..., riet ich lange vergeblich die Umstellung auf Strophanthin. Ärztliche 'Beratung' bestimmte auch ihn, nicht vom medizinischen Dogma zu weichen. Als er nach 2 wirkungsmäßig völlig vergeblichen Bypassoperationen dem Tod ins Auge sehen mußte, versuchte er Strophanthin und erlebte rasch die so lange unter schulmedizinischer Regie vergeblich ersehnte Besserung."

z) Erstes Zitat aus Rundbrief 29 der Internationalen Gesellschaft für Infarktbekämpfung (37) S.2: "aus einer weiteren internistischen Fachpraxis, Dr.S. in B.: ...", S.4: "Ich pflege orales Strophanthin immer bei mir zu tragen. Auf einer Frühjahrs-Gletschertour begegnete ich einer Frau, die wohl im Zusammenhang mit einem Föhneinbruch einen Herzkollaps erlitten hatte. Sie soll bisher nie herzkrank gewesen sein: Ein Infekt schien auch nicht vorzuliegen: Jetzt aber war sie livid verfärbt, zeigte inspiratorische Dyspnoe (Einatmungs-Schwierigkeiten, Anm.d.Autors) und konnte sich nicht erheben. Der Puls war fliegend, kaum zu zählen, zentral hörte ich gegen 170 Herzaktionen pro Minute. Es bestand eine Dauer-Stenokardie (Herzschmerzen, Anm.d.Autors). Coramin, Traubenzucker und Cognac hatte sie ohne Erfolg schon vor meiner Ankunft erhalten. Da sie ansprechbar war, hieß ich die zarte Frau 2 Tabletten Strophoral® zu zerbeißen und das entstandene Pulver in der Mundhöhle zu verteilen, ohne es zu schlucken. Jedem Gegner der perlingualen Strophanthinanwendung möchte ich es wünschen, er hätte sehen können, wie die Hautfarbe nach wenigen Minuten rosig wurde, wie sich die Atmung normalisierte und wie der Puls ruhig geworden ist. Da schlechtes Wetter noch in weiter Entfernung war, erlaubte ich der Frau den weiteren Aufstieg, nicht ohne am Anfang alle paar Minuten den Puls zu kontrollieren. Nach zwei Stunden gab ich ihr zur Vorsicht, nicht weil sich eine Verschlechterung eingestellt hätte, zwei weitere Tabletten Strophoral® zum Schlucken. Sie hat die recht anspruchsvolle Tour bei bestem Befinden mit uns zu Ende geführt."

Zweites Zitat aus (37), S.4: "In einem Gasthof, wo ich zufällig als Passant weilte, ... erzählte die Wirtin aufgeregt, ihr Mann sei bewußtlos zusammengebrochen, und der Dorfarzt sei nicht erreichbar. Ich stellte mich vor und bot meine Hilfe an. ... Vor seinem Bett lag der wohl 100 kg schwere Wirt bewußtlos, atmete mühsam, Puls schlecht fühlbar, Herztöne dumpf, kaum zu hören. Grau die verfärbte Haut, 'koronares' Dreieck im Gesicht. Ich ließ mir zwei Teelöffel geben, zerdrückte drei Tabletten Strophoral® dazwischen und strich ihm das Pulver mit dem Zeigefinger in der ganzen Mundhöhle herum. Nach wenigen Minuten öffnete der Mann die Augen, sah sich um und fragte, was passiert sei. Darauf sagte er, daß er ja wieder frei atmen könne und die Angst von ihm gegangen sei."

Drittes Zitat aus (37), S.3: "Bei meiner ersten Patientin, die mit oralem Strophanthin behandelt worden ist, handelt es sich um eine Frau, die täglich mehrere Angina pectoris-Anfälle erlitten hat. Die ursprünglich bestehende Hyperlipidämie war längst erfolgreich behandelt worden, und es konnten während längerer Zeit stabile normale Verhältnisse nachgewiesen werden. Das gleiche gilt für ihre Hypertonie. ... Nitrate verschiedener Charakteristik blieben wirkungslos. Relaxantien und andere Beruhigungsmittel brachten keine Besserung, so daß ich mich entgegen meiner bereits damals feststehenden Meinung entschlossen habe, der bedauernswerten Frau ein koronarwirksames Präparat nach dem anderen zu verordnen. Ein Erfolg konnte nicht verbucht werden, obwohl ich jeden Therapiewechsel mit der nötigen psychologischen Unterstützung 'verkauft' habe. In diesem Moment wurde ich von einem deutschen Kollegen aus Buenos Aires auf das Strophoral® Boehringer aufmerksam gemacht, das ich dann tags darauf ohne innere Überzeugung (ich hatte ja seinerzeit gelernt, daß das nichts nützt, 'weil es nicht resorbiert wird' !) verschrieben habe. Schon nach wenigen Tagen verlangte mich die Patientin am Telefon und sagte: 'Herr Doktor, jetzt haben wir das Präparat, das mir hilft. Ich bin ein ganz anderer Mensch geworden!' Der Behandlungserfolg dauert noch heute an."

A 3) Homöopathisches g-Strophanthin

Die placebo-kontrollierte Blind-Studie von Hupe & Balint (1988) (56) an 40 Patienten mit Angina pectoris berichtet, daß homöopathisches g-Strophanthin (D4, Strophactiv® der Firma magnetactiv (Wiesloch) 3 x 25 Tropfen tgl. über 14 Tage) zu signifikanten subjektiven bzw. objektiven (EKG) Verbesserungen bei 73 bzw. 60 % der Patienten in der Verum-Gruppe im Vergleich zu 40 bzw. 15 % in der Placebo-Gruppe führt. Nach Einnahme einer Dosis von Strophactiv® sind immerhin Blutspiegel von 10 - 80 milliardstel Gramm pro Liter zu erwarten (Hochrechnung nach den Meßwerten von Erdle 1979, S.92), eine Konzentration, die weit oberhalb der im Experiment noch wirksamen, unvorstellbar geringen Konzentrationen von 60 billionstel Gramm pro Liter und sogar bis 0,6 billionstel Gramm pro Liter liegt (S.59), und die auch in etlichen neueren Studien als wirksam verwendet wird. Demnach hat Strophactiv® sehr wahrscheinlich nicht nur eine homöopatische, sondern durchaus auch eine allopathische Wirkung, die durch das homöopathische Prinzip noch unterstützt wird - insbesonere mit dem magnetisierten Wasser als Grundlage bei Strophactiv®. (Dazu, daß Wasser mehr kann, siehe S.141) Dies könnte möglicherweise bei einem schweren Notfall (z.B. beginnender Herzinfarkt, siehe Kap. A 17) zu gering sein. Zur Not, falls kein allopathisches Strophanthin zur Verfügung steht, sollte man dann lieber eine halbe bis ganze Flasche zuführen, natürlich nur zusätzlich zu anderen üblichen Notfallmaßnahmen. Dr. Hain von den Neuen Wicker Kliniken (Bad Nauheim) berichtete dem Autor, daß er die Bluthochdruck-Krise eines Patienten durch homöopathisches Strophanthin fast sofort entscheidend bessern konnte.

Der Heilpraktiker Josef Karl beschreibt in Heft 10 der "Naturheilpraxis" 1986 drei Fallbeispiele, in denen mit Strophactiv® überzeugende Verbesserungen erzielt werden konnten, leicht verändertes (fremdwortbereinigtes) Zitat: "1. Ein Mann, 58, als Versicherungs-Vertreter und familiär gestreßt (...Ehekrise...), leidet seit einem Jahr an Herzschmerzen. Die klinische Untersuchung (EKG etc.) ergibt keinen organischen Befund. Blutdruck schon immer 115 / 75, bis vor 7 Jahren sehr sportlich (Fußballtrainer). Die Schmerzen wechseln: Ziehen, Druck, Brennen, selten in den linken Arm ausstrahlend. Keine Risikofaktoren wie Übergewicht, Rauchen, erhöhte Blutfette... g-Strophanthin D4 perlingual alle 1-2 Stunden halfen ihm über diese schwierige Zeit geradezu erstaunlich hinweg, nachdem er von drei ärztlich verschreibungspflichtigen Medikamenten zwei schlecht vertrug (Nitroglycerin und Calcium-Antagonist) und das dritte ihn etwas entspannte (Lexotanil), aber keinen Einfluß auf die Herzbeschwerden hatte.

2. Eine Frau, 64, Asthmatikerin. Blutdruck im Normbereich, keine Risikofaktoren, klagt neuerdings neben ihren seit zwei Jahrzehnten bestehenden asthmatischen Schwierigkeiten über "Herzstechen". Es traten auch leichte Knöchelödeme auf. Vom Hausarzt gegebene Diuretika und ein Digitalis-Präparat besserten die Insuffizienz (auch das nächtliche Wasserlassen), aber nicht das Symptom Herzstechen. g-Strophanthin D4 perlingual, unverdünnt (wichtig!) und häufig, 15 Tropfen (1-2-stdl.) führten zu einer schnellen Besserung dieses Symptoms.

3. Mann, 69, jahrzehntelang in führender Position der Wirtschaft, sog. Managertyp, bekam vor drei Jahren, als er sich ins Privatleben zurückzog, Schwierigkeiten mit dem Herzen bis hin zu pektanginösen Anfällen. Keine wesentlichen Risikofaktoren - außer eben seiner "Streßpersönlichkeit". Untersuchung bei einigen Kapazitäten mit unterschiedlichen Diagnosen von Angina pectoris bis Herzneurose. Verordnung: Rhythmonorm, Alupent, Adalat, Duspatal, Dogmatil, Lexotanil. Die Medikamente bringen Besserung, aber keine Zufriedenheit, g-Strophanthin D4 in erwähnter Applikation bringt den entscheidenden Schritt in Richtung Beschwerdefreiheit.

Eine 77-jährige schwer herzkranke Patientin, die sich nach 2 Herzinfarkten trotz üblicher schulkardiologischer Medikamente nicht allzugut fühlt und nur wenig belastbar ist, berichtete dem Autor, daß sie schon nach wenigen Tagen der Einnahme von Strophactiv® eine deutlich spürbare Verbesserung ihres Befindens und ihrer Leistungsfähigkeit verspürte.

Tabelle zu einer pharmakodynamischen Studie mit oralem Strophanthin
(aus einer ganzen Reihe)

Studie	Design, Kollektiv	Durchführung	Ergebnisse
Kubicek & Reisner 1973 Therapie d. Gegenwart 112: 747–768 (durch Sharma et al. 1972 mit i.v.-Strophanthin bestätigt)	Doppelblind 53 Patienten mit starker Angina pec., davon 50 % mit Koronarverengungen > 90%	Hypoxie-Atmung jeweils 30 min. vor der Untersuchung: – Strophoral® 6 mg – Digoxin i.v. 0,4 mg; 0,8 mg – ß-Methyl-Digoxin oral 0,05; 0,2; 0,8 mg – Placebo	*EKG*: mit Stroph. bei 19 von 22 Hebung der gesenkten S-T-Strecke um durchschnittlich 2,8 mm im Vergleich zum Kontrollversuch, davon bei 7 vollständige Normalisierung, mit Digitalis u. Placebo: ohne signifikanten Effekt *systol. Blutdruck × Herzfrequenz*: mit Stroph. Senkung des proz. Anstiegs bei Belastung von 57 % auf 30 %, mit Digitalis u. Placebo: keine Angaben *subjekt. Befinden*: im Kontrollversuch bei 18 von 22 Patienten Schmerzen, Schwindel oder Atemnot, mit Stroph. bei 4 von 22, mit Digitalis: Tendenz zur Zunahme der Schmerzen, führte z.T. zum Versuchsabbruch, Placebo: keine Angaben

Tabellen, erweitert u. verändert aus Petry: Strophanthin, Naturheilverfahren 06/2005 (08.27) S.1-22, Springer Verl.

Tabelle zu klinischen Studien mit oralem und intravenösem Strophanthin

Studie	Design, Kollektiv	Durchführung	Parameter	Ergebnisse
Doppelblindstudien				
Salz & Schneider 1985 Z Allgemeinmedizin 61: 1223–1228	30 Patienten mit typischer Angina pec. und typischem pathologischem EKG-Befund	14 Tage, prophylaktische Gabe – Strodival® mr 3 x tgl. 6 mg – Placebo	Belastungs-EKG	Verum: hochsignifikante Besserung Placebo: Tendenz zur Verschlechterung
			Angina-pec.-Anfälle, (Vergleich 1. u. 2. Woche)	Verum: Verbesserung von Anzahl (signifikant) und Schwere (hochsignifikant) im Vergl. zu Placebo
			Subjektives Befinden	Verum: hochsignifikante Verbesserung im Vergl. zu Placebo
Agostoni et al. 1994 Clin Cardiol 17: 536–541	Doppelblind, Crossover 22 Klinikpatienten mit Herzinsuffizienz	Untersuchungszeitraum 3 Monate – k-Stroph. i.v. 0,125 mg – Digoxin i.v. 0,25 mg – Digoxin oral 0,25 mg	Herzfrequenz	sinkt bei allen Patienten
			Herzleistung	mit Stroph. stärkere Besserung in Ruhe u. auf d. Fahrrad-Ergometer als mit Digoxin; Zunahme der max. Belastungsdauer auf Fahrrad-Ergometer mit Stroph. um 40 %
			peripherer Gefäßwiderstand	Abnahme nur mit Stroph.
			Noradrenalin-Plasmaspiegel	Abnahme nur mit Stroph.
Qi et al. 2001 (englisches abstract) Hunan Yi Kue Xue Bao 26: 448–450	200 Patienten mit kombinierter kongestiver Herzinsuffizienz und koronarer Herzkrankheit	Untersuchungszeitraum 3 Mon., z.T. länger – Digoxin oral – k-Stroph. i.v.	Herzfrequenz	gleiche Senkung mit beiden Mitteln
			Herzleistung	mit Digox. + 25 % mit Stroph..+ 41%
			Blutdrucksenkung	nur mit Strophanthin

Anwendungsbeobachtungen

Quelle	Patienten	Präparat	Indikation	Ergebnis
Halhuber 1954, Med Klin 36: 1440–1443	30 Patienten	Strophoral®	Angina-pec.-Anfälle	9 Patienten „sehr gut", 13 Patienten „gut"
Kracke 1954 Dtsch Med Wschr 79:81–83	40 Patienten	Strophinos®	Angina-pec.-Anfälle	Bei 33 Pat. vollständige Besserung, bei 5 Besserung, bei 2 kein Effekt
Moskopf & Dietz 1955 Die Med. Welt S. 1375-77	45 Patienten, beobachtet über mehrere Wochen	Purostrophan®	Angina-pec.-Anfälle	31 Pat. beschwerdefrei, 12 Pat. mit deutl. Besserung, bei 2 Pat. kein Effekt
Kern 1967 Der Myokard-Infarkt. Haug V.	15.000 z. gr. Teil schwerkranke Pat.	Strophoral®	Morbidität Mortalität	In 55.000 Patientenjahren nur 20 Herzinfarkte, keiner tödlich
Dohrmann et al. 1977 Ärztl Praxis 29: 1003–1004	209 schwere Fälle, Notfalleinlieferungen in Klinik	Strodival® Zerbeißkapsel 6 mg	Angina-pec.-Anfälle	Bei 81 % der Patienten vollständige Besserung in 5–10 min
Dohrmann & Dohrmann 1984 Erfahrungsheilkunde 33:183–90	148 Klinikpatienten mit instabiler Angina pec.	Strodival® mr (3 x 3 mg tgl.) + Zerbeißkapsel bei Bedarf, zusätzl. bei 115 Pat. Pentoxifyllin, bei 54 Pat. Briserin® oder Modenol®	Angina-pec.-Anfälle	Prophylaktische Gabe führt nach 2 Wochen zu vollständiger Besserung bei 146 von 148 Patienten
Christini 1961 Minerva Med 52: 3306-09	90 Klinikpatienten	k-Stroph. i.v., 1.Tag 2 x 0,125 mg danach 0,25 mg tgl.	Herzinfarkt-Mortalität	weit unter Durchschnitt 1.Woche: 10,1 % 3-42 Monate:21,2 %
Dohrmann et al. 1977 Cardiol Bull 14/15: 183–187	57 Klinikpatienten von 1975–1976	Strodival® Zerbeißkapsel sofort und nach Bedarf, k-Stroph. i.v. 0,125 mg alle 12 Std., + Cortison i.v. 1 mg initial + 0,25 mg alle 6 Std. (6 x)+Pentoxifyllin + Carbochromen-HCl	30-Tages-Mortalität an Herzinfarkt	Verringerung der Mortalität von 38,8 auf 17,6 %, ein damals sehr guter Wert
Dohrmann & Heller 1987 Cardiol Angiol Bull 24:17–22	1056 Klinikpatienten von 1975–1987	siehe oben	30-Tages-Herzinfarkt-Mortalität	Senkung der Mortalität auf 15,1 %
de Mesquita 1979	1037 Klinikpatienten von 1972–1979	g- u. k-Strophanthin i.v. 0,25 u. 0,5 mg bzw 0,25 u.0,34 mg	Herzinfarkt-Mortalität, 5-10 Tage	Verringerung auf 9,6 %
Brembach 1984 notabene medici 7: 613–616	Belegschaft Bergwerk unter Tage 1974 - 1984	Strodival® Zerbeiß-Kapsel bei Bedarf	Mortalität an akutem Myokardinfarkt	in 10 Jahren kein Akut-Todesfall gegenüber 3 pro Jahr vorher
			Herzinfarkte und Ang.pec.-Anfälle	Verringerung um 80 % im Vergl. zur Vorperiode
Hupe & Balint 1988 *	Blindstudie 40 Patienten	Strophactiv® (D4)	EKG (S-T)	60 % d. Pat.: Besserung Placebo: nur bei 15 %

Umfragen

Quelle	Patienten	Präparat	Indikation	Ergebnis
Apotheker A. Herbert GmbH 1984*	Umfrage bei 3645 Ärzten	Strodival®	Therapie-Erfahrungen	bei 3552 Ärzten positiv bei 93 eingeschränkt positiv keine negativen Erfahrungen
Görlich 2000 * Strodival®	Umfrage bei 66 Ärzten		Therapie-Erfahrungen	bei 30 % der Ärzte sehr gut bei 55 % gut, bei 12 % zufriedenstellend bei 1,5 % ausreichend bei 1,5 % nicht immer ausreichend

*Anfragen bei RJ Petry
e-mail: strophanthin@web.de

A 4) Die Therapie des Bluthochdrucks mit g-Strophanthin

Der Bluthochdruck (Hypertonie) ist unbestritten eines der größten medizinischen Probleme, aus dem sich schwere Erkrankungen von z.B. Arterien, Herz, Niere, Gehirn und Auge entwickeln können. Zu einer schlüssigen Erklärung der sogenannten essentiellen Hypertonie, d.h. des Bluthochdrucks, für den die Lehrbuch-Medizin keine Ursache erkennen kann, siehe S. 193 sowie S. 200/201. Die stationären Krankenhaus-Aufenthalte mit dieser Diagnose stiegen von 138.000 im Jahr 2003 auf 150.000 im Jahr 2004 an.

Die Doppelblind-Studie von Salz und Schneider 1985 (9) mit oralem g-Strophanthin bei Angina pectoris berichtet nach nur 14 Tagen von einem signifikant geminderten systolischen Blutdruck (178,1 mm Hg, vorher 187,8 mm Hg) und einem im Trend geminderten diastolischen Blutdruck, der die statistische Signifikanz nur knapp verfehlt (90,0 mm Hg, vorher 95,3 mm Hg), vergleiche S. 13.

Es sei erneut auf die zwei Doppelblind-Crossover-Studien von Agostoni et al. 1994 (34, 35, siehe S. 38) hingewiesen, in denen mit 0,125 mg k-Strophanthin i.v. täglich im Gegensatz zu Digoxin sowohl nach 15 Tagen als auch nach drei Monaten eine bedeutende Senkung des diastolischen Blutdrucks bei 22 Patienten mit Herzinsuffizienz erzielt wird. Dies wird von Qi et al. 2001 (1382, s.S. 38) bei 100 Patienten bestätigt. Bei 22 Patienten mit Herzinsuffizienz sehen Nusser & Eberl 1968 (105) nach 10 Tagen mit 0,25 mg intravenösem k-Strophanthin eine Absenkung des durchschnittlichen Blutdrucks von 166 / 89 auf 152 / 74 mm Hg.

Ein weiteres Zeugnis für eine Blutdrucksenkung beim Menschen durch g-Strophanthin ist das Doppelblind-Crossover-Experiment von Ernst & Saradeth 1991 an der Uni Wien (151): Nach Gabe von oralem g-Strophanthin ist der diastolische Blutdruck bei zwanzig gesunden Versuchsteilnehmern während einer Fahrrad-Ergometrie signifikant niedriger als in der Placebo-Gruppe.

Dr.med. Berthold Kern, der Entwickler der oralen Strophanthin-Therapie, konnte über Jahrzehnte Erfahrungen mit über 20.000 Patienten sammeln und wußte von einer ausgesprochen blutdrucksenkenden Wirkung des oralen g-Strophanthins zu berichten (274), von durchschnittlich minus 30-40 mm Hg bis hin zu minus 100 mm Hg systolisch. Zitat aus "Der Myokardinfarkt", S. 125: "Selbst Druckabfälle z.B. von 245/120 auf 165/80, von 260/130 auf 135/75 allein unter (oralem) Strophanthin innerhalb kurzer Zeit werden nicht nur störungsfrei vertragen, sondern wirken umgekehrt erleichternd, kräftigend, beschwerdenbehebend. Unter vielen Tausenden von strophanthinversorgten Hypertonikern mit oft erheblichen und "brüsken" Blutdrucksenkungen konnte in mehr als 20 Jahren nicht eine einzige Ausnahme hiervon festgestellt werden."

Kracke aus der Uni-Klinik Freiburg berichtet in der Deutschen Medizinischen Wochenschrift 1954 von einer Senkung des Blutdrucks bei über drei Viertel der Hypertonie-Patienten mit Herzinsuffizienz oder Angina pectoris durch perlinguales g-Strophanthin, maximal bis zu 40 mm Hg systolisch und 15 mm Hg diastolisch. Die anderen Patienten, auch die ohne Hypertonie, blieben unbeeinflußt; bei keinem gab es eine Blutdruck-Erhöhung (275). Auch in der Uni-Klinik zu Köln war Hypertonie einst eine Indikation für Strophanthin (1141).

Dr. med. W.Rothmund beschreibt die Behandlung und Prophylaxe des Bluthochdrucks mit oralem g-Strophanthin in notabene medici 7: 22-32, 1977, Zitat S. 30: "Alle beginnenden Hypertonien der Stadien I und II (bis 175/105 mm Druck) werden mit Strophanthin allein behandelt. Die ... Fälle der Stadien III-IV, schon jahrelang von der essentiellen Hypertonie belastet, werden sogleich kombiniert behandelt. ...Alle gebräuchlichen Antihypertensiva leichteren Typs, je nach Bedarf auch mit Diuretika und Beta-Blockern kombiniert, sind geeignet." Nach Druckabfall auf Werte um 155/100 genüge oft wieder alleinige Strophanthin-Behandlung. Zitat S. 30: "Fälle des Stad. IV, vom malignen Typ, ...wird man unter gleicher Behandlung in den Griff bekommen, wenn für die ersten Wochen Arbeitsruhe, lange Liegezeiten, Saftfasttage eingehalten und intensiv Elektrolyte, Vitamin E und Aldosteron-Antagonisten zugegeben werden. Dieses Erholungsstadium wird nach Wochen durch zunehmende Leistungsfrische abgelöst.

Aus vieljähriger Erfahrung kann gesagt werden, daß unter solcher Kausalbehandlung die größere Zahl aller Kranken jahrzehntelang unter Wohlbefinden in guter kardialer und allgemeiner Leistungsfähigkeit gehalten werden kann und gewöhnlich auch ihre natürliche Lebenserwartung erreicht. Dies gilt auch für Kranke mit zusätzlichen Organschäden... Hypertonieverursachte Apoplexien ..., auch der vorzeitige geistige Abbau, der unter essentieller Hypertonie so häufig ist, wurden in den letzten 10 Jahren, aus denen die nachfolgende Zahlen-Übersicht erstellt wurde, nicht mehr gesehen.

Die folgende Übersicht muß unter dem Aspekt beurteilt werden, daß die Mehrzahl der Kranken nach jahrelanger konventioneller Vorbehandlung ohne Besserung ihres Beschwerdebildes, d.h. stark leistungsreduziert und fühlbar linksherzkrank erst auf die neue Behandlung umgestellt wurden. Die beiden negativen Fälle betreffen je einen plötzlichen Todesfall wegen zu weitgehendem Verschleiß des Myokards schon vor Behandlungsbeginn. ...das Wichtigste: daß das Hochdruckniveau beträchtlich unter dasjenige gesenkt wurde, das bei den gleichen Patienten vorher mit meist stärkeren Medikamenten erreicht wurde. Dazu kommt der Gewinn der Myokardbesserung."

Wirkung von Strophanthin bzw. Stroph. plus andere Medikamente auf den Bluthochdruck

Hypertonie-Stad.	Fallzahl	Behandlung Stroph.	kombiniert	Erfolge gut	befriedigend	negativ
I bis 155 / 95	75	75		69	6	-
II bis 175 / 105	133	59	74	87	46	-
III bis 195 / 115	143	-	134	80	54	-
IV bis 290 / 160	47	-	47	30	15	2
	389	134	255	266	121	2

Bewertung in I-III: gut = Rückführung auf normale Werte, befriedigend = Rückführung auf Werte bis 155 / 90, in IV: gut = bis 160 / 100, befr. = mit bleibender Labilität nach oben

aus W. Rothmund: Über die Entstehung der essentiellen Hypertonie (1585)

Strophanthin als neuentdecktes Hormon (engl. = Ouabain) wird von den meisten Wissenschaftlern als möglicher Verursacher des Bluthochdrucks erforscht, was die tatsächlichen Verhältnisse auf den Kopf stellt. Es werden aber fast nur (widersprüchliche) Labor- und Rattenversuche durchgeführt. Die klinischen Erfahrungen, eine rein deutsche "Spezialität", sind den internationalen, selbst den deutschen Forschern unbekannt. Detaillierte Kritik an dieser Entwicklung eines neuen falschen Dogmas wird im Kapitel B) geübt. Zu weiteren Details klinischer Erfahrung der Blutdrucksenkung durch intravenöses Strophanthin siehe Kap. B 3 c).

A 5) Die Therapie der Herzinsuffizienz mit Strophanthin

Im Jahr 2004 waren 261.000 Patienten in in Deutschland wegen Herzinsuffizienz in stationärer Behandlung.

Intravenöses Strophanthin war jahrzehntelang in der Therapie der Herzinsuffizienz anerkannt und führend (siehe Kap. C 1), zum Teil sogar in Kliniken bis Ende der Siebziger Jahre. Bei dieser Indikation war Strophanthin den Digitalisglykosiden überlegen, nicht nur wegen seiner schnellen Wirksamkeit, sondern auch seiner schnellen Ausscheidung wegen, die eine nur schwache Ansammlung im Körper (Akkumulierung) bewirkt und damit eine gute Steuerbarkeit ermöglicht. Aber auch aus jüngster Zeit gibt es Studien, die auch qualitative Vorteile von intravenösem Strophanthin gegenüber Digoxin zeigen (s.u.). Als einzige Indikation, die primär nach Digitalis verlangt, wird die Rechtsherz-Insuffizienz mit Tachykardie angesehen (s.u.). Hierbei sollte allerdings orales Strophanthin zusätzlich gegeben werden (s. Kap. A 9, S. 65 und A 10)

Die offizielle Wirkungsweise "DER" Herzglykoside ist folgende: Die Natrium-Kalium-Pumpen in der Zellmembran, die Kalium in die Zelle hinein und Natrium hinaus befördern (siehe Kap. A 14), werden durch Digitalis-Glykoside gehemmt. Für Strophanthin gilt dies jedoch nur für hohe (ab einer gewissen Schwelle dann toxische) Konzentrationen, was von der medizinischen Lehre bislang jedoch unberücksichtigt bleibt, vergleiche Kap. A 8 a und A 15). Dadurch erhöht sich der Natriumgehalt der Zelle und, da Natrium und Calcium wegen des Natrium-Calcium-Austauschers miteinander gekoppelt sind, auch der Calcium-Gehalt der Zelle. Da Calcium die kontraktilen Proteine (Aktin und Myosin) steuert, resultiert daraus der sog. positiv inotrope Effekt, d.h. die Verstärkung der Schlagkraft des Herzens.

Zitat aus Thorben Clausen (Übersetzung des Autors): "Klinische und therapeutische Bedeutung der Na-K-Pumpe" (61), S.13: "Obwohl die Reduzierung der Na-K-Pumpe bei der Herzinsuffizienz gut dokumentiert und verbunden mit der verminderten Kontraktion ist, bleibt es offen, ob der Verlust an Na-K-Pumpen die Ursache der Herzinsuffizienz ist. Es ist paradox und unerklärt, daß ... eine weitere Hemmung der Na-K-Pumpen durch Digitalis zu einer verbesserten Herzarbeit führt."

Orales Strophanthin wird bei leichter bis mittelschwerer Herzinsuffizienz angewendet. Bei der klassischen, schweren Herzinsuffizienz (des rechten Herzens) mit Ödembildung wirkt es alleine nicht genügend; man kann es jedoch als unterstützendes Medikament durchaus einsetzen. Möglicherweise benötigt man hier doch Konzentrationen, die die Natrium-Kalium-Pumpe hemmen und den zellulären Calcium-Gehalt steigern, was wahrscheinlich nur durch intravenöses Strophanthin erreicht werden kann. Das orale Strophanthin ist dagegen ein ausgesprochener Stimulator der Na-K-Pumpe (siehe Kap. A 15), kann aber dennoch auch eine Verstärkung des Herzschlags (positiv inotroper Effekt) erreichen, siehe nächsten Abschnitt und die Studie von Dohrmann & Schlief-Plug 1986 (42) bei Patienten mit schwerer koronarer Herzkrankheit und instabiler Angina, S.55/56.

Dies ist möglicherweise dadurch zu erklären, daß ein zu hoher Calcium-Gehalt der Herzmuskelzellen, der negativ inotrop wirkt (Schlagkraft vermindernd) (129-135), durch orales g-Strophanthin gesenkt wird. Warum dies bei der schweren Rechtsherz-Insuffizienz nicht wirkt, wäre zu erforschen. Hier kann aber zumindest die positive Wirkung von oralem Strophanthin auf die Fettsäure-Oxidation, das Nervensystem, die Arterien und die Fließfähigkeit des Blutes zum Tragen kommen (siehe Kap. 8 b). Da hierdurch oder durch einen direkten Mechanismus die Säurebelastung des Herzmuskels vermindert wird (s.S. 57), die auch die Schlagkraft hemmt (1448-49), könnte auch hierdurch ein positiv inotroper Effekt bewirkt werden.

*** Prof. Sarre 1952 (29) berichtet aus der Uni-Klinik Freiburg Erstaunliches von den Strophinos®-Tropfen. Bei 12 Patienten mit koronarer Herzkrankheit bewirken nur 1,5 mg g-Strophanthin, 30 min vor der Untersuchung gegeben, einen positiv inotropen Effekt und eine Pulsverlangsamung in fast gleicher Stärke wie es vom i.v. Strophanthin bekannt ist. Ebenso sehen Moskopf & Dietz 1955 (27) 2 u. 3 Stunden nach 2 mg oralem Strophanthin (Purostrophan®, magensaftresistent, mit Resorptionsbeschleuniger Natrium-laurylsulfat) bei 15 von 17 Herzinsuffizienz-Patienten eine Senkung der Pulsfrequenz und Zunahme des Schlagvolumens, wie es von Digitalis und i.v.-Strophanthin üblich ist. Auch Piscitello & Maggi 1973 (47) berichten von einer typischen Herzglykosid-Wirkung des oralen g-Strophanthins bei 20 Patienten mit leichter Herzinsuffizienz 15, 30, 60 u. 120 Min. nach Gabe von 5,25 – 11,9 mg / 70 kg, morgens auf leeren Magen. Die (erwünschte) deutliche Verkürzung der Ausstoßzeit der linken Herzkammer zeigt sich sich ab einer Dosis von 5,6 mg g-Strophanthins und steigt streng linear mit der Dosierung an bis auf 15 %. (Dies betrifft ebenso den Index der Ausstoßzeit der linken Kammer: bis 12 %.) Die lineare Dosis-Wirkungs-Beziehung spricht gegen den unausrottbaren Vorwurf, orales g-Strophanthin würde schwankend resorbiert (Kap.A13e).

*** Longhini et al. 1979 (1556) führen die einzige Studie mit nicht injiziertem Strophanthin durch, die auch die Langzeit-Wirkung berücksichtigt. Mit jeweils 1 mg k-Strophanthin rektal täglich können sie bei acht gesunden Versuchsteilnehmern sowohl 1,2,3,4,5 und 6 Stunden nach Einmal-Gabe (maximal nach 4 Std.) als auch an den Tagen 3 und 7 vor der Verabreichung des Mittels einen positiv inotropen Effekt nachweisen, der sogar größer war als der nach 0,5 mg Digoxin.

*** Dr.med.Willi Lenz aus den Städt. Krankenanstalten Wilhelmshaven berichtet 1953 in der Deutschen Med. Wochenschrift (1558), daß 2 bis 6 mg orales Strophanthin (magensaftresistente Purostrophan®-Kapseln) die Symptome von leichter bis mittelschwerer Herzinsuffizienz (Luftnot, Zyanose, Lungenstauung, geringe Leberschwellung, mäßige Unterschenkel-Ödeme, nächtlicher Urindrang) bei stationärer Behandlung innerhalb weniger Tage vollständig zurückbilden, bei ausnahmslos guter Verträglichkeit. Dieser Zustand konnte durch die Beibehaltung der Therapie durch die weiterbehandelnden Hausärzte erhalten bleiben. Die Patienten konnten alle ihre Arbeit fortsetzen, sofern es sich nicht um eine ausgesprochen körperliche Tätigkeit handelte. Lediglich bei ausgesprochen schweren Verläufen war intravenöses Strophanthin notwendig. Die darauffolgende Weiterbehandlung mit Purostrophan® machte nach mehreren Wochen zufriedenstellenden Verlaufs dann doch die Wiederholung der intravenösen Strophanthin-Therapie notwendig. - Mit vorher verabreichten nicht magensaftresistenten Präparaten waren die Resultate nicht zu erzielen, bei höherer Dosierung und teilweise erheblichen Reizerscheinungen. Aus der Inneren Abteilung des Krankenhauses Waldbröl berichtet 1954 Dr.med.Jutta Neufang (1485) dem vorigen Bericht Ähnliches bei 50 Patienten mit verschiedensten Herzerkrankungen. Da der Autor nicht alle Jahrgänge aller Zeitschriften durchsichtet hat, ist es möglich bis wahrscheinlich, daß es noch mehr positive Artikel zur oralen Strophanthin-Therapie gibt.

*** Eine placebo-kontrollierte doppelblinde Crossover-Studie der Universitätsklinik Mailand, Agostoni et al. 1994 (34) an 22 Patienten, berichtet von der Überlegenheit des intravenösen k-Strophanthins (0,125 mg täglich) gegenüber Digoxin sowohl intravenös als auch oral (jeweils 0,25 mg täglich) im Langzeit-Vergleich bei der Herzinsuffizienz. Beide Mittel senken zwar die Herzfrequenz gleichermaßen nach drei Monaten (bei 15 Tagen war Digoxin effektiver), aber schon bei der Herzleistung in Ruhe schneidet das Strophanthin sowohl nach 15 Tagen als auch nach drei Monaten bedeutend besser ab. Als einziges von den beiden Mitteln hat Strophanthin weitere signifikante positive Wirkungen: Der periphere Gefäßwiderstand (relevant für den diastolischen Blutdruck) sinkt um ein Viertel. Der Plasmaspiegel des Streßhormons Noradrenalin (steigert Blutdruck, bewirkt Herzhypertrophie (430)) sinkt auf die Hälfte. Die Zeit, die die Patienten körperlich belastbar sind (Fahrrad-Ergometer), steigt um 40 Prozent. Digoxin zeigt in diesen Punkten nur sehr schwache, nicht signifikante Effekte. Darüberhinaus wird die bei der Herzinsuffizienz reduzierte Sauerstoffnutzung nur durch Strophanthin signifikant gesteigert, während Digoxin keine Veränderung bewirkt. Alle Ergebnisse wiederholen sich in der zweiten Studienphase nach Wechsel der zwei Mittel (Crossover). Diese Ergebnisse werden in einer weiteren Studie (35) mit 20 Patienten bestätigt.

*** Qi et al. 2001 (1382) vergleichen doppelblind 0,25 mg k-Strophanthin i.v. mit Digoxin oral und i.v. an 200 Patienten mit kombinierter Herzinsuffizienz und koronarer Herzkrankheit über drei Monate. Beide Mittel senken die Herzfrequenz gleichermaßen. Die Herzleistung wird mit Strophanthin um 40 % gesteigert, mit Digoxin jedoch nur um 25 %. Eine Senkung des zu hohen Blutdrucks wird nur mit Strophanthin beobachtet. Leider gibt es keine Studie, die Strophanthin mit einem ACE-Hemmer vergleicht.

*** Dr.med. Jürgen von Rosen, Leiter der Schlosspark-Klinik in Gersfeld / Rhön ist einer der wenigen, die die einst enthusiastisch gefeierte intravenöse Strophanthin-Therapie heute noch anwenden, (wie üblich) mit bestem Erfolg. Zitat aus Arzt, Zahnarzt & Naturheilverfahren 2006 (1641) S.21: "Herr K ist 86 Jahre alt. Bei einer absoluten Arrhythmie mit Vorhofflimmern erhält er regelmäßig Lanitop (Digitalis) in einer ausreichenden Dosierung. Trotzdem tritt bei ihm im Laufe der Jahre eine zunehmende Herzinsuffizienz auf, die mit den üblichen diuretischen Maßnahmen nicht zu beheben ist. Ich rate ihm zu einer Injektionskur mit Strophanthin, insgesamt zehn Injektionen in zweitägigen Abständen, also 3 x pro Woche. Nach Abschluß dieser Behandlung ist Herr K. wieder völlig in Ordnung, seine Herzinsuffizienz ist weitgehend verschwunden, er ist guter Dinge und kommt mit seinem Leben als Witwer mit allen Aufgaben in Haus und Garten gut zurecht. Die Injektionskur wurde vor über einem Jahr durchgeführt. Seither war keine zweite Behandlung notwendig."

~~~~~~~~~~~

Unter der Überschrift "Digoxin bei Herzinsuffizienz therapeutisch unbefriedigend" stand in der "Deutschen Med. Wochenschrift" 1997 (36 a) unter Berufung auf die Originalquelle (36 b) zu lesen, daß die jüngste und größte Doppelblind-Studie an 6800 Patienten mit chronischer Herzinsuffizienz zu dem Ergebnis führte, daß bei einer mittleren Beobachtungszeit von 3 Jahren in der Digitalisgruppe nur sechs Prozent weniger Patienten stationär aufgenommen werden mußten als in der Placebogruppe, die Sterblichkeit jedoch nicht verbessert war. Nebenwirkungen traten in der Therapiegruppe häufiger auf (12 % anstatt 8 %). (Basistherapie bei allen Studienteilnehmern waren Diuretika und / oder ACE-Hemmer.) Zitat aus dem Artikel: "Daraus werde sich ein evolutionärer Wandel im Stellenwert der Digitalis-Therapie beim Herzinsuffizienz ergeben: Selbst nicht in der Lage, Morbidität und Mortalität entscheidend zu senken, und somit ohne ethischen Anspruch auf Anwendung, werde die Digitalis-Therapie nach und nach anderen Substanzen weichen müssen, die diese Forderungen erfüllen." So wird Digitalis heute wesentlich weniger genutzt als früher. Dem Strophanthin jedoch wäre eine Renaissance zu wünschen.

...intravenöses Strophanthin als anerkanntes Notfall-Medikament...

Bis immerhin in in die neunziger Jahre wurde intravenöses Strophanthin als stärkstes, schnellstwirksames sowie am leichtesten steuerbare Herzglykosid in der Notfallmedizin bei akutem Herzversagen angewendet (1165). Heute wird hier - wenn überhaupt ein Herzglykosid – Digitalis (Digoxin) i.v. empfohlen (1166). Obwohl 35 % der Notärzte Digoxin als unverzichtbar und 15 % als wünschenswert einstufen, wird es von den meisten Lehrbüchern aufgrund der langsamen Wirkung abgelehnt (1166). Daß nicht mehr das am schnellsten wirkende Strophanthin empfohlen wird, ist seltsam und bedauerlich, was ein hochrangiger Professor, der aus Angst vor beruflichen Nachteilen nicht namentlich genannt werden möchte, dem Autor bestätigen konnte. Er konnte keinen pharmakologischen Grund erkennen.

Zitat aus Dr.med.H.Salz, ehemaliger Lehrbeauftragter für Allgemeinmedizin der Universität Bonn, in der "Ärztezeitschrift für Naturheilverfahren" 1983 (33): "Es kann auch nicht bestritten werden, daß es keinen kardialen Notfall gibt, bei dem nicht die i.v. Injektion von Strophanthin das Mittel der Wahl darstellt, nicht zuletzt wegen seines raschen Wirkungsprofils. Für schwere und schwerste Fälle der Herzinsuffizienz mit ausgeprägten Ödemen ist uns Strophanthin unentbehrlich geworden. Beim toxischen Scharlach ist es die lebensrettende Indikation."

Leider hat das intravenöse im Gegensatz zum oralen g-Strophanthin die Nachzulassung nicht erteilt bekommen, siehe S. 294.

A 6) Die Vorbeugung und Therapie des Schlaganfalls mit Strophanthin

Zitat aus Prof. Gerhard Kienle: "Arzneimittelsicherheit und Gesellschaft", Schattauer 1974, S.164: "Sehr vielen, insbesondere klinisch tätigen Neurologen ist die günstige Wirksamkeit von Strophanthin-Injektionen bei cerebralen Gefäßprozessen (cerebral = das Gehirn betreffend, Anm.d.Autors), Schädel-Hirntraumen etc. bekannt. Diese Beobachtung vieler Neurologen ist so übereinstimmend, daß man sie nicht ernstlich in Zweifel ziehen kann. Dabei ist bemerkenswert, daß diese Injektionen auch bei denjenigen Patienten einen günstigen Einfluß ausüben, bei denen keine noch so geringe latente Herzinsuffizienz diagnostizierbar ist." Bei Herzinsuffizienz-Patienten könnte ja die positive Wirkung des Strophanthins auf das Gehirn durch eine verbesserte Herzleistung und damit gesteigerte Durchblutung des Gehirns erklärt werden.

Zitat von Quadbeck & Reckmann (Uniklinik Homburg/Saar) aus "Die Wirkung von Herzglykosiden auf das Zentralnervensystem", Klinische Wochenschrift 1962 (1491), S. 1077: "Bei akuten schweren cerebralen Ernährungsstörungen, wie sie beim frischen ...Insult (Schlaganfall, Anm. d. Autors) vorliegen, hat sich nach den Erfahrungen vieler Autoren therapeutisch wie auch prophylaktisch eine Strophanthintherapie bewährt."

W.Rothmund schreibt über die Therapie mit oralem g-Strophanthin, Zitat aus notabene medici 7: 22-32, 1977 (1585), S. 30: "Hypertonie-verursachte Apoplexien oder sonstige zerebrale Insulte, auch der vorzeitige geistige Abbau, der unter der essentiellen Hypertonie so häufig ist, wurden in den letzten 10 Jahren... nicht mehr gesehen." (Apoplex und Insult = Schlaganfall) Auch Berthold Kern (1) setzte orales g-Strophanthin zur Vorbeugung des Schlaganfalls ein, wobei hierfür höhere Dosierungen als bei Herz-Erkrankungen notwendig waren. Auch homöopathisches Strophanthin soll bei der Schlaganfall-Vorbeugung hilfreich sein.

I.Neu und A.Schrader schreiben in "Fortschritte der Medizin" am 14.4.1977, S.907: "Die Entscheidung, ob Digitalis oder Strophanthin, wird bei ... zerebrovasculären (= die Gehirndurchblutung betreffenden, Anm.d.Autors) Prozessen, bei denen fast immer neben einem Hypertonus (Bluthochdruck, Anm.d.Autors) eine latente oder manifeste Herzinsuffizienz mit im Spiel ist, meist zugunsten von Strophanthin entschieden. Dies um so mehr, seitdem angenommen werden muß, daß dieser Substanz ein besonders günstiger Effekt im Hirnstoffwechsel beigemessen werden muß. Seine Vorteile sind neben der guten Steuerbarkeit das schnelle Erreichen der Vollwirkdosis und somit eine rasche Sauerstoff- und Glukose-Utilisation."

Heiss et al. 1976 (884) können in einer Studie an 36 Patienten mit Durchblutungs-Störungen im Gehirn, aber ohne Herzinsuffizienz, zeigen, daß intravenöses Strophanthin (0,25 mg) sowohl eine Verbesserung der Durchblutung des Gehirns insgesamt als auch der mangelversorgten Teile bewirkt; ein sog. "Steal-Effekt" tritt nicht auf. Dies ist zu beiden Meßzeitpunkten, 15 bis 90 Minuten nach der Strophanthin-Injektion bei allen Patienten nachweisbar. Dieser Effekt kann gegenüber der spontanen Änderung der Hirndurchblutung in einer Kontrollgruppe ohne Medikamentengabe signifikant gesichert werden. Aus den hämodynamischen Messungen läßt sich eine primäre Wirkung über das Herz nicht ableiten, sodaß ein Effekt auf die Hirngefäße diskutiert wird.

Heiss und Podreka 1978 (1386) bestätigen obige Befunde einer verbesserten Gehirndurchblutung mit 0,25 mg intravenösem g-Strophanthin an 18 Patienten (Messung nach 15 und 90 min). Die anderen ebenfalls getesteten Herzglykoside Digoxin (0,25 mg und 0,75 mg i.v. an jeweils 18 Patienten) und Methyl-Proscillaridin (1 mg i.v.) führten nur zu einer nicht signifikanten Senkung des Blutflusses, was auch in der Gruppe ohne Medikamentengabe beobachtet wurde.

Birkmayer et al. 1961 (885) von der Neurologischen Abteilung des Alters-Krankenhauses in Wien berichten nach i.v.-Injektion von 0,25 mg g-Strophanthin bei Patienten mit cerebraler Mangel-Ernährung von einer Verlängerung der Verweildauer des Blutes im Gehirn um 37 %, gemessen mit einem radioaktiven Jod-Isotop. Die Autoren nehmen eine Öffnung der cerebralen Kapillaren an, die nicht auf eine Veränderung des Blutdrucks zurückgeführt wird. Zitat S.351: "An unserer Abteilung mit 380 chronisch-neurologisch Kranken befinden sich dauernd ca. 100 Kranke mit dem Syndrom der cerebralen Mangelernährung. Nach jahrelangen therapeutischen Erfahrungen können wir sagen, daß die einzig wirksame Therapie solcher Störungen in einer langandauernden Applikation von Strophanthin besteht. ... Mit allen anderen gefäßaktiven Stoffen konnten wir weder Heileffekte feststellen, noch Verschiebungen im Isotopen-Angiogramm im Sinne eines positiven Nutritions-Effektes aufzeigen." (Nutrition = Ernährung, hier auch: Durchblutung)

Quadbeck & Reckmann 1962 (1491) berichten, daß i.v.-Strophanthin bei Mäusen den Transport von radioaktiv markierter Glukose in alle Gehirnteile auf über das Doppelte steigert, im Gegensatz zu Digoxin, welches zu einer leichten Abnahme führt. Zitat S. 1077: "Unsere Versuchsergebnisse ...sind...ein eindeutiger Hinweis dafür daß man bei der Wirkung von "Herzglykosiden" nicht ausschließlich an das Herz denken sollte, sondern auch noch mit anderen Wirkorten zu rechnen hat."

Nach Haass (886) ist das Schlaganfall-Risiko bei einem Hämatokrit von mehr als 45 % bereits verdoppelt. g-Strophanthin oral (779) und i.v. (261) senkt im Tierversuch den Hämatokrit.

Die unmittelbar das Gehirn stimulierende, Koffein-ähnliche Wirkung des Strophanthins - besonders des oralen g-Strophanthins - ist nach Kern seit langem bekannt (1).

Golden & Martin 2006 (1654) berichten, daß die Injektion von Ouabain in der sehr geringen Konzentration von 0,01 NanoMol ins Gehirn der Ratte Nervenzellen vor Gifteinwirkung und Absterben schützt. Vielleicht existiert auch beim Menschen eine direkte Schutzwirkung.

Übrigens ergab eine Studie der Harvard-University, He et al. 2003 (1545) an über 43.000 Männern, die 1986 frei von Herzkreislauf-Erkrankungen oder Diabetes waren, daß weder die Menge noch die Art von Fett in der Nahrung innerhalb von 14 Jahren Einfluß hatte auf die Anzahl der Schlaganfälle. Zitat He aus British Medical Journal 2003, Seite 777: "Nach Berücksichtigung des Alters, Rauchens und anderer Gesichtspunkte gab es keinen Beweis, daß die Menge oder die Art des Nahrungsfettes das Risiko, einen ischämischen oder hämorrhagischen Schlaganfall zu entwickeln, beeinflußt."

A 7) Die Therapie weiterer Erkrankungen mit Strophanthin

*** Periphere Durchblutungsstörungen / Arterielle Verschlußkrankheiten:
Zothe aus der Universitätsklinik zu Prag berichtet 1938 von einer starken, ja sensationellen Wirksamkeit von Strophanthin bei Patienten mit Durchbutungsstörungen der Beine, die durch Arteriosklerose, thrombotische Verschlüsse (Endarteriitis obliterans) oder Gefäßspasmen bedingt waren (1492). Die 7 Patienten sollen ein Gewicht von 2,5 kg mit dem Fuß heben. Die maximale, durch mehrmaligen Versuch an verschiedenen Tagen bestimmte Anzahl der Leistungen ist gegenüber Normalwerten stark vermindert, 10 bis 20 Min. nach einer i.v.-Injektion von 0,3 mg k-Strophanthin jedoch wieder um durchschnittlich 61 % gesteigert. Wenn man mehrere Tage hindurch Strophanthin injiziert, kann von Tag zu Tag eine weitere Leistungssteigerung erreicht werden, bis nahe an normale Werte. Je stärker der Grad der Erkrankung ist, desto stärker ist die Leistungssteigerung. Zitat S. 893: "Versuch 4 illustriert dies sehr deutlich: Schwere Arteriosklerose mit beginnender Gangrän des ersten Zehes des rechten Fußes (Gangrän = Absterben von Gewebe, Anm.d.Autors). Schon nach wenigen Schritten treten heftige Schmerzen auf. Patient kann 2,5 kg mit dem rechten Fuß nur einmal heben. Nach 0,3 mg Stroph. i.v. steigt seine Leistung auf 56 (sechsundfünfzig !!, Anm.ds.Autors). ...Daraus kann auf eine bessere Sauerstoff-Versorgung geschlossen werden."

Und über einen Patienten mit typischer Claudicatio intermittens (= sog. Schaufensterkrankheit, Patienten bleiben wegen Beinschmerzen vor den Schaufenstern stehen, um nicht aufzufallen), bedingt durch schwere, auch röntgenlogisch nachgewiesene Arteriosklerose, Zitat S. 892: "Parallel mit dieser ergometrisch bestimmten Leistungssteigerung (um 135 %, Anm.d.Autors) ging auch eine subjektive Besserung der Beschwerden. Während vor dem Strophanthin schon nach einigen hundert Metern Schmerzen in den Waden auftraten, konnte der Patient schon nach der 5. Injektion einen längeren Spaziergang machen und nach der 7. Inj. traten selbst beim Treppensteigen (3 Stockwerke) keine Schmerzen mehr auf."

Ein weiterer Versuch mit gesunden, aber untrainierten Versuchspersonen ergab auch bei diesen eine Leistungssteigerung (mit 4 kg Gewicht am Fuß) um 27 % durch die Strophanthin-Injektion. Ergebnisse mit tranierten Sportlern liegen leider nicht vor.

Um der Ursache dieser Verbesserungen zu bestimmen, wird die Zeit gemessen, die vergeht, bis der durch längeres Atemanhalten abgesunkene Sauerstoffgehalt des Blutes (gemessen an einem Zeh) nach Wiedereinatmen steigt. Da die Strömungs-Geschwindigkeit nach Strophanthin vollkommen unverändert bleibt, schließt Zothe eine Steigerung der Durchblutung aus und nimmt eine Erhöhung der Sauerstoff-Ausnutzung an (wie auch andere Autoren (1493)). Zitat S. 894: "Es ist daher auch verständlich, "daß bei einer hochgradigen Endarteriitis obliterans, bei der eine Steigerung der Durchblutung nicht mehr möglich ist, nach Strophanthin doch noch eine Leistungssteigerung eintritt."

Rittinghaus 1951 (1498) berichtet, daß die Zeit, bis bei 31 gesunden Versuchspersonen nach Abschnürung des Oberarms mit einer Blutdruck-Manschette ein plötzliches Kribbeln einsetzt, nach 0,25 mg k-Strophanthin i.v. um durchschnittlich 18 % verlängert ist. Bei zwei Personen bleibt die Zeit gleich, bei dreien verringert sie sich um 19 %. Auch in diesem Versuch ist ein Einfluß einer Durchblutungs-Steigerung ausgeschlossen.

*** **Asthma bronchiale:**
Der erfolgreiche Einsatz von g-Strophanthin bei 6 Patienten mit leichtem bis mittelschwerem Asthma bronchiale wird von der renommierten Mayo-Klinik gemeldet: Niedrige Konzentrationen von inhaliertem g-Strophanthin bewirken die erwünschte Er-weiterung der Bronchien (Stimulation der Na-K-ATPase), höhere das Gegenteil (Hemmung der Na-K-Pumpe), was zeigt, daß die als vemeintlich schlecht angesehene Resorption des oralen g-Strophanthins in diesem Fall auch durch die Lungen-Schleimhäute vollkommen ausreichend zu sein scheint (Agrawal et al. 1986, 865). (Die Dosis wird nur ungenau angegeben: Fünf Inhalator-Stöße von 0,6 Sek. Dauer einer Ouabain-Konzentration von 0,04 bis 10 mg / ml.) Gentile & Skoner (1223) verabreichen eine wahrscheinlich zu hohe Dosis von g-Strophanthin (1 mg über 10 Min. inhaliert) und erreichen eine Verengung der Bronchien.

Zitat aus Prof. J.Cruz Aunon (Sevilla, Spanien), in "Therapiewoche" 1953/54, S.611: "Strophanthin: Diese Therapie habe ich zuerst bei Patienten angewandt, deren Differential-Diagnose zwischen Herz- und Bronchialasthma ich nicht zur Zufriedenheit feststellen konnte. Ich konnte aber bald beobachten, daß einige Patienten, die sich später als echte Bronchial-Asthmatiker herausstellten, eine sehr bedeutende Besserung erfuhren. Seitdem bin ich fest überzeugt, daß die Strophanthin-Therapie vielen Bronchial-Asthmatikern Besserung bringt. Es sind dies Patienten, die sich schon seit langer Zeit in dauerndem Asthma-Zustand befinden oder die schon älter als 40 Jahre sind." Zur Situation der Strophanthin-Rezeptoren bei Asthma siehe S. 205.

*** **endogene Depression:**
Michalik et al. 1979 (160) berichten, daß g-Strophanthin intravenös (1 mg täglich) ab dem 6.Tag zur signifikanten Verminderung der Depressionstiefe mit Reduzierung der Antriebsminderung und Aufhellung der Stimmung führt. Paranoide Ideen werden kaum beeinflußt. Die Speichelbildung (Reiz-Salivations-Rate), die bei endogen Depressiven eingeschränkt ist, wird signifikant gesteigert.

*** **Demenz:** Zu den kurz vor Drucklegung des Buches recherchierten Inhalten, die aus Formatierungsgründen hier keinen Platz mehr finden, siehe Anhang 12), Seite 307.

*** **Grüner Star (Glaukom):**
Prof. Hager, Direktor der Augenklinik und Poliklinik Steglitz der Freien Universität zu Berlin berichtet von einem positiven Effekt von Strophanthin bei Patienten mit Glaukom, und zwar über eine Verbesserung der Herzkraft, die oft bei diesen Patienten latent schwach sei, sowie über eine verbesserte Durchblutung und der Sauerstoff-Ausnutzung im Auge. Zitat aus "Probleme bei der Behandlung okularer und zerebraler Durchblutungsstörungen", Klinisches Monatsblatt der Augenheilkunde 169: 550-556, 1976 (1499), Seite 553: "Die Notwendigkeit der initialen (anfänglichen, Anm.d.Autors) und zweimal im Jahr weitergeführten "Strophanthinkur" wird offenbar immer noch nicht allgemein anerkannt." Zitat S. 555: "Die Erfolgsaussichten auch dieser Therapie sind naturgemäß begrenzt. ...Selbstverständlich können abgestorbene Sehnervenfasern und Netzhautzellen nicht wieder belebt werden. Da wir aber gerade bei dem chronischen Krankheitsbild des Glaukoms doch noch Gesichtsfeldverbesserungen erreichen, wie es nun auch Leydhecker bestätigt hat, muß man annehmen, daß selbst bei ausgeprägter

glaukomatöser Exkavitation und Atrophie immer noch Nervenfasern und Netzhautzellen vorhanden sind, die ihre Funktion zwar eingestellt haben, aber noch nicht abgestorben sind. Gelingt es, die Durchblutung bzw. den Stoffwechsel dieser Zellen nur gering zu verbessern, kann also der Erhaltungs-Stoffwechsel zu einem Funktions-Stoffwechsel zurückgeführt werden, dann sind auch die erwähnten Visus- und Gesichtsfeld-Verbesserungen noch zu erreichen." (Visus = Sehschärfe) Zitat S. 554: "Für den endgültigen Beweis, daß Strophanthin die gezeigten Wirkungen...hat, sind sicherlich noch weitere experimentelle und klinische Untersuchungen erforderlich. Die bisherigen Mitteilungen geben aber schon jetzt die Berechtigung für unser Behandlungsprinzip." Es handelt sich wahrscheinlich um die intravenöse Verabreichung von Strophanthin, wie sie 1977 auch von einer Düsseldorfer Klinik befürwortet wird (1607), mit 0,25 mg.

Simon et al. 1962 (1500) berichten von einer Verminderung des Augen-Innendrucks bei Patienten um 14 % durch 0,5 mg i.v. Strophanthin alle 12 Stunden, genausoviel wie Simon & Bonting 1962 (1501) nach 0,5 mg Digoxin oral alle 12 Stunden im Kurzzeitversuch über einige Tage. Diese recht hohe Dosierung und auch die Tierversuche mit hoher systemischer oder lokaler Dosierung deuten auf eine Hemmung der Na-K-Pumpen als den Wirkmechanismus hin, was jedoch nicht zwangsläufig gegen eine Stimulation als auch effektiv spricht, so wie diese Mechanismen, obwohl gegensätzlich, beide zu einer Steigerung der Schlagkraft des Herzens führen können, siehe S. 155/156.

De Rezende Correa et al. 2005 (1635) berichten, daß g-Strophanthin-Konzentrationen von 1,5 bis 25 NanoMol Nervenzell-Kulturen des Auges der Ratte vorm Absterben schützen, was bei 3 NanoMol zu 100 % geschieht. Wahrscheinlich sind auch geringere Konzentrationen noch wirksam. Zu den Strophanthin-Rezeptoren bei Glaukom s.S.213.

A 8) Pharmako-Dynamik: Wie wirkt Strophanthin ?

a) Vorbemerkungen

Keine Erhöhung des Sauerstoffbedarfs

Weil die "offizielle" Hauptwirkung der Herzglykoside die Verstärkung der Schlagkraft des Herzens ist, wird nach landläufiger Meinung oft befürchtet, dies könne zur Erhöhung des Sauerstoff-Bedarfs führen, was im angenommenen Zustand des Sauerstoffmangels bei der Koronaren Herzkrankheit kontraproduktiv wäre.

Doch abgesehen davon, daß das Kapitel A 2) den ausschlaggebenden klinischen Erfolg des Strophanthins bei dieser vom Lehrbuch abweichenden Indikation aufgezeigt hat und die Wirkung der eines Nitro-Präparates entspricht, dem anerkannten Medikament bei Angina pectoris-Anfällen (41-42, siehe S. 55-56), zeigen einige Studien (siehe S. 48-50) eine Durchblutungs-Steigerung und Verbesserung der Funktion des ischämischen Herzmuskels durch g-Strophanthin, was eine eventuelle Sauerstoff-Bedarfserhöhung kompensieren könnte. Darüberhinaus wird dieses Vorurteil durch folgende einschlägigen Untersuchungen entkräftet:

Auswirkung von g-Strophanthin-Injektionen auf den Sauerstoffverbrauch des Herzmuskels, in Ruhe (R) oder Belastung (B) bei Patienten mit Angina pectoris[a] oder Koronarer Herzkrankheit[k], beide ohne Herzinsuffizienz, ohne Anspruch auf Vollständigkeit

Einmalige Dosis		Wirkung auf O_2-Verbrauch	Studie
1,05 mg/70 kg (15 min) sehr hohe Dosis (!)	R	⇑ Laktatnutzung ⇑	DeMots et al. 1978 (154)[a]
1,05 mg/70 kg (15 min)	R	+/– 0	DeMots et al. 1976 (1062)[k]
0,49 mg/70 kg (10 min)	R	⇑, ohne Laktatprod.⇑ oder A.p.	Ferlinz et al. 1979 (1388)[k]
	B[1]	+/– 0	
1,05 mg/70 kg (10 min)			Loeb et al. 1979 (1519)[k]
bei normaler Herzfunktion	R	+/– 0	
bei geringer Herzfunktion	R	⇑ (nicht signifikant)	
bei normaler Herzfunktion	B[1]	⇓ (nicht signifikant)	
bei geringer Herzfunktion	B[1]	+/– 0, Blutfluß deutlich ⇑, dennoch nicht signifikant	
0,35 mg/70kg (2 min)	R	+/– 0	Niederberger et al.1974 (1518)[k+a]
	B[2]	+/– 0	
0,7 mg/70 kg (30 sec)	R	+/– 0	Sharma et al. 1972 (48)[a]
	B[2]	+/– 0, Schmerzzeit ⇓	

B[1] = Belastung durch „atrial pacing", der Beschleunigung der Herzfrequenz durch elektrische Stimulation, B[2] = Belastung auf dem Fahrrad-Ergometer

Schon Bing et al. 1950 (50) vermißten eine Erhöhung des O_2-Verbrauchs bei Gesunden sowie bei Patienten mit Herzinsuffizienz nach langsamer intraarterieller Injektion von 0,65 mg k-Strophanthin, bei gesteigerter Durchblutung des Herzmuskels. Die deutlich erhöhte Herzarbeit und der verbesserte Wirkungsgrad des Sauerstoffs lassen die Autoren auf eine begünstigende Wirkung von Strophanthin auf den Herzstoffwechsel schliessen. Kötter et al. 1977 (1162) bestätigen den unveränderten Sauerstoff-Konsum bei Angina pectoris-Patienten ohne Herzinsuffizienz-Zeichen nach Gabe von 1 mg Digoxin i.v., und zwar sowohl in Ruhe als auch unter körperlicher Anstrengung. Auch Tauchert et al. 1977 (1063) kommen bei der gleichen Art von Patienten (ohne Belastung und 0,8 mg Digoxin i.v.) zu dieser Erkenntnis. Zitat Tauchert S.1643: "**...sollte das Argument, daß Herzglykoside den myokardialen Sauerstoffverbrauch erhöhten, keine Rolle mehr spielen."**

Der ehemals führende Pharmakologe Gremels hatte bereits 1937 die bedeutende Sauerstoffsparwirkung von geringen Strophanthinmengen erforscht, siehe S. 50. Auch Gollwitzer-Meier 1941 (552) berichtet bei der Herzinsuffizienz von "einer Verminderung des vorher gesteigerten Sauerstoffverbrauchs". Und eine Wiederholung eines Zitats des höchst renommierten Kardiologen Schimert jr. (von S. 12): "Berücksichtigt man nun noch die durch die Untersuchungen von Gremels und Rühl nachgewiesene günstige Wirkung des Strophanthins auf den Sauerstoff-Bedarf und die Sauerstoff-Ausnutzung des Herzens, so muß in diesem Befund eine geradezu optimale Wirkung des Strophanthins im Zustand des Herzinfarktes gesehen werden."

1991 hatte das Oberlandesgericht München im Prozeß des Journalisten Schmidsberger gegen die Zeitschrift "Stern" deren Behauptung zu beurteilen, der Ratschlag, bei einem akuten Herzinfarkt Strophanthin in "Zerbeißkapseln" einzunehmen, sei gefährlich, und wenn es wirksam wäre, sich hierdurch der Sauerstoffverbrauch des Herzens erhöhe und der Infarkt vergrößere. Die vom Gerichts-Gutachter, dem Vorsitzenden des Wissenschaftlichen Beirats der Bundesärztekammer Prof. H.P. Wolff hinzugezogenen Unter-Gutachter, die Kardiologen Prof. G. Riecker und Prof. E. Erdmann, bestätigten in der ersten Phase des Prozesses diese Aussagen, unter Berufung auf Quellen, die dies jedoch nicht belegen konnten (826). Nachdem Prof. Wolff seinen Rücktritt wegen fehlender Kompetenz erklären mußte, kam der neue Gutachter, der Pharmakologe Prof. P.T. Ammon, zum Urteil: "Der Sauerstoffverbrauch des Herzens wird dadurch nicht erhöht. Die ...zitierten Arbeiten belegen dies eindeutig." Der "Stern" wurde verurteilt, die Behauptung einer Gefährdung durch orales g-Strophanthin zu unterlassen. Eine Revision wurde nicht zugelassen. Siehe auch S. 291.

In einem Artikel in der „Ärztliche Praxis" vom 1.4. 1989 (665) versuchte der einflußreiche Prof. Erdmann, dem Strophanthin eine Gefährlichkeit zu unterstellen, Zitat S. 854: "In diesem Zusammenhang muß auch erwähnt werden, daß beim nicht herzinsuffizienten Patienten der myokardiale Sauerstoff-Verbrauch nach intravenöser Strophanthin-Gabe ansteigt und bei vorbestehender koronarer Herzkrankheit sogar Angina pectoris-Anfälle, besonders nach rascher Applikation, ausgelöst werden können (1062)." Doch was sagt uns ein Blick in die angegebene Original-Quelle ? (siehe auch vorige Seite, Infusion von 1,05 mg / 70 kg in 15 min = langsame Applikation) Vom Autor übersetztes Zitat S.312: "Nach (intravenöser, Anm.d. Autors) Gabe von g-Strophanthin kam es (bei nicht herzinsuffizienten Patienten mit Koronarer Herzkrankheit, Anm.d. Autors) zu keiner signifikanten Veränderung des myokardialen Sauerstoffverbrauchs." Zitat S.317: "Bei keinem Patienten kam es zu Brust-Schmerzen oder EKG-Abnormalitäten." Und dies bei einer sehr hohen Dosis.

Sharma et al. 1972 (48) injizieren nach eigenen Worten die höchstmögliche therapeutische Dosis (0,7 mg / 70 kg in 30 Sekunden = rasche Applikation) und sehen eine deutliche Verminderung der Angina pectoris-Schmerzen bei körperlicher Belastung. Negative Effekte wären natürlich bei einer toxischen intravenösen Dosis wie bei jedem anderen Medikament möglich, jedoch unmöglich auf die orale g-Strophanthin-Therapie zu übertragen: Toxische Erscheinungen oder eine Auslösung von Angina pectoris-Anfällen sind hier niemals beobachtet worden (siehe Kap. Ä 9). Dieses Vorgehen von Prof. Erdmann erinnert an Prof. Schettler, der das orale g-Strophanthin als Herzinfarkte verursachend falsch deklariert hatte (siehe S. 73 Mitte).

Der zelluläre Wirkmechanismus: anders als der von Digitalis

Es soll im folgenden Abschnitt kurz dem Kapitel A 15) vorweggegriffen werden, um die prinzipielle Wirkung des Strophanthins an seinen Rezeptoren in der Zellwand, den Natrium-Kalium-Pumpen, zu skizzieren, die ja vielzählig in den verschiedenen Geweben – Herzmuskel, Nervensystem, Arterien und Blutzellen – vorhanden sind.

Wie nun wirkt g-Strophanthin genau ? Strophanthin wird an die Natrium-Kalium-Pumpen gebunden, die in den Zellwänden aller Körperzellen in großer Zahl vorkommen und ständig Natrium aus und Kalium in die Zelle pumpen, was für viele grundlegende Funktionen äußerst wichtig ist. Laut Lehrbuch ist Strophanthin ein Hemmer der Natrium-

Kalium-Pumpe, doch trifft dies in Wirklichkeit nur für hohe Konzentrationen von Strophanthin zu (grob geschätzt ab ca. 50 - 100 NanoMol) (Erklärung des Begriffs Mol auf S. 149). Die natürlicherweise im Blut des Menschen kursierenden Konzentrationen (0,009 bis 0,19 NanoMol, siehe S. 222) und auch die nach (nur einmaliger) Einnahme des Mittels nachgewiesenen Blutspiegel (0,1 bis 10 NanoMol, siehe Kapitel A 13 b) wirken jedoch genau entgegengesetzt: die **Stimulation der Natrium-Kalium-Pumpe** war schon lange durch über 50 sehr wenig beachtete, aber unwiderlegte Studien gut dokumentiert, neuerdings wieder durch Gao et al. 2002 (1268) und Saunders & Scheiner-Bobis 2004 (1393) und beginnt, von immer mehr Forschern endlich anerkannt zu werden (Kap. A 15 d). Es ist wohl nur eine Frage der Zeit, wann der eigentliche Wirkmechanismus des Strophanthins auch im Lehrbuch zu finden sein wird, welches bislang nur von der Hemmung der Na-K-Pumpe berichtet. Über den Natrium-Calcium-Austauscher (S.142) senkt Strophanthin dann nicht nur den Natrium, sondern auch den Calcium-Gehalt der Zellen, der z.B. in Herzmuskelzellen bei Angina pectoris, akutem Herzinfarkt und Herzinsuffizienz anerkannterweise zu hoch ist.

Digitalis hingegen hemmt wahrscheinlich die Na-K-Pumpe nur (Weitkamp, Saunders, Scheiner-Bobis & Schoner 2003, 1515) (siehe Kap. A 15 c). Hier hätten wir also den grundlegenden Unterschied in der Wirkung von g-Strophanthin und Digitalis, der verdeutlicht, warum die Einnahme von Digitalis keine Gegenanzeige für orales g-Strophanthin wegen vermeintlicher wechselseitiger Wirkungssteigerung darstellt, und Strophanthin von den Praktikern sogar bei Digitalis-Intoxikation empfohlen und als positiv wirksam beobachtet wurde (s. Kap A 10 und S. 65). Dazu kommen Differenzen bei der Wirkung auf einen neuentdeckten Rezeptor für Herzglykoside am Sarkoplasmatischen Retikulum (Calcium-Speicher) in der Zelle und auf die Natrium-Kanäle (Kap. A 15 e). Hier führt jeweils Digoxin, nicht aber g-Strophanthin in physiologischen Konzentrationen zur Calcium-Anreicherung in der Zelle. g-Strophanthin (und wahrscheinlich k-Strophanthin) scheint allein von allen Herzglykosiden die Na-K-Pumpen ohne unerwünschte Nebeneffekte auf den Calcium-Haushalt stimulieren zu können, was eine einfache theoretische Erklärung wäre für die in der therapeutischen Praxis beobachtete positive Wirkung des oralen g-Strophanthins.

A 8 b)   g-Strophanthin wirkt auf mehrere Komponenten

Da jede Körperzelle Natrium-Kalium-Pumpen aufweist, kann g-Strophanthin auf mehrere beteiligte Komponenten positiv einwirken und zeigt Qualitäten im Wirkkreis einer ganzen Reihe von heute üblichen Einzel-Medikamenten, die es eventuell sogar mehr oder weniger ersetzen könnte. (Es sei an die Studie von Dohrmann & Dohrmann 1984 erinnert (s.Kap A 2 i), S.14), in der alle der herkömmlichen Medikamente durch g-Strophanthin (+ Rauwolfia-Präparate zur zusätzlichen Blutdrucksenkung + Pentoxyfyllin zur zusätzlichen Steigerung der Flexibilität der roten Blutkörperchen) ersetzt wurden, mit exzellentem Erfolg. Zu beachten ist, daß dies stationär geschah. Diese Maßnahme sollte der Patient bei Symptombesserung vorsichtshalber nicht eigenmächtig, sondern in Absprache mit seinem Arzt und nur schrittweise vornehmen.) Es handelt sich um:

Calcium-Antagonisten, Durchblutungsförderer, Betarezeptoren-Blocker, Blutdrucksenker, Acetyl-Salicylsäure (ASS, Handelsname Aspirin®), Entzündungs-Hemmer, ACE-Hemmer; Nitropräparate / Nitrate.

Hierzu sollen im Anschluß die jeweils zugeordneten Studien vorgestellt werden, von denen einige die dosisabhängigen gegensätzlichen Effekte von Strophanthin zeigen, die jeweils Ausdruck einer Hemmung bzw. Stimulation der Na-K-Pumpen sind.

Darüberhinaus werden Studien dargestellt, die u.a. folgende Wirkungen von (meist oralem) g-Strophanthin zeigen:
    Verbesserung der Oxidation von Milchsäure im Herzmuskel
    Anhebung des pH-Werts (Verminderung der Säurebelastung)
    Verhinderung eines Kalium-Verlustes
    Verbesserung der Oxidation von Fettsäuren
    Steigerung der Leistungskraft
    Verhinderung der Herzhypertrophie

*** Weil durch die Stimulation der Na-K-Pumpen nicht nur die zellinnere Konzentration an Natrium, sondern auch ebenso diejenige an Calcium verringert wird, wirkt g-Strophanthin im Endeffekt prinzipiell wie ein **Calcium-Antagonist** (ein Medikament, das über die Calcium-Kanäle der Zelle wirkt):

Horackova & Mullen 1988 (356) konnten durch geeignete Wahl der Konzentration des zugesetzten g-Strophanthins den Gehalt von radioaktiv markiertem Calcium in Herzmuskelzellen der Ratte variieren: Eine hohe Konzentration von g-Strophanthin bewirkt eine Steigerung, eine mittlere keine Veränderung und eine therapeutische Konzentration eine Verringerung des Calciumsgehalts der Zelle. (Näheres siehe S. 155 unten) Neubaur et al. 1972 (1516) berichten, daß das Herz von herzinsuffizienten Patienten unter körperlicher Belastung nach einer Injektion von 0,375 mg g-Strophanthin nicht mehr wie vorher im Übermaß Calcium aufnimmt (und ATP verliert).

Dieser Calcium-senkende Effekt des Strophanthins dürfte insbesondere wichtig sein bei den Herzmuskelzellen. Da eine Mangeldurchblutung zur Hemmung der Na-K-Pumpen (u.a. durch Freie Radikale und Säure-Entwicklung) und zu einer Calcium-Überladung der Zellen führt (siehe S. 142 ff), könnte ein durch Strophanthin reduzierter Calcium-Gehalt zumindest Herzmuskelzellen vor allem im Randbereich vor Nekrose schützen und das Infarktareal minimieren. Zu weiteren Hypothesen der Wirkung von g-Strophanthin bei Angina pectoris und Herzinfarkt siehe Kap. A 16).

*** g-Strophanthin wirkt **durchblutungsfördernd,** insbesondere auf den Herzmuskel (49, 123, 1387) – durch Wirkung auf die Arterien (155, 367) (siehe S. 231), die entspannt und erweitert werden, und auf die roten Blutkörperchen (151), s. S. 53.

* In einer placebo-kontrollierten Crossover-Doppelblindstudie untersuchen von Ardenne et al. 1989 (123) die Auswirkungen von g-Strophanthin auf die Durchblutung des Herzmuskels bei 10 Patienten mit Minderdurchblutung (SPECT-Computer-Tomographie mit Technetium). Bei Belastung auf dem Fahrrad-Ergometer ist 15 Minuten nach perlingualer Gabe von 12 mg g-Strophanthin bei 6 Patienten eine deutlich verbesserte Durchblutung der betroffenen Bereiche zu erkennen. Bei den anderen vieren wurde keine Veränderung festgestellt. Eigentlich ein etwas enttäuschendes Ergebnis, das aber in einer größeren Untersuchung überprüft werden sollte, wobei auch die jeweilige ergometrische Leistung und die EKG- und Schmerz-Situation mit einbezogen werden sollte.

* Bing und andere finden 1950 an schwer herzinsuffizienten Patienten nach intravenöser k-Strophanthingabe eine Steigerung des Koronar-Durchflusses bei nur unwesentlicher Veränderung des Sauerstoff-Verbrauchs. Die deutlich erhöhte Herzarbeit und der verbesserte Wirkungsgrad des Sauerstoffs lassen die Autoren auf eine begünstigende Wirkung von Strophanthin auf den Herzstoffwechsel schließen (50). Ferlinz et al. 1978 (1389) sehen eine deutliche Verbesserung der Bewegungsstörungen in 15 von 23 Segmenten des Herzmuskels von Angina pectoris-Patienten nach intravenösen 0,49 mg g-Strophanthin / 70 kg bei langsamer Injektion (5 min).

* Vatner und Baig (49a) sowie Vatner et al. (49b, Harvard University) stellen 1978 nach experimentellem Koronarverschluß bei Hunden (ohne Herzinsuffizienz) fest, daß der eingetretene Funktionsabfall (Durchblutungsrückgang, Veränderungen der ST-Strecke im EKG, Reduzierung der Herzarbeit) durch intravenöses g-Strophanthin (1,4 mg / 70 kg) weitgehend normalisiert wird, im deutlichen Gegensatz zu Isoproterenol, einer positiv inotrop wirkenden Substanz, bei der es allgemein zu Verschlechterungen kommt. Bei gesunden Hunden wird der Blutfluß in den Herzmuskel durch g-Strophanthin leicht gesenkt, doch bei solchen mit Koronarverschluß steigt die Durchblutung durch g-Strophanthin sowohl in den leicht als auch in den schwer minderdurchbluteten Arealen nach 3-5 Minuten um 16 % bzw. 54 % und nach 10-20 Minuten um 28 % bzw. 46 %, während sie in den normal durchbluteten Zonen nur vorübergehend leicht sinkt (7%) und danach auch steigt (5 %). Die Durchblutung der am schwersten betroffenen Innenschichten des Herzmuskels (Endokard) steigert sich durch g-Strophanthin sogar um 72 %. Die Strophanthin-Wirkung stellt also das genaue Gegenteil des gefürchteten "steal effect" dar. Die durch den Koronarverschluß hervorgerufene Veränderung der ST-Strecke normalisiert sich um ein Drittel und die Herzfunktion wird entscheidend verbessert: Sogar akinetische Segmente des Herzmuskels, d.h. solche ohne Bewegung, kehren zu einer vollständig wiederhergestellten Funktion zurück. In der Kontrollgruppe gibt es durch Injektion von physiologischer Kochsalzlösung keine Veränderungen. Auch Sapozhkov et al. 1983 (221) berichten von einer Blutfluß-Steigerung der ischämischen Segmente beim Hund mit Koronarverschluß nach k-Strophanthin i.v. (10,5 mg / 70 kg).

Vatner et al. 1977 (1495) untersuchen die Wirkung von g-Strophanthin unter den obigen Bedingungen, wenn nach dem Koronarverschluß ein Beta-Blocker injiziert wurde (Propanolol), der die Durchblutung der ischämischen Herzareale steigerte und die der nicht betroffenen Regionen verminderte und dennoch die Herzarbeit verschlechterte. Darauffolgendes g-Strophanthin (1,4 mg / 70 kg KG i.v.) steigerte die Durchblutung der betroffenen Zonen weiter und konnte auch die Herzarbeit und die S-T-Veränderung im EKG verbessern. Auch in dieser Studie verhilft Strophanthin denjenigen Arealen des Herzmuskels, die vorher ohne Bewegung waren, zu voll normaler Funktion, was die Autoren als besonders erstaunlich hervorheben. – Raina et al. 1978 (1496) berichten Ähnliches.

* Schon 1963 sehen Göksel et al. (634) beim Hund eine Steigerung der Koronar-Durchblutung nach einer Infusion (3,5 mg und 7 mg / 70 kg) von g-Strophanthin (um mehr als 100 %), ebenso wie von Blumencron bereits 1943 (553) mit einer Dosis von 0,325 - 0,375 mg/70 kg, nicht aber mit der doppelten Dosis von (g- oder k-?) Strophanthin.

* Die direkte Wirkung von g-Strophanthin auf die Arterien ist eine Verminderung des Gefäßtonus, was zur Gefäß-Erweiterung und Steigerung des Blutflusses führt, wobei mit höheren Konzentrationen eine Tonus-Verstärkung erreicht wird (155, 367), siehe S. 231

*** Strophanthin wirkt auf die Nervenzellen im Herzmuskel (426), in den Nebennieren (51) und Arterien (155), die mit Strophanthin weniger Streßhormone ausschütten, was den Sauerstoffbedarf des Hermuskels senkt (Endeffekt wie ein **Beta-Blocker**):

* Sharma et al. 1980 (426) weisen nach, daß geringe Konzentrationen von g-Strophanthin (0,1 bis 1 NanoMol, zur Erklärung der Maßeinheit Mol s. S.149) in der linken Herzkammer des Meerschweinchens die Wiederaufnahme des Streß-Hormons Noradrenalin in die Nervenenden um bis zu 60 % steigern, was einer verminderten Freisetzung dieses problematischen Stoffes gleichkommt. Hohe Konzentrationen von g-Strophanthin dagegen führen zum Gegenteil, siehe S. 150. Die hohen Blutspiegel von Noradrenalin sind anerkanntermaßen ein Anzeiger eines überschießenden Sympathikus, des antreibenden Teils des vegetativen Nervensystems, der für die Entwicklung des Bluthochdrucks, der Herzhypertrophie, Herzinsuffizienz (45-46)) und die Angina pectoris / Herzinfarkt (2, 7, 603) eine Ursache ist. Die Gabe von kleinen Mengen Noradrenalin, die noch keinen Bluthochdruck hervorrufen, führen zur Herzhypertrophie (430), die durch g-Strophanthin verhindert wird (s.u.).

* Gutman & Boonyaviroj (51) untersuchen 1977 den Einfluß von g-Strophanthin auf die Bildung von Adrenalin und Noradrenalin in der Nebenniere (der Ratte) und entdecken einen gegensätzlichen, von der Dosis abhängigen Effekt. In hohen Konzentrationen (1 Million NanoMol) erhöht g-Strophanthin die Bildung dieser Stoffe, in geringen (0,1 NanoMol) dagegen wird deren Bildung um fast ein Drittel vermindert. Branco & Osswald 1988 (155) berichten von einer verminderten Noradrenalin-Freisetzung aus Arterien-Nervenenden durch geringe Konzentrationen von g-Strophanthin (s.S. 231).

* Gremels, eine anerkannte Größe seiner Zeit, konnte 1937 eine Verminderung des Sauerstoff-Bedarfs des Herzmuskels durch g-Strophanthin nachweisen (599). Diesen Effekt erreichte er auch am ungeschwächten Herzen nur mit sehr kleinen Strophanthingaben. Zum Teil wird diese Wirkung auf eine bessere Sauerstoff-Ausnutzung zurückgeführt (601). Gremels fand für die Sauerstoff-Sparwirkung einen schnellen Wirkungseintritt 5-10 Minuten nach Injektion (602):

Gremels erforschte am Herz-Lungen-Präparat des Hundes den Einfluß von Strophanthin auf die Wirkungen von Adrenalin und Acetylcholin, Substanzen, die den zwei Teilen des vegetativen Nervensystems (Sympathikus und Parasympathikus) zugeordnet werden (599). Acetylcholin, die Transmitter-Substanz des Vagus (des Hauptnervs des

Parasympathikus), verursacht beim Herz eine Senkung des Sauerstoff-Verbrauchs. Gremels berichtet, daß geringe Dosen von Strophanthin die Wirkung von Acetylcholin bedeutend verstärkt und verlängert (599). Zitat S.652: "... steht beim Strophanthin die Intensitäts-Steigerung der Wirkung im Vordergrund, wie es sich ja aus ... der hohen Wirkungs-Steigerung des Acetylcholins (im Maximum, Anm.d.Autors) um das Tausendfache ergibt." S.639: "Diese erhebliche Verstärkung der Acetylcholin-Wirkung durch das Strophanthin läßt sich mit großer Sicherheit in allen gleichartigen Versuchen feststellen." S.638: "... sahen wir, daß schon bei kleineren Strophanthinmengen die charakteristische Stoffwechselwirkung zu beobachten war." S.640: "Größere Mengen Strophanthin haben keine Verstärkung der eben für das Acetylcholin beschriebenen Wirkungssteigerung zur Folge." Nach Strophanthingabe findet sich im Herzen ein wesentlich erhöhter Acetylcholin-Gehalt (604). Die EKG-Veränderungen nach Strophanthin sind denen sowohl nach Acetylcholingabe als auch nach Vagusreizung ähnlich (605).

Zitat von Gremels aus (599), S.628: "Wir stellen also fest, daß es mit einer verhältnismäßig kleinen Menge Strophanthin ... gelingt, den durch vorherige Adrenalin-Dauerinfusion erhöhten Sauerstoff-Verbrauch sogar unter den Ausgangswert herabzudrücken. Außerdem aber wird gleichzeitig die Wirkungsintensität des Adrenalins durch das Strophanthin nicht unerheblich herabgesetzt." S.631: "Die nach den Strophanthingaben angestellten Dauerinfusionen (von Adrenalin, Anm.d.Autors) haben nun nicht nur keinen steigernden Einfluß auf den Sauerstoff-Verbrauch, sondern es tritt eine weitere Senkung des Umsatzes auf, die im Maximum -44,7% unter dem Anfangswert des Versuches liegt. Erst bei 4,44 und 6,0 Mikrogramm pro Minute kommt es wieder zu einer steigenden Tendenz im Umsatz, der aber in seinen absoluten Zahlen bei der letzten Infusion gerade den Ausgangswert erreicht. Eine Einzelinjektion von 10 Mikrogramm Adrenalin bringt nur eine Steigerung um 18,3 %, wohingegen diese Adenalinmenge unter unseren Normalbedingungen von einer Umsatzsteigerung von 80-100 % gefolgt wird. Dieser Einfluß auf die Adrenalinwirkung durch Strophanthin ist immer wieder feststellbar." S.635: "Eine Betrachtung der Beobachtungsergebnisse zeigt, daß schon durch sehr kleine Strophanthinmengen von 1 Mikrogramm an aufwärts der durch große Adrenalin- oder Sympatolmengen erhöhte Stoffwechsel herabgesetzt wird. Darüber hinaus aber gelingt es, auch den normalen Wert des Umsatzes durch Strophanthinmengen derselben Größenordnung herabzusetzen." S.636: "Wir haben in früheren Untersuchungen (606) festgestellt, daß Dauerinfusionen von kleinsten Adrenalinmengen unter 0,2 Mikrogramm pro Minute eine Herabsetzung des Sauerstoff-Verbrauchs bewirken. ... zeigt, daß durch Strophanthin die Sparwirkung schon bei größeren Adrenalindosen manifest wird. Wenn im Vorversuch eine Adrenalinmenge von 3 Mikrogramm pro Minute eine Steigerung des Sauerstoff-Verbrauchs um +44,5 % macht, so wirkt nach 10 Mikrogramm Strophanthin die annähernd gleiche Menge im Sinne der sonstigen Sparwirkung kleinster Adrenalinmengen, indem sie nunmehr eine Senkung des Umsatzes um -44,6% hervorruft." S.658: "... zeigen unsere Versuche, daß es sich dabei nicht um eine Hemmung der Adrenalinwirkung im gewöhnlichen Sinne durch das Strophanthin handelt, sondern nur um eine Wirkungsverschiebung." S.659: "Es ist theoretisch interessant, daß das Strophanthin nicht nur auf dem Wege der Verstärkung der Vaguswirkung eine Herabsetzung des durch die dissimilatorische Stoffwechselwirkung des Sympathikus erhöhten Stoffwechsels macht, sondern auch den letzteren Einfluß innerhalb gewisser Grenzen im synergistischen Sinne gleichrichtet."

Es gibt eine Reihe von weiteren Studien, die durch g-Strophanthin eine **Steigerung der Aktivität des Parasympathikus**, des entspannenden Gegenspielers des Sympathikus, zeigen (155-58,607-608,1073,1142,1387,auch 149, s. auch S.236), auch beim Menschen, wenn intravenös (608), oral (607) oder rektal zugeführt (607). – Seit Jahrzehnten gibt es eine umfangreiche Literatur zur Methode der sog. Biotonometrie, die sich einer einfach durchzuführenden Messung der elektrischen Eigenschaften der Haut bedient, um das vegetative Systems quantitativ zu erfassen. Prof. Siegfried Rilling (Tübingen), einer der Entwickler der Methode, berichtete dem Autor, daß er seit 48 Jahren bei allen Patienten und Medikamenten stets die Wirkung mit der Biotonometrie gemessen hat, wobei bei oralem g-Strophanthin in aller Regel folgende typische Reaktionskurve auftrat (siehe Abbildung unten). Der erhöhte Polarisations-Widerstand (R-Wert) zeigt die erhöhte parasympathische Aktivität. Es kann auch die Polarisations-Kapazität gemessen werden, die den Sympathikus darstellt und bei dieser Messung unverändert blieb (nicht abgebildet). Trimarco et al. 1984 (1347) schreiben im American Journal of Physiology, Zitat S. H669: "Die Injektion einer kleinen Menge an g-Strophanthin löst einen Reflex zur Erweiterung der Koronar-Arterien aus, durch eine Aktivierung von parasympathischen Nervenfasern und durch eine Hemmung von Nervenfasern des Sympathikus." Zur Rolle des vegetativen Nervensystems bei Herzinfarkt s.S. 181, 182 u. 196 ff.

Biotonometrie
nach Dr. Rilling

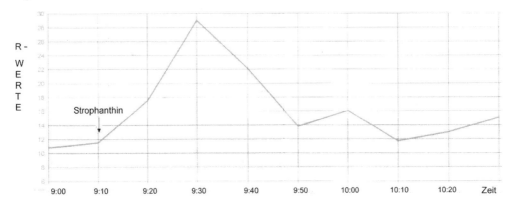

Vegetative Reaktionskurve nach Gabe von 6 mg g-Strophanthin perlingual

*** Strophanthin **senkt den Bluthochdruck**. In Kap. A 4) ist dies ausführlich beschrieben. Hier sei nur kurz auf die bestehenden Quellen verwiesen:
- *Doppelblindstudien*: Salz & Schneider 1985 (9), Saradeth und Ernst 1991 (151), Agostoni et al. 1994 (34, 35) und Qi et al. 2001 (1382)
- *Studien/Anwendungsbeobachtungen*: Kern 1969 (274), Nusser & Eberl (105), Kracke 1954 (275) Rothmund 1977 (1585)
- *Umfrage bei Ärzten*: Herbert Pharma 1984 (12) und Görlich 2000 (13)

Strophanthin senkt den Blutdruck nur, wenn er zu hoch ist (9, 275). Es wird von einer Senkung bis 100 mm Hg systolisch und 55 mm Hg diastolisch berichtet (274), s. S. 31.

*** g-Strophanthin steigert die Verformbarkeit der roten Blutkörperchen (**ein ASS-ähnlicher Effekt**).

* An der Universität Wien führen Saradeth und Ernst 1991 eine randomisierte, placebo-kontrollierte Doppelblind-Crossover-Studie (151) mit folgendem Ergebnis durch: Nach Einnahme von zwei Kapseln Strodival® (insgesamt 6 mg g-Strophanthin) - eine halbe Stunde vor einer Fahrrad-Ergometrie bis zur subjektiven Erschöpfung - zeigt sich bei zwanzig gesunden ca. 30-jährigen Versuchspersonen eine Erhöhung der maximalen Leistung bzw. Belastungsdauer, ein verminderter diastolischer Blutdruckanstieg, eine gesteigerte Herzfrequenz, eine niedrigere Erythrozyten-Aggregation (Zusammenballung der roten Blutkörperchen), eine höhere Plasma- und Vollblut-Viskosität, eine schwächer ausgeprägte absolute und relative Lympho- / Monozytose sowie eine höhere Leukozytenzahl. Auch Szibor et al. 1976 (127) berichten von einer gesteigerten Beweglichkeit von Erythrozyten des Menschen unter Einfluß von g-Strophanthin. Daß hohe Konzentrationen von g-Strophanthin im in vitro-Versuch von Tsuda et al. 1991 (188) das Gegenteil bewirken, nämlich eine Verminderung der Membran-Flexibilität der Erythrozyten, ist aufgrund der gegensätzlichen Wirkung am Rezeptor nur zu erwarten.

Die Steigerung bzw. Erhaltung der Erythrozyten-Flexibilität ist besonders wichtig, da ihr Durchmesser (8 Mikrometer) größer ist als derjenige der Kapillaren (3 Mikrometer), durch die sie – nicht rund wie üblicherweise bekannt, sondern langgestreckt in U-Boot-Form – hindurchschlüpfen müssen. Die folgende mikroskopische Aufnahme zeigt eine ähnliche Form, die die Erythrozyten bei schneller Blutströmung annehmen, um bei gleichzeitiger Rotation um sich selbst eine im Idealfall gegen Null tendierende Viskosität aufzuweisen:

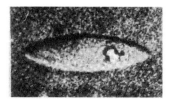

Ellipsoide Form eines roten Blutkörperchens

aus Schmidt-Schönbein 1980 (198)

Da bei einer Minderdurchblutung Milchsäure entsteht (siehe S.195 ff) und die Natrium-Kalium-Pumpen aller Zellen durch Säure gehemmt werden, reichern auch die Erythrozyten in dieser Situation Natrium an, das wiederum Wasser an sich zieht, sodaß sie ihr Volumen vergrößern und starrer werden – vergleichbar mit einem prall aufgepumpten und starren Ball – und somit schlechter und langsamer die Kapillar-Enge passieren können (195-99), was den Blutfluß und den Abtransport der Säuren einschränkt, d.h. der Säuregehalt des Gewebes steigt und hemmt die Na-K-Pumpen noch mehr – ein Teufelskreis, der sich möglicherweise bis zum Absterben von Herzmuskel-Gewebe hochschaukeln könnte (198), also eventuell auch ohne eine Thrombose in den Herzkranzgefäßen. Es gibt nämlich etliche Studien, die entgegen der landläufigen Meinung die (relativ) geringe Häufigkeit von koronaren Thrombosen belegen, z. B. 20 % von Prof. Doerr 1974, dem ehemaligen Präsidenten der Deutschen Gesellschaft für Pathologie (308), und 49 % von Murakami et al. 1998 (453, auch 454), siehe Kap. A 17). Es könnte sich um einen unbeachteten Mechanismus handeln, wie ein Herzinfarkt entstehen oder zumindest vergrößert werden könnte. (Strophanthin vermindert auch die Säurebelastung, s.S. 56-57)

*** g-Strophanthin wirkt **anti-entzündlich** (138). Dies könnte zusammen mit der Sympathikus-hemmenden (426, 51) und Parasympathikus-stärkenden (155-58, 607-08, 149, 1142, 1387) Wirkung zu einer Reduzierung von koronaren Spasmen mit Aufbrechen von sog. Instabilen Plaques führen, siehe S. 187.

* 1997 kann von Matsumori et al. (138) gezeigt werden, daß bei Mäusen mit Sepsis einmalige g-Strophanthin-Injektionen ins Bauchfell (1 mg / kg) eine statistisch signifikante Steigerung der Überlebensrate (Vervierfachung) bewirkt, was auf eine verminderte Bildung von gewissen entzündungsfördernden Zytokinen (Interleukin IL-6 und Tumor-Nekrose-Faktor-alpha = TNF-alpha) zurückgeführt wird. Diese Studie ist von wegweisender Bedeutung: TNF-alpha, der nicht nur von Leukozyten, sondern im gleichen Maß auch von Herzmuskel-Zellen gebildet wird (1021, 1025-27), ist bei der Entwicklung der verschiedensten Herzerkrankungen beteiligt wie Insuffizienz (1029), Myokarditis (138), Angina pectoris und Herzinfarkt (1028, 139) und anderen (138, 492, 1026). Ridker et al. 2000 (139) berichten, daß die erhöhten Plasma-Werte des TNF-alpha bei Patienten mit erlittenem Herzinfarkt mit einem erhöhtem Rückfall-Risiko verbunden sind. Neue Therapieversuche des Herzinfarktes werden auf diesem Gebiet von Matsumori, einem der führenden Forscher auf diesem Gebiet, und Mitarbeitern (140) gefordert. Dieses Thema beginnt bereits in der Literatur beachtet zu werden (1167). Der TNF-alpha spielt auch eine Rolle bei entzündlichen Prozessen in den Koronar-Arterien (142, 1262), die zur Entwicklung von instabilen arteriosklerotischen Polstern ("Instabilen Plaques") beitragen (1094, 143, 1262). Diese können leicht aufbrechen und zur Bildung eines Blutgerinnsels führen (1094).

Im Laborversuch allerdings, unter Verwendung von hohen Konzentrationen von g-Strophanthin, wird von Matsumori et al. 2000 (145) aufgrund der dosisabhängigen gegensätzlichen Wirkung am Rezeptor erwartungsgemäß eine Produktions-Steigerung von Zytokinen beobachtet. Orales Digoxin (1 mg / kg pro Tag) hat bei Mäusen mit durch Viren verursachter Myokarditis eine Verschlechterung der Überlebensrate zur Folge, die allerdings nur bei 10 mg / kg täglich statistisch signifikant ist. Digoxin in Konzentration von 1 mg / kg täglich erhöht die Werte von IL-1ß und TNF-alpha im Herzmuskel-Gewebe, was auch für IL-6 (statistisch nicht signifikant) zutrifft. Auch die Dosis von 0,1 mg / kg Digoxin täglich erhöht im Trend die Werte von IL-1ß und IL-6, ohne Auswirkung auf die Überlebensrate. (Digoxin-Spiegel nach 14 Tagen: 73 bzw. 539 bzw. 1367 ng / ml Blutserum). Die Frage ist, ob der Unterschied zur Wirkung von g-Strophanthin bei Matsumori et al. 1997 (s.o.) auf der unterschiedlichen Erkrankung der Tiere (bakteriell / viral), auf der unterschiedlichen Art der Verabreichung (ins Bauchfell / oral) oder wahrscheinlich auf der unterschiedlichen Substanz beruht.

*** Es wird beobachtet, daß beim Mensch und beim Schaf die Infusion einer geringen Menge an g-Strophanthin zu einer Senkung des Angiotensin II-Spiegels führt (262), ein Effekt, der sonst durch **ACE-Hemmer** erreicht wird. Bei gesunden Versuchspersonen führt eine intravenöse Injektion von g-Strophanthin (0,5 mg in 2 min) neben einem gesunkenen diastolischen Blutdruck zu einem gesunkenen Angiotensin II-Spiegel und gestiegenem Spiegel von ANP und BNP (beide blutdrucksenkend, Natrium ausscheidend), allerdings bei gestiegenem Adrenalin-Spiegel. Studienergebnisse an Patienten wären natürlich interessant. Die kontinuierliche i.v.-Infusion von 0,25 mg g-Strophanthin pro

Tag (= ca. 0,34 bis 0,43 mg / 70 kg Körpergewicht) bei Schafen mit kontrollierter Aufnahme von Natrium und Kalium durch das Futter führt in der Studie von Pidgeon et al. 1996 (262) zu einer Senkung der Plasma-Konzentrationen von Renin und Angiotensin II nach einer Woche und zu einer Senkung des mittleren Blutdrucks im gesamten Versuchszeitraum von drei Wochen (nicht signifikant in den ersten beiden Wochen und signifikant in der dritten Woche).

*** g-Strophanthin hat eine Gesamt-Wirkung wie ein **Nitro-Präparat**, das üblicherweise bei Angina pectoris gegeben wird - nur daß erfahrungsgemäß bei g-Strophanthin die Gefahr des Blutdruck-Abfalls und der Gewöhnung vermieden wird (598). Die prinzipielle Wirkung wie ein Nitro-Präparat auf die Herzarbeit von Gesunden wurde von Prof. Belz (1984) in einer Doppelblind-Studie (44) festgehalten und von Prof. Dohrmann 1986 für Koronarkranke bestätigt (24), s.u.. Strophanthin steigert die Verwertung von Milchsäure (109, 122, 154, 552, 553, 614-16) und hebt den abgesunkenen pH-Wert im Herzmuskel (107, 109-112, 122, 552) und verhindert dort einen Kalium-Verlust (758), s.u..

* Die Verbesserung der Schmerztoleranz und des EKGs bei Patienten mit Koronarer Herzkrankheit - die klassische Wirkung eines Nitropräparats - durch orales g-Strophanthin wurde schon im Kapitel A 2) (ab Seite 15) durch die placebo-kontrollierte Doppelblindstudie von Kubicek & Reisner 1973 sowie die Studien von Sharma et al. 1972, Kracke 1954 und Sarre 1952 und 1943 dokumentiert.

* Prof. G. Belz, Prof. B. Schneider und Mitarbeiter (Institut für Kardiovaskuläre Therapie Wiesbaden und Medizinische Hochschule Hannover, Abteilung Biometrie) führen 1984 eine placebo-kontrollierte Doppelblind-Crossover-Studie (41) nach den strengsten medizinischen Kriterien durch: An 12 herzgesunden Studenten werden nach perlingualen g-Strophanthin (2 Kapseln Strodival spezial® mit je 6 mg) im Vergleich zu intravenösem g-Strophanthin und Nitroglycerin deutliche, konstante und statistisch signifikante, zum Teil sogar hochsignifikante Wirkungen beobachtet. Es werden mit impedanz-kardiographischen und echokardiographischen (Ultraschall-) Untersuchungen die enddiastolischen und endsystolischen Durchmesser der linken Herzkammer gemessen, aus denen sich die sog. "fractional shortening" als Maß für die Kontraktilität, die Schlagkraft, bestimmen läßt. Es zeigt sich, daß das perlinguale g-Strophanthin reproduzierbare Effekte bewirkt, die von den üblichen Herzglykosid-Wirkungen verschieden, dagegen denen des Nitropräparates ähnlich sind: Im Gegensatz zum intravenösen g-Strophanthin (0,5 mg in 2 Min.) steigert es nicht die Schlagkraft (positiv inotroper Effekt), im Gegenteil, die "fractional shortening" wird ca. um ein Drittel des i.v.-Strophanthin-Effektes herabgesetzt (negativ inotroper Effekt). Dies könnte dadurch erklärt werden, daß geringe Konzentrationen von g-Strophanthin, wie sie nach oraler Einnahme im Blut des Menschen zu finden sind, über eine Stimulation der Na-K-Pumpen den Calcium-Gehalt der Zelle senken (356), siehe S. 155), was der Wirkung von hohen Konzentrationen (Steigerung des Calcium-Gehalts wegen Hemmung der Na-K-Pumpen) - wie hier nach der i.v.-Gabe der relativ hohen Dosis von 0,5 mg - genau entgegengesetzt ist (siehe Kap. 8 a und A 15). Belz et al. weisen auf die gute Verträglichkeit des Mittels sowie auf die geringe Streuung der Meßwerte hin.

* In Fortführung der letztgenannten Studie an Herzgesunden untersuchen Prof. R.E.Dohrmann und E.Schlief-Pflug 1986 (42) echokardiographisch die Wirkung von perlingualem g-Strophanthin und einem Nitropräparat auf die "fractional shortening" (s.o.) bei jeweils den gleichen 25 Patienten mit schwerer koronarer Herzkrankheit und instabiler Angina pectoris, an zwei nicht aufeinanderfolgenden Tagen. (Details zu den Medikamenten: 2 Kapseln Strodival spezial® mit je 6 mg, 15 min vor der Messung und Nitro-lingual, 0,8 mg) - Auch hier zeigt sich eine weitgehende Ähnlichkeit der Wirkung beider Mittel, nämlich bei zwei Dritteln der Patienten eine Steigerung, bei einem Drittel dagegen eine Minderung der Schlagkraft, jeweils in ungefähr gleicher Größe. Eine mögliche Erklärung für die unterschiedlichen Wirkungen in dieser Studie und in der von Belz (s.o.) ist darin zu sehen, daß ein überhöhter Calcium-Gehalt ("calcium overload") der Herzmuskelzellen, wie er bei Minderdurchblutung (Angina pectoris) (43-44) und auch Herzinsuffizienz (45-46) häufig ist, keinen positiv, sondern einen negativ inotropen Effekt hervorruft (129-135). In diesem Fall könnte eine Senkung des zu hohen Calciums-Gehalts durch orales g-Strophanthin zu dem positiv inotropen Effekt führen, der bei einem Teil der Patienten beobachtet wurde. Ebenso führt ein saures Milieu zur verminderten Kontraktionskraft (1483), was durch Strophanthin (partiell oder ganz) normalisiert werden kann, siehe unten.

Aceto und Vassalle 1991 (133) konnten diesen Effekt konkret beobachten: "Low doses" von Strophanthidin (k-Strophanthin ohne Zuckerketten), das sich ähnlich wie g-Strophanthin verhält, hat im Kontrollversuch einen negativ inotropen Effekt, in minderdurchbluteten Herzzellen aber einen positiv inotropen Effekt.

Daß bei Patienten mit Herzinsuffizienz oder Koronarer Herzkrankheit mit oralem g-Strophanthin ein positiv inotroper Effekt gemessen wurde, wurde bereits auf S. 37 dargestellt (Sarre 1952, Moskopf & Dietz 1955, Piscitello & Maggi 1973, k-Strophanthin: Longhini et al. 1979).

*** Nach Bing et al. 1949-1958 (609-613) und Loll & Blumberger 1960 (557) besteht bei der Herzinsuffizienz eine verminderte Milchsäure-Oxidation im Herzmuskel, wie sie auch bei der Angina pectoris bekannt ist. g-Strophanthin-Injektionen bewirken eine **gewaltige Zunahme der oxidativen Verwertung von Milchsäure** (= Laktat) im Herzmuskel (109, 122, 552). Auch Renk 1959 (614) und Vogel 1958 (615) sehen wie schon vor ihnen Ullsperger 1954 (616) bei Patienten mit Herzinsuffizienz nach Strophanthin-Injektion (0,25 mg) ein Absinken der erhöhten Laktatwerte im Blut, das über 24 Stunden anhält (615). Dies wird von Loll und Blumberger 1960 (557) bestätigt, die bei 80 Herzinsuffizienz-Patienten eine Normalisierung des Brenztraubensäure / Milchsäure-Quotienten durch k-Strophanthin finden, wobei niedrige Quotienten, also eine hohe Milchsäure-Konzentration, sehr häufig bei der Herzinsuffizienz der Fall sind. Zitat S. 185: "k-Strophanthin bewirkt eine Normalisierung der Zellatmung, die geforderte Energie wird rationell umgesetzt." Von Blumencron 1941 (553) beobachtet am Hund bei allen 6 Versuchen eine "mächtige Steigerung der Milchsäure-Aufnahme des Herzens" bereits 30 Sekunden nach Injektion von 0,65 - 0,75 mg / 70 kg (g-oder k-?) Strophanthin. Zu beachten ist, daß die Hälfte dieser Dosis die eben beschriebene Wirkung über einen wesentlich längeren Zeitraum und darüberhinaus sogar eine Steigerung der Koronardurchblutung bewirkt. Digitoxin (2,6 - 3 mg / 70 kg) führt zum Gegenteil: eine bedeutende Senkung der Milchsäure-Verwertung im Herzen.

DeMots et al. 1978 (154) berichten von einer verminderten Laktat-Nutzung im Herzen von Angina pectoris-Patienten nach schneller Injektion (10 Sek und 2 Min) von g-Strophanthin (jew. 1,05 mg / 70 kg), während die gleiche Dosis, über 15 Minuten gegeben, eine Verbesserung der Laktat-Verwertung bewirkt (insgesamt 36 Patienten), s.S. 237.

Prof. M.Kietzmann und J.Laemmle (80) und J.Laemmle (81) können 1991 zeigen, daß eine geringe Menge von oralem g-Strophanthin (0,175 mg) bei Meerschweinchen eine Verkürzung der Erholungszeit des Herzens nach experimentellem Sauerstoffmangel bewirkt, im Gegensatz zur gleichen Menge Digitoxin, die zu einer verlängerten Erholungszeit führt sowie zu vermehrten Arrhythmien. Die Untersuchung verschiedener Stoffwechsel-Faktoren weisen auf eine verbesserte Energienutzung durch orales g-Strophanthin hin (nicht weiter erklärt): die Kreatinkinase-, Pyruvatkinase-, Laktatdehydrogenase-Aktivität, die **Laktat**- und Pyruvat-Konzentration, der Acetyl-Coenzym-A / Coenzym-A-Quotient sowie die Aminosäure-Einbaurate. Diese Ergebnisse konnten in Experimenten mit isoliert durchströmten Meerschweinchen-Herzen mit zugesetzten Konzentrationen von jeweils 0,1-1 NanoMol g-Strophanthin und Digitoxin bestätigt werden. (Erklärung des Begriffs Mol auf S. 149)

*** Deutlich gesunkene **pH-Werte** im Herzen als Ausdruck der **Übersäuerung** werden durch g-Strophanthin fast völlig normalisiert (107, 109-112, 122, 552). Mit eigens entwickelten Mikro-pH-Glaselektroden messen von Ardenne & Reitnauer 1971 (107), daß bei einem experimentellen Herzinfarkt (Zusammenziehung einer Koronar-Arterie mit einoperierter Schlinge bei anästhesierten Ratten) der pH-Wert im Herzmuskel-Gewebe aufgrund der Milchsäure-Produktion wie erwartet drastisch abnimmt, von 7,4 auf 6,7. g-Strophanthin (0,14 mg / 70 kg i.v.) hebt diesen Wert innerhalb kürzester Zeit (3 min) wieder an, zuerst auf 7,1 und darauffolgend auf 7,2, obwohl die Blutzufuhr weiter gedrosselt bleibt. Siehe vereinfachte Darstellung (Original-Diagramm in (107), S.63):

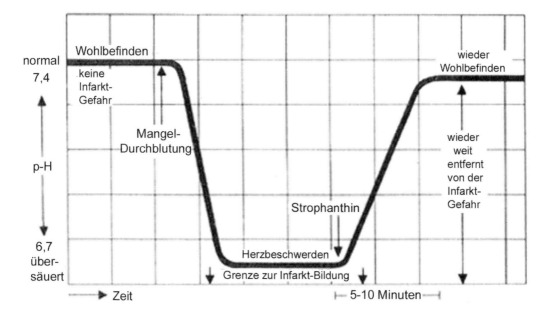

*** Strophanthin **verhindert** aufgrund langjähriger klinischer Erfahrungen und Untersuchungen von Blumberger einen **Kaliumverlust** im Herzmuskelgewebe (758), was für eine Stimulation der Na-K-Pumpen spricht.

*** 1955 berichten Moskopf und Dietz (27), daß drei Gruppen von Meerschweinchen g-Strophanthin oral erhalten, d.h. mit Magenpassage und den damit verbundenen Wirkverlusten, und zwar in einer Dosierung von auf 70 kg umgerechnet täglich 31,5 mg, 63 mg, bzw. 94,5 mg. Nach drei Tagen wird ein Schwimmversuch gemacht, bei dem die Tiere in körperwarmem Wasser bis zur Erschöpfung schwimmen müssen. Die gemessene **Schwimmzeit** ist unter Strophanthin-Einfluß **auf über das Dreifache gesteigert !** Hierbei hat die kleinste der drei genannten Dosen den größten Effekt. Auch die Hälfte und ein Viertel der kleinen Dosis "rufen etwas geringere, aber auch noch große Effekte auf die Schwimmleistung hervor". Das bedeutet, daß wir hier mit 15,75 mg und 7,875 mg pro 70 kg in die Nähe bzw. sogar in den Bereich der therapeutischen Dosierung beim Menschen gelangen. Darüberhinaus wird mit Strophanthin eine bei den Kontrolltieren beobachtete Vergrößerung der Nebenniere verhindert. Zitat S.1376: "Diese Leistungssteigerung übertrifft bei weitem die mit Digitalispräparaten erzielte."

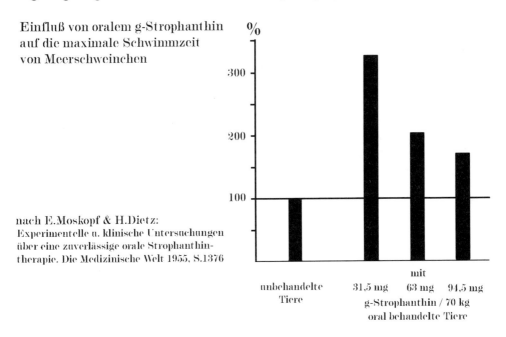

Einfluß von oralem g-Strophanthin auf die maximale Schwimmzeit von Meerschweinchen

nach E.Moskopf & H.Dietz: Experimentelle u. klinische Untersuchungen über eine zuverlässige orale Strophanthintherapie. Die Medizinische Welt 1955, S.1376

* Kuschinsky (52) berichtet 1947 von einem immensen Zuwachs der Laufleistung von Ratten, denen 0,15 mg g-Strophanthin/100 Körpergewicht intramuskulär injiziert wurde. Bei Moskopf & Sarre 1953 (590) wurden Meerschweinchen 31,5 mg oder 16 mg k-Strophanthin intramuskulär gespritzt. Die Schwimmleistung ist vermindert, was wahrscheinlich an der hohen Dosis liegt.

*** **Verhinderung der Herzhypertrophie:** Yuan et al. 1993 (193) berichten, daß ins Bauchfell (i.p.) injiziertes Strophanthin (ca. 1 mg/70 kg tgl. für Woche 1-4, für Woche 5-9 ca. 2 mg/70 kg tgl.) bei Ratten die Bildung einer Herz-Hypertrophie verhindert, wie sie in der Kontrollgruppe stattfindet. Zitat S.185, aus dem Englischen: "Es gab keine Anzeichen einer Hypertrophie der Herzkammer bei Tieren, die g-Strophanthin bekamen, trotz erwiesenem Bluthochdruck." Zitat S. 186: "Ouabain may actually be cardio-protective." = "g-Strophanthin könnte tatsächlich herzschützend wirken." (Übers.d.Autors) Dies wird von Rossoni et al. 2006 (1634) bestätigt (ca. 2 mg/70 kg tgl. für 5 Wochen).

* Das obige Ergebnis bestätigt die Erfahrungen von Kuschinsky, der 1947 berichtet, daß eine Hypertrophie des Herzens und der Nebennieren, die bei Ratten nach großen wiederholten Anstrengungen wie Schwimmen und Laufen auftritt, durch vorbeugende intramuskuläre g-Strophanthingabe (0,15 mg/100 g kg) bedeutend vermindert ist (52). Auch ist eine beträchtliche Mehrleistung der Strophanthin-Tiere zu beobachten, s.o.. Ansonsten herrscht in neueren Publikationen zu Ouabain (engl. für g-Strophanthin) als Hormon leider die Tendenz, dieses nicht nur als als Verursacher der Hypertonie, sondern auch der Herzhypertrophie fehlzubeurteilen (siehe S. 248).

*** Verbesserung der Fettsäure-Oxidation

1991 können M.Riehle, Prof. J.Bereiter-Hahn und B.Boller von der Uni Frankfurt zeigen (438), daß embryonale Herzmuskel-Zellen des Huhns auf äußerst geringe Konzentrationen von g-Strophanthin der Durchströmungs-Flüssigkeit (0,1 NanoMol = ca. 0,06 Nanogramm / ml, nano = milliardstel) mit einer langanhaltenden 30-prozentigen Steigerung der Zellatmung reagieren, was positiv zu werten ist, da einer Zellschädigung stets eine Verminderung des Sauerstoff-Verbrauchs vorausgeht und bei Herzinsuffizienz eine reduzierte Sauerstoff-Nutzung bei ausreichender Blutversorgung auffällt (150, 1577, auch 1644). Das Studienergebnis sollte nicht als Bestätigung der verbreiteten Ansicht mißverstanden werden, Herzglykoside als positiv inotrope Substanzen sollten wegen einer angeblichen Erhöhung des Sauerstoff-Bedarfs bei Angina pectoris / Herzinfarkt nicht angewendet werden, siehe Kap. 8 a). Erklärung des Begriffs "Mol" auf S. 149.

Da dem oralen g-Strophanthin Wirkungslosigkeit aufgrund angeblicher minimaler Resorption nachgesagt wird, sollte man sich bewußt machen, daß die in der Studie von Riehle und Mitarbeitern verwendete wirkungsvolle g-Strophanthin-Konzentration nur ca. einhalb bis ein Fünftel so groß ist wie diejenige, die im menschlichen Blut nach Einnahme oralen g-Strophanthins von Prof. Greeff, der seinerzeit anerkannt führenden Herzglykosid-Autorität, gemessen wurde (564, vergleiche Kap. A 13 b). Digitoxin zeigt in der Studie von Riehle et al. nur eine wesentlich kleinere und sehr kurzfristige Wirkung. Auch die noch 1000-fach geringere Konzentration, 0,0001 NanoMol (= 0,1 PikoMol) von g-Strophanthin zeigt reproduzierbar die Steigerung der Zellatmung. Dies ist eine Konzentration, die man nicht mehr messen, sondern nur durch Verdünnen herstellen kann. Digitoxin: ohne Effekt. Sogar die nochmalige hundertfache Verdünnung, also 0,001 PikoMol = 1 FemtoMol g-Strophanthin zeigt noch (allerdings nicht mehr regelmäßig) Wirkung. Lopatina et al. 2005 (1415) berichten gar von einer Wirkung von 0,1 Femto-Mol k-Strophanthin (Stimulation der Na-K-Pumpe). Diese Konzentrationen liegen um Größenordnungen unter denen, die nach Einnahme homöopathischen Strophanthins (Strophactiv® in der D4) im Blut erwartet werden können.

* 1994 reichern M.Riehle und Prof. J.Bereiter-Hahn (439) die Flüssigkeit, mit der embryonale Hühnerherz-Muskelzellen durchströmt werden, entweder mit Glukose,

Pyruvat, Milchsäure oder einer Fettsäure an, Substanzen, die die Zellen zur Oxidation nutzen können. Der Zusatz von g-Strophanthin in der sehr geringen Konzentration von 0,1 NanoMol führt bei der Fettsäure (Caprylsäure) zu einer signifikanten Steigerung der Atmung von 15 Prozent. Die eingeschränkte Oxidation der Fettsäuren in den Herzmuskelzellen ist ein frühes und bedeutendes Ereignis bei Angina pectoris (440-41). Tadamura et al. 1999 (442) berichten, daß die eingeschränkte Nutzung der Fettsäuren durch den Herzmuskel das erste Ereignis bei der Entwicklung der Herzhypertrophie ist, noch vor den Veränderungen des Sauerstoff- und Glukose-Stoffwechsels. Digitoxin zeigt bei keinem der oben genannten Substrate eine Wirkung.

Daß die mit der Stimulation der Fettsäure-Oxidation möglicherweise verbundene Steigerung des Sauerstoff-Verbrauchs bei Angina pectoris als Sauerstoffmangel-Situation negativ wirken müsse, beziehungsweise gar nicht möglich sei, ist ein Trugschluß, der durch folgendes Experiment offenbar wird: Im Tierversuch (unter Betäubung) wird die Durchblutung des Herzens stark gedrosselt. Man sollte meinen, daß die Herzmuskel-Zellen den ihnen nur noch minimal zur Verfügung stehenden Sauerstoff so weit es geht ausnutzen. Doch der Zusatz von Carnitin erhöht den Sauerstoff-Verbrauch und verbessert den Zustand des Herzmuskels bedeutend (1360, siehe auch 444, 445, 1047, 1623). (Carnitin ist notwendig für den Transport der Fettsäuren in die Mitochondrien (532), die Bedingung für ihre Oxidation) Die Anzahl auch der Artikel über die positive Wirkung von Carnitin bei Herzerkrankungen ist Legion (Reviews: 445, 1623).

* Auch im schlagenden Kaninchen-Herzen kann schon 1967 von Gousios et al. beobachtet werden, daß g-Strophanthin bei konstanter Aufnahmerate von Palmitat, einer freien Fettsäure, deren Oxidationsrate von 34 auf 71 Prozent zu steigern vermag (443).

*** **Steigerung der Protein-Synthese:** Kaemmerer & Kietzmann (Tierärztliche Hochschule Hannover) machen 1986 bei Ratten die Beobachtung (53), daß sowohl nach oraler als auch subkutaner Gabe von g-Strophanthin die Proteinsynthese im Herzmuskel im Vergleich zu scheinbehandelten Tieren bedeutend gesteigert ist, besonders nach wiederholter Verabreichung. Dies ist ein positiver Effekt, da die Bildung von Proteinen, z.B. zur Säureabpufferung, in den Herzzellen der Angina pectoris-Kranken stark eingeschränkt ist (54). Die Autoren interpretieren die Ergebnisse als "möglicherweise verbesserte Ökonomisierung des Zell-Stoffwechsels."

Nach zweimaliger Gabe von jeweils 7 mg, 17,5 mg bzw. 35 mg pro 70 kg Körpergewicht und Tag an verschiedene Rattengruppen ergeben sich folgende Werte: 1) subkutan: mit steigender Dosis von 45 bis 63 % Steigerung; 2) oral: mit niedriger Dosis 39%, bei mittlerer Dosis 63 % und bei hoher Dosis 35 % Steigerung. Nach nur einmaliger Gabe konnte jeweils kein Effekt festgestellt werden. Die Verbesserung der Protein-Synthese wird nur im Herzmuskel gesehen. Im Skelettmuskel-Gewebe findet sich nur eine leichte Tendenz zur Steigerung, im Gewebe von Leber und Dünndarm eine Tendenz zur Abnahme der Proteinsynthese, in letzterem bei der geringen oralen Dosis sogar eine signifikante Abnahme von 27 %.

Nach Gabe von 0,98 mg, 9,8 mg bzw. 29,4 mg / 70 kg und Tag gab es für die Protein-Synthese im ausschließlich untersuchten Herzgewebe nach einer Woche folgende Ergebnisse: 1) subkutan: eine nicht signifikante Abnahme von 10 %, eine Steigerung von ca. 14 % bzw. von ca. 16 %. 2) oral: eine Abnahme von ca. 14 %, eine nicht signifikante Abnahme von ca. 9 % bzw. eine Steigerung von ca. 14 %. Die Werte für die einzelnen Versuchstage werden leider nicht mitgeteilt, sodaß der auffällige Unterschied zur obigen Versuchsreihe über zwei Tage ohne Erklärung bleibt.

In einem weiteren Versuch wird Strophanthin eine Woche lang ins Futter gegeben: Mit 5 mg / kg Futter (entsprechend 14 mg / 70 kg Körpergewicht und Tag) wurden 55 %, mit 10 mg / kg Futter (entspr. 28 mg / 70 kg und Tag) **82 % Steigerung** der Protein-Synthese-Rate im Herzmuskel erreicht. Eine höhere Dosis von 15 mg / kg Futter (entspr. 42 mg / 70 kg und Tag) bewirkt hingegen keine Veränderung.

In einer weiteren Studie (841) wird der letzte Versuch der ersten Studie wiederholt: Auch hier gibt es eine signifikante Steigerung der Protein-Synthese im Herzmuskel, nur in moderaterer Ausprägung: Mit 5 mg Strophanthin / kg Futter gibt es eine nicht signifikante Steigerung, mit 10 mg / kg Futter eine Steigerung von ca. 8 % und mit 15 mg / kg Futter eine Steigerung von ca. 10 %. Digitoxin zeigt eine abweichende Wirkung: In Konzentrationen von 0,5 mg, 0,1 und 0,025 mg pro kg Futter senkt Digitoxin die Proteinsynthese-Rate im Herzmuskel statistisch signifikant bis zu 18,5 Prozent. Sieben weitere Dosierungen von 1 mg bis 19,5 mg / kg Futter führen zu keinen signifikanten Veränderungen.

*** Zellschützende Wirkung bei anderen Organen
g-Strophanthin hat auch Wirkungen, die nicht das Herz betreffen, wie vorhin schon beschrieben. In Kapitel A 15 b) werden noch andere Studien hierzu vorgestellt. Hier nur folgende Studien, mit physiologischen Konzentrationen von g-Strophanthin, d.h. solchen, die im Blut des Menschen natürlicherweise zirkulieren oder dort nach Gabe von oralem g-Strophanthin gemessen wurden (0,1 bis 10 NanoMol, Erklärung des Begriffs "Mol" auf S. 149). Cena et al. 1987 (368) können zeigen, daß 1 NanoMol g-Strophanthin die Synthese von Melatonin in der Zirbeldrüse um das Vierfache steigert, während höhere Konzentrationen (10 bis 1000 NanoMol) keinen statistisch signifikanten Einfluß haben, bzw. im Trend eine Hemmung. Golden & Martin 2006 (1654) berichten, daß eine g-Strophanthin-Injektion in der sehr geringen Konzentration von 0,01 NanoMol in das Gehirn der Ratte Nervenzellen vor Gifteinwirkung und Absterben schützt, indem sie die Aktivität der Natrium-Kalium-Pumpen erhält. Ähnliches melden Li et al. 2006 (1646): Wenn Nierenzell-Kulturen der Ratte ungünstigen Bedingungen ausgesetzt waren, verhinderten 1 bis 10 NanoMol g-Strophanthin das Sterben der Zellen komplett, und unter günstigen Bedingungen wurde das Zellwachstum und die Lebensfähigkeit durch 0,1 bis 10 NanoMol gefördert. Die Verhinderung des Absterbens dieser Zellen durch 10 NanoMol g-Strophanthin wird von Zhang et al. 2006 (1647) bestätigt. Auch de Rezende Correa et al. 2005 (1635) berichten, daß g-Strophanthin-Konzentrationen von 1,5 bis 25 NanoMol Nervenzell-Kulturen des Auges der Ratte vorm Absterben schützen, was bei 3 NanoMol zu 100 % geschieht. Wahrscheinlich sind auch geringere Konzentrationen noch wirksam.

Mit weiteren positiven Studien in Zukunft ist zu rechnen.

Tabelle zu klinischen Studien mit Untersuchung pharmakodynamischer Parameter

Studie	Design, Kollektiv	Durchführung	Ergebnisse
Sarre 1943 Klin Wschr 22: 135–141	je Behandlungszweig 5-8 Patienten mit instabiler Angina pectoris – 6 Herzgesunde	Hypoxie-Atmung Stroph.i.v.0,2 mg Digitalis i.v.: Cedilanid 0,8 mg Digilanid 0,8 mg Placebo jew. 1 Std. vor d. Untersuchung	*EKG (T- + ST-Strecke)*: Stroph: erhebliche Verbesserung, Digitalis: Verschlechterung Placebo keine Veränderungen, jeweils im Vergleich zur Kontrollmessung *Schmerzen*: mit Stroph. schmerzfreie Zeit stark erhöht, Verschlechterung mit Digitalis, unter Placebo keine Veränderungen Bei Herzgesunden keine Veränderungen mit Strophanthin
Sarre 1952 Therapiewoche 3: 311–314 (1952/53)	je Behandlungszweig 5–10 Patienten mit koronarer Herzkrankheit	Hypoxie-Atmung Strophoral® 3 mg Stroph.i.v. 0,2mg Cedilanid i.v. 0,1, 0,2 u. 0,8mg - jew. 45 min vor d. Untersuchung	*EKG (T- + ST-Strecke)*: Verbesserung mit Strophanthin bei oraler Gabe 2/5 des Effekts im Vergleich zu Stroph. i.v. Verschlechterung mit Digitalis, bei 0,1 mg Cedilanid minimale Verbesserung jew. im Vergleich zum Kontrollversuch
Kubicek & Reisner 1973 Ther d. Gegenwart 112: 747–768	Doppelblindstudie 53 Patienten m. starker Angina pec., davon 50 % mit Koronarverengung > 90 %	Hypoxie-Atmung – Strophoral® 6mg – Digitalis: i.v. Digoxin 0,4 mg u. 0,8 mg ß-Methyl-Digoxin oral 0,05 u. 0,2 u. 0,8 mg – Placebo jew. 30 min. vor d. Untersuchung	*EKG*: im Vergleich zum Kontrollversuch mit Stroph. bei 19 von 22 Hebung der gesenkten S-T-Strecke um durchschnittlich 2,8 mm, davon bei 7 vollständige Normalisierung, mit Digitalis und Placebo: ohne signifikanten Effekt *systol. Blutdruck × Herzfrequenz*: mit Stroph. Senkung des proz. Anstiegs bei Belastung von 57 % auf 30 % im Vergleich zum Kontrollversuch, mit Digitalis u. Placebo: keine Angaben *subjekt. Befinden*: im Kontrollversuch bei 18 von 22 Patienten Schmerzen, Schwindel oder Atemnot, mit Stroph. bei 4 von 22, mit Digitalis: Tendenz zur Zunahme der Schmerzen, führte z.T. zum Versuchsabbruch, Placebo: keine Angaben
Sharma 1972 Nature 286: 817–819	6 männliche Patienten mit Koronarsklerose	Fahrrad-Ergometer Stroph.i.v. 0,7mg (hohe Dosis) 30 min. vor der Untersuchung	*EKG*: unverändert *Schmerzen*: deutliche Verringerung in Zeit und Intensität bei Angina-pec.-Anfällen im Vergleich zum Kontrollversuch *Herzleistung*: verbessert *Sauerstoffverbrauch*: unverändert
Kracke 1954 Dtsch Med Wschr 79: 81–83	22 Patienten mit Koronarsklerose	g-Stroph. oral (Strophinos®); für 4 Wochen	*EKG (T- + ST-Strecke)*: Verbesserung im Vergleich zum Kontrollversuch, bei 11 Patienten deutlich, bei 7 Patienten gering, 4 unbeeinflusst
Erdmann 1985, in Oepen I (Hrsg.): An d. Grenzen d. Schulmedizin. Dtsch ÄrzteVerl. Köln, S. 183–196	10 Patienten mit KHK	Fahrrad-Ergometer Strodival® 6 mg nur 5–8 min vor d. Untersuchung	*EKG, Leistungsfähigkeit und Angina pec.-Schmerzen:* keine Veränderungen mit Stroph. im Vergleich zum Kontrollversuch sehr tendenziell verfaßt; voreingenommene Haltung des Autors deutlich erkennbar
Bing et al. 1950 Circulation 2: 513–516	Patienten mit schwerer Herzinsuffizienz	g-Stroph. intraarteriell 0,65 mg	*Durchblutung des Herzmuskels*: gesteigert *Herzarbeit*: deutlich verbessert *Sauerstoff-Verbrauch*: unverändert

Quelle	Patienten	Methode	Ergebnis
v. Ardenne et al. 1991 Z Klin Med 46: 667–669	Doppelblind, Crossover 10 Patienten mit Belastungs-Ischämie Herz	CT Herzmuskel, Fahrradergometer – Strodival® 12 mg – Placebo jew. 15 min. vorher	*Durchblutung des Herzmuskels*: deutliche Verbesserung mit Stroph. bei 6 Patienten, 4 Patienten unverändert im Vergleich zum Kontrollversuch
Ferlinz et al. 1978, Am Heart J 96: 337-346	Angina pectoris-Patienten	g-Strophanthin i.v. 0,49 mg /70 kg (in 5 min injiziert)	deutliche Verbesserung der Bewegungsstörungen in 15 von 23 Segmenten des Herzmuskels
Loll & Blumberger 1960 Ärztl Forsch 14: I/181-I/185	80 Pat. mit Herzinsuffizienz	k-Stroph. i.v. 0,25 mg	*erhöhte Laktatspiegel sinken* langandauernd bestätigt Ullsperger 1954: Pharmazie 9: 330 Vogel 1958: Klin Wschr 36: 979-982 Renk 1959: Med Klin 54: 13-16 (mit g-Stroph.)
DeMots et al. 1978 Am J Cardiol 41: 88–93	36 Patienten mit Angina pectoris	– g-Stroph. i.v. 1,05 mg / 70 kg KG (sehr hohe Dosis !)	*diastolischer Blutdruck*: sinkt bei Injektionsgeschwindigkeit (IG) von 15 min; steigt bei IG von 2 min u. von 10 sec im Vergleich zum Kontrollversuch *Laktatnutzung des Herzmuskels*: steigt bei IG von 15 min; sinkt bei IG von 2 min u. von 10 sec im Vergl. z. Kontrollversuch
Sarre 1952 s.o.	12 Patienten mit koronarer Herzkrankheit	30 min vor der Untersuchung: Strophinos® 1,5mg (Stroph. oral)	*Positiv inotroper Effekt und Pulsverlangsamung*: mit Stroph. oral in fast gleicher Stärke wie vom i.v. Stroph. bekannt
Piscitello & Maggi 1973 Arzneimittel-Forschg 23: 1546–47	20 Patienten mit leichter Herzinsuffizienz	Herzleistung – Stroph. oral 5,25–11,9 mg / 70 kg Körp.Gew., 4 Messungen 15-60 min später	*Ausstoßzeit der linken Herzkammer*: bei allen Patienten eine deutliche Verkürzung im Vergleich zum Kontrollversuch; Effekt ab 5,6 mg / 70 kg streng lineare Dosis-Wirkungs-Beziehung
Longhini et al. 1979 Arzneimittelforsch 29:827-9	8 gesunde Versuchsteilnehmer	– k-Stroph. rektal 1 mg tgl. – Digoxin oral 0,5 mg tgl.	*positiv inotroper Effekt*: nach 1,2,3,4,5,6 Std sowie an den Tagen 3 und 7 vor Medikamenten-Gabe mit Stroph größer als mit Digoxin
Belz et al. 1984 Eur J Clin Pharm 26: 287–292	Doppelblind, Crossover 12 herzgesunde Studenten	Impedanz- u. Echokardiographie (Ultraschall) – Placebo – Strodival® 12 mg – Stroph.i.v. 0,5mg – Nitrolingual® 0,8 mg	positiv inotrop: Stroph. i.v. negativ inotrop: Stroph. oral und Nitrolingual Unter Placebo keine Veränderung im Vergleich zum Kontrollversuch 7 Messungen im Zeitraum von 2,5 bis 60 min. nach Applikation
Dohrmann & Schlief-Pflug 1986 Erfahrungsheilkunde 35: 61–66	Crossover 25 Patienten mit schwerer KHK und instabiler Angina pec.	Echokardiographie – Strodival® 12 mg – Nitrolingual® 0,8 mg jew. 15 min. vor der Untersuchung:	*positiv inotrop*: beide Mittel: bei 2/3 der Patienten *negativ inotrop*: beide Mittel bei 1/3 der Patienten
Saradeth & Ernst 1991 Erfahrungsheilkunde 40: 775-776	Doppelblind, Crossover 20 gesunde Versuchspersonen, ca. 30 Jahre alt	Fahrrad-Ergometer – Strodival® 6 mg – Placebo jew. 30 min vor der Untersuchung	im Vergleich zu Placebo steigert Stroph.: max. Leistung, Belastungsdauer, Herzfrequenz, Plasma-/Vollblut-Viskosität und Leukozytenzahl; senkt den diastol. Blutdruck-Anstieg, verringert die Erythrozyten-Aggregation und die Lympho-/Monozytose

(erweitert u. verändert) aus Petry: Strophanthin, in Naturheilverfahren 06/2005 (08.27), Seite 1-22, Springer Verl.

A 9) Produkt-Information, Nebenwirkungen, Gegenanzeigen, Wechselwirkungen, Dosierung, Indikationen

Allgemeines

Orales Strophanthin kann man auf vier verschiedenen Wegen erhalten.

1) Homöopathisches g-Strophanthin: Strophactiv® von "magnetactiv", siehe Kap A 3).

2) Strodival® (seit 1970 auf dem Markt). Früher gab es noch etliche andere Mittel.
   Strodival® (je 3 mg g-Strophanthin-Gehalt) und Strodival® spezial (je 6 mg) sind Zerbeißkapseln, die perlingual eingenommen werden, wobei eine die Strophanthin-Konzentration verdünnende Speichelbildung zu vermeiden ist. Das magensaftresistente Strodival® mr enthält 3 mg Strophanthin pro Kapsel.
   Strodival® mr eignet sich sehr gut als Basis-Therapie; wegen der verzögerten Wirkung ist es ein guter Schutz besonders vor nächtlichen Anfällen. Im akuten Anfall wirkt es jedoch zu langsam, hier müssen dann entweder eine oder mehrere Zerbeißkapseln Strophanthin gegeben werden. Natürlich kann man zur Not auch mr-Kapseln zerbeißen.

Wegen Rohstoff-Nachschub-Problemen gibt es öfters Liefer-Engpässe von Strodival-Kapseln - im Sommer 2006 sogar über Monate. Alternativen sind dann 1), 3) oder 4).

3) Es gibt auch ein orales k-Strophanthin-Präparat von der Firma Weleda - "Oleum strophanthii®", zu dessen Wirkstoffmenge pro Kapsel die Herstellerfirma leider keine genauen Angaben machen konnte. Es liegen auch keine Studien vor. Der Hauptanteil ist Cymarin, ein Abbauprodukt des "Muttermoleküls" k-Strophanthosids (siehe Anhang 8). k-Strophanthin ist immer ein Gemisch aus k-Strophanthosid und seinen verschiedenen Abbaustufen (1622). Die anthroposophische Ita Wegman-Klinik, die 2002 bis 2005 mit sehr gutem Erfolg Strophanthin oft einsetzte, verwendete unter Dr. Roever wegen besserer Wirkung Strodival® und nicht das anthroposophische Präparat.

4) Man kann sich auch mit einem ärztlichen Rezept in jeder Apotheke g-Strophanthin-Tropfen anmischen lassen, von deren Stärke dem Autor mehrfach berichtet wurde. Die Apotheke am Markt, 73479 Ellwangen, Tel. 07961-2582, Fax -2052, Apotheke-am-Markt-Ellwangen@t-online.de hat sich auf dieses Thema spezialisiert und gibt gerne Informationen. Rezeptur in Anhang 10). Die Tropfen haben natürlich nicht den Vorteil der magensaftresisten Strodival mr®-Kapsel, können jedoch individueller dosiert werden und im Notfall auch einem Bewußtlosen besser verabreicht werden.

Alle Mittel von 2-4) sind prinzipiell voll kassenerstattungsfähig !!

Das intravenöse g-Strophanthin (Strodival® Ampullen) hat leider keine Nachzulassung bekommen, siehe S. 291. Aus Italien ist intravenöses k-Strophanthin (Kombetin®) importierbar, oder bei der Schloss-Apotheke in Koblenz, siehe Anhang 10).

Indikationen

Die offizielle Indikation für Strodival® ist der Linksmyokardschaden (Bemerkungen hierzu auf S. 82 und 295).

Kurze Wiederholung von S. 24: Aus einer Umfrage der Herstellerfirma von 1992/93 bei 471 mit mindestens 8000 Strodival®-Patienten (13): Als Indikationen werden angegeben: Koronare Herzkrankheit von 72 % der befragten Ärzte, Herzinsuffizienz von 54 %, Infarkt-Prophylaxe von 12 % und Herz-Kreislauf-Beschwerden, Herzrhythmus-Störungen, andere kardial bedingte Beschwerden und Hypertonie von 6 %.

Prof. Edens, der Herzglykosid-Experte mit Weltruhm der ersten Jahrhundert-Hälfte, gibt in seiner "Digitalis-Fibel" (234) laut Kern (1) zehn Indikations-Gruppen an, in denen Strophanthin dem Digitalis qualitativ überlegen sei, zum Beispiel Besserung oder Beseitigung von Rhythmus-Anomalien, Angina pectoris und anderen Diskardien, Digitalis-Intoxikationen, akuten Infekt-Myokardschäden bei Diphterie, Grippe, Typhus etc., Verhütung und Behandlung von Herzinfarkten. ... Zitat aus Dr.Berthold Kern: "Der Myokardinfarkt" (1), Seite 138: "Für Digitalis dagegen nannte Edens nur eine einzige Sonderindikation auf zweieinhalb Seiten. Es ist die tachykarde Rechtsinsuffizienz im heutigen Sinne, die nach wie vor einer toxischen Hemmung des Reizmyokards durch Digitalis bedarf, um gegen Tachykardieschäden des Myokards geschützt zu sein." Zitat S.153: "Schließlich ist Digitalis bis heute unentbehrlich, unübertroffen zum Bremsen schädlicher Tachykardien bei Rechtsherz-Dysthesien (= -Schäden, Anm.d.Autors) mit Vorhofflimmern und hoher (schädlicher) Kammerfrequenz. Diese Kranken brauchen zwar zum Bremsen eine Dauer-Digitalisierung, aber gleichzeitig auch eine Dauer-Strophanthinisierung: schon als Antidot (Gegenmittel, Anm.d.Autors), um die Digitalisschäden zu verhüten, doch meist auch, weil das Myokard mehr Euthetisierung (= Gesundungshilfe, Anm.d. Autors) und Energisierung braucht, als Digitalis zu geben vermag ...: Digitalis für die Pulsfrequenz und Strophanthin für Frische, Kraft und Leistungsfähigkeit. Viele Herzkranke verdanken ihre Berufsfähigkeit jahrein jahraus allein dieser seit 1943 wieder zunehmend gebräuchlichen Mischtherapie. ... 'Je kränker ein Herz, desto weniger Digitalis sollte man geben.' Dieses Wort des berühmten Internisten Prof. Franz Volhard galt einer ganzen Generation von Ärzten als Richtschnur. Nach dem Krieg ist es noch einmal von Prof. Hans Sarre bestätigt worden: 'Die Digitalis-Empfindlichkeit nimmt mit der Schwere des Herzschadens zu.' " - Auch W.Rothmund erwähnt in seiner "Kurzfibel der kardiologischen Praxis" (598) Strophanthin als wirksamstes und bekömmlichstes Gegengift zu Digitalis. Siehe auch Kap. A 10).

Zu i.v.-Strophanthin bei der akuten Herzinsuffizienz siehe S. 39. Nach Dr. Salz (33) ist Strophanthin "beim toxischen Scharlach die lebensrettende Indikation; und es gibt keinen kardialen Notfall, bei dem nicht die i.v. Injektion von Strophanthin das Mittel der Wahl darstellt, nicht zuletzt wegen seines raschen Wirkungsprofils".

Der Internist Hans Kaegelmann vermutet, daß es sinnvoll sein könnte, jeden Infekt, der möglicherweise das Herz miteinbeziehen könnte, prophylaktisch mit oralem Strophanthin zu behandeln, in (128), S. 4.

Nebenwirkungen und Kontra-Indikationen

Die in der roten Liste für Strodival® angegebenen Nebenwirkungen und Kontra-Indikationen sind diejenigen von Digitalis (siehe S. 131/132). Wegen des (falschen) Dogmas von der Wirkungsgleichheit aller Herzglykoside gelten sie als allgemeine Herzglykosid-

Nebenwirkungen. Da Strophanthin offiziell den Herzglykosiden zugeordnet ist, sind diese Nebenwirkungen dort aufgeführt, obwohl sie mit Strodival® nicht beobachtet werden. In aller Regel gibt es nur direkte Wirkungen des Strophanthins bei der Resorption, d.h. gelegentliche Reizungen des Verdauungstraktes, z.B. Zungenbrennen bei Einnahme der Zerbeißkapseln und Stuhlbeschleunigung bis zum Durchfall bei den magensaft-resistenten Kapseln. Ist Strophanthin erst einmal im Körper, sind tatsächlich keine Nebenwirkungen bekannt. Neuerdings steht allerdings auf dem Beipackzettel von Strodival®, daß es bei längerer Einnahme bei älteren Männern zu Gynakomastie, zur Vergrößerung der Brustdrüse kommen kann, die allerdings reversibel ist.

Zur intravenösen Gabe von Strophanthin sagt Dr.med.Jürgen von Rosen, Leiter der Schlosspark-Klinik in Gersfeld / Rhön, der diese Therapie seit Jahrzehnten anwendet, in "Strophanthin", in Arzt, Zahnarzt & Naturheilverfahren 2006 (1641), Zitat S. 21: "Ich persönlich habe Tausende von Injektionen durchgeführt ohne einen unangenehmen Zwischenfall. Es kommt natürlich auf die Dosis an. Man sollte ¼ Milligramm nicht überschreiten."

Zur Vermeidung von möglichen Reizungen der Zunge bei Langzeit-Gebrauch der Zerbeißkapseln wurden 1976 magensaft-resistente Kapseln (Strodival® mr, 3 mg) entwickelt, bei denen dieser Effekt ausbleibt. In seltenen Fällen (ca. 2 %) kann es zu Durchfällen kommen.

Zitat Dohrmann, Janisch & Kessel 1977 (14, siehe S. 14), S. 186: (die Zerbeikapseln betreffend) "Subjektive Nebenerscheinungen im Sinne von Zungen- oder Mundschleimhaut-Reizungen, verursacht durch die Substanz, wurden nur von 3 Patienten (von 264, Anm.d. Autors) als störend angegeben. Weitere Nebenwirkungen wie z.B. Magenbeschwerden oder Kopfschmerzen, wie sie von Nitro-Verbindungen her vereinzelt bekannt sind, wurden nicht beobachtet." Die gute Verträglichkeit wird auch des öfteren von Ärzten (siehe ab S. 19) und in Studien erwähnt, z.B. Belz et al. 1984 (41), siehe S. 55.

1998 teilt die Arzneimittel-Kommission der Deutschen Ärzteschaft mit, daß ihr keine unerwünschten Wirkungen von Strodival gemeldet worden waren. 1998 teilt die Arzneimittel-Kommission der Deutschen Apotheker mit, daß ihr ein Fall von vorübergehendem Schwindel, Benommenheit, Atemnot und Tachykardie berichtet worden war, jedoch eine Literatur-Recherche keinerlei weiteren Fälle von Nebenwirkungen von Strodival® ergab, und dies bei einer Zahl von 130.145 Patientenjahren (Patientenanzahl x Behandlungszeitraum) bis zum Jahr 1997. Ein einziger relativ harmloser Fall in über 20 Jahren, wobei die prinzipielle Unsicherheit zu bedenken ist, ob diese Nebenwirkungen in diesem Fall auch tatsächlich kausal auf das Strophanthin zurückgehen.

Laut der "Kurzfibel der kardiologischen Praxis" von W.Rothmund (598) ist eine **Gegenanzeige** für g-Strophanthin eine ausgeprägte Sinus-Bradykardie mit einer Pulsfrequenz um die 40 ("Lähmungsbradykardie im Anschluß an Herzattacken"). Andererseits wird die Bradykardie von den Strophanthin verordnenden Ärzte ausdrücklich genannt (12, siehe S. 19), z.B. Dr.med.U.Wünsche, Internistin (Bad Kissingen): "Bei allen bradykarden Insuffizienzen unentbehrlich." Dr.med. W.R.Maus, Chefarzt (Meersburg): "Herzrhythmus-Störungen mit Bradykardie restlos verschwunden. Hundertfach bewährt!" Prof.Dr.med.W.Maassen (Berlin): "Ohne orales Strophanthin ist man machtlos gegenüber digitalisempfindlichen Patienten mit ihrer hochgradigen Bradykardie." Dr.med.J.Göbel (Hersbruck): "Auch zur Weiterbehandlung ...überdosierter Digitalisierung mit erheblicher Bradykardie hat sich Strodival® bestens bewährt. Einschleichen nur kurzfristig." Dr.med.H.Kunschert (Wadern): "In vielen Fälen von ... hochgradiger Bradykardie (48-50 pro Min.) ausgezeichneter Erfolg mit 3x2 Strodival mr® (Dauergabe), (alle S.15, dort insgesamt 18 (nur positive) Aussagen). Auf S. 6 sogar: Dr.med. Albers (Steinholz): "Seit Jahrzehnten durch klinische, landärztliche und beleg-ärztliche Tätigkeit mit der ganzen Palette aller Herzmittel...vertraut...Bradykardien besserten sich oft ohne Herzschrittmacher, wobei die Pulszahlen von 38 auf 75 in der Minute stiegen."

Auf die i.v.-Therapie bezogen: Bei maligner Nierensklerose werden wegen herabgesetzter Verträglichkeit nur geringe Mengen von Strophanthin empfohlen. Kontraindikation: länger bestehender Herzblock, polytrope Extrasystolen oder schwere Dekompensation mit erhöhtem Minutenvolumen (Emphysem, arteriovenöse Aneurysmen) (1559). Fieber ist keine Kontraindikation; Leitsatz: "Je höher das Fieber, desto mehr Strophanthin".

Dosierung
Die von der Herstellerfirma (vorsichtig) angegebene maximale Dosis von 4 mal 2 Dragees zu 3 mg pro Tag ist zur Prophylaxe bzw. für normale Myokardschäden sicher ausreichend. Die Dosierung ist ungemein einfach, wenn man sich an das Gebot hält, allein nach Bedarf und Erfolg zu dosieren. Jeder Mensch hat seine eigene Strophanthin-Dosis. Im allgemeinen kommt man mit 2-4 mal 1-2 Kapseln täglich wohl gut zurecht. Empfehlung: Zuerst ansteigende Dosierung ("Einschleichen") bis zum besten Effekt. Ist ein guter Zustand hergestellt, so kann er oft mit kleineren Erhaltungsdosen aufrechterhalten werden, die man durch absteigende Dosierung ermittelt. Bei eventueller Verschlechterung des Zustands dann natürlich wieder Dosis-Erhöhung. Wegen der erhöhten Gefahr von Angina pectoris-Anfällen ist die Dosis bei Anstrengungen, Aufregungen, Wettereinflüssen (besonders großer Kälte) und Infekten nach Bedarf zu steigern.

Zitat von Dr.med.W.O.Jorde aus der I.Med.Universitätsklinik München in "Medizinische Klinik" 1950/51 S.45, über Strophoral®: "Die Dosis kann nur von dem Zustand des Herzens vor Therapiebeginn und der genauen Beobachtung des Behandlungseffektes bestimmt werden. Dies gilt insbesondere für die Kombination mit intravenöser Medikation, wobei sich allerdings besonders gute Erfolgsmöglichkeiten ergeben. Eine wesentliche Tatsache konnten wir jedoch feststellen, daß nämlich eine Überdosierung in akut gefahrbringender Weise ... nicht erfolgen kann. Ja es empfiehlt sich, frei von Ängstlichkeit bis zum vollen Erfolg zu dosieren, soweit natürlich ein solcher überhaupt erreichbar ist. Hierzu sind allerdings bisweilen hohe Dosen erforderlich. Die von uns verabreichten Größenordnungen lagen von 3-9 ausnahmsweise bis 12 mg pro Einzeldosis und von 6-48 mg pro Tagesdosis. ... Ein prinzipielles Einschleichen mit kleinen Dosen lehnten wir, nachdem wir das Mittel kennengelernt hatten, ... ab. ... Der Wirkungseintritt des Strophoral® war meist schon in den ersten 24 Stunden deutlich erkennbar."

Nach eigener Erfahrung von Herrn Dr. Dürsch halfen ihm 3 mal 4 Kapseln Strodival® mr besser als 6 bis 10-mal 2 Kapseln (6). Bei besonders schweren Anfällen reichten die Strophanthin-Zerbeißkapseln nicht aus, wobei die zusätzliche Einnahme von Nitraten, die in den Jahren vor der Strophanthin-Therapie quasi wirkungslos waren, befriedigend und problemlos verlief.

...eine Gefahr der Vergiftung bei Überdosierung ?...

Der toxische Dosisbereich befindet sich bei Digitalis so nah dem therapeutischen Bereich, daß die beiden oft sogar überlappen (siehe S. 129). In unserem Fall lautet die entscheidende Frage: Gibt es bei der oralen / perlingualen Anwendung von g-Strophanthin eine Gefahr der Überdosierung? Laut Prof. Greeff, einem konservativen Pharmakologen, der uns im Resorptions-Kapitel noch öfter begegnen wird, ja: Zitat aus (567), S.138: "..., denn nach oraler Gabe von Dosen zwischen 5 und 30 mg wurden therapeutische und sogar toxische Effekte beobachtet." Einen Quellennachweis für diese unbewiesene Behauptung sucht man vergeblich. Außerdem ist es nie empfohlen worden, eine solch hohe Einzeldosis von 30 mg zu geben. Zitat von Prof. Greeff aus dem Jahre 1974 (565), S.145: "Der therapeutische Plasmaspiegel liegt nach bisher vorliegenden Untersuchungen für Digoxin bei 1-2 Nanogramm / ml, für Digitoxin bei 10-20 ng / ml und für g-Strophanthin bei 0,5 ng / ml. Die Gefahr einer Intoxikation besteht, wenn der Spiegel über 3 ng Digoxin oder 30 ng Digitoxin liegt." Für orales g-Strophanthin wird kein toxischer Schwellenwert mitgeteilt, da ein solcher nicht bekannt ist. Es entsteht aber der Eindruck, daß auch beim Strophanthin der toxische Wert ähnlich nah dem therapeutischen sein könnte wie bei Digitalis. Zitat aus einer Veröffentlichung (683) von Prof. Greeff und Mitarbeitern aus dem Jahre 1975, S.58: "Über die Höhe der therapeutischen und toxischen g-Strophanthinspiegel liegen unseres Wissens keine Befunde vor." Wie konnte dann aber Prof. Greeff ein Jahr vorher in (565) einen therapeutischen Schwellenwert von 0,5 ng/ml angeben ? Die Herkunft dieser Angabe ist übrigens vollkommen unklar.

Gibt es in der praktischen Therapie-Erfahrung mit oralem g-Strophanthin eine konkrete Gefahr der Vergiftung? Von der empfohlenen Dosierung sind bis auf seltene Schleimhaut-Reizungen des Verdauungstraktes keinerlei Vergiftungserscheinungen bekannt. Laut Dr. Walter Dürsch, ehemaliger leitender Chemiker der Hoechst-AG und selbst vom Herzinfarkt betroffener Autor der 860-Seiten-Dokumentation "Sind die meisten Infarkte verhütbar ?" (6), sind aber selbst 60 mg orales g-Strophanthin täglich, verteilt auf 5-20 Einzeldosen von 3-12 mg, noch als völlig ungefährlich zu betrachten. Dr.med. Berthold Kern als bester Kenner des Medikaments (siehe S. 11 und 268) verordnete bei schweren Herzmuskelschäden bis zu 5 mal 5 magensaftresistente Kapseln Strodival mr® (75 mg täglich), ohne irgendwelche gefährlichen Nebenwirkungen (1). Zitat aus W.Maus: "Strophanthin-Report 85" (541), S.4: "Die Ungiftigkeit oralen Strophanthins ist nicht nur aus Klinik und Praxis bekannt, sondern noch deutlicher aus Suizidversuchen, die ausnahmslos mißlungen sind. ...Nach einer Einzeldosis um 900 mg wurden zwar flüchtige Übelkeit, Reizmyokard-Anomalien und ST-Veränderungen (im EKG, Anm. d.Autors) beobachtet, aber sie waren schon nach drei Tagen wieder zu subjektiv wie objektiv 'bestem Wohlbefinden' spontan abgeklungen. ... Auch wo Kranke nicht aus Suizidabsicht, sondern aus Unverstand oder Angst sinnlos über den Bedarf hinaus dosiert hatten (z.B. um 200 mg), da konnten Überdosierungsschäden klinisch nie festgestellt werden.' Dziuba berichtete in der Münchner Med. Wochenschrift 1953 (1061) von einem Patienten, der in Suizidabsicht 60 mg g- und k-Strophanthin (Strophoral®)

nahm, was nach 30-45 Minuten zu Übelkeit und Erbrechen sowie Herzrhythmus-Störungen führte. Am 4. Tag im Krankenhaus gingen die Symptome bis zur vollständigen Normalisierung zurück.

Das Oberlandesgericht München untersagte 1991 dem "Stern", die unrichtige Behauptung zu verbreiten, es sei gefährlich, bei einem akuten Herzinfarkt Strophanthin in Zerbeißkapseln einzunehmen (826), siehe S. 291. Im Rahmen des eingeholten Gutachtens gab es eine Anfrage an das Bundesgesundheitsamt nach Informationen über Zwischenfälle mit Strophanthin. Zitat von Peter Schmidsberger (826), S.16: "Dort sind trotz Meldepflicht derartige Risiken nie registriert worden."

...ein einziger, sehr zweifelhafter Fall...

In mehreren Jahrzehnten praktischer Erfahrung mit zigtausenden Patienten nach dem Zweiten Weltkrieg ist bislang nur ein einziger, sehr zweifelhafter und unbewiesener Fall einer tödlichen Vergiftung mit oralem Strophanthin dokumentiert worden. Zitat aus Walter Neugebauer: "Vergiftung durch Strophoralkonzentrat", Archiv für Toxikologie, 1960, S.272: "In der ersten Zeit der Strophanthin-Behandlung sind ... bei Injektionen ... immer wieder Todesfälle vorgekommen, doch lag dies daran, daß man damals meist 1,0 mg verabfolgt hat, eine Dosis, die bereits an oder über der gefährlichen therapeutischen Breite liegt. Seitdem man mit kleineren Dosen von 0,25 - 0,5 mg arbeitet, ist die Gefahr des plötzlichen Herztodes praktisch beseitigt, wobei allerdings gelegentlich bei 0,5 mg das eine oder andere Mal unliebsame, selbst bedrohliche Erscheinungen eintreten können. Bei Dosen von 0,25 - 0,125 mg sind für den Patienten praktisch alle Gefahrenmomente ausgeschaltet (684). Es ist sicher als Fortschritt zu werten, daß die pharmazeutische Industrie nun auch die orale Strophanthinbehandlung möglich gemacht hat. Dem einsichtigen Kranken kann man sie ohne Bedenken in die Hand geben. ...Die Dosis liegt natürlich höher als bei intravenösen Injektionen, doch gehören Zwischenfälle bei oraler Verabfolgung sicher zu den Seltenheiten." Es folgt die detaillierte Beschreibung eines Falles, in dem ein Patient mit langjähriger schwerer Nierentuberkulose und Herzschaden sowie in den letzten Monaten mit starken Nierenschmerzen und häufigen schmerzhaften Herzanfällen, häufigem Fieber und starkem Gewichtsverlust neben der Tuberkulose-Behandlung Strophoral® und Polamidon®, ein Schmerzmittel, erhält. Als er eines Tages wegen plötzlich heftig auftretender Schmerzattacken die Arzneien verwechselt und anstelle von Polamidon 20 Tropfen Strophoral® mit insgesamt 10 mg Strophanthin einnimmt, tritt "fast schlagartig ein lebensbedrohliches Bild auf". Der bald eintreffende Arzt fand einen totalen Reizleitungs-Block des Herzens vor; kurz danach, 30 Minuten nach Einnahme des Mittels, trat der Tod durch Herzstillstand ein. Eine Autopsie wurde nicht veranlaßt. - Kann man in einem solchen Fall wie diesem behaupten wollen, der Tod sei zweifelsfrei auf das Strophanthin zurückführen? Zwar gab die Dosierungsvorschrift des Herstellers 4 mal 3 mg täglich als Obergrenze an, doch liegen 10 mg als Einzelgabe durchaus noch im heutigen therapeutisch unbedenklichen und bei akuten schweren Anfällen wie in diesem Fall im üblichen Dosierungsbereich. Möglicherweise wäre der Patient auch verstorben, wenn kein Medikament eingenommen worden wäre. Niemand hat jemals ernsthaft behauptet, daß mit Strophanthin alle Herz-Todesfälle verhindert werden können. Diesbezüglich stellt sich die Frage, ob der Patient das Strophoral® vorher überhaupt regelmäßig eingenommen hatte. Daß er gegen seine

Herzattacke das Schmerzmittel und nicht das in diesem Fall angezeigte Strophanthin einnehmen wollte, spricht eventuell dagegen. In den Rundbriefen der "Internationalen Gesellschaft für Infarktbekämpfung" (26) berichtet ein Arzt über einen Fall, in dem er bei einem Hausbesuch einem Patienten mit schwerem Herzanfall eine Strophanthin-Injektion geben wollte. Noch während er die Spritze vorbereitete, verstarb der Patient. Wenn der Arzt zufällig etwas schneller gewesen wäre, dann hätte alles danach ausgesehen, als hätte ihn der Arzt mit Strophanthin zu Tode gespritzt.

1929 gab es einen Giftmordprozeß, in dem der Arzt Dr.Richter für schuldig befunden wurde, seine Geliebte mit einer übergroßen rektalen Dosis von g-Strophanthin zusammen mit Kokain zur Verhinderung der massiven Entleerungs-Reaktion, getötet zu haben (685). 1952 berichteten Heilmeyer et al. (667 b) bei 12 mg Strophoral® täglich am 5. Tag von Überreaktionen (Herzrhythmusstörungen, Übelkeit) bei einer Patientin, die auch intravenöses g-Strophanthin schlecht vertrug. Die Beschwerden verschwanden nach Absetzen des Mittels ohne Folgen. Weitere Vergiftungen mit nicht gespritztem g-Strophanthin sind nicht dokumentiert worden. Alle therapeutischen Erfahrungen mit oralem / perlingualem Strophanthin geben keinerlei Anhalt für ernsthaftere Nebenwirkungen, Intoxikationen oder relevante Interaktionen mit anderen Medikamenten.

Die Untersuchungen von Gremels am Froschherzen (siehe Seite 49) zeigten, daß die Wirkungsverstärkung des Vagus-Überträgerstoffes Aetylcholin "in weiten Grenzen unabhängig ist von der Menge des zugesetzten Strophanthins. ... Als unterste Grenze der Wirksamkeit fanden wir die Menge von 0,005 Mikrogramm Strophanthin, die im gleichen Ausmaß wirksam war wie die um das 20-fache größere Menge." (Zitat aus (599), S.648). Die toxische Grenze liegt nach Gremels bei 100 Mikrogramm, also nocheinmal um das Tausendfache höher.

Die langsame Anflutung des Strophanthins zum Herzen bei oraler Gabe ist es, was toxische Reaktionen zu verhindern scheint. Zitat aus G.Hoffmann in der "Münchener Med. Wochenschrift" 1952, S.1084: "Die wichtige Rolle der Anflutung auch bei enteraler Applikation zeigen die Versuche von Heubner und Fuchs (686) an Katzen und von Lendle (687) am Meerschwein: In Verdünnungen von 1/1000 bis 1/3000 war auch die 50-fache i.v. tödliche Dosis von Strophanthin, enteral gegeben, nicht mehr tödlich, im Gegensatz zur Konzentration 1/100 -1/300, wobei die 7- bis 20-fache Dosis schon voll wirksam war und wobei im Darm nach 3 Stunden nicht mehr als 1 % wiedergefunden werden konnte. Das heißt, je größer der Konzentrations-Sprung vom Darm zum Blut ist, umso eher ist eine Wirkung zu erwarten, wobei aber die Geschwindigkeit der Resorption und die der anschließenden Diffusion vom Blut ins Gewebe noch nicht so groß ist, daß sie die Bedingungen für eine bevorzugte (in diesem Fall toxische, Anm.d.Autors) Herzwirkung schafft.." Bekannt ist auch, daß bei Strophanthin-Injektionen nicht nur die Dosis zu beachten ist, sondern im gleichen Maße auch die Injektions-Geschwindigkeit. Die gleiche Dosis kann, je nachdem ob sie schnell (15-30 Sek.) oder langsam (1-2 und mehr Min.) injiziert wird, vergiften oder sehr gut vertragen werden. Zitat von Prof. Udo Köhler aus Bad Nauheim, einem entschiedenen Befürworter des oralen g-Strophanthin, in "Schach dem Herzinfarkt" (22a), in "Zeitschrift für Allgemeinmedizin" 1976, S.1104: "So ist etwa 1/4 mg Strophanthin innerhalb 1/2 Minute injiziert toxischer als die doppelte Menge innerhalb von 2 Minuten verabreicht. ..., während bei perlingualer, peroraler oder rektaler Applikation toxische Effekte praktisch nicht mehr zu befürchten sind, trotz der zur Erzielung der gewünschten kurativen Herzwirkung erforderlichen wesentlich höheren Dosen." Eine von der Injektions-Geschwindigkeit ab-hängige gegensätzliche Wirkung in Bezug auf den Blutdruck und die Milchsäure-Nutzung im Myokard wird von DeMots et al. 1978 (154) berichtet, siehe S. 237/238.

Interaktionen mit anderen Medikamenten

Orales g-Strophanthin läßt sich problemlos mit allen anderen Medikamenten kombinieren; es gibt keine relevanten Interaktionen, selbst die intravenöse Gabe von Calcium soll bei langsamer Injektion möglich sein, laut Dr.med.H.Salz, dem ehemaligen Lehrbeauftragten für Allgemeinmedizin der Universität Bonn, der Erfahrung mit mehr als 4000 solcher Injektionen hatte (33). Bei oralem Strophanthin hat sich kein Anhalt für eine Kumulations-Gefahr ergeben, auch nicht bei gleichzeitiger Gabe von Digitalis, i.v. Strophanthin oder Convallatoxin (siehe Kap. A 10 und S. 65).

...bei Verdacht auf akuten Herzinfarkt...

Bei gewissenhafter Dauermedikation mit Strophanthin sind Herzinfarkte selten, doch nicht ganz auszuschließen: Bei einer schweren Ischämie, die möglicherweise in einen Infarkt übergehen könnte, kann oft nur der Patient selbst neben Nitro-Spray durch orales g-Strophanthin mit einem sicheren Wirkungs-Eintritt nach 10-15 Minuten, in vielen Fällen schon nach 5-10 min den Ablauf stoppen oder günstig beeinflussen (siehe S. 14), da das Geschehen nach etwa 20-30 Minuten irreversibel wird und in dieser Zeit ein Notarzt längst nicht immer zur Verfügung steht, von dessen Herbeirufung hier natürlich keinesfalls abgeraten werden soll. Der "Punkt ohne Umkehr" ist erreicht, wenn die Mikrozirkulation in den Linksinnenschichten des Herzmuskels durch die ständig abnehmende Flexibilität der Erythrozyten-Membranen aufgrund sinkendem p-H-Wert vollständig zum Erliegen kommt. Dann kann auch kein Strophanthin mehr in das Infarktgebiet gelangen, wohl aber immerhin noch die Randgebiete schützen und das Infarkt-Areal minimieren.

Laut der "Kurzfibel der kardiologischen Praxis" von W.Rothmund (598) sollte man bei hohem Schmerz-Intensitätsgrad (bis hin zum Vernichtungs-Schmerz) anfangs alle 10 Minuten 2 Kapseln Strodival® spezial zerbeißen - bis zum Eintreffen des Arztes. Im Falle der Bestätigung des Infarktverdachtes (EKG, Blutdruck-Abfall) wird die Strodival®-Behandlung neben den anderen notwendigen Maßnahmen viertel- bis halbstündlich fortgesetzt, meist etwa 4-6 Stunden lang, bis der Patient laut Dr. med W. Rothmund (501) meist schmerzfrei wohlig von selbst einschläft.

Zitat aus Berthold Kern, "Deutsche Med. Wochenschrift" 1949, S.1019: "Der Kranke verspürt schon nach Minuten ein Nachlassen des Schmerzes, der Todesangst und der vernichtenden Schwäche, ein Gefühl der Rückkehr ins Leben, nach dessen Abklingen er gierig zur nächsten Tablette greift. Aus dieser vitalen Strophoral®-Gier heraus kamen die ersten Infarktkranken des Verfassers eigenmächtig zu Tagesdosen, die ihn zunächst erschreckten, dann aber erkennen ließen, daß die Kranken die Gefahr so erstaunlich gut bestanden und ihre Folgen so leicht und rasch überwanden, wie mit keiner sonstigen Therapie je zuvor."

A 10) Keine Kumulation bei Digitalis plus Strophanthin

Das landläufige Dogma der gleichartigen klinischen Wirkung aller Herzglykoside ist spätestens nach der Entdeckung und der beginnenden Anerkennung der unterschiedlichen Wirkung an der Zelle (siehe Kap. A 8 a und A 15 c) als hinfällig zu betrachten. Dies gilt auch für die Meinung, Strophanthin und Digitalis addierten sich, sodaß Strophanthin bei gleichzeitiger (zumindest vollen) Digitalisgabe gefährlich sei. Dies gilt jedoch nur für höher dosiertes intravenöses Strophanthin, nicht aber für orales Strophanthin, wie Generationen von Praktikern wissen (siehe voriges Kapitel unter "Indikationen") und auch im Experiment erforscht wurde:

Während im Tierversuch nach Injektion einer größeren Strophanthin-Dosis sich die Dosis einer nachfolgenden tödlichen Infusion erwartungsgemäß verringert, da eine Summierung der Substanz (Kumulation) und auch der Wirkung eintritt, zeigt sich in Experimenten des damaligen Direktors des Pharmakologischen Instituts Gießen F. Hildebrand nach Injektion von kleinen Strophanthindosen hingegen für eine gewisse Zeit eine Resistenzbildung gegen die tödliche Strophanthindosis, die also nun höher liegt, obwohl sich durch die Vorinjektion noch g-Strophanthin im Körper befindet. Es ist also unzulässig, nur die vorhandene Substanzmenge zu beachten. Es kumuliert also nicht die Substanz, sondern die Wirkung, in diesem Fall eine Stimulation des Rezeptors durch die kleine Vordosis und dessen Hemmung durch die nachfolgende toxische Dosis (413-15). Dieser Versuch wurde laut Hildebrand durch Rothlin bestätigt.

Huang et al. 2000 (185) berichten, daß 20 Nanogramm g-Strophanthin (leider wurde keine Konzentrations-Angabe gemacht) ein Na-K-ATPase-Präparat zu 31 % hemmen und 13 bzw. 53 Nanogramm Digoxin dies zu 13 bzw. 35 % tun. Wider Erwarten hemmen beide Herzglykoside gleichzeitig die Na-K-ATPase nur zu 16 bzw. 4 %, obwohl die Gesamt-Dosis der Herzglykoside höher ist. Dies ist zwar noch nicht erklärbar, widerspricht aber ebenfalls der landläufigen Annahme einer Kumulation. Ito et al. 1992 (184) berichten jedenfalls von unterschiedlichen Binde-Stellen an der Na-K-Pumpe für g-Strophanthin und Digoxin.

A 11) Die Reaktion der offiziellen Medizin

A 11 a) Unwahrheiten von Prof. Schettler und anderen

Es sei an dieser Stelle nur kurz erwähnt, daß das Strophanthin vor dem Zweiten Weltkrieg bereits eine siebzigjährige Therapie-Tradition hatte. Es war weitestgehend offiziell anerkannt als das Mittel der Wahl bei den meisten Herzleiden und seine Anwendung in Deutschland überall verbreitet, zuerst oral, dann intravenös. Nach dem Zweiten Weltkrieg kam es, nun in verbesserter oraler Form, in die Schußlinie eines Teils der Schulkardiologie und wurde im Laufe der Zeit immer mehr diskreditiert und vom Markt gedrängt. In jedem beliebigen älteren deutschen medizinischen Zeitschriftenband lassen sich Zeugnisse eindeutiger Therapie-Erfolge finden, nach der Wieder-Einführung der oralen Form 1947 auch hierüber. Später mehr dazu (Kap. C 1). Unter diesem Gesichtspunkt ist auch das nun Folgende schon etwas besser einzuordnen:

...unter die Gürtellinie...

Üblicherweise wird das Strophanthin konsequent totgeschwiegen. Wenn es den Befürwortern gelingt, Strophanthin in einer größeren medizinischen Zeitschrift zum Thema zu machen, wird dementiert: Nachdem Prof. Dohrmann im März 1977 über seine Erfolge mit Strophanthin in der ärztlichen Fachpresse berichten konnte (s.S. 9), verkündet Prof. G.Schettler, der überaus einflußreiche ehemalige Präsident der "Deutschen Gesellschaft für Innere Medizin" (siehe Kap. C 2), mit Kollegen Weber und Kübler im "Deutschen Ärzteblatt" 1977 (125a), S.997: "... Die Theorie der myokardiogenen Infarktentstehung und die Spekulation der Infarktverhütung durch orales Strophanthin entbehren folglich nach wie vor <u>jeglicher</u> wissenschaftlich-theoretischen und klinisch-empirischen Grundlage." (Hervorhebung durch den Autor; zu zahlreicher Widerlegung siehe die Kapitel A 2) und A 8). Doch es wird nicht nur verfälschend dementiert. Zu welchen Mitteln Prof. Schettler bei der Bekämpfung des Strophanthins greift, enthüllt ein weiterer Artikel der obengenannten Autoren im "Deutschen Ärzteblatt" 1977 (125b), Zitat S.2755: "Aus der Studie von Dohrmann (14) und Mitarbeitern zur Behandlung der Angina pectoris geht hervor, daß es unter sublingualer (= unter der Zunge, gemeint ist "perlingual", Anm.d.Autors) Strophanthingabe bei 55 der untersuchten 158 Patienten zu einer akuten Myokardinfarzierung (= Herzinfarkt, Anm.d. Autors) kam."

Die Wahrheit ist die: Prof. Dohrmann hatte die Patienten mit schweren Herzschmerzen, die als Akut-Einlieferungen in die Klinik kamen, noch vor einer Diagnosestellung als erste Sofortmaßnahme mit oralem g-Strophanthin behandelt. In nur 94 von 264 Fällen konnte keine, bzw. keine ausreichende Wirkung erzielt werden. Für diese 94 Fälle hat sich später herausgestellt, daß bei 55 von ihnen ein Herzinfarkt vorgelegen hatte, d.h. daß sie bereits mit einem akut ablaufenden Herzinfarkt in die Klinik kamen. Da in diesen Fällen das Strophanthin erst längere Zeit nach Anfallsbeginn gegeben werden konnte, eventuell nach Eintritt der Irreversibilität, ist in diesen Fällen der Herzinfarkt durch Strophanthin natürlich nicht mehr rückgängig zu machen.

Darüberhinaus wurde vollmundig behauptet, Zitat S.2755: "Wie man aus diesen Studien einen prophylaktischen Wert des sublingual angewandten Strophanthin bezüglich des Myokardinfarktes folgern kann, was Dohrmann und Mitarbeiter gar nicht taten, ist uns rätselhaft." Wahr ist das Gegenteil. Natürlich hatte Prof. Dohrmann dieses getan, ja mehr noch, er hatte den Wert des perlingualen g-Strophanthins überdeutlich auf direkte Weise dokumentiert.

Als dritte grobe Unwahrheit wurde geschrieben, daß die weltweit mit Abstand besten Überlebensraten von Prof. Dohrmann international üblicher Standard gewesen seien. - Dieser zitierte Artikel war das auch als solches deklarierte "Schlußwort" zu einer Entgegnung eines der Strophanthin-Befürworter im "Deutschen Ärzteblatt" auf den erstgenannten Artikel von Prof. Schettler und Mitarbeitern. Eine Richtigstellung des "Schlußwortes" durch die Pro-Strophanthin-Seite erschien nicht. Herr Prof. Schettler war Mitglied der Redaktion des "Deutschen Ärzteblattes".

Auch 1988, also nach der 1984 von Prof. Dohrmann veröffentlichten Angina pectoris-Studie und etlichen anderen Arbeiten, heißt es bei Prof. Schettler in der "Ärztlichen Praxis" vom 27.12. 1988, Zitat S.3249: "Die behaupteten akuten oder Langzeitwirkungen des oralen Strophanthins bei Angina pectoris, den Symptomen der koronaren Herzkrankheit oder beim Herzinfarkt sind in keiner Weise belegt." ... (Hervorhebung durch den Autor)

...fraglicher Wahrheitsgehalt...

Prof. Erland Erdmann, eine in den 1980er Jahren führende Autorität der Herzglykosid-Forschung und heute Leiter der Klinik für Innere Medizin der Uniklinik Köln, dessen Wort Gewicht und Einfluß hat und dessen eigene Studie zum oralen g-Strophanthin in diesem Kapitel besprochen wird, schreibt in der "Ärztlichen Praxis" vom 1.4.1989 (665) unter der Schlagzeile "Bewiesen ist gar nichts!", Zitat S. 854: "Die antianginöse Wirksamkeit gerade des oral applizierten g-Strophanthins ist umstritten. Dabei fällt auf, daß sie besonders von Kollegen propagiert wird, die selbst keine kontrollierten Untersuchungen dazu unternommen haben." (?!, siehe Kap. A 2, Anm.d.Autors) "Die vielen Einzelfalldarstellungen können kaum überzeugen, da in der Mehrzahl der Fälle noch nicht einmal das Bestehen einer koronaren Herzerkrankung, z.B. angiographisch, gesichert worden ist. Wenn g-Strophanthin sublingual nun schon nicht wirksam ist - was im wesentlichen wohl auf der mangelnden Resorption beruht" (?!, siehe Kap. A 13, Anm.d. Autors) "- dann sollte es auch nicht schädlich sein. ... Meines Wissens ist die 'Rote Liste' voll von mehr oder weniger wirkungslosen, aber auch unschädlichen Medikamenten. ... Aus meiner Sicht steht der Wirksamkeitsbeweis der oralen Strophanthin-Therapie noch aus. Wer die Wirksamkeit behauptet, ist den Beweis durch eine kontrollierte Untersuchung - wie es heute üblich ist - schuldig. ... Mit Einzelfalldarstellungen kann ich wenig anfangen - jedenfalls reichen sie nicht aus zur Therapie-Empfehlung in Lehrbüchern und in der Vorlesung." Die LeserInnen, die die Kap. A 2) und A 8) gelesen haben, wird diese den Studien und Berichten zu Strophanthin nicht im mindesten gerechtwerdenden Behauptungen aus der Feder eines der angesehensten Professoren selber beurteilen können. Zumindest über die Studien von Prof. Dohrmann und die placebo-kontrollierte Doppelblind-Studie von Salz & Schneider kann man so leichtfertig nicht hinweggehen. Die Mehrzahl der über die therapeutischen Ergebnisse mit fundierter Dokumentation weitgehend nicht informierten LeserInnen dürften von diesem Artikel allerdings beeindruckt worden sein.

Weiteres Zitat Erdmann, S.854: "Im Experiment konnten bislang keine pharmakodynamischen Unterschiede zwischen Strophanthin, Digoxin oder Digitoxin gefunden werden. (?!, s.o., Anm.d. Autors) Schließlich benutzen Herzglykosid-Forscher fast alle g-Strophanthin, weil es wasserlöslich und dementsprechend für in vitro-Untersuchungen besser geeignet ist. (Stimmt, doch ist dies hier ohne Relevanz, Anm.d.Autors) Mir ist nur eine Arbeit von G. Belz ... (siehe S. 55, Anm.d.Autors) ... bekannt, in der pharmakodynamische Unterschiede behauptet werden." (Sie werden in dieser nicht behauptet, sondern nachgewiesen, Anm.d.Autors) ...

...ohne Begründung exekutiert...

Prof. Erdmann, der zuerst keine, dann doch nur die Arbeit von Prof. Belz kennen will, läßt einige Absätze später erkennen, daß ihm doch noch andere Studien bekannt sind, und zwar da, wo er die unzweifelhaft korrekten und überzeugenden Studien von Prof. Sarre und Prof. Kubicek und Reisner (siehe S.15-18), letztere als Doppelblind-Studie, die die hochsignifikante Wirkung des Strophanthins im eindeutigen Gegensatz zum Placebo und zu Digitalis klar feststellt, ohne Begründung exekutiert: "Untersuchungen mit verschieden gearteten Hypoxietestungen und Zuatmungen von Sauerstoff-Stickstoff-Gemischen sind sicherlich nicht geeignet, die Frage der Wirksamkeit einer oralen Strophanthin-Therapie bei Angina pectoris zu klären." Doch dies ist nicht zutreffend, denn der standardisierte Hypoxietest hatte sich zur Beurteilung von koronarwirksamen Medikamenten international bewährt (558-563). Laut Prof. Roskamm, einer medizinischen Kapazität, bestehen zwischen Hypoxie-Toleranz und Arbeits-Toleranz (am Fahrrad-Ergometer) hochsignifikante Korrelationen (617). Um aussagefähige Resultate zu erreichen, wurden von Kubicek und Reisner streng nach den Angaben von Roskamm nur solche Patienten zum Versuch zugelassen, die eine Arbeits-Toleranz unter 75 Watt aufwiesen. Der Zusammenhang zwischen Veränderungen im Bereich ST und T des EKGs mit der Sauerstoff-Mangelversorgung während der Hypoxie-Atmung ist von Dietrich und Schwiegk (618) sowie von dem Altmeister der Kardiologie, Prof. Franz Büchner (619), beschrieben worden. Laut Kubicek und Reisner hat der Hypoxie-Test gegenüber dem Arbeitsversuch am Fahrrad-Ergometer den Vorteil einer grösseren methodischen Präzision an dem passiv dem Test unterzogenen Patienten, so daß subjektiv bedingte Effekte bzw. Lernfaktoren wegfallen. Die Reproduzierbarkeit des Hypoxie-Testes am selben Patienten ist groß; die Abweichung wird von Broch (620) bei mehrfachen Wiederholungen der Tests mit nur 2,4 % angegeben. Auch Prof. Amende (MHH Hannover) konnte dem Autor die Integrität der Hypoxie-Atmungs-Methode bestätigen.

Schon an anderer Stelle hatte Prof. Erdmann die Studie von Kubicek und Reisner diskreditiert. Zitat aus "Über die Therapie mit oralem und intravenösen Strophanthin" (die sog. "Erdmann-Studie") (666), S.192: "... Diese ST-Senkung war unter diesen Bedingungen nach 6 mg Strophanthin geringer als nach der Placebo- oder Digitalisgabe." Doch diese Darstellungsweise mindert das Ergebnis der Studie, in der mit perlingualem g-Strophanthin die ST-Senkungen erheblich gebessert werden, unter Digitalis unverändert sind, und die Zahl der Patienten ohne Beschwerden mit Strophanthin 18 von 22 beträgt, (vorher 4, mit Placebo 4), während mit Digitalis ein häufigeres Auftreten starker Angina pectoris-Schmerzen in einigen Fällen zu einem vorzeitigen Abbruch des Testes zwangen. Weiter mit Prof. Erdmann: "Derartige Untersuchungen können sicherlich nicht mit der dem täglichen Leben eher entsprechenden körperlichen Belastung auf dem Fahrrad verglichen werden. Unsere Patienten atmeten Raumluft. Die klinische Bedeutung des Hypoxietestes ist nicht erwiesen." Erwiesen ist jedenfalls der mangelnde Informationsgehalt dieser Aussage. – Sein eigener Versuch an 10 Patienten auf dem Fahrrad-Ergometer, die als angeblicher Beweis der Unwirksamkeit des oralen g-Strophanthins dienen soll, wird in Kürze kritisch beleuchtet werden.

Es wäre erstaunlich, wenn nicht auch Prof. Schettler gegen die Doppelblindstudie von Prof. Kubicek und Dr. Reisner polemisiert hätte: Zitat aus dem Artikel im "Deutschen Ärzteblatt" vom 14.4.1977 der Professoren Schettler, Weber, Kübler, S.996: "...kommen die Autoren zu der Auffassung, daß sublingual appliziertes g-Strophanthin die 'Hypoxietoleranz' von Patienten verbessert, während sie nach Gabe von Digoxin beziehungsweise beta-Methyl-Digoxin herabgesetzt ist. Diese Schlußfolgerung kann durch die vorgelegten Resultate in keiner Weise belegt werden. (Das Gegenteil ist wahr, Anm. d.Autors) Die Zahl der Patienten ist in den einzelnen Medikamentengruppen unterschiedlich (n = 22 bis n = 8), so daß die Prüfung der einzelnen Präparate an jeweils verschiedenen Patientenkollektiven erfolgte, ein unmittelbarer Vergleich ist demnach nicht möglich." Folgendes muß hierzu gesagt werden: Erstens ist im Versuch von Kubicek und Reisner eine Gruppenkonstanz gar nicht notwendig, denn wenn bei 22 Versuchspersonen mit Strophanthin eindeutig wesentliche Verbesserungen nachzuweisen sind und bei anderen Personen mit Digitalis das Gegenteil eintrifft, dann ist das Ergebnis trotzdem sehr aussagekräftig. Das hätte auch für einen Versuch nur mit oralem g-Strophanthin allein gegolten, da die negative Wirkung der Digitalispräparate bei der Angina pectoris allgemein bekannt war. Zweitens hätten die sieben verschiedenen Untersuchungen an vier Mitteln mit variierter Dosierung nur unter unzumutbaren Bedingungen an denselben Patienten durchgeführt werden können, zumal zwischen den Untersuchungen mehrere Tage zum Abklingen besonders der Digitalispräparate hätten abgewartet werden müssen. Zudem werden sämtliche der von schulmedizinischer Seite favorisierten Doppelblindstudien zur Langzeit-Medikamenten-Testung nicht anders als an unterschiedlichen Patientengruppen vorgenommen.

Diese Richtigstellung gilt auch für den ersten Satz der weiteren Schettler-Zeilen im obigen Artikel: "Die Bewertung des Therapieerfolges wurde anhand der bei unterschiedlichen Kollektiven nicht vergleichend beurteilbaren subjektiven Beschwerden sowie des Verhaltens der S-T-Strecken im EKG durchgeführt. Dieses Kriterium ist bekanntlich nach Gabe von Digitalis-Glykosiden oder Strophanthin nicht mehr verwertbar, da entsprechende EKG-Veränderungen durch die Medikamente allein - ohne zusätzliche myokardiale Ischämie - auftreten können. Die zitierte Arbeit kann also als Beleg für eine therapeutische Wirksamkeit von perlingual appliziertem Strophanthin bei der koronaren Herzkrankheit nicht gewertet werden."

Die LeserInnen des Artikels, von denen die meisten die Original-Literatur nicht gekannt haben dürften, haben vermutlich die grobe Unlogik in diesen Behauptungen nicht erkannt: Laut medizinischer Lehre führt die Gabe von Herzglykosiden zu den gleichen S-T-Streckensenkungen im EKG wie ein Sauerstoffmangel. Dies trifft auf Digitalis zu. Die Studie von Kubicek und Reisner sowie die Untersuchungen von Sharma, Sarre und die von Kracke (s.o., S.15-18) zeigen aber eine genau gegensätzliche und positive

Wirkung sowohl des oralen als auch des niedrig dosierten intravenösen Strophanthins auf das EKG, nämlich in der Regel eine Aufhebung oder Verminderung der S-T-Streckensenkungen. Die Einwände von Prof. Schettler führen die LeserInnen unter Mißachtung dieses elementaren Unterschiedes und unter der üblichen Beschwörung einer angeblich einheitlichen Wirkung aller Herzglykoside in die Irre.

...die Trugschlüsse zur Strophanthinwirkung haben Tradition...

Schon 1952 gab es einen Versuch (667), das orale Strophanthin mit dem Maßstab der dogmatisch vorausgesetzten einheitlichen Wirkung aller Herzglykoside auf das EKG zu beurteilen. Die S-T-Streckensenkungen konnten von Reindell und Mitarbeitern in der Regel durch höher dosiertes intravenöses Strophanthin (0,5 mg) nach wiederholter Gabe hervorgerufen werden, nicht aber durch orales Strophanthin in therapeutisch üblicher Dosierung an den gleichen Versuchspersonen. Nach Gabe von oralem Digitalis und anderer Glykoside waren dann die S-T-Streckensenkungen stets wieder zu beobachten. Hieraus wurde irrtümlich auf eine nicht ausreichende Resorption des oralen Strophanthins geschlossen. Da die oben (siehe S.15-18) dargestellten einschlägigen Untersuchungen ja gerade eine genau gegensätzliche, positive Wirkung von oralem (38, 29, 275) und niedrig dosiertem intravenösen (39) Strophanthin auf ein bei Belastung pathologisches EKG zeigen, nämlich eine S-T-Streckenanhebung, ist die Unzulässigkeit der Annahme einer zu geringen Resorption aufgrund dieses Versuchs offensichtlich, insbesondere da Ahringsmann drei Monate vorher etliche Fälle von geminderten S-T-Streckensenkungen durch orales g-Strophanthin in der gleichen Zeitschrift dokumentiert hatte (680).

1927 gab es einen Versuch von Eggleston & White (664), in dem die perlinguale Gabe von k-Strophanthin eine glykosid-typische, die Anzahl der Herzschläge vermindernde Wirkung vermissen läßt, die sich dann aber nach oralem Digitalis einstellt. Auch hier wurde irrtümlich auf eine mangelhafte Resorption geschlossen. Auch diese Untersuchung wird gerne zitiert, so in Greeff 1977 (567).

A 11 b)   Die "Erdmann-Studie"

1985 hat Prof. Erdmann eine eigene Untersuchung veröffentlicht: "Über die Therapie mit oralem und intravenösem Strophanthin", die als "Erdmann-Studie" (mäßig) bekannt wurde (666). Ein Lehrstück in Sachen Einseitigkeit bietet Prof. Erdmann bereits in einem einleitenden Kapitel zur Pharmakokinetik des Strophanthins. Er berichtet negativ über die Studie von Erdle 1979 mit radioaktiv markiertem g-Strophanthin beim Menschen (siehe Diagramm S. 92), die erstaunlich hohe Blutwerte enthält, die über 48 Stunden anhalten, und zu diesem letzten Meßzeitpunkt sogar höher sind als nach 24 Stunden. Sie sind bei allen Versuchsteilnehmern um ein Mehrfaches höher als der von Prof. Greeff 1974 (565) vermutete therapeutische Schwellenwert, der Spitzenwert sogar fast 10-fach so hoch. Möglicherweise könnten die Werte sogar noch weiter ansteigen. Dabei bezog Prof. Greeff diesen Schwellenwert auf die von der orthodoxen Medizin einzig wahrgenommene Indikation der Herzinsuffizienz, die höhere Konzentrationen erfordert als die Behandlung der Angina pectoris und des Herzinfarktes. Doch was weiß Prof. Erdmann über diese sensationell hohen Blutwerte der Erdle-Studie zu berichten? Zitat

S. 185: "Nach den ersten 6 min nach sublingualer Gabe von 6 mg g-Strophanthin werden keine meßbaren Blutkonzentrationen gefunden. Erst nach 15 min zeigten sich bei 2 von 8 Personen Konzentrationen von 0,4 ng / ml." Natürlich ist dies nicht unwahr, aber er verliert kein Wort über den weiteren Verlauf der Meßwerte, die 4,6 ng / ml erreichen.

Diese hier dokumentierte extrem selektive Wahrnehmung / Einstellung sollten die LeserInnen bei den weiteren Inhalten der Erdmann-Studie bedenken. Es ist nicht undenkbar, sie als ein negatives Vorzeichen in der Frage der Glaubwürdigkeit seiner Studie zu werten. Prof. Erdmann ließ an 10 Patienten mit "KHK" (Koronarer Herzkrankheit) bei Belastung auf dem Fahrrad-Ergometer das EKG messen, wobei es zu den typischen S-T-Streckenveränderungen kam. Tags darauf wurde dies wiederholt, und zwar fünf Minuten nach perlingualer Einnahme einer therapieüblichen Dosis von 6 mg Strodival®. Er fand bei keinem der Patienten eine Verbesserung des EKG oder eine Minderung der Angina-pectoris-Schmerzen, was in auffälligem Gegensatz u.a. zur placebo-kontrollierten Doppelblind-Studie von Kubicek und Reisner (38) steht (siehe S.15-18).

Die "Erdmann-Studie" wurde als nun auch praktischer Beweis der Unwirksamkeit des oralen g-Strophanthins gerne zitiert. Doch auch hierzu gibt es einen Einwand: Nach Angaben von Prof. Dohrmann, auf die sich Prof. Erdmann in seiner Studie beruft, und die er mit seiner Studie widerlegt haben will, tritt die Wirkung des perlingualen Strodival® schon nach 5 bis 10 Minuten ein. Wenn Prof. Erdmann nun aber die Messungen nur während des Zeitraums von 5 bis 8 Minuten nach Einahme des Mittels stattfinden läßt, kann er in diesem Zeitraum nicht unbedingt eine Wirkung erwarten. Prof. von Ardenne hatte den Wirkungseintritt mit 8-12 Minuten beziffert. Sowohl Piscitello & Maggi, Kubicek & Reisner als auch Sarre haben zu späteren Zeitpunkten (15, 30 bzw. 45 Min) gemessen. Eine unpassende Wahl des Meßzeitraums könnte eventuell jedes nur erdenkliche Herzmedikament als unwirksam erscheinen lassen. Prof. Erdmann gibt zwar auch eine 7-minütige Messung während der Erholungsphase an, jedoch bleibt unklar, wann diese Messung genau beginnt und von welcher Relevanz sie sein könnte.

Obwohl dieser einzigen Forschungsarbeit mit einem negativen Ergebnis eine ganze Reihe von Studien gegenüberstehen, die eine außerordentlich positive Wirksamkeit des oralen g-Strophanthins belegen, verkündet Prof. Erdmann überaus selbstsicher, Zitat aus "Über die Therapie mit oralem und intravenösem Strophanthin" (666), S.189: "Ergebnisse: Bei keinem einzigen Patienten sahen wir eine ergometrisch meßbare bessere Leistungsfähigkeit nach der Gabe von 6 mg Strophanthin perlingual. ... Bei keinem einzigen Patienten trat die vorher bekannte Angina pectoris nicht oder erst bei höheren Belastungsstufen auf. Bei keinem einzigen Patienten konnten wir das Ausbleiben der S-T-Streckenveränderungen feststellen." Auch im oben kritisierten Artikel in der "Ärztlichen Praxis" verwendete Prof. Erdmann fast wörtlich diese Passage.

...ein variabler Maßstab...

An der Studie von Prof. Belz und Mitarbeitern (41) (siehe S. 55) hatte Prof. Erdmann Folgendes auszusetzen, Zitat S.186: "Kürzlich wurde berichtet, daß nach 12 mg Strophanthin sublingual kein positiv inotroper, sondern ein eher negativer inotroper Effekt auftritt - im Gegensatz zur intravenösen Wirkung. Die Messungen beruhen allerdings auf der Auswertung systolischer Zeitintervalle (621). Diese sind wegen erheblicher

Streubreiten kaum geeignet, die mehrfach nachgewiesene positiv inotrope Herzwirkung der Herzglykoside in Frage zu stellen." Auch hier versucht Prof.Erdmann, ein bewährtes und anerkanntes Verfahren zu diskreditieren. Zitat aus dem Buch "Klinische Pharmakologie der Herzglykoside" von Rolf Krebs (622), S.126: "In jüngerer Zeit wurden zum Nachweis der Herzglykosid-Wirkung öfter Untersuchungen der systolischen Zeitintervalle verwendet. Damit konnten erstmals echte Dosis- bzw. Konzentrations-Wirkungs-Beziehungen aufgestellt werden (623-33)." In seinem eigenen Buch "Therapie mit Herzglykosiden" (543) von 1983, also zwei Jahre vor diesen Äußerungen, schreibt selbst Prof.Erdmann durchaus positiv über diese Methode. Zitat S.28: "Die systolischen Zeitintervalle ... zeigen nach Digitalis-Applikation dosisabhängige Verkürzungen, die mit der Zunahme der Druckanstiegs-Geschwindigkeit des linken Ventrikels korrelieren. Damit ist eine nichtinvasive Messung positiv inotroper Pharmakaeffekte möglich." Wie ist dieser variable Maßstab zu erklären ? Ist er vom behandelten Thema abhängig ? In "Therapie mit Herzglykosiden" (543) geht es jedenfalls nicht um orales g-Strophanthin. Dieses Thema wird hier konsequent vermieden, die therapeutischen Wirkungen des oralen g-Strophanthin werden kein einziges Mal erwähnt.

Übrigens hat Prof. Erdmann noch ein kleines Eigentor geschossen. Erinnern wir uns: Weiter oben wurde sein Artikel in der "Ärztlichen Praxis" vom 1.4.1989 (665) zitiert, S. 854: "Im Experiment konnten bislang keine pharmakodynamischen Unterschiede zwischen Strophanthin, Digoxin oder Digitoxin gefunden werden." Als er danach dann doch die Studie von Prof. Belz anführt und kritisiert (es gibt ja noch etliche andere Studien), schreibt er: "Dieser Befund ist jedoch nicht durch andere pharmakodynamische Untersuchungen verifiziert worden." (verifiziert = bestätigt). Hierzu muß gesagt werden, daß die Arbeit von Prof. Belz mit vielen anderen dargestellten Pro-Strophanthin-Studien im Einklang steht und dadurch ihre Bestätigung erlangt. Aus diesem Grunde muß das Maß, das Prof. Erdmann bei anderen anlegt, auch bei ihm verwendet werden dürfen: Der Befund der Erdmann-Studie "ist jedoch nicht durch andere Untersuchungen verifiziert worden." Außerdem ist die Studie von Erdmann im Gegensatz zur Studie von Belz keine placebokontrollierte Doppelblindstudie. Darüber kann auch nicht hinwegtäuschen, daß Prof. Erdmann seine Studie durch geschickte Formulierung im Plural aufwertet: "Wir haben dazu vor Jahren eigene Untersuchungen vorgelegt." An dieser passenden Stelle sollte auch die Karikatur, die im Artikel von Prof. Erdmann in der "Ärztlichen Praxis" (s.o., 665) im Großformat abgedruckt wurde, vorgestellt werden:

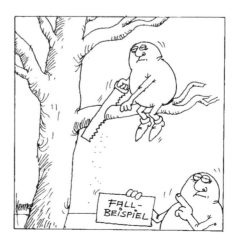

aus: Erland Erdmann:
Bewiesen ist gar nichts !
Ärztliche Praxis 41:854, 1989

Zum Schluß des Artikels von Prof. Erdmann in der "Ärztlichen Praxis" erfolgt noch eine unzulässige Suggestion einer Gefährdung durch orales g-Strophanthin, bei der dem i.v.- Strophanthin fälschlicherweise die Erhöhung des Sauerstoff-Verbrauchs und die Möglichkeit der Auslösung von Angina pectoris-Anfällen vorgeworfen wird, mit Bezug auf eine Quelle, die die Behauptung jedoch nicht stützt (siehe S. 46).

Die Erdmann-Studie wurde in dem Buch "An den Grenzen der Schulmedizin" von Prof. Irmgard Oepen, einer Rechtsmedizinerin, veröffentlicht (639). Eine detaillierte Kritik an diesem Buch findet sich in dem kompetenten Werk von Dr.med.W.M.Gedeon: "Erfahrungsheilkunde und Naturheilverfahren" (640), der dem g-Strophanthin ein eigenes Kapitel gewidmet hat. Zitat aus "Die Biologische Medizin im Recht" von Peter Schmidsberger, Hufeland-Journal 7: 10-18, 1992, S. 14: "Mittlerweile hat das Oberlandesgericht Hamburg für erweislich erklärt: Frau Oepen sei *inkompetent* und verbreite den *täuschenden Eindruck von Wissenschaftlichkeit* oder *juristischer Fundiertheit.* Ihre Ausführungen in ihren Arbeiten und Vorträgen seien *unausgewogen, aggressiv, unfair* und *unkollegial,* sie stellten ein *Kuckucksei im Nest der Rechtsmedizin* dar."

Die Erdmann-Studie wurde zusammen mit den Veröffentlichungen von Prof. Greeff über die angeblich niedrige und unsichere Resorption als Argument gegen orales g-Strophanthin verwendet, während eine ganze Reihe von einschlägigen Untersuchungen mit hervorragenden Ergebnissen für das orale g-Strophanthin wie gewöhnlich übergangen wurden. Warum hat nur die "Erdmann-Studie" ein negatives Ergebnis ?

Lassen wir noch jemand zu Wort kommen: In der "Ärztlichen Praxis" vom 27.12.1988, macht Prof. Lichtlen aus Hannover unter der fettgedruckten Überschrift "Nutzlos, schädlich, höchst gefährlich" folgende Aussage, Zitat S. 3249: "Eine solche Therapie ist nicht nur unwirksam, wie man weiß, sondern sie wäre anstelle von Nitroglycerin sogar noch schädlich und höchst gefährlich. Es wurde in verschiedenen Studien nachgewiesen, daß Strophanthin auch von der Mundschleimhaut nur sehr schwach resorbiert wird. Überdies wurde gezeigt, daß Digitaliskörper beim akuten Infarkt nichts zu suchen haben. ... Ein kardioprotektiver Effekt von Digitaliskörpern - einschließlich Strophanthin - wurde nie schlüssig beim Menschen nachgewiesen. Nach wie vor gibt es keine sauberen wissenschaftlichen Untersuchungen, die gezeigt hätten, daß beim akuten Infarkt Strophanthin lebensrettend wirkt. ... Mit der Verabreichung eines unnützen Präparates wie Strophanthin verzögert man vor allem die positive Wirkung von Nitroglycerin. In den ersten Minuten pektanginöser Schmerzen kann man nicht sagen, ob sich bereits ein Infarkt anbahnt oder ein schwerer Anfall von Angina pectoris vorliegt. Letzterer würde auf Nitroglycerin sehr gut ansprechen, könnte aber, wenn kein Nitrat gegeben wird, tatsächlich in einen Infarkt übergehen. Die Verabreichung von Strophanthin statt Nitroglycerin kann also sogar negative Folgen haben." Die LeserInnen, die die vorigen Kapitel gelesen haben, sind in der Lage, sich selbst ein Urteil über den Wahrheitsgehalt dieser Meinung einer hochrangigen medizinischen Autorität zu bilden, der übrigens auch Teilnehmer am "Heidelberger Tribunal" war, siehe S. 278 oben.

Die Zeitschrift "Ärztliche Praxis" schreibt 1978 (Jg. 30, S.1340-45) und heute immer noch aktuell bis auf den Aspekt, daß danach viele entscheidende wissenschaftliche Erkenntnisse pro Strophanthin gewonnen werden konnten, Zitat S.1340: "Die Diskussion über Wert und Unwert des oral gegebenen Strophanthins ist zu Tode, aber wohl nicht zu Ende geführt worden; erdrückende Übermacht klinisch-wissenschaftlichen Apparats hie, eine Handvoll wissenschaftlich-naiver, aber praxiserfahrener Parzifals da, das konnte für die Empiriker nicht gut ausgehen. Kurz: Mag der wissenschaftliche (?, Anm. d.Autors) Sieg der Digitalisanhänger noch so korrekt und vollkommen gewesen sein – das Verfahren stört die Unglaubwürdigkeit, in der Strophanthin verschwunden ist. Das gilt auch für die Injektionsform, obgleich mindetens eine Ärztegeneration, die heute noch auf der Walstatt der ärztlichen Versorgungkämpft, der Segen des Strophanthins in Fleich und Blut übergegangen ist: der rasche Wirkungseintritt, die schnelle Ausscheidung, die geringe Kumulationsbereitschaft.

    Schweigen umgibt vor allem die orale bzw. linguale Darreichungsform des Strophanthins, die gleichsam klag- wie gestaltlos zu Grabe getragen wurde, ohne daß die Gründe für dieses Armenbegräbnis je öffentlich erläutert worden wären. Die von vielen Ärzten der Praxis behauptete Wirksamkeit kann man nicht einfach deshalb bestreiten, weil die Empiriker sich mit dem Nachweis schwertun. ... Was für den wissenschaftlichen Insider längst geklärt ist (es ist wahrscheinlich die Resorption gemeint, Anm. d. Autors), überzeugt den Praktiker noch lange nicht, wenn er dafür Erfahrungen preisgeben muß. Und um die Widerlegung "praktischer Erfahrungen" hat man sich bisher nicht gerade intensiv bemüht."

Zitat von Prof. Udo Köhler aus "Die perorale Strophanthintherapie der Angina pectoris" (3), S.6: "Der Streit der Meinungen wurde bisher auf beiden Seiten nicht ohne Emotionen geführt, sodaß in der Sache kein Fortschritt zu erreichen war (1, 105). Die empirischen Verfechter der peroralen Strophanthintherapie unserer Tage (Literatur bei (1)) müssen sich den Vorwurf gefallen lasen, ihre Kasuistik wie auch ihre theoretischen Schlußfolgerungen oft außerordentlich großzügig gehandhabt und nicht selten fehlende Dignität durch Glaubenseifer ersetzt zu haben. Daher war Widerspruch seitens der sog. 'Schulmedizin' zu erwarten und berechtigt. Aber dieser erfolgte in einer der naturwissenschaftlichen Denkweise ebenfalls nicht angemessenen dogmatischen Enge. Man vernichtete einfach souverän die gesamte Ernte, anstatt sich der Mühe zu unterziehen, die Spreu vom Weizen zu trennen."

Haben die Vorgänge ums Strophanthin einen wirtschaftlichen Hintergrund mit entsprechender Motivation von beteiligten Akteuren? Dem Autor wurde aus glaubwürdiger Quelle berichtet, daß es in den 1980er Jahren ein Treffen von Pharma-Managern bei einer Firma gegeben haben soll, woraufhin letztere die betriebsärztliche Verordnung von oralem Strophanthin im Betrieb unterbunden haben soll. Beweise hierfür sind leider schwer zu erbringen, also muß dies unkonkretisiert und anonym im Raum stehen bleiben. Ist das Strophanthin tatsächlich unerwünscht, weil man an einem gelösten Problem kaum noch etwas verdienen kann ? Allerdings sollte auch bedacht werden, daß an einem Herzinfarkt-Toten gar nichts mehr verdient werden kann, und die durch Strophanthin Überlebenden möglicherweise auch andere Erkrankungen haben, die behandelt werden müssen und so dem medizinisch-(medizynisch?)-industriellen Komplex zu Umsätzen verhelfen könnten. Anderereits könnte man spekulieren, was die durch Strophanthin verlängerte Lebenserwartung wiederum für Auswirkungen auf die Rentenkasse haben könnte. Doch Vorsicht Glatteis ! Solche Gedanken stehen ganz einfach hinter den ethischen und medizinischen Prinzipien zurück, die die optimale Versorgung der Menschen bedeuten, in diesem Fall der Herzkranken mit Strophanthin.

Zitat von Dr. von Rosen in "Arzt, Zahnarzt & Naturheilverfahren" 2006 (1641), S.22: "Strophanthin ist sehr billig. Der Umsatz, der durch dieses Medikament erreicht werden kann, wäre also nicht hoch. ...Eine andere Begründung als die ökonomische kann ich mir für die Strophanthin-Ablehnung eigentlich nicht vorstellen."

Siehe auch Kap. C 5 b): Aktuelle Situation: Die Notwendigkeit einer politischen Lösung für Strophanthin, S. 292.

A 12) Die Situation der Patienten und Ärzte

Strophanthin ist ja – abgesehen von seiner homöopathischen Form (Strophactiv® in der D4) – ein verschreibungspflichtiges Medikament. (Auf welcher fragwürdigen Studie die Einführung der Rezeptpflicht für orales g-Strophanthin basiert, siehe Kap. 13 g) Die meisten Ärzte kennen die orale g-Strophanthin-Therapie nicht und greifen auf Nachfrage eines Patienten meist nur auf ihr definitiv falsches Lehrbuch(wissen) zurück, vielleicht auch, weil sie den Informationen, die der Patient evtl. beibringt, mißtrauen. Da Strophanthin für sie nur ein unbekanntes Medikament ist, bzw. ein veraltetes Herzglykosid, das vor dem Krieg intravenös in Gebrauch war und oral vermeintlich nicht resorbiert wird, versagen die meisten Ärzte dem um Strophanthin bittenden Patienten dessen Wunsch. So ist es für den Patienten oft schwierig, sein Strophanthin zu bekommen, d.h. einen Arzt zu finden, der es ihm verschreibt. Der Autor bekommt viele Anfragen von Patienten nach Ärzten, die er aus einer Liste der ehemaligen Herstellerfirma Herbert Pharma aus den 1980er und 1990er Jahren zu beantworten versucht: Pf 1305, 27442 Gnarrenburg, Fax: 01033 - 01212 - 55 14 09 321, e-mail: strophanthin@web.de

Es ist laut Kapitel A 2) und A 9) offensichtlich, daß es risikolos ist, orales g-Strophanthin zusätzlich zur bisherigen Medikamentation anzuwenden. Der Arzt könnte diese bei Verbesserung der Symptome schrittweise vermindern und dürfte dann im Endeffekt mit weniger Medikamenten-Verschreibungen auskommen.

Ein Arzt befindet sich jedoch in einer rechtlichen Grauzone, wenn er ausschließlich Strophanthin verschreibt. Da die offizielle Indikation für Strodival® nur der Linksmyokard-Schaden ist, weil eine Ausweitung auf "Angina pectoris" und "Herzinfarkt" (zu ?) teure Studien erfordert, begibt sich der Arzt auf ein paradoxes Glatteis, wenn er Strophanthin bei eben diesen Indikationen anwendet, für die doch die beeindruckenden Studien-Ergebnisse vorhanden sind. Zwar sind diese Indikationen auch als Linksmyokard-Schaden deutbar; vorstellbar sind aber Schwierigkeiten, wenn ein Strophanthin-Patient, der nach Besserung der Symptome die vorherigen anderen, mittlerweile unnötigen Medikamente zurückgefahren hat, mit einem prinzipiell nie auszuschließenden Notfall in die Klinik kommt - möglicherweise sogar weil er das Strophanthin nicht ausreichend einnahm - und dort die Einnahme nur dieses Mittels angibt. Vom (unwissenden) Standpunkt der Klinik ein Kunstfehler, der evtl. Folgen haben könnte, vor dem sich der Arzt schützen könnte, wenn er sich vom Patienten unterschreiben ließe, daß dieser die Strophanthin-Verschreibung auf eigene Gefahr wünscht. Dies ist zumindest die theoretische Lage; de facto hat es aber noch nie Schwierigkeiten gegeben.

Einer der Ärzte, die der Autor aufgesucht hatte, war zwar aufgeschlossen und beeindruckt von den sensationellen Ergebnissen, zweifelte aber daran, ob er sich zum "Vorreiter einer neuen Bewegung" machen solle. Es gibt Ärzte, die orales g-Strophanthin für den Notfall eines akuten Herzanfalls/-infarkts in ihrer Praxis bereithalten, es aber dem Notarzt nicht sagen würden, daß sie es gegeben haben. Ein Arzt, der ungenannt bleiben möchte, sieht seit 1998, nachdem er auf g-Strophanthin aufmerksam wurde, bis heute bei allen seinen 200 Angina pectoris-Patienten den eindeutigen Erfolg dieses Mittels, findet jedoch kein Gehör bei seinen Kollegen, die ihn nicht einmal zu Ende anhören wollen. Selbst bei befreundeten Kollegen gerät er in Gefahr, sich lächerlich zu machen. Wenn er Vertretungsdienst hat und den Patienten der anderen Ärzte bei Bedarf Strophanthin verabreicht oder verschreibt, sind diese Patienten natürlich sehr angetan und wollen später von ihrem Arzt dieses wohltuende Mittel weiter bekommen. Nachdem sich die Ärzte diesem Wunsch verweigert haben, sind schon einige Patienten zu unserem ungenannten Arzt abgewandert, was die Kollegen zu aufgebrachten Protesten veranlaßte. Auch wurde er als Hochschuldozent angemahnt, in der Vorlesung nicht mehr über seine positiven Erfahrungen mit Strophanthin in akuten Notfällen zu berichten.

Dr. von Rosen, Leiter der Schlosspark-Klinik in Gersfeld / Rhön berichtet in Arzt, Zahnarzt & Naturheilverfahren (1641), Zitat S. 21: "Da Fr. J. 200 km von mir wohnt, habe ich ihr geraten, sich am Wohnort einen Arzt zu suchen, der diese Behandlung durchführen könnte. Sie hat aber leider keinen gefunden. Meistens wurde sie ausgelacht und mit der Bemerkung weggeschickt, es wäre eine veraltete Methode, die heute kein moderner Arzt mehr durchführen würde."

Die Unwissenheit in Antworten führender Kardiologen

Dr. med. Völkner aus Bordesholm schrieb im Jahr 2004 die 50 Kardiologen an, die in einer Liste einer deutschen Zeitschrift als "führend" genannt wurden, und fragte sie nach ihrem Standpunkt zu Strophanthin, nachdem er auf einige Aspekte hingewiesen hatte, u.a. daß es mittlerweile als neuentdecktes Hormon anerkannt ist und er selbst Strophanthin einnimmt. Es zeigte sich wie erwartet, daß kein einziger Kardiologe auch nur grundlegend über die Fakten zu Strophanthin informiert war, d.h. in diesem Fall über das desinformierende Lehrbuchwissen hinaus. Ohne Nennung des Namens werden hier nur einige Auszüge der besonders blamablen Antworten zitiert, die die LeserInnen der vorigen Kapitel leicht als irreführend (oder "irre führend" ?) durchschauen können:

Professor A: "Leider gibt es zu Strophanthin bei akutem Koronarsyndrom keine Studien. Persönlich würde ich aber das Risiko dieser Therapie höher ansehen als einen möglichen Gewinn." Professor B: "Es gibt aber bisher keine Studie, die einen Nutzen belegt. Das Geplänkel der 70er Jahre in Deutschland war unter allem Niveau und hat durch Falschbehandlung wahrscheinlich manches Leben gekostet. Pflanzlich heißt noch nicht, daß es gut ist. Man muß es erst ernsthaft beweisen, aber nicht durch Denken, sondern durch empirische Forschung." Prof. C: "g-Strophanthin ist absolut obsolet. i.v.-Kuren werden nicht mehr durchgeführt. Insbesondere Patienten mit akutem Koronarsyndrom erleiden hier eine Übersterblichkeit, da man den Sauerstoffverbrauch erhöht und potentiell lebensbedrohliche pro-arrhythmische Effekte induziert." Prof. D: "Ich hoffe, daß Sie medikamentös gut eingestellt sind, z.B. mit einem Statin, ASS, evtl. ACE-Hemmer etc.. Von Strophanthin können wir derzeit nichts erwarten. Es gibt *meines Wissens* keine ernsthafte Forschung dazu." (Hervorhebung durch den Autor) Prof. E: "Kurzum, es ist verlassen worden. Dies ist auch der Grund dafür, daß Sie es in der aktuellen Literatur und selbst in modernen Lehrbüchern nicht mehr finden und auch nicht finden sollen." Letztere Aussage erklärt sich vielleicht durch die folgende einzig moderate Antwort, von Prof. F: "In der Kardiologie haben wir uns in den letzten 2 Jahrzehnten fast ausschließlich auf große doppelblinde randomisierte Untersuchungen gestützt und sind verglichen mit der reinen Empirie sicher gut gefahren. Der Nachteil ist, daß solche Untersuchungen ´schweineteuer` sind und deshalb nur finanziert werden, wenn sich das entsprechende Unternehmen unter dem Strich einen Gewinn verspricht."

Die folgenden Fehlbeurteilungen irreführender Kardiologen machen deutlich, wie wichtig es war, das darauffolgende Kapitel über die orale Resorption von g-Strophanthin zu schreiben. Prof. G: "Strophanthin und insbesondere auch g-Strophanthin haben eine schlechte und insbesondere im individuellen Fall nicht vorhersehbare Resorbierbarkeit von 1-5 %. Aus pharmakodynamischen Gründen sind Substanzen mit einer so niedrigen Resorbierbarkeit eigentlich grundsätzlich kontrainiziert. Orale *Digitalis*präparate werden deshalb auch nicht mehr eingesetzt." (Hervorhebung durch den Autor) Prof. H: "g-Strophanthin ist längst generisch zu haben" (wo ?? "wäre" wäre hier richtiger. Anm. d.Autors) "und kostet sehr wenig – außerdem ist es nicht oral applizierbar und damit für eine Langzeittherapie nicht geeignet." Prof. I: "Leider verhindert die schlechte Bioverfügbarkeit des Strophanthins (sowohl als orale als auch als intravenöse Darreichungsform" (wie soll so etwas bei der i.v.-Anwendung möglich sein?) ") und die kurze Halbwertszeit einen breiten klinischen Einsatz des Präparats." Wie schnell doch in Vergessenheit geraten kann, daß die schnelle Abklingquote von intravenösem Strophanthin jahrzehntelang von jedem Mediziner, ob Arzt oder Pharmakologe, als Garantie für die gute Steuerbarkeit und damit relative Ungefährlichkeit im Vergleich zu Digitalis-Präparaten gelobt worden ist. Weiter Prof. I: "Mit Interesse verfolgen wir die Grundlagenforschung zu diesem Thema." (?? Anm.d.Autors) "Ein stärkerer klinischer Einsatz in absehbarer Zukunft ist jedoch wegen o.g. Limitationen nicht zu erwarten." Prof. J: "Es verbleibt die Möglichkeit der intravenösen Applikation, ...im übrigen der oralen Gabe heute verwandter Digoxin- oder Digitoxinpräparate in keiner Weise überlegen." (zu gegenteiliger Studienlage s. S. 38., Agostini et al. 1994 (34) und Qi et al. 2001 (1382)).

Bei solch fundamentalen Wissenslücken sind die Zukunftsaussichten für Angina pectoris- und Herzinfarkt-Patienten schlecht, Prof. K: "Aufgrund der gegenwärtigen Erkenntnisse" (welche ??, Anm. d. Autors) "kann eine Renaissance von Ouabain" (engl. für g-Strophanthin, Anm. d. Autors) "in der klinischen Medizin meines Erachtens nicht erwartet werden." Tragisch, daß der Informationsfluß in der universitären Medizin nur eine Einbahnstraße zu sein scheint, Prof. L: "Bzgl. dem Stellenwert von g-Strophanthin kann ich Ihnen leider nur mitteilen, daß diese Substanz in der Tat derzeit nicht diskutiert wird. Auch auf die Gefahr hin, daß Sie die in der Anlage beigefügten Leitlinien schon haben, wollte ich Ihnen diese gerne schicken.... Vielleicht ist doch noch die eine oder andere Neuigkeit für Sie dabei."

~~~~~~~~~~~~~~~

Im Juni 2006 fragte der Autor bei der Deutschen Gesellschaft für Kardiologie nach ihrer Stellung zu oralem Strophanthin an, verwies auf die ungewöhnlich guten Therapie-Ergebnisse und die Weisung des Gesundheits-Ministeriums an das Bundesamt, die Zulassung für Strodival® zu verlängern und legte den Strophanthin-Artikel aus "Naturheilverfahren" vom Juni 2005 bei, erschienen im Springer Verlag (im Medizinbereich sehr renommiert). Die Antwort des Leiters Prof. Dr. Arnold ist bezeichnend: "...Ich muß Ihnen gestehen, daß ich der falsche Ansprechpartner bin. Ich bin zwar Arzt und Physiologe ... und bin seit 17 Jahren Geschäftsführer der Deutschen Gesellschaft für Kardiologie. Ich bin also kein praktischer Kardiologe, noch bin ich das je gewesen." (findet sich in der Gesellschaft kein Kardiologe oder Pharmakologe ? Anm.d.Autors) "Nur eins weiß ich. daß die Gabe von Strophanthin *bei allem Wissensstand* obsolet ist." (Hervorhebung durch den Autor) "So möchte ich Ihnen nicht eine schroffe Ablehnung mitteilen, sondern bitte Sie, sich gegebenenfalls an die Deutsche Herzstiftung in Frankfurt zu wenden, die sich mehr als meine Gesellschaft den Patienten selbst und daher auch der medizinischen Therapie widmet, als meine rein wissenschaftliche Fachgesellschaft." – Wenn die Deutsche Gesellschaft für Kardiologie für eine kardiologische Frage nicht zuständig ist, wer dann ? Auf ihrer Homepage ist nachzulesen, daß sie Leitlinien nicht nur zur Diagnose, sondern natürlich auch zur Therapie aller Herzerkrankumgen herausgibt, auch zum Akuten Koronar-Syndrom.

Die auf gleiche Weise angeschriebene Deutsche Herzstiftung zitiert als Antwort Prof. Eschenhagen, Institut für experimentelle und klinische Pharmakologie Hamburg, der jedoch nur altbekannte Halb- oder Unwahrheiten widergibt, wie die Beschränkung auf die Indikation Herzschwäche, obwohl er ja gerade auf die Indikation Herzinfarkt hingewiesen wurde, und die angeblich geringe Resorption (siehe nächstes Kapitel), mit der sich angeblich (Zitat:) "keine gleichmäßigen Wirkspiegel erreichen lassen. Falls es erforderlich ist, sind für eine Therapie deshalb ausschließlich Präparate wie Digoxin, Digitoxin oder ihre Abkömmlinge zu empfehlen. Diese Substanzen sind Verwandte des Strophantins" (ohne das zweite "h" geschrieben, was möglicherweise ein Zeichen dafür sein könnte, daß er das Wort "Strophanthin" noch nicht oft gelesen hat, Anmerkung des Autors) "und wirken *in jeder Hinsicht* identisch." (Hervorhebung durch den Autor) "Doch läßt sich die vom Körper aufgenommene Menge sehr viel besser und zuverlässiger steuern." Der letzte Satz stellt die jahrzehntelange Erfahrung mit intravenösem und oralem Strophanthin auf den Kopf. Zu den immensen Unwägbarkeiten der mit gefährlichen Nebenwirkungen verbundenen Digitalis-Therapie siehe Kap. A 13 f). Die recht neue und sich langsam durchsetzende Erkenntnis des gegensätzlichen zellulären Wirkmechanismus von Strophanthin und Digitalis (Stimulation und Hemmung der Natrium-Kalium-Pumpen, siehe Kap. A 15) scheint Prof. Eschenhagen jedenfalls noch nicht realisiert zu haben, was ein Zeichen dafür ist, daß er die beigelegte Lektüre nicht gelesen hat, oder daß möglicherweise nur ein vorformuliertes Statement verwendet wurde. - Eine schöne Pointe wäre es ja gewesen, wenn sich auch die Deutsche Herzstiftung als inkompetent bezeichnet und auf die Deutsche Gesellschaft für Kardiologie verwiesen hätte.

A 13) DIE ANGEBLICH SCHLECHTE ORALE RESORPTION

a) Der Mantel des Schweigens

Zur Beurteilung eines Medikaments gibt es drei Kategorien: 1) Die klinischen, therapeutischen Erfahrungen und 2) die Versuche zu pharmakodynamischen Wirkungen des oralen g-Strophanthins wurden in den Kapiteln A 2-7 und A 8 schon dargestellt. Die Pharmako-Kinetik als dritter Maßstab bezieht sich auf die Art und Weise, Größe und Geschwindigkeit der Resorption (Aufnahme ins Blut), Verteilung im Körper und Ausscheidung. Beim oralen g-Strophanthin gibt es folgende Situation: Es wird unter konsequenter Ausklammerung der außergewöhnlich guten Therapie-Erfolge und der nachgewiesenen beeindruckenden pharmakodynamischen Effekte in der Regel ausschließlich die angeblich ungünstige Pharmako-Kinetik in den Vordergrund gestellt, und zwar nur im Rahmen der offiziell anerkannten Herzglykosid-Wirkungen: g-Strophanthin würde oral und perlingual (= über die Zunge) im Vergleich zu oralen Digitalis-Präparaten nur zu einem kleinen Bruchteil und dazu mit einer großen individuellen Streubreite resorbiert, so daß also Digitalis anzuwenden sei und nicht Strophanthin (Resorption Digoxin >70 %, Digitoxin >90 %). Hierbei stützt man sich einseitig auf sehr spärliches Datenmaterial, wobei die Ergebnisse einer im Gegenteil recht hohen Resorption des oralen g-Strophanthins "unter den Tisch fallen". Dabei sollte allein schon zu denken geben, daß die einen Placebo-Effekt übersteigenden und ausschließenden Erfolge des oralen g-Strophanthins in Therapie und Labor überhaupt erst nach vorausgegangener ausreichender Resorption möglich sind. Die behauptete Gefährdung aufgrund von Resorptions-Schwankungen wird sogar durch die Studien, die zur Darstellung der niedrigen Resorption zitiert werden, aber eine geringe Streubreite der Blutwerte zeigen, deutlich widerlegt. Auch die umfangreichen praktischen Erfahrungen zeigen eine im Vergleich zu Digitalis-Präparaten außerordentlich gute Verträglichkeit des oralen g-Strophanthins. Resorptions-Schwankungen hätten also, wenn sie vorhanden wären, keinen negativen Einfluß auf die konkrete Wirkung beim Patienten. Zu den immensen Resorptions-Schwankungen bei Digitalis s. Kap. A 13 f).

Tatsächlich ist der Mantel des Schweigens über dem oralen g-Strophanthin so dicht, daß der Hinweis auf die ungünstige Resorption das einzige ist, was man über dieses Mittel normalerweise erfahren kann. Ärzte und Medizinstudenten erhalten im Rahmen der offiziellen Ausbildung in aller Regel keine darüber hinausführenden Informationen. Es wird höchstens noch auf die "Erdmann-Studie" (Kap A 8 b) verwiesen, die als einzige von vielen eine Unwirksamkeit des Mittels behauptet.

Aus diesem Grunde ist es notwendig, sich einmal besonders intensiv auf das Thema Resorption einzulassen und die wenigen Veröffentlichungen zur Resorptionsfrage des g-Strophanthins beim Menschen kritisch und im Detail zu beleuchten. Die Ausführlichkeit und die akribische Präzision hierbei sind notwendig aufgrund der negativen Erfahrung mit der voreingenommenen Anti-Strophanthin-Haltung in der medizinischen Presse. Die Mühe lohnt sich, denn dabei wird sich zeigen, daß sowohl die Methodik und die Ergebnisse einiger Studien als auch ihre einseitige Präsentation - neutral formuliert - grundlegend fehlerhaft sind.

...die Stimulation der Na-K-Pumpe erfordert keine hohe Resorption...

Vorweg soll darauf hingewiesen sein, daß für die vom offiziellen Anwendungsgebiet "DER" Herzglykoside abweichende Indikation des oralen g-Strophanthins (Angina pectoris / Herzinfarkt) ein Erreichen eines hohen Blutspiegels, der für die Indikation der schweren Herzinsuffizienz notwendig wäre, gar nicht das Ziel ist, da hier gerade die niedrigen Konzentrationen von g-Strophanthin erwünscht sind, die am Rezeptor, der Natrium-Kalium-Pumpe, den genau entgegengesetzten Effekt hervorrufen wie hohe Konzentrationen, worüber in Kapitel A 8 a und 15) ausführlich berichtet wird.

Schon äußerst geringe Strophanthin-Mengen können wirksam sein, vergl. S.59: Herzmuskel-Zellkulturen reagieren auf sehr geringe Konzentrationen von g-Strophanthin, nämlich 0,1 NanoMol = ca. 0,06 Nanogramm pro Milliliter (ng / ml) (nano = milliardstel) mit einer signifikanten Steigerung der Fettsäure-Oxidation (438-39). (Zur Erklärung der Maßeinheit "Mol" s.S.149) Die hier und in einigen anderen Studien (z.B. 51, 426, 1646, 1396, s.S. 50 Mitte, 61 unten, 151 unten) verwendete Konzentration des g-Strophanthins in beiden Studien ist nur ca. einhalb bis ein Fünftel so groß wie diejenige, die Prof. Greeff nach Gabe von Strodival® im Blut gemessen hat (564), was weiter unten berichtet werden wird. Prof. Greeff maß 0,1 bis 0,3 ng / ml, wobei der niedrigste gemessene Wert gleichzeitig die Sensibilitäts-Grenze der verwende-ten Meß-Methode darstellt. Dies bedeutet, daß auch in der Zeit vor und nach dem Zeit-raum, in dem die oben genannten Werte gemessen werden, die Blutkonzentrationen von g-Strophanthin im Bereich der von Riehle verwendeten noch wirksamen Konzentratio-nen liegen müssen. In der erstgenannten Studie (438) hat sogar die nochmals 1000-fach geringere Konzentration von 0,1 PikoMol = 0,06 Pikogramm / Milliliter (piko = billionstel) von g-Strophanthin eine reproduzierbare Wirkung. Diese Konzentration ist so gering, daß man sie zwar durch entsprechende Verdünnung einer bekannten Menge herstellen, aber mit keiner derzeitigen Meßmethode nachweisen kann. Und sogar die nochmalige Verdünnung um das Hundertfache (1 FemtoMol, femto = billiardstel) zeigt – zwar nicht mehr regelmäßig – Wirkung. Lopatina et al. 2005 (1415) berichten gar von einer Wirkung von 0,1 FemtoMol k-Strophanthin (Stimulation der Na-K-Pumpe). Zu beachten ist auch, daß in einigen Studien die geringere Dosis von g-Strophanthin den größeren Effekt hervorrief, s.S. 50 oben, 51 oben, 56/57, 58 oben, 60 unten, 61 oben, 153 oben.

Gustav Schimert jr. (siehe S. 12) wußte schon 1947, daß von Strophanthin nur sehr geringe Mengen notwendig sind: Zitat aus (21), S.489, den Effekt der Verringerung des Sauerstoff-Verbrauchs betreffend: "Es zeigte sich dabei, daß dieser Effekt in Bezug auf den Sauerstoff-Verbrauch des Herzens schon bei außerordentlich kleinen Dosen eintritt." S.489: "Besteht also noch keine manifeste Insuffizienz, so werden kleinste Strophanthinmengen genügen, um diese ungünstigen energetischen Veränderungen im Stoffwechsel des Herzens günstig zu beeinflussen." S.490: "Wesentlich ist dabei, daß die Dosenfrage richtig erkannt wird. Liegt keine Insuffizienz vor, so hat sich die Dosierung in sehr niedrigen Grenzen zu halten. Ist die Insuffizienz eingetreten, so wird man zur Erzielung eines dynamischen Effektes zu den sonst üblichen Dosen greifen müssen."

Dies ist der Rahmen für den folgenden Nachweis, daß das orale g-Strophanthin doch erstaunlich gut resorbiert wird.

...die hohe Wasserlöslichkeit von Strophanthin kein generelles Handicap...

Die in etlichen Publikationen geäußerte Meinung, g-Strophanthin könne wegen seiner polaren Molekül-Struktur und seiner deswegen wasserlöslichen (hydrophilen) Natur wesentlich schlechter als fettlösliche (lipophile) Substanzen biologische Zellmembranen durchwandern und deswegen im Magen-Darm-Trakt nur spärlich resorbiert werden, sollte schon deswegen als fragwürdig erscheinen, weil auch die wasserlöslichen Vitamine und andere Substanzen vom menschlichen Darm sehr gut resorbiert werden können. Und auch wenn Kapillarwände etwas anders aufgebaut sind als die Darmschleimhaut, sollte man bedenken, daß intravenöses g-Strophanthin in der Notfallmedizin bei akutem Herzversagen bis nach 1992 angewendet wurde, weil es von allen Herzglykosiden am schnellsten wirkt (544), vergleiche S. 39. Um an seinen Wirkort zu gelangen, muß das g-Strophanthin natürlich erst einmal aus den Blutkapillaren zu den Herzmuskel-Zellen vordringen. Die Kapillarforschung (545) bestätigt, daß g-Strophanthin problemlos schnell die Kapillarwand zu diffundieren vermag.

Zitat aus Rolf Krebs: "Klinische Pharmakologie der Herzglykoside" (622), S.82: "Die in vitro (im Laborversuch, Anm.d.Autors) an isolierten Herzteilen gefundene Abhängigkeit der Glykosidaufnahme von der Lipophilie der Substanz (775-77) konnte in vivo (im lebenden Organismus, in diesem Fall des Meerschweinchens, Anm.d.Autors) nicht bestätigt werden (771)." Siehe Abbildung:

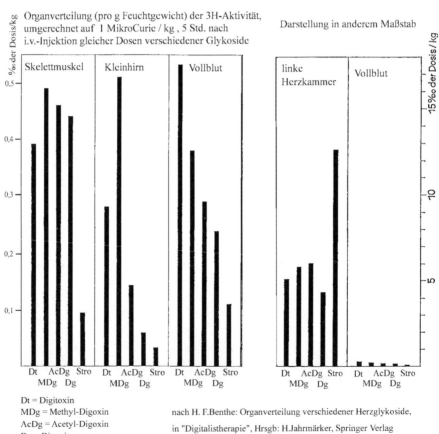

Dt = Digitoxin
MDg = Methyl-Digoxin
AcDg = Acetyl-Digoxin
Dg = Digoxin
Stro = g-Strophanthin

nach H. F.Benthe: Organverteilung verschiedener Herzglykoside, in "Digitalistherapie", Hrsgb: H.Jahrmärker, Springer Verlag Berl.- Hdlbg.- N.Y. 1975, Seiten 19-35, auf S.23

Forsetzung des Zitats: "Im Gegenteil fand sich in vivo (771) sogar das umgekehrte Verhalten, indem von allen untersuchten Glykosiden (Strophanthin, Digoxin, ß-Acetyldigoxin, ß-Methyldigoxin, Digitoxin) das am wenigsten lipophile Strophanthin die absolut höchsten Konzentrationen pro Gewebeeinheit (im Herzen, Anm.d.Autors), sowie die höchste Menge in Prozent der gegeben Dosis aufwies."

Zu denken geben sollte der zwei- bis dreifache Gehalt an g-Strophanthin im Herzmuskel bei gleichzeitig niedrigem Blutspiegel. Dieser allein sagt also über die Wirkung der Substanz wenig aus. Nebenbei: Auch im Fettgewebe erreicht das nicht fettlösliche g-Strophanthin die mit Abstand größte Konzentration (771, in der Studie nicht abgebildet) Auch bei Grope 1978 (651) nimmt das Fettgewebe des Meerschweinchens g-Strophanthin um ein Vielfaches mehr auf als Digoxin und Digitoxin.

Prof.Wolfgang Forth und Mitarbeiter, die beim Meerschweinchen eine mehr als doppelt so hohe Resorption des g-Strophanthins im Vergleich zu Digoxin finden (s.S. 114/115), sagen, Zitat aus (659), S.207: "Das Ergebnis besagt, daß die Polarität, d.h. die Lipoidlöslichkeit, nicht die einzige maßgebende Eigenschaft der Glykoside für die Resorption ist." Auch bei etlichen direkten Untersuchungen der Resorption, die in Kap A 13 d) ausführlich vorgestellt werden, konnte das gängige Vorurteil der schlechten Resorbierbarkeit von g-Strophanthin wiederholt widerlegt werden, so daß Fritz Lauterbach, einer der führenden Wissenschaftler auf diesem Gebiet, im einschlägigen Kapitel des anerkannten 'Handbook of Experimental Pharmacology' (778) zu folgendem Schluß kommt, vom Autor übersetztes Zitat S. 131: "Entgegen einer weitverbreiteten Meinung kann die Resorption der Herzglykoside im Darm nicht nur mit Diffusion erklärt werden. Vielzählige mit dieser Theorie nicht übereinstimmende Ergebnisse sind publiziert worden. Weder die (umgekehrte) Beziehung zwischen Polarität und Resorptionsrate noch die Unabhängigkeit der Resorptionsrate von der Konzentration im Darm ... sind generell gültig."
F.Lauterbach nimmt in (780) einen zusätzlichen aktiven Transportmechanismus an, so daß Zitat S.258: "... die potentielle Wirksamkeit solcher Glykoside bei enteraler Applikation in hohen Konzentrationen stark unterbewertet werden kann."

Als weitere Bestätigung ein Zitat des Wissenschaftlers H.Reinert (675), S.6: "Auch die Annahme, daß die Lipoid- oder Wasserlöslichkeit der Herzglykoside für die Resorption eine Rolle spielen könnte, ist nicht zutreffend."

Und noch ein Argument, um möglicherweise medizinisch vorgebildete LeserInnen dem Lehrbuchwissen über orales Strophanthin gegenüber skeptisch zu stimmen: 1968 untersuchten S.Dutta und Mitarbeiter von der Ohio State University die Verteilung von sechs Herzglykosiden innerhalb der Zellen im Herzmuskel (518). Zu erwarten wäre bei der angeblich schlechten Membrangängigkeit (Permeabilität) des g-Strophanthins ein wesentlich geringerer Gehalt im Zellinneren. Doch die Untersuchung mittels radioaktiver Markierung ergibt, daß g-Strophanthin in erheblichem Maß und sogar noch mehr als Digoxin innerhalb der Zellen aufzufinden ist, vergleiche S.174/175.

Dies sei den eigentlichen Ausführungen vorausgeschickt, um eventuell vorhandene Vorurteile zu entkräften.

...Erklärung der Nachweismethode mit Antikörpern...

Da die Herzglykoside nur in äußerst geringen Konzentrationen im Körper vorkommen, entziehen sie sich dem direkten chemischen Nachweis. Prof. Kurt Greeff, als Leiter des Pharmakologischen Instituts der Universität Düsseldorf die führende Herzglykosid-Autorität im Zeitraum der Resorptionsstudien in den Siebziger Jahren, auf dessen Publikationen man sich bei der Ablehnung des oralen g-Strophanthins hauptsächlich beruft, verwendete zur Bestimmung dieser Substanz im Blut und im Urin eine indirekte, die sogenannte Radio-Immuno-Assay-Methode (RIA).

Hierbei wird der entnommenen Probe eine gewisse Menge radioaktiv markiertes g-Strophanthin zugesetzt. Diese Mischung wird dann mit spezifischen Antikörpern gegen g-Strophanthin zusammengebracht, die das radioaktiv markierte wie das unmarkierte Strophanthin gleichermaßen binden. Aus dem Verhältnis der radioaktiven Strahlung dieser Antikörper zu der Strahlung von Antikörpern, die Kontakt mit einer reinen Lösung radioaktiv markierten g-Strophanthins hatten, kann man die Strophanthin-Konzentration der Probe errechnen.

Diese Methode hat den Vorteil, daß der Versuchsperson die Strahlenbelastung erspart bleibt, da der Kontakt mit der radioaktiven Substanz erst außerhalb des Körpers stattfindet. Die verwendeten Antikörper sollen so spezifisch sein, daß sie auf Metaboliten, das heißt auf g-Strophanthin, welches im Körper stoffwechselbedingt in einen unbekannten g-Strophanthin-Metaboliten umgewandelt wurde, wahrscheinlich nicht oder nur unzureichend reagieren. Da sich aber g-Strophanthin im Labor als sehr stabil darstellt, wurde die RIA-Methode zur Messung der g-Strophanthin-Resorption als zulässig angesehen. Zitat von Prof. Greeff in (567), S.137: "Von g-Strophanthin ist trotz umfangreicher chemischer Analysen bisher kein biologischer Metabolismus bekannt."

Prof. Greeff und Mitarbeiter veröffentlichten in einer Studie von 1974 (564) den Blut- und Uringehalt nach intravenöser Gabe von g-Strophanthin (0,5 mg) sowie nach oraler bzw. perlingualer Verabreichung (8 mg Purostrophan® oral, 6 mg Strophoral® oral bzw. perlingual, 6 mg Strodival® perlingual). Von diesen Mitteln ist heute nur noch das Strodival® im Handel. Es existieren weitere Publikationen von Prof. Greeff als alleinigem Autor in den darauffolgenden Jahren, die aber alle nur teilweise das Material der ersten Studie referieren und keine neuen Ergebnisse enthalten (565-568). Die Formulierung "und Mitarbeiter" oder Entsprechendes ("et al.") wird bei der häufigen weiteren Erwähnung der Studie von 1974 aus Gründen der Lesbarkeit nicht wiederholt werden.

A 13 b) Kritik an der Untersuchung der Blutkonzentrationen (biologische Verfügbarkeit)

Das folgende Kapitel geht zum Teil sehr ausführlich in wissenschaftliche Details hinein. Denjenigen LeserInnen, die an einer ausführlichen Darstellung des Themas bis in die Details hinein nicht interessiert sind, sei mitgeteilt, daß sich am Ende des Kapitels eine kurze Zusammenfassung befindet, die natürlich nur einen relativ oberflächlichen Einblick vermitteln kann.

In der Greeff'schen Studie (564) finden sich bei der Messung der Blutkonzentrationen mit der Antikörper-Methode (siehe linke Seite) nach Gabe von 6 mg perlingualem Strodival® durchschnittlich knapp 0,2 Nanogramm pro Milliliter (ng / ml) und ein Höchstwert von 0,3 ng / ml. Diese Werte liegen unterhalb eines von Prof. Greeff vermuteten therapeutischen Schwellenwertes, der in (565) mit 0,5 ng / ml angegeben wird. (Nanogramm = Milliardstel Gramm) Die neue Erkenntnis, daß und wie auch geringste Mengen von g-Strophanthin wirken können (Stimulation der Natrium-Kalium-Pumpe), war damals noch nicht bekannt (Kap. 8 a) und 15 b).

Prof. Greeff war an den damaligen sehr intensiven Auseinandersetzungen um das orale g-Strophanthin, die er in seiner Studie (564) einleitend erwähnt, unmittelbar beteiligt, zum Beispiel als Teilnehmer und Redner beim "Heidelberger Tribunal" (s. Kap. C 2). Doch obwohl eine Wirkung in den ersten 5-15 Minuten nach Gabe des Mittels von zentralem Interesse war, beginnen die Meßzeitpunkte der Studie erst eine Stunde nach perlingualer Gabe von Strodival® bzw. Strophoral® und erst 2 Stunden nach der oralen Gabe von Strophoral® bzw. Purostrophan®.

Auf den berechtigten Vorwurf der Strophanthin-Befürworter, es sei zu spät gemessen worden, entgegnete niemand anderes als Prof. G.Schettler in dem oben erwähnten Artikel im "Deutschen Ärzteblatt" vom 14.4.1977, S.2755 mit einer plumpen Unwahrheit ohne weitere Begründung: "Dies ist schlichtweg falsch." Daß Prof. Schettler hier selbst schlichtweg "falsch liegt", geht auch aus einer Doktorarbeit von Heinz-Peter Erdle (575, siehe auch 574) aus dem Jahre 1979 hervor, die darüber hinaus in scharfem Gegensatz zu den Greeff'schen Ergebnissen steht, aber von der Pro-Strophanthinseite leider zu wenig beachtet wurde. Zitat S.976: "Die nicht zur Ruhe kommende Diskussion über die orale bzw. perlinguale Anwendung von g-Strophanthin gab Veranlassung, die Resorption dieses herzwirksamen Glykosids noch einmal bei perlingualer Applikation zu untersuchen. Von den Befürwortern der perlingualen Anwendung von g-Strophanthin wird geltend gemacht, das Präparat werde nach Aufbringen auf die Zunge sehr rasch resorbiert, und dementsprechend ließen Bestimmungen der Plasmakonzentrationen nach 1 bis 2 Stunden keine Schlußfolgerungen auf die maximal erreichten Konzentrationen zu. ... Um dem Einwand zu begegnen, eine rasche Resorption sei bisherigen Untersuchern entgangen, entnahmen wir bei unseren Versuchen Blutproben bereits 1, 3 und 6 Minuten nach Applikation von g-Strophanthin." Es wurde auch nach 2, 4, 5, 15 und 30 Minuten und nach 1, 2, 6, 10, 24 und 48 Stunden gemessen. Die Herstellung und Anwendung der in der Erdle-Arbeit verwendeten Paste, die das radioaktiv markierte g-Strophanthin enthielt, wurde so vorgenommen, daß ihr Auftragen auf die Zunge so genau wie möglich der Einnahme einer Strodival spezial®- Zerbeißkapsel (6 mg) entsprach (575). Aus diesem Grund ist es sinngemäß zulässig, von einer Verwendung von Strodival® in der Erdle-Arbeit zu sprechen.

Nach einmaliger perlingualer Gabe von jeweils 6 mg g-Strophanthin (Strodival®) kommen die beiden Studien zu extrem unterschiedlichen Ergebnissen bezüglich der Blutkonzentrationen. Bei Prof. Greeff erreichen sie nach 2-4 Stunden die Höchstwerte und fallen danach kontinuierlich ab, bis die meisten nach 8 Stunden die Nachweisbarkeits-Grenze unterschreiten:

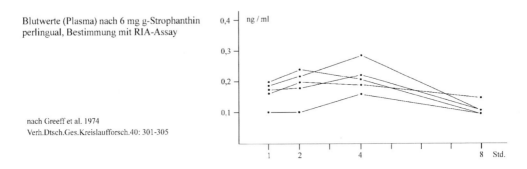

Blutwerte (Plasma) nach 6 mg g-Strophanthin perlingual, Bestimmung mit RIA-Assay

nach Greeff et al. 1974
Verh.Dtsch.Ges.Kreislaufforsch.40: 301-305

In der Studie von Heinz-Peter Erdle stellt sich etwas vollkomen anderes dar, siehe Abbildung:

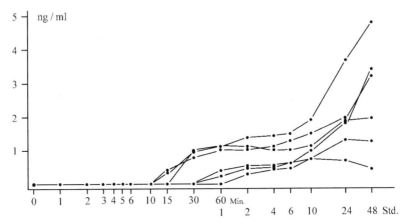

Blutwerte (Plasma) nach 6 mg g-Strophanthin perlingual, Bestimmung mit radioaktiver Markierung
nach 575) = H.P.Erdle, Dissertation Heidelberg 1979 (auch in Dtsch Med Wschr 104: 976-79, 1979)

Abgesehen davon, daß eine hohe Invasionswelle um die dritte Minute herum nicht gefunden werden konnte, die Prof. Manfred von Ardenne, der sie in die Diskussion eingebracht hatte, in späteren Untersuchungen selbst nicht reproduzieren konnte, sieht man, daß die meisten Meßkurven schon in der ersten Stunde (in der Prof. Greeff gar nicht gemessen hat) deutlich oberhalb der Greeff'schen Höchstwerte liegen. Ab der 4.- 6.Stunde fallen sie nicht etwa ab, sondern steigen alle deutlich an und "tummeln" sich über viele Stunden meist weit oberhalb des von Prof. Greeff angegebenen (565) therapeutischen

Schwellenwertes von 0,5 ng / ml. Nach 10-24 Stunden, als bei Prof. Greeff die Nachweisbarkeitsgrenze längst wieder unterschritten war, steigen bei fünf der sechs Versuchspersonen die Werte zum Teil noch steiler an. Und sogar zwischen der 24. und der 48. Stunde klettern drei Kurven zum Teil immer noch steiler nach oben, zwei bleiben ungefähr gleich, nur eine fällt wieder ab, immer noch im wirksamen Bereich bleibend. Dieser Patient litt während der Untersuchung an Durchfall. Besonderes Augenmerk verdient eine der drei "Spätzünder", die anfangs an fünfter Stelle zurücklag, zwischen der zweiten und vierten Stunde minimal abfiel und sich danach noch bis weit nach oben "emporkraxelte". Doch leider werden die Messungen über 48 Stunden hinaus nicht weitergeführt; der weitere Verlauf der Meßwerte wäre von höchstem Interesse gewesen. Denn die steil ansteigenden Kurven, die im Text als "unerwartet" und "überraschend" bezeichnet wurden, machen jeden nur denkbaren weiteren Verlauf möglich: ein Verbleiben auf hohem Niveau, einen rapiden Abfall (möglicherweise waren die Meßwerte zwischen der 24. und der 48. Stunde sogar noch höher und sind am Ende des Diagramms bereits auf dem Weg nach unten) oder ein weiteres Steigen.

Die im Zeitraum von 48 Stunden nach perlingualer Gabe von radioaktiv markiertem g-Strophanthin ermittelten Blut-Konzentrationen, die alle voll im wirksamen Bereich liegen und im Höchstwert das Neunfache des therapeutischen Schwellenwertes erreichen, sind nicht anders als höchst erstaunlich zu bezeichnen. Sie sind ein sehr starkes Indiz für eine ausreichende Resorption des g-Strophanthins über den Verdauungsweg beim Menschen.

...niemals zitiert worden...

Tatsache ist, daß die Blutwerte der Erdle-Studie, welche die mehr als ausreichende Resorption des oralen / perlingualen Strophanthin eindeutig belegen, im Text der Studie eher "schlechtgeredet" wurden. Dies betrifft in verstärktem Maße die Präsentation der Erdle'schen Doktorarbeit als Artikel von H.-P.Erdle, K.-D.Schultz, E.Wetzel und Prof. F.Gross (Doktorvater) in der "Deutschen Medizinischen Wochenschrift" (574). In beiden Publikationen wurden angeblich negative Aspekte der Meßwerte im Urin (im nächsten Kapitel besprochen) "nach vorne gestellt" und damit eine weitere übliche kategorische Ablehnung des oralen g-Strophanthins begründet. Die eiserne Regel, daß von der offiziellen Pharmakologie bezüglich der oralen g-Strophanthin-Therapie nur angeblich negative Gesichtspunkte verbreitet und positive Fakten nicht mitgeteilt werden, zeigt sich auch hier: Die Blutwerte der Erdle-Arbeit werden später nie wieder erwähnt.

Es gibt außer der Erdle-Arbeit nur noch zwei weitere Studien zum Thema Resorption des oralen g-Strophanthins beim Menschen, die eine radioaktive Markierung verwenden. Marchetti et al. 1971 dokumentieren in einer aufwendigen und sorgfältigen Studie (577) an 21 Versuchspersonen Blutwerte des g-Strophanthins, die in den gemessenen 24 Stunden nach oraler Gabe von therapeutischen Dosen (3,5 Milligramm, 7 und 10,5 Milligramm pro 70 kg Körpergewicht) als Bestätigung der Erdle-Studie ausnahmslos weit im wirksamen Bereich liegen und z.T. sogar noch höher als die Blutwerte bei Erdle sind. Aber auch dieser einwandfreie Beleg einer ausreichenden Resorption ist in der wissenschaftlichen Literatur niemals zitiert worden.

Auch im "Handbook of Experimental Pharmacology" (581), einem Werk mit umfassendem Informationsanspruch, findet sich im über tausendseitigen Band 56 (I+II), "Cardiac Glykosides" (Herzglykoside), kein einziges Wort über die überaus bemerkenswerten Blutwerte der Studien von Erdle und Marchetti, obwohl andere Aspekte aus diesen beiden Studien zitiert werden. Herausgeber dieses Bandes und Autor des Kapitels über Strophanthin (582) ist Prof. Greeff. (Co-Autor des Kapitels ist K.E.Wirth)

...verabreichte Radioaktivitätsmenge unterhalb der Nachweisbarkeits-Grenze...

Prof. Greeff präsentiert dort den LeserInnen jedoch etwas ganz anderes, und zwar die Studie von Lahrtz, Sattler und van Zwieten (642): Es wurden 3 Versuchspersonen nur je 0,04 mg g-Strophanthin gegeben, weniger als ein Hundertstel der Dosis bei Greeff und Erdle. Diese sogar für intravenöse Verhältnisse ungewöhnlich niedrige Dosis weit unterhalb des oralen therapeutischen Bereiches wurde in 100 ml Wasser gelöst und somit in viel zu geringer Konzentration gegeben. Dazu wird keine Aussage darüber gemacht, ob auf nüchternen Magen verabreicht wurde oder nicht. Darüberhinaus ist in der Studie die Information versteckt, daß allein schon die verabreichte Radioaktivitätsmenge unterhalb der Nachweisbarkeits-Grenze lag, daß also die Messung eines Effektes im Blut von vornherein ausgeschlossen war. Dies hätte sogar für die intravenöse Gabe dieser Menge gegolten. Umso weniger konnte man bei oraler Verwendung ein Ergebnis erwarten. Dies tritt im Text der Studie nicht zutage, im Gegenteil, den "schwarzen Peter" bekommt das Strophanthin. Zitat S.215: "Die unsichere bzw. fehlende Wirkung von oral verabreichtem g-Strophanthin ist in der Klinik empirisch festgestellt worden." (Kein Kommentar, siehe Kap. A 2) "Es schien uns wichtig, die Radioaktivität im Serum nach oraler Gabe von einer wäßrigen g-Strophanthinlösung bei einigen Probanden zu bestimmen. In dem Serum der untersuchten Probanden, denen jeweils 1 mikroCurie 3H-g-Strophanthin / kg Körpergewicht (gelöst in 100 ml Wasser) verabreicht wurde, konnte bis zu 48 Stunden nach der Verabfolgung des Pharmakons keine Radioaktivität festgestellt werden. Bei der verwendeten Meßmethodik lag die untere Grenze der Nachweisbarkeit bei etwa 0,01 mikroCurie / ml Serum." Aus der im Text angegebenen Dosis von 70 mikroCurie Radioaktivität und bei angenommenen 5 Litern Blutmenge kann man die Richtigkeit der obigen Kritik leicht errechnen. Marchetti hatte in seiner Studie schon 1971 hierauf hingewiesen. Da Prof. Greeff bei der Präsentation der Lahrtz-Studie im "Handbook of Experimental Pharmacology" die Dosisangabe ausläßt, ergibt sich bei gleichzeitigem Nicht-Mitteilen der Blutwerte aus den Studien von Erdle und Marchetti ein vollkommen falsches Bild: Vom Autor übersetztes Zitat aus Band 56 II, S.59: "Lahrtz und Mitarbeiter (642) konnten keine Radioaktivität im Serum von Patienten messen, die radioaktiv markiertes g-Strophanthin oral und intraduodenal bekamen." Daß diesen Patienten auch "intraduodenal" (in den Zwölffingerdarm) verabreicht worden sei, ist nicht zutreffend, denn dies wurde in der gleichen Studie an Katzen gemacht. Diese Angabe läßt das g-Strophanthin allerdings in noch schlechterem Licht erscheinen.

Was sind die Ursachen für die gravierenden Unterschiede bei den Blutwerten in den Studien von Greeff (564) und Erdle (575) ? Strophanthin hat bei oraler Anwendung die Eigenart, daß es relativ langsam über die Darm-Schleimhaut ins Blut aufgenommen, dann aber im Körper recht schnell verteilt wird (576). Es kommt dabei nicht nur auf die Höhe der Dosis an, sondern auch auf deren Konzentration. Schon in den dreißiger Jahren wurde entdeckt, daß man mit gleichen oralen Strophanthinmengen in verschiedenen Verdünnungen auch verschieden starke Wirkungen erzielt (687). Aus diesem Grund sollte bei der perlingualen Aufnahme des Strophanthins unmittelbar vorher aller Speichel verschluckt werden, damit es zu keiner Verdünnung kommt. In den beiden diskutierten Arbeiten wurde zwar die gleiche therapieübliche Dosis von 6 mg verabreicht, aber bei Erdle in 6-prozentiger und bei Greeff in 3-prozentiger Konzentration. Die 6-prozentige Form entspricht dem Präparat Strodival spezial®, einer optimierten Weiterentwicklung des Strodival®, für die schon 1971, also 3 Jahre vor der Greeff'schen Studie, nachgewiesen wurde, daß der Effekt bei gleicher Dosis verdoppelt wurde (106, 115). Doch die grundverschiedenen Ergebnisse der Erdle-Studie mit ihren im Durchschnitt ungefähr zehnfach höheren Blutwerten über viele Stunden lassen sich wahrscheinlich nur durch eine Verdoppelung der applizierten Konzentration nicht erklären. Also dürfte es noch weitere Faktoren geben, zumal in der Studie von Marchetti et al. (577) mit ihren mindestens genauso hohen Blutspiegeln wie bei Erdle die Konzentration des eingenommen Strophanthins noch geringer als in der Studie von Prof. Greeff war.

Eine mögliche Erklärung dafür, daß die Meßkurven bei Erdle "zu so später Stunde" wieder ansteigen, ist die, daß die Zungenschleimhaut den größeren Anteil des Strophanthins festhält und erst verzögert ins Blut übertreten läßt (trap-effect). Das gleiche gilt möglicherweise auch für die Darmwand, da bei perlingualer Gabe ein mehr oder weniger großer Teil schließlich auch verschluckt werden könnte. Während Digitoxin und auch Digoxin fettlöslich (lipophil) sind, ist Strophanthin sehr stark wasserlöslich (hydrophil). Das bedeutet, daß einerseits die Passage des Strophanthins durch die lipoid-haltigen Zellwände (jedenfalls nach oft veröffentlichter Meinung) sehr langsam erfolgt, andererseits die Verteilung aus dem Blut in die wäßrigen Zwischenzellräume und die Anlagerung an die Zellwände im gesamten Körper sehr schnell geschieht, wie man an den steil abfallenden Kurven nach intravenöser Gabe sieht. Dies wird durch die im Vergleich zu den Digitalisstoffen nur geringfügige Bindung an die Bluteiweiße begünstigt. Die anfangs rasante Verteilung wird später umso langsamer, je voller die Depots im Körper werden. Möglicherweise hält auch die Leber aus dem Darm anflutendes Strophanthin zurück.

Auch bei waagerechten Kurvenverläufen muß es einen permanenten Einstrom ins Blut geben, da von Anfang an schon ständig Strophanthin ausgeschieden wird (577) und die Werte ansonsten abfallen würden. Für eine späte Resorption aus der Darmwand ins Blut könnte auch die Studie von Marchetti und Mitarbeitern (577) sprechen, die im Tierversuch bei oraler Gabe von radioaktiv markiertem g-Strophanthin nach 1, 5 und auch noch nach 15 Stunden in der Darmwand einen mehrfach höheren Strophanthingehalt als in allen anderen Organen fanden. Dieser stieg von der 5. bis zur 15. Stunde meist sogar noch an. Leider gab es keine weiteren Meßzeitpunkte.

Eine andere mögliche Erklärung für den späten hohen Anstieg der Blutplasma-Radioaktivität ist eine Rückresorption des Strophanthins aus dem Körpergewebe ins Blut. Dann hätte sich aber laut Erdle die Verteilungsgeschwindigkeit des nun im Blut zirkulierenden Strophanthins wesentlich verringern müssen, wie er aus den Kurvenverläufen schlußfolgert. Zitat aus der Erdle-Arbeit, S.27: "Dies ließe jedoch auf eine Veränderung des Strophanthinmoleküls rückschließen. Der Nachweis eines abgewandelten Strophanthinmoleküls wäre dann aber mittels spezifischer radioimmunologischer Methoden nicht mehr oder nur noch unzulänglich möglich, wie es bereits von Verspohl beschrieben wurde (583)." Verspohl entwickelte 1973 in einer Doktorarbeit (583, Doktorvater: Prof. Greeff) die RIA-Methode unter anderem für g-Strophanthin (siehe S. 90). Damit wären die niedrigen Blutwerte der Greff-Studie erklärbar.

In der Erdle-Arbeit wurde mit radioaktivem Wasserstoff (Tritium) markiertes g-Strophanthin verwendet, eine direkte Nachweismethode, mit der auch chemische Veränderungen, die die markierten Moleküle im Körper erfahren könnten, erfaßt werden. (Insofern nicht zufällig das im Strophanthin-Molekül plazierte radioaktive Wasserstoffatom betroffen ist, was jedoch gerade deswegen ausgewählt wurde, weil eine Metabolisierung an dieser Position unwahrscheinlich ist.)

Und genau dies ist ein weiterer möglicher Grund für die große Diskrepanz zwischen den Ergebnissen der beiden Studien. Möglicherweise kann das prinzipiell sehr stabile g-Strophanthin-Molekül doch im Körper des Menschen zu unbekannten Metaboliten verstoffwechselt werden, die mit der RIA-Methode nicht zu messen sind. Erdle und Mitarbeiter weisen ausdrücklich auf diese Möglichkeit hin. Das abgewandelte g-Strophanthin kann möglicherweise ebenfalls wirksam sein, wie es bei anderen Herzglykosiden auch der Fall ist. So gibt es Metaboliten von Digoxin und Digitoxin, die sogar noch stärker wirksam sind als die Ursprungs-Substanzen (576). Leider wurden die Blutproben nicht auf Metaboliten untersucht.

Denkbar ist auch, daß beide Faktoren gleichzeitig zutreffen: Eine langandauernde Resorption aus dem Zungen- und Darmgewebe und eine Rückresorption eines chemisch veränderten Strophanthins.

... eine klassische Zwickmühlenposition...

Falls es tatsächlich nur diese beiden Erklärungsmöglichkeiten gibt, ergibt sich eine klassische Zwickmühlenposition: Wenn Strophanthin im Körper in relativ großen Mengen chemisch verändert werden kann, entbehrt die von Prof. Greeff verwendete RIA-Methode der Grundlage, da ihr die möglicherweise wirksamen Metaboliten entgehen. Wenn es keine Metaboliten im größeren Umfang gibt, sprechen die Blutkonzentrations-Kurven der Erdle-Arbeit für einen langanhaltenden Einstrom aus dem Verdauungstrakt ins Blut und somit für eine wesentlich höhere Resorption als diejenige der Greeff-Studie. Außerdem blieben dann deren niedrigen Blutwerte unerklärt. An dieser Stelle sei vorweggenommen, daß es in der Arbeit von Verspohl 1973 (583), ein Doktorschüler von Prof.Greeff, eine extreme methodische Anomalie gibt (siehe Kap. A 13 g), die kein gutes Licht auf die Studien von Prof. Greeff wirft.

Die Suche nach Strophanthin-Metaboliten

Einen direkten Beweis für ein chemisch verändertes g-Strophanthin gibt es in der Erdle-Studie allerdings nicht: Erdle kann im Urin des ersten Tages keine Metaboliten feststellen. Für weitere Untersuchungen an den folgenden Tagen sind die Mengen zu klein. Dies ist auch in der Studie von Lahrtz et al. (642) (s.o., S. 94) verständlicherweise der Fall. Marchetti hat in Vorversuchen zu seinen Meerschweinchen-Experimenten g-Strophanthin, welches 15 Stunden lang bei 37 Grad Celsius mit Kot, Urin, Galle sowie verschiedenen Gewebepräparaten vermischt war, unverändert vorgefunden, allerdings die Proben des eigentlichen Experiments leider nicht untersucht. Die schon obligatorisch zu nennende Untersuchung auf Metaboliten, die von allen anderen Autoren berücksichtigt wurde, ist in der Greeff'schen Arbeit unterblieben.

In fast allen Arbeiten über intravenöses g-Strophanthin konnten keine chemischen Abwandlungen nachgewiesen werden (644-49). Greeff (564) hat dies auch nach i.v.-Gabe nicht untersucht. Lediglich Kramer (650) fand Metaboliten im Harn, die er zwar für kristallisiertes, aber unverändertes Strophanthin hielt, dies aber nicht näher belegte. Wichtig war die Studie von Selden 1974 (584), in der dieser nach intravenöser Gabe zum Nachweis im Urin sowohl die RIA-Methode als auch die Markierung mit radioaktivem Wasserstoff verwendete und eine fast genaue Übereinstimmung zwischen den beiden Methoden zeigen konnte. Dies wurde als entscheidende Stütze für die RIA-Methode verbucht. 1982 allerdings findet Rojsathaporn (570) mit verbesserter Methodik (Hochdruckflüssigkeits-Chromatographie) über 20 % unbekannte Metaboliten im Urin, deren Anteil im Verlauf der einzelnen Ausscheidungsportionen deutlich stieg. (Es kann, muß aber nicht sein, daß diese mit der RIA-Methode nicht nachzuweisen sind. So stellt dieser Fund nicht zwangsläufig einen Widerspruch zu der Arbeit von Selden (s.o.) dar.) Bis jetzt sieht es also fast so aus, als könne es keine Metaboliten des g-Strophanthins in nennenswertem Umfang geben, welche die Zulässigkeit der RIA-Methode und somit der stets zur Abwehr der oralen Strophanthin-Therapie zitierten Greeff'schen Studie gefährden könnte.

Allerdings stände dann - wie gesagt - der Widerspruch zwischen den Blutwerten von Greeff gegenüber denen von Erdle und Marchetti ungeklärt im Raum.

Aber noch ist alles offen. Man darf vorerst nicht aus dem Auge verlieren, daß sich die Übereinstimmung der beiden Methoden bei Selden nur auf die Urinuntersuchung nach einem intravenösen Versuch bezieht, was jedoch nicht zu einem endgültigen Urteil auch in Bezug auf die orale Verabreichung von g-Strophanthin führt, wie wir gleich sehen werden.

Die von Prof. Greeff bevorzugte RIA-Methode steht und fällt mit der weitgehenden chemischen Konstanz des g-Strophanthin-Moleküls. Immer wieder hat er diese betont. Auch in seinem "Handbook of Experimental Pharmacology" tut er dies, wobei sich hier wiederum ein Hang zu einer allzu einseitigen Darstellung zeigt. In Band 56 II schreibt er, Zitat S.72 (Übersetzung des Autors): "Bis jetzt gibt es keine Information über irgendeine mögliche stoffwechselbedingte Umformung des g-Strophanthins in der Ratte. ... Auch in anderen Tierarten wurden noch nicht einmal Spuren von g-Strophanthin-Metaboliten gefunden." Doch sind diese Behauptungen zutreffend?

In der Tat stellt sich g-Strophanthin auf den ersten Blick als weitgehend unzerstörbar heraus: Im Labor können ihm Salzsäure, Blut, Kot, Urin und verschiedene zerkleinerte Gewebe nichts anhaben. Es wird im Magen-Darm-Kanal nicht zerstört (652-53). Da die Blutkonzentrationen im lebenden Organismus zu niedrig sind, um Metaboliten zu finden, untersuchten Kolenda et al. 1971 (655) die isolierte, blutdurchströmte Leber des Meerschweinchens, die das g-Strophanthin innerhalb von drei Stunden unverändert läßt.

Im Versuch an lebenden Ratten, mit intravenöser Gabe, finden Russel & Klaassen 1972 (579), daß die große Unempfindlichkeit dieser Tierart gegenüber g-Strophanthin auf ihrer Fähigkeit beruht, große Mengen chemisch unverändert über die Galle auszuscheiden. Diese beiden Versuche werden neben anderen von Prof. Greeff im "Handbook" angeführt.

...auf den zweiten Blick...

Soweit der erste Blick. Doch beim zweiten Blick sieht alles ganz anders aus: Die Studie von Russell und Klaassen 1972 (579) zeigt eben nicht nur die unveränderte Gallen-Ausscheidung des intravenösen g-Strophanthins bei Ratte und Hund, sondern auch, daß beim Kaninchen der gleiche Vorgang zu einem Drittel mit (nicht näher bestimmten) chemischen Veränderungen einhergeht. Selden et al. 1974 (584) finden nach intravenöser Gabe im Gegensatz zur letztgenannten Studie auch beim Hund zu 19 % Metaboliten in der Galle und zu 29 % in der Galle des Menschen. Forth et al. 1969 (658) untersuchen bei Katzen nach Resorption aus dem Dünndarm die Gallenausscheidung und kommen zu folgender Aussage, Zitat S. 418: "... auch beim Ouabain (engl. für g-Strophanthin, Anm.d.Autors) entfielen nur noch zwischen 20 und 40 % der Radioaktivität auf das unveränderte Glykosid."

Diese Forschungs-Arbeiten, die das Gegenteil des Standpunkts von Prof. Greeff belegen, stehen in der Literaturliste seines Kapitels und werden von ihm bezüglich anderer Aspekte zitiert.

Zitat von Prof. Greeff aus (567), S.137, aus dem Jahr 1977: "Es gibt ... bisher keinen Anhaltspunkt dafür, daß g-Strophanthin bei oraler Applikation aufgrund eines besonderen Metabolismus eine andere Kinetik besitzt als bei intravenöser Applikation." Wirklich nicht? Bereits 1969 machen Forth und Mitarbeiter (656) eine wichtige Entdeckung, die allerdings nie zitiert oder näher untersucht wurde: g-Strophanthin, das in einer Flüssigkeit gelöst ist, die 2 Stunden lang durch herausoperierte, isolierte Darmschlingen von Meerschweinchen und Ratten strömt, änderte beim Durchwandern der Darmwand seine chemische Identität. Bei Meerschweinchen geschieht dies beim Heraustritt aus der Darmwand zu 18 %, bei Ratten bereits innerhalb der Darmwand zu 24 %, und nach der Darmwandpassage sind 47 % chemisch verändert. In einem einstündigen Versuch an lebenden Ratten stellen Forth und Rummel 1968 allerdings fest, daß in der Darmwand selbst keine Metaboliten vorhanden sind (657). Eine chemische Veränderung beim Übertritt aus der Darmwand ins Blut ist aber wahrscheinlich auch in diesem Versuch geschehen, da Metaboliten zu 50 % in der Galle und zu 55 % im Urin gefunden werden und die Ratte das intravenöse g-Strophanthin ja wahrscheinlich unverändert wieder ausscheidet, wie nicht nur Russell und Klaassen 1972 (579), sondern auch Cox und Wright 1959 (638) erwiesen haben. Weitere Studien zu diesem Thema gibt es nicht.

Aus dem Vergleich der beiden Studien von Forth kann man übrigens nicht schlußfolgern, daß die Fähigkeit zur Strophanthinverwandlung schon innerhalb der Darmwand in der lebenden Ratte im Gegensatz zum isolierten Darm nicht vorhanden ist. Denn die Versuche unterschieden sich auch im Zeitmaß. Möglicherweise braucht der Umwandlungsprozeß in der Darmwand eben mehr als eine Stunde Zeit, so daß die Metaboliten in dem Laborversuch eventuell deshalb nachgewiesen werden konnten, weil hier zwei

Stunden vergingen. Auch die Arbeit von Rojsathaporn 1982 über die Kinetik der Strophanthus-Glykoside beim Menschen (577), in der der Anteil der Metaboliten in den einzelnen Urinportionen mit der Zeit deutlich ansteigt, ist ein Hinweis auf die Richtigkeit dieser Hypothese. Diese Version wird durch die allgemeine Erkenntnis gestützt, daß ein lebendes Gewebe innerhalb des intakten Organismus im Vergleich zu einem isolierten Organ in der Regel eher mehr als weniger Fähigkeiten hat.

Daß Schleimhautgewebe zur Umwandlung von Herzglykosiden befähigt ist, wurde auch von einer anderen Arbeitsgruppe bewiesen. So können Flasch et al. 1977 (660) am Menschen zeigen, daß orales beta-Acetyl-Digoxin nach der Passage der Darm-Schleimhaut zu 93 % chemisch verändert als Digoxin in der Pfortader zu finden war. Auch im in-vitro-Versuch am isolierten menschlichen Darm kann dieser Effekt nachgewiesen werden. Kitano et al. 1998 (783) hingegen finden nach oraler Gabe von sehr geringen Mengen an Ratten nur unverändertes g-Strophanthin im Körper wieder; ebenso finden Marzo und Ghirardi 1977 (784) nach Injektion von g-Strophanthin in den Dünndarm im Urin und der Galle nach 5 Stunden keine Metaboliten.

Die Frage der Metabolisierung ist also vollkommen offen. Trotz dieser Widersprüche weisen die Studien von Forth et al. 1969 (656) zusammen mit der Marchetti-Studie (577) und auch der Erdle-Arbeit (575) auf die Möglichkeit einer bislang unbekannten Kinetik des oralen g-Strophanthins aufgrund eines besonderen Metabolismus hin.

Es ist möglich, daß auch beim Menschen eine Metabolisierung des g-Strophanthins beim Übertritt durch die Zungen- und Darmschleimhaut geschieht. Wir wissen nicht, über wieviele Stunden die Schleimhaut das g-Strophanthin festhält, bevor sie es ins Blut entläßt. Die bereits erwähnten hohen Radioaktivitäts-Werte in der Darmwand aus der Marchetti-Studie (s.S. 95 unten) und die Blutkurven der Erdle-Arbeit geben Hinweise auf ein möglicherweise tagelanges Festhalten. Es ist nicht undenkbar, daß sich der prozentuale Anteil der Metabolisierung während der Resorption bei längeren Zeiträumen als 2 Stunden, die Forth nur untersucht hat, vergrößert, so daß also nach oraler / perlingualer Gabe möglicherweise große Mengen eines chemisch veränderten g-Strophanthins im Körper des Menschen vorhanden sind, die der RIA-Methode entgehen. Diese Hypothese erklärt, warum die Greeff-Studie nur einen kleinen Bruchteil der Blutwerte von Erdle und von Marchetti nachweisen konnte.

Die Vermutung von Erdle, daß es sich um Metaboliten handeln könnte, die bei der Rückverteilung des Strophanthins aus dem Körpergewebe ins Blut erstmalig entstanden sind, erscheint weniger plausibel, da es denkbar ist, daß sie bei intravenöser Gabe ebenso entstehen sollten. Doch die Meßkurven der Studien mit intravenöser Gabe beim Menschen weisen nie auch nur ansatzweise einen der Erdle'schen Meßkurven vergleichbaren späten Anstieg auf (572, 583, 643-50). Nicht auszuschließen ist natürlich andererseits, daß die durch die Schleimhautpassage entstandenen eventuellen Metaboliten bei der Rückverteilung nochmals verändert werden, da sie als veränderte Substanz auch andere Reaktionen im Gewebe hervorrufen könnten. Das gleiche gilt für eine eventuelle zweite Umwandlung in der Leber. Wir hätten es dann mit zwei sich überlagernden Prozessen zu tun.

...Speicherung des Hormons g-Strophanthin in einem Depot ?...

Möglicherweise gibt es aber noch eine vollkommen andere Erklärung für den späten Anstieg der Blutwerte der Erdle-Studie. Erst 1991 wurde entdeckt, daß g-Strophanthin ein körpereigenes Hormon ist (Kap. B). Naheliegend ist deswegen die Vermutung, daß größere Mengen dieser Substanz in einem Speicherorgan deponiert werden könnten, um langfristig wieder ins Blut abgegeben zu werden. Grope 1978 (651) findet beim Meerschweinchen größere Mengen in der Leber wieder. Auch wenn die Studie von Leuschner und Winkler 2001 (1373) in keinem Organ, auch nicht der Nebenniere, des Meerschweinchens eine nennenswerte Speicherung findet, ist dies eine bedeutende Erklärungs-Möglichkeit, die unbedingt weiter geklärt werden sollte.

Fazit: Die stark voneinander abweichenden Meßergebnisse bei Greeff (564) und Erdle (575) stehen weiterhin ungeklärt im Raum, und sind wahrscheinlich auf die unterschiedlichen Meßmethoden zurückzuführen. Eventuell wird g-Strophanthin zusätzlich in einem Speicherorgan zeitweise deponiert.

Wie beurteilt Prof. Greeff selbst die diversen Meßmethoden? Er schreibt im "Handbook of Experimental Pharmacology" (581), Band II, S.75: "In investigating the excretion of ouabain in humans, the tritium-labeled glycoside has been most useful." = "Bei der Untersuchung der g-Strophanthinausscheidung haben sich die mit radioaktivem Wasserstoff (Tritium) markierten Glykoside als am meisten brauchbar erwiesen." (!)

Eine Klärung der Kinetik von g-Strophanthin beim Menschen ist natürlich von Interesse, auch wenn nichts gegen eine breite therapeutische Anwendung des Mittels vor abschließender Klärung dieser Fragen spricht. Es könnten die hohen, selbst nach herkömmlichen Herzglykosid-Kriterien quantitativ vollkommen befriedigenden Blutwerte, die von Erdle 1979 (575, auch 574) und Marchetti 1971 (577) berichtet werden, durch weitere Untersuchungen verifiziert werden. Die Verwendung von radioaktiv markiertem g-Strophanthin beim Menschen ist kurze Zeit nach der Durchführung der Erdle-Studie 1979 gesetzlich verboten worden, sodaß der notwendige direkte Vergleich dieser Methode mit dem RIA-Assay in Deutschland nicht möglich ist.

~~~~~~~~~~

Zum Schluß dieses Kapitels noch ein Argument zur Aufwertung von (angeblich) niedrigen Blutspiegeln des g-Strophanthin: Benthe 1975 (771) ermittelte, daß bei der Katze g-Strophanthin zu 22 % an Blutzellen gebunden und zu 78 % im Plasma enthalten ist. Zieht man von diesem Plasma-Anteil noch die Bindung an Bluteiweiße ab, erhält man den hauptsächlich für die Herzwirkung frei zur Verfügung stehenden Anteil von 75 % des g-Strophanthin-Vollblutspiegels. Zum Vergleich: Digoxin ist nach Benthe nur zu 46 % im Blut-Plasma zu finden (der Rest ist an die Blutzellen gebunden), und seine Eiweißbindung ist mit 9 % beträchtlich höher. Der freie Wirkanteil von Digoxin beträgt also nur 35 %. Dies bedeutet, daß die im Vergleich zu Digoxin als niedrig eingestuften Blutspiegel des g-Strophanthins für einen Vergleich der Effektivität etwas mehr als verdoppelt werden könnten (35% zu 74%). Diese Einschätzung erfährt eine gewisse Bestätigung dadurch, daß bei gleicher intravenöser Dosis die Konzentration von g-Strophanthin im Vergleich zu Digoxin im Herzmuskel verdreifacht ist (siehe S. 88). Kramer et al. 1974 (491) finden beim Menschen eine Proteinbindung des g-Strophanthin von sogar nur 0,5 %, die von Digoxin beträgt 29% und die von Digitoxin ca. 90 % (Bestätigung im Review von Krieglstein 1981, 1067).

Daß die größere Anreicherung von Strophanthin im Myokard nicht nur einfach auf den höheren frei verfügbaren Plasmaanteil zurückzuführen ist, erkennt man daran, daß der Gehalt an g-Strophanthin in den Skelettmuskeln ja wesentlich niedriger ist und nur ein Sechstel des Digoxin-Gehalts beträgt. g-Strophanthin wirkt also gezielt auf das Herz.

Zusammenfassung:

Der Blutspiegel nach oraler Gabe von jeweils 6 mg g-Strophanthin wurde beim Menschen auf zwei verschiedene Weisen gemessen, die zu sehr unterschiedlichen Ergebnissen führen. Die (einzige) Messung mit spezifischen Antikörpern (RIA-Methode) ergibt sehr geringe Blutspiegel (siehe Abbildung S. 92 oben), die unterhalb eines postulierten therapeutischen Schwellenwertes liegen (564), für den es jedoch keine Belege gibt. Mittels radioaktiv markiertem g-Strophanthin werden dagegen beachtliche Blutspiegel gemessen, die über 48 Stunden anhalten und eine ausreichende Resorption zwingend belegen (575, auch 574) (siehe Abbildung S. 92 unten). Dies wird von einer anderen Studie bestätigt (577). Dieser entscheidende Punkt wurde jedoch in der das orale g-Strophanthin ablehnenden medizinischen Literatur niemals zitiert, im Gegenteil wurde zur Begründung einer geringen Resorption eine dritte Studie (642) mit radioaktiver Markierung angeführt (582), in der jedoch nur deshalb keine Strahlung im Blut gemessen werden konnte, da nur ca. ein Hundertstel einer therapeutisch üblichen Dosis und darüberhinaus zu wenig Radioaktivität gegeben wurde.

Die Ursache für die gravierende Diskrepanz bei den Ergebnissen der verschiedenen Meßmethoden bleibt unklar: Die RIA-Methode beruht auf der grundlegenden Annahme, daß g-Strophanthin im Körper chemisch konstant bleibt, denn ein verändertes g-Strophanthin-Molekül könnte von den Antikörpern sehr wahrscheinlich nicht erkannt werden, wohl aber mit der Methode mit radioaktiver Markierung. Dies würde die unterschiedlichen Blutspiegel erklären. Es gibt Studien, die eine chemische Veränderung finden, und zwar in der Galle nach i.v.-Gabe beim Tier (579, 584) und beim Menschen (584), nach oraler Gabe beim Menschen im Urin (577) und beim Tier in Galle und Urin (657, 658) und beim Durchtritt durch die isolierte Darmschleimhaut (656). Andere Studien sprechen gegen eine Metabolisierung bei oraler Gabe beim Tier (783, 784).

Möglicherweise wird g-Strophanthin als körpereigenes Hormon (Entdeckung erst 1991, siehe Kap. B) in einem Depotorgan gespeichert und erst langfristig abgegeben, was bislang unberücksichtigt geblieben ist.

A 13 c) Kritik an der Untersuchung der Urinwerte (Resorption)

Auch am Ende dieses Kapitels befindet sich eine Zusammenfassung.

Da sich Strophanthin im Körper sehr schnell verteilt, kann man anhand der Blutwerte noch weniger als bei den anderen Herzglykosiden wissen, wieviel der Substanz sich (schon oder noch) in den Organen befindet. Deswegen läßt sich mit der Untersuchung des Blutes nicht die Resorptionsrate nach oraler / perlingualer Gabe bestimmen, also derjenige prozentuale Anteil der gegebenen Dosis, der in den Körper aufgenommen wurde. Zur Messung der Resorption bediente man sich der Ausscheidung im Urin.

Hierbei ging man wie folgt vor: Zuerst wurde eine bestimmte Dosis intravenös gegeben, wobei die "Resorption" ja naturgemäß 100 % beträgt, und danach über mehrere Tage die vollständige Ausscheidungsquote im Urin bestimmt - bei Greeff: 66 % der i.v.-Dosis. In einem zweiten Schritt wurde Strophanthin oral/perlingual verabreicht und dessen Ausscheidung im Urin gemessen. Man ging davon aus, daß der Körper das über die Schleimhaut aufgenommene Strophanthin nicht chemisch umwandelt und genau wie das intravenöse Strophanthin behandelt, daß also die Ausscheidungsquote im Urin jeweils gleich ist. Also wurde aus den gemessenen Urinwerten nach oraler / perlingualer Verabreichung die Resorption errechnet: Die Gesamt-Ausscheidung des perlingualen Strodival® betrug bei Prof. Greeff 0,8 - 1,6 % der Dosis von 6 mg (564). Entsprechend dem Verhältnis von 66 zu 100 % beim intravenösen Strophanthin ergibt sich aus den Ausscheidungswerten von 0,8 - 1,6 % eine orale Resorption von 1,2 - 2,4 % für Strodival®. - Zum Vergleich: Die Resorption von Digoxin wird allgemein mit 80-90%, die von Digitoxin mit 90-95% angegeben. Prof. Greeff in (564): "In jedem Fall ist ... eine so geringe biologische Verfügbarkeit nicht akzeptabel."

...zu kurzer Meßzeitraum ungünstig für orales g-Strophanthin...

Bevor in Vergleichen mit anderen Studien eine wesentlich höhere Resorption zutagegefördert werden wird, muß zuerst die Art und Weise hinterfragt werden, wie diese Urinwerte überhaupt zustandekommen und dargestellt werden: In der Studie von Greeff wurden die Urinwerte leider nicht so lange gemessen, bis nichts mehr ausgeschieden wird. Deswegen wurde die vollständige Ausscheidung nur abgeschätzt, eine mögliche Fehlerquelle, die sich ohne weiteres hätte vermeiden lassen. Prof. Greeff ging hierbei wie folgt vor: Nach intravenöser Gabe wurde die Schätzung der vollständigen Ausscheidung anhand der Messungen über vier Tage vorgenommen, siehe 1. Abbildung auf der folgenden Seite:

Bei dieser von Prof. Greeff verwendeten Art der Darstellung bedeuten die eingetragenen Meß-Punkte jedes Tages die Gesamtausscheidung vom Anfang des Meßzeitraums bis zu dem jeweiligen Tag inclusive, d.h. wenn nichts mehr ausgeschieden wird, bildet der Kurvenverlauf ein waagerechtes Plateau. Man sieht, wie die Kurven einen leichten Bogen bilden, der anfängt, ein Plateau zu bilden. Doch man kann dieselben Meßwerte auch anders darstellen, so daß die Abnahme der Ausscheidung deutlicher wird. Hierbei be-

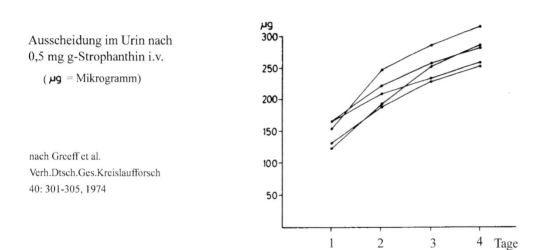

Ausscheidung im Urin nach
0,5 mg g-Strophanthin i.v.

(μg = Mikrogramm)

nach Greeff et al.
Verh.Dtsch.Ges.Kreislaufforsch
40: 301-305, 1974

deutet jeder Punkt eben die Menge, die an dem jeweiligen Tag ausgeschieden wurde, siehe Abbildung:

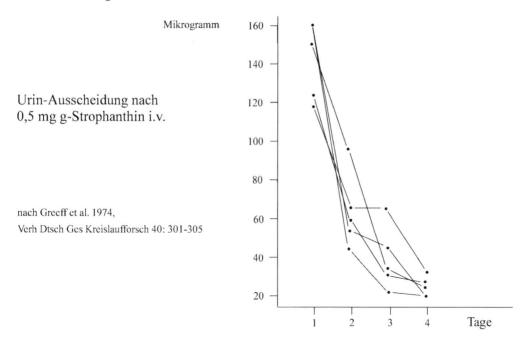

Urin-Ausscheidung nach
0,5 mg g-Strophanthin i.v.

nach Greeff et al. 1974,
Verh Dtsch Ges Kreislaufforsch 40: 301-305

Eine Schätzung des weiteren Kurvenverlaufes ist zwar prinzipiell die "zweite Wahl", doch aufgrund der ungefähr recht einheitlich abschüssigen Kurven noch einigermaßen akzeptabel. Nach 4 Tagen sind 56 % der gegebenen Dosis ausgeschieden. Die Gesamt-Ausscheidung wird dann von Greeff auf 66 % geschätzt. Doch wenn Prof. Greeff die gleiche wie bei den i.v.-Werten verwendete sogenannte kumulative Darstellungsweise des oberen Diagramms auch bei den Urinwerten nach perlingualer Gabe von Strodival® verwendet, ergibt sich ein ganz anderes Bild, was allerdings für ein ungeübtes Auge wenig auffällig ist:

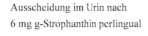
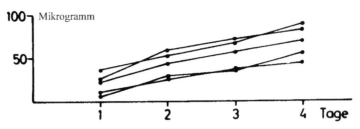

nach Greeff et al.: Verh Dtsch Ges Kreislaufforsch 40: 301-305, 1974

Wenn man dieselben Meßwerte wiederum auf die andere Art darstellt, fällt einem die Unzulässigkeit einer Abschätzung des weiteren Verlaufs dieser Kurven sofort auf:

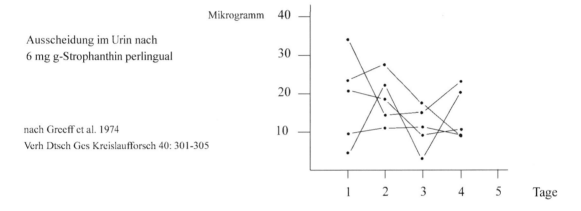

Vor allem die in drei Fällen am letzten Tag, davon in zwei Fällen deutlich gestiegene Ausscheidung verhindert jegliche realistische Schätzung des weiteren Verlaufs. Auch alle anderen Kurven könnten wieder steigen. Hier hilft nur eine kontinuierliche Messung bis "auf den letzten Tropfen" weiter. Die Wahrscheinlichkeit ist sehr groß, daß im weiteren Verlauf über vier Tage hinaus bei Strodival® noch relevante Mengen ausgeschieden werden. Die auch noch nach 48 Stunden und eventuell weiterhin steigenden Blutwerte bei Erdle - möglicherweise aufgrund einer durch die Schleimhautpassage zeitlich verzögerten, doch reichlichen Resorption - machen eine eventuelle verlängerte beträchtliche Ausscheidung im Urin plausibel, im Gegensatz zur i.v. - Kurve, bei der aller Voraussicht nach keine nennenswerten Mengen mehr ausgeschieden werden. Da die Urin-Werte des Strodival® jedoch nach der i.v - Abschätzung (von 56 auf 66 %, s.o.) umgerechnet werden, bedeutet diese Vorgehensweise eine gravierende Benachteiligung des oralen Strophanthins. Zur Bestätigung sei Dr.med. Georg Kaufmann aus seinem Buch "Digitalisbedingte Arrhythmien und Diphenylhydantoin" zitiert (493), Seite 58: "Hohe Konzentrationsspitzen führen zu vermehrter Elimination".

Diese grundlegende Kritik betrifft auch die Erdle-Studie, und zwar in noch stärkerem Maß, da hier sogar schon nach dem dritten Tage die Messungen abgebrochen wurden:

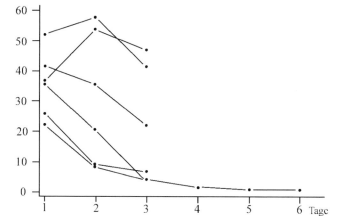

Ausscheidung von Radioaktivität im Urin nach perlingualer Gabe von 6 mg radioaktiv markiertem g-Strophanthin

nach H.P.Erdle et al., Dtsch. Med. Wochschr. 104: 976-979, 1979

Da in der Greeff-Studie die deutlichen Steigerungen der Strophanthin-Ausscheidung am vierten Tag bei drei von fünf Versuchspersonen "aus heiterem Himmel", in einem Fall sogar nach einer ausgeprägten Senkung geschahen, sind auch bei Erdle durchaus Überraschungen möglich, die allerdings der Messung entgehen. Doch der Text des Erdle-Artikels lenkt auf etwas anderes hin: Seltsamerweise ist nur bei einem einzigen Patienten 6 Tage lang gemessen worden, bzw. nur bei diesem werden die Meßergebnisse über 6 Tage mitgeteilt. Seine Meßkurve macht eine "wunderschöne sanfte Landung" gegen die Null-Linie und suggeriert, daß sich die anderen Kurven nach dem dritten Tag ebenso verhalten. Doch es handelt sich um den Patienten mit Durchfall, was nur bei aufmerksamem Lesen auffällt.

Allein schon aufgrund der in der Greeff-Studie am vierten Tag wieder ansteigenden Meßwerte ist die Bestimmung der Urin-Ausscheidung des perlingualen Strodival® durch Greeff und Erdle als ungültig anzufechten. In der Doktorarbeit von Rojsathaporn 1982 (570), einem Greeff-Schüler, ergeben sich bei der Untersuchung des oralen Purostrophan® sogar noch am siebten Tag substantielle Ausscheidungen, im Gegensatz zur i.v.-Gabe von g-Strophanthin. Entsprechend ist die Ausscheidungs-Halbwertzeit des oralen Strophanthins mit 49,7 Stunden im Vergleich zu g-Strophanthin i.v. (22,8 Stunden) wesentlich höher.

Doch machen wir vorerst einmal das Beste aus dem vorliegenden Material. Erdle fand im Urin der Versuchsteilnehmer innerhalb von 3 Tagen 0,6 - 2,5 % der perlingualen Dosis (6 mg). Da er 3 Tage nach intravenöser Gabe 50 % Ausscheidung im Harn maß, ergibt sich eine Resorption von 1,2 - 5 %. Das bedeutet, daß die Messungen des Urins zu dem Zeitpunkt abbrechen, in dem die Resorptionsquoten bei Weiterführung der Messungen ansonsten die Höchstwerte der Greeff'schen Studie deutlich überschritten hätten. Diese gab 0,5 - 4,4 Prozent an, allerdings für 8 mg Purostrophan® oral, für Strodival® perlingual nur 1,2 bis 2,4 Prozent. Das bedeutet, daß die Obergrenze der neuen Werte schon das Doppelte der Greeff'schen Werte für Strodival® übertroffen hatten. Man könnte hieraus schlußfolgern, daß eventuelle Messungen mit radioaktiv markiertem Purostrophan® auch das Doppelte, also bis zu 9 Prozent Resorption und darüber ergeben hätten.

Doch zurück zum Strodival®. Die Differenz der Urinwerte bei Erdle und Greeff ist bei weitem nicht so deutlich wie der gravierende Unterschied bei den Blutwerten. Dies wäre hypothetischerweise dadurch erklärbar, daß g-Strophanthin nach oraler Gabe beim Durchwandern der Schleimhaut metabolisiert werden könnte (siehe S. 98) und dann vermehrt auf anderen Wegen als über den Urin ausgeschieden werden könnte als i.v. verabreichtes g-Strophanthin. So wäre also der Anteil des sich im Körper befindenden g-Strophanthins, der über den Urin ausgeschieden wird, bei oraler / perlingualer Gabe wesentlich geringer als bei intravenöser Verabreichung, so daß die Konstanz dieser Ausscheidungsquote als zweite Voraussetzung der Resorptionsmessung nicht gegeben wäre. Die Bestimmung der Resorption über die Urinwerte - auch wenn über einen längeren Zeitraum gemessen - ergäbe dann prinzipiell zu niedrige Werte.

...wird orales g-Strophanthin anders ausgeschieden als intravenöses ?...

Auch über die Ausscheidung des g-Strophanthins gibt es ein Dogma: Als Beispiel ein Zitat aus Lüllmann et al.: "Über die Verteilung und Biotransformation verschiedener Herzglykoside", in "Deutsche Medizinische Wochenschrift" 4.6.1971, S.1020: "g-Strophanthin wird ausschließlich in unveränderter Form über die Niere ausgeschieden." Eine Seite vorher werden die Ergebnisse einer Forschungsarbeit von Haass an Meerschweinchen mitgeteilt, an der der Autor des Artikels selbst beteiligt war (661), unter anderem: g-Strophanthin werde ausschließlich über die Niere eliminiert. Doch ein Blick in die Originalarbeit belehrt uns eines besseren: 1) Es wurde nur eine Stunde lang untersucht. 2) Vom Autor übersetztes Zitat (aus der Originalarbeit) S.368: "g-Strophanthin wurde im gleichen Umfang über Leber und Niere ausgeschieden. Ungefähr 5% der resorbierten Menge wurden in der Galle genauso wie im Urin gefunden." Ein weiteres Beispiel: 1982 wurde in der Doktorarbeit des Greeff-Schülers Rojsathaporn (570) geschrieben (Zitat S.56): "Die Elimination i.v. verabreichten g-Strophanthins erfolgt überwiegend über die Niere." Diese Behauptung erfolgt, kurz nachdem auf der gleichen Seite mitgeteilt wurde, daß die vollständige Ausscheidung im Urin nur 33 % der verabreichten Dosis betrug. Der Kot wurde wie gewohnt leider auch hier nicht untersucht. Zu dem merkwürdigen großen Unterschied von hier 33 % zu den oben angegebenen 66 % bei Greeff 1974 (564) ist auf. S.109 und in Anhang 3) noch eine Bemerkung zu finden.

1974 macht Selden (584) eine ungewöhnliche Entdeckung: Bei Hunden mit separiertem Galleabfluß, der laut detaillierter Angaben garantiert nicht in den Darm mündet, wie der Autor ausdrücklich betont, erscheint innerhalb von 6 Tagen nach einmaliger Gabe intravenösen radioaktiv markierten g-Strophanthins trotzdem ein beträchtlicher Teil der verabreichten Substanz (14,4 %) im Kot. In der Galle sind es 5,4 %. Auch beim Menschen fällt dieser ungewöhnliche Ausscheidungsweg ins Gewicht: Selden findet in den Fäzes (Kot) von drei gesunden Versuchspersonen durchschnittlich 33 % der intravenösen Gabe, während die Gallenflüssigkeit eines Menschen mit operativer Entfernung der Gallenblase und normaler Leberfunktion 15,8 % der i.v.-Dosis aufweist. Daß es einen der Medizin unbekannten Ausscheidungsweg vom Blut direkt in den Darm, unter Umgehung von Leber und Galle, geben muß, hatte schon 1958 ein Versuch von Engler et al. (594) gezeigt: Schon zwei Stunden nach oraler Verabreichung von k-Strophanthin an Ratten wird ein Metabolit im Kot ausgeschieden. Versuche mit Verfütterung gefärbten

Mehls jedoch ergeben, daß nach drei Stunden der Farbstoff noch im Dünndarm weicht und den Dickdarm erst danach erreicht.

Die nachgewiesene Existenz eines anderen Ausscheidungswegs für g-Strophanthin und die Möglichkeit, daß dieser bei oraler Gabe mit Schleimhautpassage und Metabolisierung stärker als nach intravenöser Verabreichung genutzt werden könnte, wäre eine Erklärung dafür, daß die hohen Blutwerte von Marchetti und Erdle eine wesentlich höhere Resorption als die von Greeff behauptete widerspiegeln, die jedoch nicht in entsprechend hohen Urinwerten wiedergefunden wird. Eine Untersuchung des menschlichen Kots nach oraler g-Strophanthingabe ist außer von Dr.Berthold Kern (vergleiche S. 112) niemals vorgenommen worden. Die (mindestens) doppelt so hohen Urinwerte bei Erdle im Vergleich zu Greeff sind eventuell auch durch die beschriebene unterschiedliche Konzentration der verwendeten Präparate erklärbar (siehe S. 94/95).

Auch wenn keine Metabolisierung des enteralen g-Strophanthins bei der Schleimhaut-Passage stattfände (s.Kap. A 13 b), ist es prinzipiell denkbar, daß die sehr hohen Blutspiegel nach intravenöser Injektion zu vermehrter Ausscheidung über die Niere führen, während bei den niedrigeren Spiegeln nach enteraler Gabe die Ausscheidung vom Blut in den Darm wie im Metabolisierungsfalle vermehrt genutzt werden könnte. Einen ungefähren Hinweis auf die Zulässigkeit dieser Spekulation bietet wiederum das Zitat " von Dr.med.Georg Kaufmann aus "Digitalisbedingte Arrhythmien und Diphenylhydantoin" (493), S.58: "Hohe Konzentrationsspitzen führen zu vermehrter Elimination".

...Wird orales g-Strophanthin im Körper gespeichert ?...

Diese beiden Faktoren würden die verhältnismäßig niedrigen Urinwerte bei Erdle und Greeff erklären, ebenso wie die Annahme einer vermehrten Speicherung des langsam anflutenden oralen im Gegensatz zum intravenösen g-Strophanthin in einem Depot. Die Vermutung, daß g-Strophanthin als körpereigenes Hormon (Entdeckung erst 1991, siehe Kap. B) in einem Depotorgan gespeichert und dann erst langfristig abgegeben werden könnte, ist naheliegend, jedoch bislang unberücksichtigt geblieben. Die Studie von Grope 1978 (651) am Meerschweinchen zeigt, daß die Leber selbst nach 72 Stunden einen unverändert hohen Gewebegehalt an g-Strophanthin hat. Wie dem auch sei, auf jeden Fall bleiben die spektakulären Unterschiede bei den Blutspiegeln in den Studien von Greef und Erdle unerklärt und hinterlassen ein großes Fragezeichen.

Im Text der Erdle'schen Doktorarbeit werden allerdings keine Vergleiche mit anderen Studien angestellt, und in dem entsprechenden Erdle-Artikel die gravierenden Unterschiede zu diesen nicht erwähnt, sondern nur Gemeinsamkeiten herbeibeschworen: Die Urinwerte für das perlinguale Strodival® betragen bei Erdle 0,6 - 2,5%. Diesen wird ein Mittelwert von 1,3 % aus der Greeff-Studie als Bestätigung hinzugesellt. Abgesehen davon, daß die 1,3% sich auf Strophoral® beziehen, liegen diesen Zahlen unterschiedliche Meßzeiträume zugrunde, sodaß nach Umrechnung auf die Resorption die Mittelwerte der Untersuchungen von Strodival® (Greeff) bzw. Strodival spezial® (Erdle) 1,8% bzw. 3,0% betragen.

...ein wenig Jonglieren mit Prozenten...

Der behauptete Einklang der beiden Studien, der allein schon durch die zutagegetretene scharfe Dissonanz der Blutwerte gänzlich fehl am Platze ist, wird durch den Bezug auf die Marchetti-Studie konsequent fortgeführt: Zitat aus dem Erdle-Artikel (574); S.979: "Diese Menge (= die Erdle-Werte der Urinausscheidung: 0,6 - 2,5 %, Anm.d.Autors) ist derjenigen von 0,45 % innerhalb von 24 Stunden bzw. von 1,3 % bei Extrapolation auf Unendlich (= Abschätzung der vollständigen Ausscheidung, Anm.d.Autors) vergleichbar (567, Greeff), und ähnliche Werte (1 - 1,5 %) wurden nach oraler Gabe von ... g-Strophanthin ermittelt (577, Marchetti)." Doch dieser Vergleich ist nicht zulässig, denn die Marchetti-Studie ist nicht nur aufgrund ihrer bemerkenswert hohen und konstanten Blutgehalte (s.o.) alles andere als eine Bestätigung der Greeff-Studie: Die angebotenen 1 - 1,5 % beziehen sich nämlich nicht auf eine vollständige Ausscheidung, wie es durch die gefällige Aneinanderreihung im zitierten Satz suggeriert wird, sondern dieser Wert wurde nach nur einem Tag gemessen. Da auch hier leider keine weiteren Messungen erfolgten, kann man die "Resorption" aus der Marchetti-Studie nur sehr grob abschätzen. Wenn man die Erdle'schen Meßwerte der Urin-Ausscheidung ab dem zweiten Tag im Verhältnis zum ersten Tag zu dieser Hochrechnung verwendet, ergeben sich bei Marchetti für eine Ausscheidung nach 3 Tagen 2,5 - 3,7 %, die dann eine "Resorption" von 5,0 - 7,4 % ausmachen. Die gleiche Abschätzung anhand der Greeff'schen Werte für orales Strophoral® (aus 564) ergibt eine "Resorption" von 4,5 - 6,7 %. Mit den Greeff-Werten für perlinguales Strodival® (564) errechnet sich eine "Resorption" von 6,8 - 10,2 %, und mittels der Greeff-Werte für perlinguales Strophoral® (564) entsprechend eine "Resorption" von 7,1 - 10,6 %. Wie gesagt, ist dies zwangsläufig eine sehr ungefähre Abschätzung, die für die verschiedenen Hochrechnungen recht unterschiedliche Ergebnisse liefert, da die zugrundeliegenden Versuche unterschiedliche Ausscheidungsquoten für den ersten Tag aufweisen, doch die Tendenz wird eindeutig klar. Marchetti selbst nimmt eine grobe Schätzung anhand der Blutwerte nach 5 Stunden vor, die er im parallelen Versuch an Meerschweinchen als ungefähr repräsentativ für den Ganzkörper-Gehalt gefunden hat und gibt nach Hochrechnung auf das Körpergewicht der Versuchspersonen eine Resorption des oralen g-Strophanthins von 6,87 bis 7,04 % nach 5 Stunden an. Dies entspricht der Resorption von 6-7 % bei den Versuchstieren. Da bei Marchetti nach 24 Stunden die Blutspiegel der Versuchspersonen nur sehr geringfügig sinken, aber ständig ausgeschieden wird, kann man für diesen Zeitraum (und danach) eine noch wesentlich höhere Resorption vermuten. Bei den Meerschweinchen jedenfalls kommt Marchetti durch Messung des Urins plus Untersuchung des Tierkörpers nach 15 Stunden auf 9,4 - 9,7 %. Die unbekannten Mengen, die vom Blut aus direkt in den Darm ausgeschieden wurden (siehe S. 106 unten), sind in diesen Zahlen nicht enthalten.

Übrigens berichten Ghirardi et al. 1973 (682) von einer rektalen Resorption des k-Strophanthins von 31 % beim Menschen anhand der Urin-Werte von nur 24 Stunden.

...unerklärliche Differenzen...

1982 wird die Ausscheidung des Purostrophan® in der Doktorarbeit von Rojsathaporn (570, Doktorvater: K.Greeff) erneut mit der RIA-Methode untersucht, siehe Abbildung:

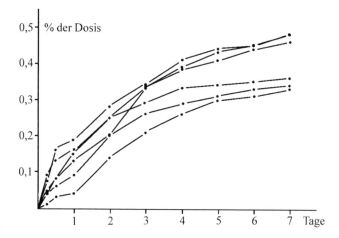

Urin-Asscheidung nach 8 mg g-Strophanthin oral, Purostrophan®, nach: Khaisaeng Rojsathaporn: Zur Pharmakokinetik der Strophantusglykoside beim Menschen, Inaugural-Dissertation, Düsseldorf 1982

Seltsamerweise sind die Gesamt-Werte nach 7 Tagen viermal so niedrig wie bei der Untersuchung des Purostrophan® von Greeff 1974 (564) nach nur drei bis vier Tagen. Die Dosis war in beiden Fällen die gleiche und wurde in beiden Fällen an gesunde Versuchspersonen verabreicht. Wenn es sich um wild vagabundierende Kurven mit großen Ausreißern gehandelt hätte, könnte man die derart unterschiedlichen Werte eventuell noch mit einer zufälligen Verteilung erklären, aber da die Einzelwerte bei Rajsathaporn sogar in besonders dichtem Abstand liegen, hinterläßt das Diagramm ein recht großes Fragezeichen. Dies umso mehr, da sich auch bei der Ausscheidung des intravenösen Strophanthins eine große Abweichung ergibt. Prof. Greeff hat diese in (564) mit 66 % beziffert (siehe S. 103, ungefähre Bestätigung bei Erdle (575) und anderen). Bei Rojsathaporn sind es jedoch nur 33 %, mit den gleichartigen Ungereimtheiten wie bei oraler Gabe: gleiche Dosis, beide Male an gesunde Probanden, kaum Streuungen der Meßwerte (siehe folgende Abbildung). Man könnte eine generelle Unzuverlässigkeit der Antikörper-Meßmethode vermuten.

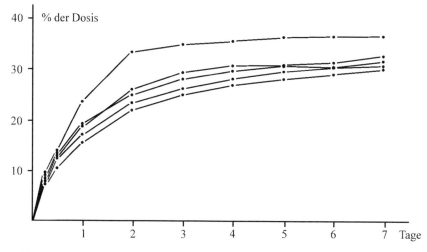

Ausscheidung von g-Strophanthin im Harn nach i.v.-Injektion (0,5 mg), nach: Khaisaeng Rojsathaporn: Zur Pharmakokinetik der Strophantusglykoside beim Menschen, Inaugural-Dissertation, Düsseldorf 1982

Aus diesen ungewöhnlichen Daten errechnet sich eine Resorption des oralen g-Strophanthin von nur 1,4 %. Die Ergebnisse von Rojsathaporn wurden auch in einer englischsprachigen Zeitschrift publiziert (580) und somit international leicht zitierfähig.

Einige knappe Bemerkungen zu der Darstellung des Resorptions-Themas im "Handbook of Experimental Pharmacology" 1981 (582): Der fatale und oben (S. 94 unten) bereits kommentierte Satz von Prof. Greeffs zur Studie von Lahrtz et al. "...konnten keine Radioaktivität im Serum von Patienten messen...") hat seltsamerweise im Resorptions-Kapitel seinen Platz und nicht im entsprechenden Kapitel über die Blutspiegel, welches von irgendwelchen Erwähnungen des oralen Strophanthins vollkommen frei gehalten wurde. Hier haben nur die Studien mit intravenöser Gabe Zugang. Daß Lahrtz et al. zwar nichts im Blut, wohl aber 0,5 - 2 % der gegeben Mini-Dosis nach 24 Stunden im Urin gefunden haben, wird nicht gesagt. Analog zur obigen Umrechnung der Urinwerte nach Marchetti erreichte die Resorption bei Lahrtz et al. Werte bis zu 14,1 %. Nach der Lahrtz-Studie werden im "Handbook" immerhin Marchettis 7 Prozent Resorption genannt. Nach dem Hinweis auf die Forschung mit der RIA-Methode von Verspohl und Greeff wird bei der Anführung seiner eigenen Studie (564) als einziges Beispiel Strophoral® (das Vorgängerpräparat des Strodival®) genannt, das zum Zeitpunkt des Erscheinens des "Handbooks" schon seit 4 Jahren nicht mehr auf dem Markt war. Dann folgt das Einzige, was Greeff im "Handbook" über Erdle zu berichten hat, S.59: "Unter Verwendung von mit radioaktivem Wasserstoff markierten g-Strophanthin bestätigten Erdle und Mitarbeiter (1979) die niedrige und unregelmäßige Resorption dieses Glykosids, wenn oral oder perlingual eingenommen."

Ein anderes Kapitel des "Handbooks", "Klinische Indikationen und Wahl der Herzglykoside" (Übersetzung des Autors) wurde von Prof. F.Grosse-Brockhoff (Co-Autor U.Peters), geschrieben, dem ehemaligen Präsidenten der "Deutschen Gesellschaft für Innere Medizin" und langjährigen Schriftleiter der "Deutschen Medizinischen Wochenschrift" bis 1982, Teilnehmer und Redner auf dem "Heidelberger Tribunal" (Kap. C 2). Sein Urteil über g-Strophanthin: "Die oralen g-Strophanthin-Präparate haben eine extrem geringe Resorptionsrate von weniger als 10 % und sind sehr unpassend für eine orale Glykosid-Therapie." Das besonders Unpassende an diesem Standard-Fehlurteil ist die Quellenangabe im Text, die den Greeff-Artikel von 1977 als eigenständige Forschungsarbeit anführt und eine Studie von Selden & Neill 1975 (662), die jedoch nur die Gewebekonzentrationen im Herzmuskel nach intravenöser Verabreichung zum Thema hat. Im Quellenverzeichnis am Ende des Kapitels wird dann aber eine andere Arbeit von Selden et al. 1974 (584) angegeben, die allerdings auch nur über die Ausscheidung nach intravenöser Gabe berichtet.

So zeigt sich also, daß die Behauptung einer geringen enteralen Resorption des g-Strophanthins beim Menschen, die sich auf Messungen nur im Urin stützt, auf zweifelhaften Grundlagen beruht. Möglicherweise wird g-Strophanthin als körpereigenes Hormon (Entdeckung erst 1991, siehe Kap. B) in einem Depotorgan gespeichert und erst langfristig abgegeben, was bislang unberücksichtigt geblieben ist. Die hohen Blutwerte bei Erdle (575, auch 574) und bei Marchetti (577) lassen jedoch eine ausgesprochen gute Resorption des oralen g-Strophanthins vermuten.

Noch etwas: Selbst wenn g-Strophanthin tatsächlich so gering resorbiert würde wie es die Lehrbücher behaupten: Kein Arzt würde es ablehnen, ein Eisenpräparat zu verschreiben, bloß weil es nur in geringem Maß unter 10 Prozent resorbiert wird. Die Dosierung ist halt dementsprechend höher, so einfach ist das !

Zusammenfassung:

Mit der RIA-Methode werden nach oraler Gabe im Urin des Menschen 0,8-1,6 % der gegebenen Dosis wiedergefunden (564). Da nach intravenöser Gabe (= 100 % „Resorption") von g-Strophanthin 66 % über den Urin ausgeschieden werden (564), wurde analog zu diesem Verhältnis von den g-Strophanthin-Werten im Urin nach oraler Gabe auf eine Resorption von 1,2-2,4 % der gegebenen Dosis zurückgeschlossen. Hierbei muß folgendes kritisiert werden: Drei von fünf Versuchsteilnehmern scheiden am vierten Tag wieder mehr g-Strophanthin aus als am dritten Tag (siehe Abbildung S. 104 unten). Es könnten also durchaus in den darauffolgenden Tagen noch substantielle Ausscheidungen erfolgen, zumal die Blutwerte der Erdle-Studie (siehe S. 92 unten) eine über Tage andauernde Resorption vermuten lassen. Dennoch brechen die Messungen mit dem vierten Tag ab, und die Abschätzung der Resorption wird analog zu den steil abfallenden Kurven der g-Strophanthin-Ausscheidung im Urin nach intravenöser Gabe vorgenommen, bei denen an den folgenden Tagen jedoch keine nennenswerten Mengen mehr zu erwarten sind (siehe S. 103-105). Dies stellt eine Benachteiligung des oralen g-Strophanthins dar. Man hätte nach oraler Gabe die Gesamt-Ausscheidung bis zum letzten Tag durchführen müssen. Diese Kritik gilt ebenfalls für die Messung mit radioaktiver Markierung (575, auch 574), die schon nach dem dritten Tag abbricht und von der aus eine Resorption von 1,2-5 % angenommen wird.

Es ist auffällig, daß die Unterschiede zwischen den Ergebnissen der beiden Meßmethoden bei den Urin-Werten bei weitem nicht so groß sind wie bei den Blut-Werten. Zur Erklärung dient die Hypothese, daß nach oraler Gabe mit langsamem Anstieg der Blutkonzentration, bei der eine eventuelle Metabolisierung des g-Strophanthins geschieht, dieses zu einem wesentlich größeren Anteil als nach intravenöser Gabe vom Blut auf direktem Wege - unter Umgehung von Leber und Galle - in den Darm ausgeschieden wird. Daß dieser Ausscheidungsweg existiert, wurde für intravenöses g-Strophanthin nachgewiesen (584). Auch aufgrund einer höheren Speicherung von oralem g-Strophanthin in einem Körper-Depot könnten größere Mengen dieses neuentdeckten Hormons einer Untersuchung des Urins entgehen (Entdeckung erst 1991, siehe Kap. B).

In der Literatur besteht eine einseitige, für die Resorption des oralen g-Strophanthins ungünstige Darstellung. Im Gegenzug zu dieser kann man eine grobe Abschätzung der Resorption aufgrund der Meßwerte für eine (nur) 24-Stunden-Ausscheidung in der Studie von Marchetti et al. 1971 (577) in (den) zwei weiteren Studien mit radioaktiver Markierung vornehmen: Hierbei beträgt die Resorption bis über 10 %. Die extrem niedrigen Urin-Werte von 7 Tagen von ca. 0,4 % in der Studie von Rojsathaporn 1982 (570, auch in 580), sind mit großer Skepsis aufzunehmen, da auch die Urin-Werte nach i.v.-Gabe ungewöhnlich niedrig sind, nur 33 % statt ca. 66 % (Greeff et al. 1974 (564).

Es zeigt sich, daß die Behauptung einer geringen enteralen Resorption des g-Strophanthins beim Menschen, die sich auf Messungen nur im Urin stützt, auf zweifelhaften

Grundlagen beruht. Die hohen Blutwerte bei Erdle 1979 (575, auch in 574) und bei Marchetti et al. 1971 (577) zeugen jedoch eindrucksvoll von einer ausgesprochen guten Resorption des oralen g-Strophanthin.

A 13 d)   De facto: eine hohe Resorption von g-Strophanthin

Im Zuge der einseitigen offiziellen Berichterstattung gegen das Strophanthin hat man es tunlichst vermieden, positive quantitative Aspekte der Pharmako-Kinetik dieses einzigartigen Medikaments zu zitieren. So sei daran erinnert, daß von allen Herzglykosiden das g-Strophanthin die höchste Anreicherungsquote im Herzmuskel aufweist (siehe S. 88), eine Eigenschaft, welche die (scheinbar) geringere Resorption zum Teil wieder ausgleicht. Alle oben genannten Resorptionswerte müßten also unter Berücksichtigung dieses Effektivitäts-Aspektes mindestens verdoppelt, im Vergleich zu Digoxin verdreifacht werden ! (Übertragbarkeit dieses Tierversuchs auf den Menschen vorausgesetzt.) Diese "effektive Resorption" beträgt also bis zu 20 Prozent und darüber! Dabei muß stets berücksichtigt bleiben, daß hier nur die im Urin ausgeschiedenen Strophanthin-Mengen zugrundeliegen. Doch es gibt eine Reihe von Untersuchungen, die eine noch weit höhere Resorption bezeugen:

...eine vollständige Strophanthin-Resorption beim Menschen...

Dr.Berthold Kern berichtet 1952 (663) über eine interessante Untersuchung des (oralen) Strophoral®, deren Ergebnis in gutem Einklang mit den hohen Blutwerten der Erdle-Studie ist, und die einen Weg aus der Enge der anderen, methodisch prinzipiell unzureichenden Versuche der Resorptionsbestimmung weist: 12 mg Orales Strophoral® wurde in einem Stuttgarter Krankenhaus an Patienten mit künstlichem Darmausgang nach Entfernung des Dickdarms verabreicht (leider ohne genaue Angabe der Anzahl der Patienten). Die Untersuchung auf unresorbierte Strophanthinreste im Dünndarminhalt wurde vom Württembergischen Landes-Untersuchungsamt durchgeführt: In keinem einzigen Fall war ein Rest von Strophoral® enthalten ! Die betreffende Kotportion wurde durch die Gabe von farbgebendem Barium 1 Stunde vor und nach Strophoral®-Gabe klar erkennbar.

Zitat aus dem Artikel S.372: "Verwendet wurde die bekannte Kolorimetrie des Methanol-Auszuges des Darminhalts nach Zusatz von Pikrinsäure und KOH. Die Brauchbarkeit des Verfahrens wurde eigens für diese Untersuchungsreihe geprüft. Es fand sich eine hohe Genauigkeit in der quantitativen Erfassung des Strophanthingehalts: Künstliche Strophoral®-Zusätze zum Stuhl sind mit einer Fehlerbreite von nur plus-minus 2 % und bis hinab zu Absolutmengen von nur 0,02 mg Strophoral® einwandfrei nachzuweisen, sodaß selbst winzige Strophoral®-Ausscheidungen sicher erfaßt werden. Doch ist das Verfahren insofern unzuverlässig, als farbreicher Stuhl, besonders des Dickdarms, mit kräftigen Farbreaktionen auch im Leerversuch 'Strophanthinausscheidungen' von 20-30 mg am Tag vortäuschen kann. ... Farbarmer Dünndarmstuhl gibt jedoch im Leerversuch nur geringe oder gar keine Farbreaktionen. Auch gewisse Abbaustufen des Strophanthins lassen sich damit im Darminhalt noch nachweisen, sofern sie nicht resorbiert worden sind. (Dies betrifft das k-Strophanthin, welches zu 10 % im Strophoral® enthalten war, Anm.d.Autors.) Obwohl das Verfahren für andere Fragestellungen nur bedingt brauchbar ist, zeigt es doch für die hier allein untersuchte Resorptionsfrage, d.h. für den Nachweis einer Nichtausscheidung von Unresorbiertem, eine qualitative und quantitative Überlegenheit über alle anderen Nachweismethoden. ... sei eine Patientin Schr. genannt: Bei ihr fand sich im entleerten Dünndarminhalt auch bei sorgfältigster Analyse keinerlei Spuren einer Strophanthinausscheidung mehr. Hier hatte also eine ... mindestens 98-prozentige Resorption stattgefunden. - Interessanter war die Analyse bei einer anderen Patientin mit erheblich beeinträchtigten Dünndarmfunktionen: Hier herrschte eine Sturzpassage, die schon eine knappe halbe Stunde nach dem letzten Einnehmen... wieder entleerte, so daß die ganze Dünndarmpassage nur etwa 15-20 Minuten gedauert haben konnte, außerdem waren die Egesta (Ausscheidungen, Anm.d.Autors) reichlicher und dünner als die Ingesta (das Eingenommene, Anm.d. Autors), was auf schlechte Resorption und reichliche Exsudation (Ausschwitzung) im Darm schließen ließ. Selbst unter diesen extrem ungünstigen Bedingungen waren aber noch rund 65 % des verabreichten Strophoral® in dieser erstaunlich kurzen Zeit im Dünndarm resorbiert worden. Als sich einige Zeit später die Darmfunktionen etwas gebessert hatten, wurde der Versuch an derselben Patientin wiederholt: jetzt wurden 91 % des Strophoral® resorbiert." Dieser alte, dennoch bestechende Versuch ist bis heute unwiderlegt.

Der Ausscheidungsweg für g-Strophanthin vom Blut direkt in den Darm, wahrscheinlich nur in den Dickdarm (siehe S. 106/107), würde das Resorptions-Ergebnis bei einer herkömmlichen Untersuchung des Kots negativ beeinflussen, kann jedoch diese hervorragende Versuchsanordnung nicht stören. Um eine Wiederholung dieser Untersuchung unter zusätzlicher Verwendung von radioaktiv markiertem Strophanthin oder der RIA-Methode (mit HPLC, s. S. 223, 241) sei hiermit ausdrücklich und eindringlich gebeten.

Schon länger war eine annähernd vollständige Resorption des g-Strophanthins bei rektaler Verabreichung bekannt. So bemerkt 1938 der seinerzeit führende Pharmakologe Lendle, der bei Untersuchungen mit hohen, tödlichen rektalen Dosierungen am Meerschweinchen bemerkte, Zitat aus (687), S.327: "Es ist aber bei den Versuchen mit rektaler Verabreichung nicht gelungen, beim Eintritt des Todes noch merkliche Anteile des Glykosids im Darmkanal nachzuweisen." Es waren nur noch 0,6 -0,7 % der gegebenen Dosis vorhanden. Auch Führner hat nach rektaler Verabreichung von g-Strophanthin an Katzen nur noch 0,1 % der applizierten Dosis gefunden (685).

Beweise für eine beträchtliche Resorption aus dem Magen-Darm-Trakt gibt es in allen einschlägigen, mit radioaktiver Markierung (Tritium) arbeitenden Tierversuchen. In der Regel werden 12-24 Stunden fastende Tiere verwendet. Die weiter unten angegebenen Quoten sind Durchschnittswerte. Einzelwerte zur Bewertung evtl. Resorptions-Schwankungen wurden nicht mitgeteilt. Man bedenke die meist nur kurzen Zeiträume, d.h. bei längerem Versuchsverlauf sind natürlich höhere Resorptions-Quoten zu erwarten. Die Dosis wurde jeweils zum besseren Verständnis auf ein Körpergewicht von 70 kg umgerechnet. Zum Teil wurde g-Strophanthin sogar besser resorbiert als die als überlegen resorbierbar geltenden Digitalis-Glykoside. Siehe auch die Bemerkungen zu den einzelnen Studien im Anschluß.

Das Präparat Strodival® liegt außer der Zerbeißkapsel auch in Form einer magensaftresistenten Kapsel vor, deren Einnahme auf nüchternen Magen, bzw. vor den Mahlzeiten diesen idealen Versuchsbedingungen nahekommt und heute am meisten verschrieben wird. Zum Zeitpunkt der Greeff'schen Studie 1974 hätte dieses Medikament als Prototyp zur Verfügung gestanden, doch es wurde damals nicht und auch danach niemals untersucht.

Resorption von radioaktiv markiertem g-Strophanthin nach Gabe in den Dünndarm

Studie	Meßzeit	Tierart	Dosis pro 70kg KG	Resorption
Forth et al. 1969 (656)	20 min	Ratten	0,4–20 mg	4 - 10 % bzw. 13 -20 %*
Ohlmeier & Ruiz-Torres 1972 (669)	30 min	24 Ratten	2 – 150 mg	28,4 %
Greenberger et al. 1969 (670)	30 min	6 Ratten 4 Meerschw.	7 mg	17 bzw. 28 % * 19 bzw. 20 % *
Hempelmann et al. 1978(1024)	1 Std	2 Katzen	?	6,6 %
Forth et al. 1969 (658)	1 Std	5 Katzen	1-2 mg	10,5 %
Forth & Rummel 1968 (657)	1 Std.	Ratten	6,5 mg	25 bzw. 40 % *
Forth et al. 1969 (659)	1 Std.	Ratten Meerschw.	6,5 mg	24 % 48 %
Marzo et al. 1974 (672)	5 Std.	8 Meerschw.	17,5 mg k-Stroph.	38 %
		12 Meerschw.	6,3 mg	36 %

* Resorption ist strenggenommen definiert als die Menge einer gegebenen Dosis, die ins Blut übergetreten ist, nicht die, die aus dem Darm verschwunden ist. Bei den mit * markierten Spalten bezieht sich die erste Angabe auf die definitionsgemäße Resorption, bei der zweiten Angabe ist der Anteil, der im Schleimhaut-Gewebe enthalten war und wahrscheinlich im weiteren Zeitverlauf ebenfalls resorbiert worden wäre, mitberücksichtigt.

Resorption von radioaktiv markiertem g-Strophanthin nach oraler Gabe

Marchetti et al. 1971 (577)	1 bzw. 5 bzw. 15 Std.	Meerschw.	17,5 – 70 mg / 70 kg	4 bzw 7 bzw. 10 %
Leuschner & Winkler 2001 (1373)	6 Std	24 Meerschw	3,5 mg / 70 kg	45 %
Buchtela et al. 1970 (674)	12 Std.	Ratten	70 mg	20 %
Garbe & Nowak 1968 (671)	7 Tage	3 Meerschw.	k. Angabe nach i.v.-Gabe	67 % > 80 % im enterohepatischen Kreislauf
Kitano et al. 1998 (783)	14 Tage	Ratten	0,03 mg / tgl.	70 % d. Resorption von Digoxin

Zu Forth et al. 1969 (656): Die kleinste Dosis wurde am meisten resorbiert. In einem zweiten Teil der Studie wurden isolierte Dünndarm-Präparate erforscht: dasjenige von Meerschweinchen läßt innerhalb von zwei Stunden viermal mehr g-Strophanthin durch als dasjenige von Ratten. Bei den Meerschweinchen beträgt die Resorption von g-Strophanthin ca. 80% derjenigen von Digitoxin und ist fast doppelt so groß wie die von Digoxin, wenn man die Konzentration in der übergetretenen Flüssigkeit zugrundelegt, wie es die Autoren im Text der Studie getan haben. Orientiert man sich jedoch an den Absolutwerten aus der zugehörigen Tabelle, so wird g-Strophanthin sogar um 30 Prozent besser als Digitoxin und mehr als viermal so viel wie Digoxin resorbiert.

Zu Ohlmeier & Ruiz-Torres 1972 (669): Zitat S.1876: "Unsere Ergebnisse ... sind bemerkenswert ... wegen der verhältnismäßig guten Resorptionsquote. Sie liegt ungefähr um die Hälfte niedriger als beim Digitoxin und ist ... auffällig hoch."

Zu Greenberger et al. (670): Ratten resorbierten Digoxin besser als g-Strophanthin (27 % vs. 17 %), jedoch war der Gehalt im Blut fast gleich hoch: 0,6 % bzw. 0,5 % der gegebenen Dosis. Die Meerschweinchen resorbierten Digoxin nur zu 15 % (g-Stroph. 19 %), Digitoxin zu 53 %.

Zu Forth et al. 1969 (658): Es wurde im Blut der Pfortader, die vom Darm zur Leber führt, gemessen. Es flossen hindurch: Digoxin 43 %, Digitoxin 57 %, Strophanthin 10,5 % der gegebenen Dosis.

Zu Forth et al.1969 (659): Ratten: Digoxin 75 %, Digitoxin 86 %, g-Strophanthin 24%. Meerschweinchen: Digoxin 20 %, Digitoxin 59 %, g-Strophanthin 48 %. (!) Zitat S.207: "Das Ergebnis besagt, daß die Polarität, d.h. die Lipidlöslichkeit nicht die einzige maßgebende Eigenschaft der Glykoside für die Resorption ist."

Zu Leuschner und Winkler 2001 (1373): Die Autoren (vom Hamburger Laboratory of Pharmacology and Toxicology) berichten von einer systemischen Bioverfügbarkeit von 43 bis 50 %, und nach 6 Stunden waren 45 % der verabreichten Dosis in den Organen zu finden. Diese äußerst sorgfältige Studie, bei der sogar Schweiß und Atemluft der Tiere gemessen wurden, wurde leider nur als abstract veröffentlicht.

Zu Buchtela et al. von 1970 (674): Nach 12 Stunden werden 80 % des oral an Ratten gegebenen g-Strophanthins im Magen-Darmtrakt (Darmwand + Inhalt) aufgefunden, die Resorption beträgt also mindestens 20 % oder mehr, denn (Zitat Buchtela) "eine im Stuhl nachgewiesene radioaktive Substanz kann durch einfache Darmpassage oder durch Resorption und Wiederausscheidung dorthin gelangt sein." Im Schlußtext allerdings werden unverständlicherweise nur 5 bis10 Resorptions-Prozente genannt.

Zu Garbe und Nowak 1968 (671). Mit dem Kot wurden innerhalb von 7 Tagen 33 % ausgeschieden, woraus sich eine Resorption von mindestens 67 % ergibt. Nur 16 % waren im Urin enthalten, der Rest wohl im Körper verblieben. Im zweiten Teil der Studie mit intravenösem g-Strophanthin kann man sehen, daß das mit der Galle in den Dünndarm ausgeschiedene Strophanthin (10,7 % in vier Stunden) erneut resorbiert wurde (entero-hepatischer Kreislauf), da im Kot innerhalb von sieben Tagen nur 2 % erschienen. Somit beträgt die enterale Resorption im entero-hepatischen Kreislauf über 80 % ! Auch nach i.v.-Gabe werden in Kot und Urin zusammen nur 49 % ausgeschieden, bei nach 7 Tagen nur noch äußerst geringen Ausscheidungsmengen. Abgesehen von wahrscheinlich nur sehr geringen Mengen im Schweiß und Atemluft könnte dies auf eine Speicherung im Körper hindeuten, was nicht verwundern würde bei einer körpereigenen Substanz (siehe Kapitel B).

Zu Kitano et al. (783): Sie verfüttern radioaktiv markiertes g-Strophanthin in extrem kleinen Mengen (0,13 NanoMol täglich = 0,03 mg / 70 kg Körpergewicht = 1/100 der minimalen therapeutischen oralen Dosis beim Menschen) an Ratten. Nach 14 Tagen erst ist im Plasma ein Konzentrations-Höchstwert erreicht (0,024 NanoMol), der danach nur noch geringfügig steigt und fast so hoch ist wie der nach Verfütterung der gleichen Menge von Digoxin (0,033 NanoMol). Auch die Verteilung von Strophanthin in den Organen zeigt ähnliche Werte wie die von Digoxin. Der erste Plasma-Meßwert nach drei Tagen beträgt nur ein Viertel des Plateaus nach 14 Tagen, und der Wert für den ersten Tag wäre sehr wahrscheinlich noch niedriger ausgefallen. Dies ist Anlaß zu weiterer Kritik an der Verurteilung des oralen g-Strophanthin aufgrund zu geringer Blutspiegel, da diese nur nach einmaliger Gabe gemessen wurden, aber die therapeutische Einnahme täglich über einen längeren Zeitraum erfolgt.

* Tamura et al. 2000 (779) berichten, daß relativ geringe Mengen von oralem g-Strophanthin deutliche Effekte hervorrufen, die natürlich wie viele andere Studienergebnisse eine ausreichende Resorption voraussetzen: Bei Ratten, die g-Strophanthin in einer Konzentration von 10 Mikrogramm pro Milliliter (= 10 Milligramm pro Liter) in ihrem Trinkwasser erhalten, verzögert sich der Beginn des Bluthochdrucks, der sich durch Verabreichung einer synthetischen, völlig herzglykosid-freien Diät entwickelt.

* Von Nyary (673) untersuchte 1932 die Resorption unter dem Einfluß von Ballaststoffen: Bei g-Strophanthin wurde sie nur um 15 % vermindert, beim Digitoxin allerdings um 37 % !

In den älteren Studien konnten Herzglykoside nur bei Anwendung großer Mengen anhand ihrer Giftigkeit an (anästhesierten !) Tieren gemessen werden, was natürlich große Fehlerfaktoren mit einschloß. Da die Resorption über den Verdauungstrakt wesentlich länger andauert als der Zeitraum einer Injektion, spielt natürlich der Faktor der Ausscheidung bereits eine bedeutende Rolle, sodaß die orale tödliche Dosis größer ist als die intravenöse. Dies bedeutet, daß größere Mengen über die Schleimhäute resorbiert worden sind, die aber zur Giftigkeit nichts mehr beitragen und so eine geringere Resorption vortäuschen. Trotzdem konnten auf diese Weise stattliche Resorptions-Werte ermittelt werden.

* Von Nyary teilte 1932 (673) eine Resorption des g-Strophanthin von 30 % nach 3 Stunden und von 45 % nach 6 Stunden aus dem Dünndarm von Katzen mit. Möglicherweise hat hier laut Svec (781) die Äthernarkose falschpositive Ergebnisse produziert.
   * Svec (781) ermittelt 1939 mit Lokalanästhesie bei Injektion in den Zwölffingerdarm nach einer Stunde 6 %, nach 6 Stunden 12,6 % Resorption und bei Injektion in den unteren Dünndarm nach 3 Stunden eine Resorption von 31,6 %.
   * Reinert injiziert 1951 (675) die bekannte tödliche Dosis einer intravenösen Injektion von g-Strophanthin in den Dünndarm von 40 narkotisierten Katzen. Um hieraus die Resorption zu bestimmen, gibt er den Tieren nach verschiedenen Zeiten eine intravenöse Infusion mit genormter Konzentration, deren tödliche Dosis vorher bestimmt worden war. Je mehr Strophanthin im Darm resorbiert worden ist, desto weniger wird durch die anschließende Infusion bis zum Todeseintritt des Tieres benötigt werden. Aus dieser Differenz bestimmt er die Mindestwerte der Resorption: Nach einer Stunde sind es ca.

10 %, nach 2-3 Stunden ca. 40 % und nach 4-5 Stunden ca. respektable 60 %. Danach beginnen die Werte der Resorption wieder zu sinken (6 Stunden: ca. 50 % usw.), natürlich nur anscheinend, da die Ausscheidung bereits an Bedeutung gewinnt.

* F.Lauterbach und Mitarbeiter 1968 (780) ermitteln für 5 % der enteralen tödlichen Dosis von g-Strophanthin im Zwölffingerdarm der Katze eine Resorptionsquote von 18 % und für 80 % der tödlichen Dosis eine Aufnahmerate von nur 5 %.

* Lingner et al. 1963 (785) geben eine Resorption von 16 % zwei Stunden nach Injektion von g-Strophanthin in das Duodenum (Zwölffingerdarm) der Katze bekannt.

* F.Hildebrandt & J.Dörner 1951 (782) untersuchen die Resorption von Strophoral® (90 % g-Stroph.+ 10 % k-Stroph.) aus dem Zwölffingerdarm des Hundes und finden nach drei Stunden eine Resorption von 12,5 %, was nach ihren Berechnungen der Elimination eine tatsächliche Resorption von 17,5 % (bis 20 %) ergibt.

...ein Trugschluß von Prof. Greeff...

* In einem Versuch an Ratten fand K.Greeff 1958 (676), daß er mindestens 200-400 mal soviel g-Strophanthin oral im Vergleich zur subkutanen Verabreichung geben mußte, um eine Erhöhung der Kalium-Ausscheidung im Urin zu bewirken, und schloß daraus auf eine niedrige Resorptionsrate. Abgesehen davon, daß gerade die Ratte g-Strophanthin sehr schnell wieder ausscheidet, unterliegt Prof. Greeff hier im Prinzip demselben Irrtum wie Reindell und Mitarbeiter (siehe S.77), die nach oraler Gabe von Strophoral® eine S-T-Streckensenkung im EKG vermißten. Die Kalium-Ausscheidung mit dem Urin (Kaliurese) ist wie die S-T-Streckensenkung eben keine typische Wirkung des oralen g-Strophanthins (keine Hemmung der Na-K-Pumpe – siehe auch Kap. A 8) und A 15 b).

Sein Trugschluß wird als solcher noch deutlicher, wenn Prof. Greeff im gleichen Jahr in einer anderen Studie (677), S.477 sagt: "... es steht jedoch im Gegensatz zu Ergebnissen an anderen Tierarten (Katzen und Hunden), wonach g-Strophanthin – gemessen an der Herzwirkung - sogar etwas besser resorbiert wird als k-Strophanthin (678-80). Die Diskrepanz ließe sich vielleicht dadurch erklären, daß auch in diesem Fall nicht die Glykoside Convallatoxin bzw. g-Strophanthin selbst resorbiert werden, sondern Metaboliten (!, Anm.d.Autors), die, wie z.B. das Aglykon k-Strophanthidin, noch herzwirksam, nicht aber kaliuretisch wirksam sind." Dabei ist eine einigermaßen gute Resorption des k-Strophanthins unbestritten: Rojsathaporn (570) beschreibt eine orale Resorption des k-Strophanthin beim Menschen von 15,6 %, wobei gesagt werden muß, daß andere Werte in dieser Studie ungewöhnlich niedrig sind, siehe S. 109 und Anhang 3). Marzo (681) berichtet für rektal verabreichtes k-Strophanthin von einer aus den Urinausscheidungen ermittelten Resorptionsquote von 55 % innerhalb von 15 Stunden (bei Meerschweinchen), und Ghirardi (682) von einer rektalen Resorption von 31 % beim Menschen innerhalb 24 Stunden.

Eine wesentlich höhere Resorptionsrate des oralen oder perlingualen g-Strophanthin beim Menschen ist nach den Ausführungen über die Urin-Ausscheidungen beim Menschen sowie über die Tierversuche zur Resorptionsfrage zwar nicht einwandfrei bewiesen, wohl aber mit an Sicherheit grenzender Wahrscheinlichkeit gegeben. Die hohen und über 24 bzw. 48 Stunden und länger anhaltenden Blutspiegel des oral bzw. perlingual in therapeutisch üblicher Dosierung verabreichten g-Strophanthins, wie sie mittels radioaktiver Markierung in den Studien von Marchetti (577) bzw. Erdle (575, auch in 574) einwandfrei nachgewiesen werden, lassen aber zwingend eine ausreichend hohe Resorption des g-Strophanthis beim Menschen vermuten. Die stets wiederholten Behauptungen einer sehr geringen Resorption von Seiten der offiziellen Medizin, zum Beispiel der "Deutschen Gesellschaft für Innere Medizin" oder der "Deutschen Gesellschaft für Herz- und Kreislaufforschung" (umbenannt in "Deutsche Gesellschaft für Kardiologie") sowie von den Seiten aller Lehrbücher gründen günstigenfalls auf Irrtümern und entbehren ein wissenschaftliches Fundament, das einer kritischen Betrachtung standhält.

Überlassen wir das Schlußwort zweien der führenden Pharmakologen ihrer Zeit: Zitat aus F.Hildebrandt (Direktor des Pharmakologischen Instituts Gießen) und J.Dörner in der Klinischen Wochenschrift 1951 (782): "... es ergibt sich im ganzen daraus, daß die Resorption doch eine bessere ist, als es zunächst den Anschein hatte."

A 13 e) <u>Resorptions-Schwankungen ? :</u>

<u>Eine biologische Verfügbarkeit ohne nennenswerte Streubreite</u>

Das orale g-Strophanthin wird nicht nur wegen seiner vermeintlich geringen Aufnahme abgelehnt. Zitat von Prof. Greeff (564), S.304: "... Die Resorptionsrate ist aber gering und liegt bei 1-2 %. Da außerdem die interindividuelle Streuung der Resorption sehr groß ist, dürfte g-Strophanthin in dieser Form zur Behandlung einer Myokard-Insuffizienz ungeeignet sein." ("Interindividuell" bedeutet "zwischen den einzelnen Versuchspersonen".) Nebenbei bemerkt ist hier wieder die Beschränkung auf das offizielle Anwendungsgebiet DER Herzglykoside auffällig.

Nicht nur Prof. Greeff, der die unwahre Behauptung einer Gefährdung der Patienten aufstellt, bringt durch die angebliche zu große Resorptions-Schwankung des oralen g-Strophanthins dieses notwendige Medikament in Mißkredit: Zitat aus der Erdle-Studie (574), S.979: "... so ergeben sich prozentuale Resorptions-Quoten von 1,2 bis 5 %, das heißt bei einer Dosis von 6 mg absolut 0,072 bis 0,3 mg. Diese Mengen können durchaus eine pharmakologische Wirkung entfalten, jedoch stellt sich die Frage, ob es sinnvoll ist, Strophanthin in einer Form zu verabreichen, die nur zu einem Bruchteil und dazu noch unregelmäßig resorbiert wird. Außerdem ist es zweifelhaft, ob die perlinguale Applikation Vorteile gegenüber der oralen besitzt, bei der die Plasma-Konzentrationen und die Ausscheidung im Urin vergleichbare Werte ergaben. Die hier vorgelegten Untersuchungen haben erneut gezeigt, daß die perlinguale oder orale Applikation von g-Strophanthin unzweckmäßig ist." Auch hier handelt es sich um eine eindeutige Fehlbeurteilung: Die Behauptung einer angeblich geringen Resorption wurde im vorigen Kapitel widerlegt, und diejenige einer unregelmäßigen Resorption wird sich im Folgenden als falsch herausstellen. Die Aussage über vergleichbare Plasma-Konzentrationen bei oraler und perlingualer Gabe, die man nur aus der Greeff-Studie (564) ableiten kann, in der neben perlingualem Strodival® und perlingualem Strophoral® orales Strophoral® und orales Purostrophan® untersucht wurden (siehe S. 121), enttäuscht komplett. Denn das Wesentliche, was in der Erdle-Studie über Plasma-Konzentrationen zu sagen wäre, ja was sich als "schreiender Kontrast" überdeutlich aufdrängt, sind die bei Erdle im Vergleich zur Greeff-Studie vollkommen unterschiedlichen Blutwerte des perlingualen Strodival®, die sich lange Zeit deutlich im selbst nach herkömmlichen Herzglykosid-Kriterien wirksamen Bereich aufhalten, siehe S. 92. Doch dies wird den LeserInnen, denen ja in der Regel die "Greeff'schen Blutwerte" nicht bekannt sein dürften, nicht mitgeteilt.

Es ist offensichtlich, daß die Bestimmung der Blut-Konzentration, d.h. der biologischen Verfügbarkeit prinzipiell wichtiger und aussagefähiger ist als die der Urinwerte zur Errechnung der (vermeintlichen) Resorption. Im vorigen Kapitel wurde sogar deutlich, daß die Resorption und also auch ihre Schwankung allein aus den Urinwerten gar nicht beurteilt werden kann. Doch wenn wir uns trotzdem darauf einlassen, dann muß zur Studie von Erdle folgendes gesagt werden: Im vorigen Kapitel wurde ausgeführt, daß der Abbruch der Messungen nach nur drei Tagen und die Umrechnung der ermittelten Zahlen anhand der intravenösen Verhältnisse zu einer generellen Unterschätzung der Strophanthin-Ausscheidung im Urin führen, da am vierten Tag noch unerwartete Strophanthin-Mengen hinzukommen können, wie die Studie von Greeff gezeigt hat, und zwar auch da, wo am dritten Tag die Ausscheidung schon fast bei Null lag. Es ist möglich, daß gerade bei denjenigen Patienten, die bis zum dritten Tag eine geringere Ausscheidung hatten als andere, diese durch höhere Ausscheidungen am vierten Tag oder danach wieder ausgeglichen wird. Aus den bis zu so einem frühen Zeitpunkt ermittelten Werten eine "Resorptions-Schwankung" zu postulieren, ist also sehr fragwürdig. Die Blutwerte bei Erdle zeigen jedenfalls eine auffällige Aufteilung in zwei Kurvenstränge, die zumindest im Zeitraum der Wirkung des Strodival® von 0 bis 8 Stunden ohne nennenswerte Streuung ziemlich gebündelt verlaufen (siehe S. 92 unten).

...selektive Wahrnehmung / Darstellung contra Strophanthin...

Nun zur Studie von Prof. Greeff (564), in der er bei vier Mitteln das Blut und den Urin untersuchte und die entsprechenden Diagramme in den "Verhandlungen der Deutschen Gesellschaft für Kreislaufforschung" veröffentlichte. In nachfolgenden Veröffentlichungen (565-568) mit höherer Auflage, die die Ergebnisse von (564) wiederholen, so in "Herz / Kreislauf" 1974, "Therapiewoche" 1976 und "Deutsche Medizinische Wochenschrift" 1977, wurde von ihm zum Beweis von Resorptions-Schwankungen jedoch nur das orale Purostrophan® in den Vordergrund gestellt, ein im Vergleich zu den anderen weniger bekanntes und dann ab 1984 nicht mehr hergestelltes Medikament. In diesen Artikeln wurden von allen vier Mitteln die Diagramme der Urinwerte, jedoch stets nur ein Diagramm der Blutwerte veröffentlicht - dasjenige des Purostrophan®:

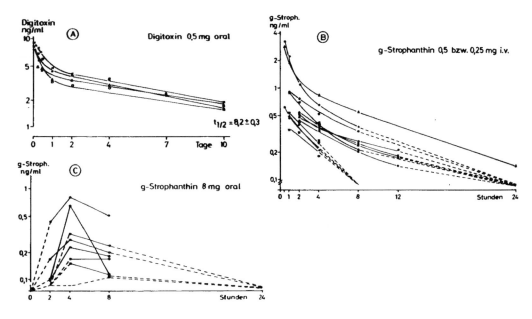

Abfall des Glykosidspiegels bei gesunden Probanden nach Gabe von g-Strophanthin und Digitoxin. Bemerkenswert sind der schnelle Abfall des g-Strophanthin-Spiegels nach i.v.-Injektion (B) im Vergleich zu dem des Digitoxins (A) und die starke interindividuelle Schwankung nach oraler Gabe von g-Strophanthin (C) Intravenös erhielten 4 Probanden 0,25 mg (untere Kurven) und 8 Probanden 0,5 mg (obere Kurven).

Blutspiegel nach i.v. - und oraler Gabe, nach K.Greeff: Therapiewoche 26: 4788-4795, auf S.4792

Warum werden nur die Blutwerte des oralen Purostrophan® gezeigt, deren Zustandekommen später noch genau "unter die Lupe genommen" werden soll (Kap. 13 g), und die der anderen drei untersuchten Medikamente nicht mitgeteilt? Schauen wir uns also danach auch die Blut- und Urinwerte aller untersuchten Mittel einmal an, zunächst die Blutwerte (siehe 1. Abbildung auf der folgenden Seite):

Sowohl die Blutwerte des oralen Strophoral®, des perlingualen Strophoral® als auch die des Strodival® verlaufen im Gegensatz zum Purostrophan® im Großen und Ganzen einigermaßen "brav" nebeneinander und weisen wenig nennenswerte Ausreißer auf. Ihre Streuung ist bezüglich der Absolutwerte in allen Fällen kleiner als diejenige nach intravenöser Injektion (siehe vorige Seite), der man gewiß keine "Resorptions"-Schwankungen unterstellen kann, da ja stets 100 % in die Vene kommen; die relative Streubreite ist nur beim perlingualen Strophoral® etwas größer und bei den anderen Mitteln wiederum kleiner als bei i.v.-Gabe. Das perlinguale Strodival® als einziges heute verschreibbares Mittel weist eine sehr geringe Streuung auf. Auch in der Doktorarbeit von Erdle (575) sind die Schwankungen der Blutwerte nach intravenöser Gabe zum Teil größer als nach perlingualer Verabreichung, jedoch im Großen und Ganzen ungefähr gleich groß, bzw. gleich gering.

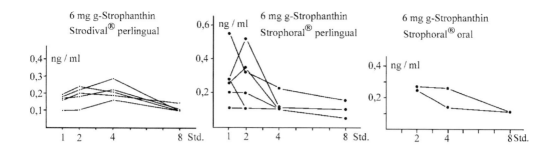

Blutwerte (Plasma) nach Gabe verschiedener g-Strophanthin-Präparate

nach Greeff et al. 1974,
Verh. Dt. Ges. Kreislaufforsch 40: 301-305

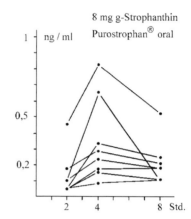

Nun zu den Werten der Ausscheidungen von g-Strophanthin im Urin:

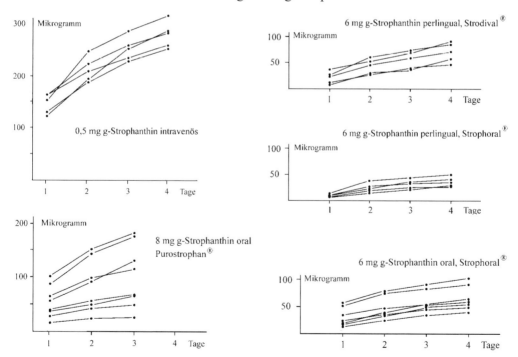

Urinwerte nach Gabe verschiedener g-Strophanthin-Präparate
nach Greeff et al. 1974, Verh. Dtsch.Ges.Kreislaufforsch. 40: 301-305

Auch hier ist zu erkennen, daß sich die Schwankungen der Urin-Ausscheidungen des oralen / perlingualen Strophanthins mit Ausnahme des Purostrophan® in Grenzen halten, und zwar wiederum in denen des intravenösen Strophanthins, jedenfalls was die Absolutwerte betrifft. Auch die relative Streuung der Meßwerte beläuft sich ungefähr nur auf den Faktor 2. Prof. Greeff beurteilt also nur aufgrund der Streuung des Purostrophan® auch die anderen gebräuchlicheren Präparate ablehnend, die sowohl bei den Blut- als auch bei den Urinwerten eine geringe Streuung zeigen, wobei er deren Blutwerte, die wichtiger als die Urinwerte sind, in Publikationen, die einem breiteren Leserkreis zugänglich sind, nicht mitteilt. Eine Ausnahme bildet ein Artikel von Prof. Greeff in der "Medical Tribune" 1976 (829), in der neben den Blutwerten des intravenösen Strophanthin auch die des Strodival® und Strophoral® gezeigt werden, um die geringen Mengen im Blut zu dokumentieren. Gleichzeitig wird aber die angebliche Unsicherheit der oralen g-Strophanthin-Therapie betont, Zitat aus (829), S.32: "Die linguale oder orale g-Strophanthin-Pille ist eine tödliche Gefahr für Patienten mit Herzinsuffizienz. ... Denn g-Strophanthin hat im Unterschied zu Digitoxin oder Digoxin eine unsichere Resorptions-Quote und bietet keine Gewähr für eine sichere Therapie der Herzinsuffizienz." – Schon wieder die falsche Zuordnung des oralen g-Strophanthins zu der offiziellen Indikation für Digitalis, bzw. für Herzglykoside !

...weiter mit den eigenen Waffen schlagen...

Übrigens ist von den Strophanthin-Befürwortern dem Vorwurf einer schwankenden Resorption des Strodival® nur mit Hinweis auf die generelle Ungefährlichkeit dieser Therapie in der Praxis begegnet worden, obwohl er mit den oben dargestellten Werten der Greeff-Studie selbst hätte widerlegt werden können. Auch sei an die Doktorarbeit von K.Rojsathaporn (570) aus dem "Hause Greeff" von 1982 erinnert: In ihr wurde als Vertreter des g-Strophanthins erneut orales Purostrophan® untersucht (mit RIA-Methode), und zwar in derselben Dosierung von 8 mg wie bei Greeff 1974 (564) und ebenfalls an gesunden Versuchspersonen (siehe S. 109). Das Blut wurde nicht geprüft. Das folgende Diagramm zeigt nochmals die Strophanthin-Ausscheidung im Urin:

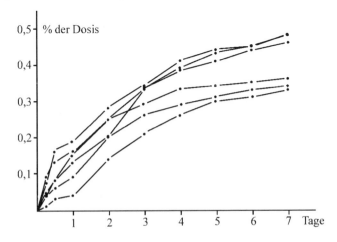

Urin-Ausscheidung von 8 mg g-Strophanthin Purostrophan®, nach: Khaisaeng Rojsathaporn: Zur Pharmakokinetik der Strophantusglykoside beim Menschen, Inaugural-Dissertation, Düsseldorf 1982

Kann man bei diesen Kurvenverläufen noch ernsthaft von Streuungen reden? Was auffällt, ist die Aufteilung in zwei Kurvenstränge, die jedoch vorbildlich gebündelt verlaufen. Selbst die Abweichung der beiden Stränge voneinander ist nicht besonders groß, was sowohl die Absolutwerte als auch die prozentuale Relation angeht. Unerklärlich ist allerdings, daß die Werte viermal niedriger sind als bei Greeff 1974 (564). Trotzdem wird selbst dieses deutlich abweichende Ergebnis dem aus der Greeff-Studie als "gleichwertig" zugeordnet.

Weitere Studien führen den Schwankungsvorwurf ad absurdum: Die lineare Beziehung zwischen steigender Dosis und steigender Resorption wird in den Kinetik-Studien von Forth et al. (656) und Ohlmeier (669) (s.o.) am Tier sowie in den Studien von Marchetti et al.1971 (577, 578) - bei letzterem am Tier und am Menschen - demonstriert. Marchetti dosiert bei 21 Versuchspersonen radioaktiv markiertes orales g-Strophanthin proportional ihrem Körpergewicht, und dies in drei verschiedenen Dosierungs-Stufen in drei verschiedenen Versuchs-Gruppen. Zum einen zeigen die Durchschnitts-Blutwerte der drei Gruppen über den gemessenen Zeitraum von 24 Stunden mit 4 Meßzeitpunkten eine äußerst geringe Streuung von durchschnittlich unter 4 % (höchste Streuung knapp 7 %), zum anderen sind auch die Einzelwerte innerhalb der Gruppen noch recht nah beieinander, die höchsten und niedrigsten Werte weichen durchschnittlich um den Faktor 1,6 ab, die höchste Abweichung beträgt das 2,1-fache. In der Studie von Forth et al. (656) beträgt die Schwankung des vom Meerschweinchen (mehr als viermal so viel wie Digoxin) resorbierten g-Strophanthins weniger als diejenige von Digoxin bzw. Digitoxin. Dies gilt auch für die Werte der in der Darmwand aufgefundenen Glykoside.

...pharmakodynamische Studien ohne Schwankungen...

Es gibt auch pharmakodynamische Studien, die deutlich für eine Regelmäßigkeit der Resorption bzw. der biologischen Verfügbarkeit sprechen: Diejenige von Piscitello und Maggi (47) (vergleiche S. 37 Mitte) zeigt, daß sich die Wirkung des oralen g-Strophanthins an den Herzen von 20 Versuchspersonen konstant und linear mit der steigenden Dosis verstärkt. Die Konstanz der pharmakodynamischen Wirkung zeigt die Doppelblind-Crossover-Studie von Belz et al. 1984 (41), die die geringe Streuung der Meßwerte nach perlingualer Einnahme von 12 mg g-Strophanthin betont (siehe Seite 55).

...auch die „Geschwister" schwanken nicht...

In der Rojsathaporn-Arbeit (570) kann man außerdem sehen, daß auch bei den "Geschwistern" des g-Strophanthins, nämlich bei k-Strophanthin und bei Cymarin, einem Metaboliten des k-Strophanthins, die relativen Streuungen der Urin-Ausscheidungs-Werte nach oraler Gabe gering sind, vergleichbar der jeweiligen Streuung bei Injektion, siehe Abbildung auf der folgenden Seite:

Urin-Ausscheidung von k-Strophantosid
Oben: oral 4,77 mg
Unten: i.v. 0,5 mg

Urin-Ausscheidung von Cymarin
Oben: oral 3 mg
Unten: i.v. 0,5 mg

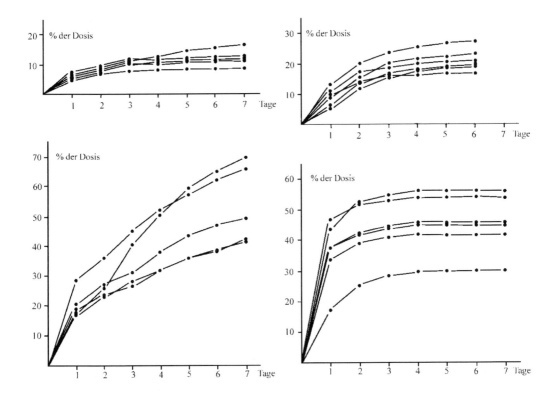

nach K.Rojsathaporn: Zur Pharmakokinetik der Strophantusglykoside beim Menschen, Dissertation Düsseldorf 1982

Die Auffassung, daß nicht gespritztes Strophanthin mit großen Schwankungen resorbiert wird, geht zurück auf die durchaus wechselnden Erfahrungen mit der alten Strophanthin-Tinktur, der Tinctura strophanthia (Ende des 19. bis Anfang des 20. Jahrhunderts) die allerdings aus k-Strophanthin bestand und kein standardisiertes Herstellungsverfahren besaß, sodaß Konzentrationsschwankungen von 1: 60 der Fall waren, die eine zuverlässige Therapie in der Tat verhinderten. Doch 1906 schreibt Neubaur im "Zentralblatt für innere Medizin" Nr.46, S.1160: "Der Gebrauch der Strophanthustinktur hat ..., seitdem sie titriert vorhanden ist, stets befriedigt." Doch kamen diese Erfahrungen mit einem konstant konzentrierten Präparat erst zu einem Zeitpunkt, als der sensationelle Siegeszug der von Fraenkel 1905 begründeten intravenösen Strophanthin-Therapie bereits begonnen hatte. Prof. Greeff zieht die Schwächen der alten Tinctura strophanthia heran, um das heutige optimierte Strodival® mit seinen beeindruckenden Therapie-Erfolgen abzulehnen: Er leitet seine Studie von 1974 (564) mit folgenden Worten ein: "Albert Fraenkel hat die intravenöse Strophanthin-Therapie eingeführt, da nach seiner Erfahrung die Wirkung des g-Strophanthins ... bei oraler Applikation 'absolut unberechenbar und unvollständig ist' ".

Spätere Tierversuche, z.B. von Reinert mit Strophoral® (675) u.a., die nach der oralen Gabe von überhöhten, toxischen Dosierungen bei der Messung der nun verminderten tödlichen intravenösen Dosis eine große Streuung der Ergebnisse zeigten, die auf eine vermeintliche Resorptionsschwankung zurückgeführt wurden, enthalten andere unbekannte Einflußgrößen und können eine behauptete Resorptionsschwankung nicht beweisen. In der Studie von Lahrtz et al. (642) werden auch im Tierversuchsteil auffallend geringe Mengen gegeben (auf 70 kg Körpergewicht umgerechnet 0,7 mg) und danach eine große Streuung der Blutwerte beklagt, die angeblich nur mit einer unregelmäßigen Resorption zu erklären sei. Doch gerade bei einer so geringen Dosis spielt der Faktor der Verteilung im Körper eine große Rolle. Außerdem war interessanterweise das auf das Körpergewicht bezogene Blutvolumen der Katzen sehr unterschiedlich: Der höchste Wert war doppelt so hoch wie der niedrigste. Die Schwankung der Strophanthin-Blutwerte nach oraler Gabe war wesentlich kleiner als die des Blutvolumens! Auch die Streuung der Blutwerte um fast das Vierfache nach Injektion in den Dünndarm sollte im Rahmen der Studien-Bedingungen gesehen werden. Für die Ausscheidung im Urin und in der Galle ist ein Meßzeitraum von nur drei Stunden viel zu klein, um eine Aussage von Wert treffen zu können. Trotzdem gab es nach oraler Gabe im Urin nur eine Ergebnis-Variation mit dem Faktor 1,6.

Alle diese in ihrer Aussage recht zweifelhaften Versuche können in keiner Weise Zweifel an der Sicherheit und Konstanz des nachgewiesenen therapeutischen Erfolges beim Menschen begründen.

In der Studie (658) von Forth et al. zeigt die Leber der Katze eine regulierende Funktion: Nach Injektion von g-Strophanthin und anderen drei Herzglykosiden in den Dünndarm zeigte sich (Zitat S.418), "daß die Konzentration aller vier untersuchten Glykoside gleichartig im Blut des großen Kreislaufes ansteigt, obgleich der Konzentrationsanstieg im Blut der Portalvene sehr unterschiedlich verläuft. Das mag als Hinweis auf die Bedeutung der Leber für die Verteilung der Glykoside im Organismus betrachtet werden, jenem Organ, das die Glykoside nach der Resorption zuerst passieren und dessen Fähigkeit, Glykoside aufzunehmen und zu binden schon länger bekannt ist."

A 13 f) Die gefährlichen Schwankungen in der Kinetik von Digitalis

Nach den falschen Anschuldigungen einer zu großen und gefährlichen Streuung der Resorption und der biologischen Verfügbarkeit des Strophanthins durch die Strophanthin-Gegner und Digitalis-Befürworter sollte man von den Digitalis-Präparaten eigentlich vorbildlich konstante Meßkurven erwarten dürfen. Doch sind Zweifel angebracht, wenn man weiß, daß auch ein Digitalis-Patient einer prinzipiell nicht unproblematischen individuellen Dosierung bedarf, auf die er "eingestellt" werden muß. Beim Digitalis wäre eine konstante Resorption im Gegensatz zu oralem Strophanthin tatsächlich wünschenswert aufgrund der negativen Wirkung auf den Herzstoffwechsel und das EKG (586-91, zu 38 siehe S.15), der Nähe des toxischen zum therapeutischen Bereich und der längeren Verweildauer im Körper mit daraus resultierender Ansammlung der Substanz (Kumulation).

Zur Klärung dieser Frage kann ein Diagramm des beta-Methyl-Digoxins beitragen, daß Prof. Greeff in seiner Studie (564) abgedruckt hat, bei dem wohl die Höhe der Blutwerte im Vergleich zum Strophanthin beeindrucken sollte. Doch etwas anderes fällt gleichermaßen auf, siehe Abbildung:

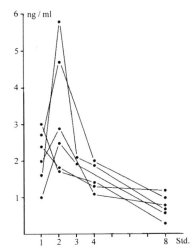

Blutwerte (Plasma) nach
0,6 mg ß-Methyldigoxin
oral (Lanitop®)

nach Greeff et al. 1974,
Verh. Dtsch. Ges. Kreislaufforsch.
40: 301-305

Zum Vergleich nochmals die Blutwerte des Strodival® perlingual aus derselben Studie:

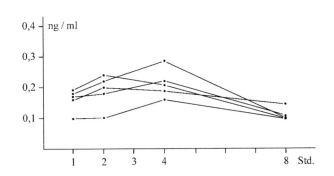

Blutwerte (Plasma) nach
6 mg g-Strophanthin perlingual
(Strodival®)

nach Greeff et al. 1974,
Verh. Dtsch. Ges. Kreislaufforsch
40: 301-305

Die Streuung der Blutwerte, wie sie beim beta-Methyl-Digoxin auftritt, ist deutlich größer als die des Strodival®, des damals führenden und heute einzigen oralen g-Strophanthin-Mittels. Dies gilt nicht nur für beta-Methyldigoxin, sondern auch für andere gängige Digitalis-Glykoside, wie einer anderen Greeff-Veröffentlichung zu entnehmen ist - und zum Vergleich noch einmal die Streuung des Purostrophan®:

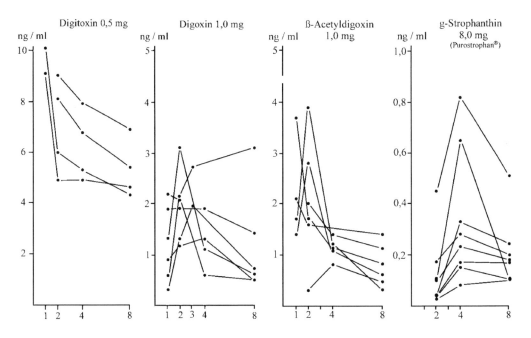

nach: K.Greeff, H.Strobach, E.Verspohl: Ergebnisse radioimmunologischer Bestimmungen von Digitoxin, Digoxin und g-Strophanthin am Menschen, in Jahrmärker: Digitalistherapie, Springer, N.Y. 1975

Zitat aus K.Greeff et al. (683), S.60, eine Diskussion, König zu Greeff: "Bei Ihren Patienten war die Dosierung von Digitoxin etwa die gleiche bei denjenigen, die therapeutische Blutspiegel und keine Intoxikationszeichen hatten, und bei denjenigen, die erhöhte Spiegel und klinische Intoxikationszeichen aufwiesen..." Greeff: "Das ist richtig." Zitat aus dem Buch "Klinische Pharmakologie der Herzglykoside" von Rolf Krebs (622), S.113 (Hervorhebung durch den Autor, auch im Folgenden): "Die bei Betrachtung der Mittelwerte gute Beziehung zwischen Dosis und Serumspiegel darf jedoch nicht darüber hinwegtäuschen, daß dabei dennoch <u>BETRÄCHTLICHE INTERINDIVIDUELLE DIFFERENZEN</u> im Serum-Spiegel bei gleicher Dosis beobachtet wurden. Dies gilt sowohl für Digitoxin als auch für Digoxin." (Siehe folgende Tabellen, alle aus Rolf Krebs: Klinische Pharmakologie der Herzglykoside, Beiträge zur Kardiologie Band 14, perimed-Fachbuch-Verlagsgesellschaft, Erlangen 1980 (622))

Dosisabhängigkeit des Digitoxin-Serumspiegels in Nanogramm / Milliliter (ng / ml):
(Meßmethodik: * = ^{86}Rb, + = Na-K-ATPase, ° = RIA-Assay; n = Anzahl der Versuchsteilnehmer)

Dosis	Belz et al. 1978* (1184)	Einzelwerte	n	Gjerdrum 1972 * (1185)	Einzelwerte	n	Rasmussen et al. 1971 (1186) *	Einzelwerte	n	Bentley et al. 1970 + (1187)	Einzelwerte	n	Morison & Kilip 1970 ° (1188)	n
0,036	-			10,8	5-18	6	-			-			-	
0,04	9,3	3-15	10	-			-			-			-	
0,05	-			11,2	3-25	33	12,0	4-21	17	13,0	2-22	10	-	
0,07	-			16,1	5-33	24	16,7	6-40	17	-			-	
0,08	21,3	14-26	10	-			-			-			-	
0,10	-			18,1	5-34	81	18,2	11-40	32	22,0	2-50	115	25,0	74
0,12	22,6	15-28	10	-			-			-			-	
0,15	-			-			19,3	13-27	5	30,0	10-45	17	-	
0,16	33,5	26-42		-			-			-			-	
0,20	-			-			24,3	16-33	2	47,0	43-50	4	44,0	10

Dosisabhängigkeit des Digoxin-Serumspiegels in Nanogramm / Milliliter (ng / ml)	Dosis mg / Tag	Belz et al.* 1978 (1184)	Einzel-werte	n	Larbig & Hassis° 1975 (1189)
	0,1	0,37	0,10-0,85	10	-
	0,2	0,50	0,24-0,75	10	-
n = Anzahl der Probanden	0,25	-	-	-	0,8
	0,3	0,92	0,56-1,15	10	-
Meßmethodik:	0,375	-	-	-	1,2
* = ⁸⁶Rb	0,4	0,95	0,55-1,19	10	-
° = RIA-Assay	0,5	1,18	0,82-1,60	10	1,5
	0,6	1,25	0,76-2,43	10	-
aus Rolf Krebs (622), S.115	0,75	-	-	-	2,3

Zitat aus H.F.Benthe: "Organverteilung verschiedener Herzglykoside" (771), S.35: "Änderungen des Verteilungsraumes können ohne weiteres durch die Skelettmuskulatur bedingt sein, welche 50-60 % der applizierten Glykosidmenge bindet. Bereits eine - nicht meßbare - Änderung der Muskelbindung um 1 % würde rechnerisch einer Halbierung oder Verdoppelung des Blutspiegels entsprechen." Dazu ein weiteres Zitat von R. Krebs (622), S.122, das zwar einen anderen Zusammenhang hat, aber auch hier zutreffend ist: "Erschwerend kommt hinzu, daß auch bei gleichem Serumspiegel ENORME SCHWANKUNGEN in der Empfindlichkeit des Herzens beobachtet werden (688)." Zitat S. 128: "... Letztere Autoren konnten ebenfalls nur eine schwache Korrelation zwischen Serumspiegel und klinischem Effekt des Digoxin nachweisen (689)."

Laut Rolf Krebs ist nicht der Blutspiegel, sondern die Konzentration der Substanz im Herzmuskel entscheidend (690-91). Zitat S.85: "Aus der (folgenden, Anm.d.Autors) Tabelle ist zu ersehen, daß im Herzen im Vergleich zur Serum-Konzentration von Digoxin beachtliche Anreicherungen dieses Glykosides auftreten. Dabei finden sich allerdings ENORME DIFFERENZEN, die für die Mittelwerte zwischen 12 : 1 und 76 : 1, sowie für die mitgeteilten Einzelwerte (rechte Spalte der Tabelle) zwischen 17 : 1 bis 155 : 1 für das Verhältnis von Herzgewebe-Konzentrationen zu Serum-Konzentrationen von Digoxin liegen."

	Autor	Mittelwert	Einzelwerte		
Herz- / Serum-Konzentrationen für Digoxin	Binnion et al. 1969 (1190)	30 : 1	–		
	Carrol et al. 1973 (1191)	76 : 1	25:1	–	128:1
	Coltart et al. 1972 (1192)	68 : 1	39:1	–	155:1
	Doherty et al. 1967 (1193)	29 : 1	17:1	–	35:1
	Doherty & Perkins 1966 (1194)	43 : 1	35:1	–	58:1
	Haasis et al. 1977 (1195)	46 : 1	–		
	Güllner et al. 1974 (1196)	24 : 1	18:1	–	29:1
	Karjalainen et al. 1974 (1197)	29 : 1	–		
	Selden & Neill 1975 (1198)	12 : 1	–		
	Biddle et al. 1978 (1199)	–	20:1	–	340:1

nach Rolf Krebs (622), S.116

Zitat S.85: "In einem weiten Bereich überlappen auch die bei Patienten mit Digoxin-Intoxikationen gefundenen Herz / Serum-Konzentrations-Differenzen, die bereits mit 20:1 und bis in die höchsten Werte von 340:1 bestimmt wurden (786). Die WEITE

VARIATION ...ließ Binnion u.Mitarb. (692) vermuten, daß aus Messungen der Serum-Konzentrationen nur wenig Aufschluß sowohl in Hinsicht des therapeutischen Effektes, als aber auch besonders des Auftretens toxischer kardialer Effekte zu erwarten sei." Zitat S. 115: "Dementsprechend SCHWANKEN auch die für den 'nicht-toxischen' Bereich der Serumspiegel für Digoxin und Digitoxin in der Literatur angegebenen Werte BETRÄCHTLICH. " Siehe folgende Tabelle:

"Therapeutischer" Bereich der Serumspiegel für Digoxin und Digitoxin

Digoxin (Nanogramm / Milliliter)	Digitoxin (Nanogramm / Milliliter)
0,7 – 2,0 Burmeister 1978 (1200)	2 – 50 Bentley et al 1970 (1213)
0,5 – 2,5 Doherty 1978 (1201)	11 – 23 Burmeister 1978 (1200)
2,0 – 3,0 Doherty 1973 (1202), Doherty & Kane 1973 (1203)	12 – 28 Burnett & Conkin 1968 (1214)
	30 – 40 Doherty 1973 (1202), Doherty & Kane 1973 (1203)
1,4 – 2,0 Donoso 1974 (1204)	2,5 – 34 Gjerdrum 1972 (1185)
0,8 – 2,0 Goldman et al. 1975 (1205)	11 – 22 Greeff et al. 1975 (683)
0,8 – 1,3 Hoeschen & Proveda 1971 (1206)	10 – 50 Löwenstein & Corill 1966 (1215)
0,5 – 2,0 Iisalo 1977 (1207), Wagner 1974 (1208)	10 – 24 Lukas 1971 (1216)
	8 – 38 Lukas & Peterson 1966 (1217)
0,5 – 2,5 Paumgartner 1976 (1209)	17 – 32 Morrison & Killip 1971 (1218)
0,7 – 1,5 Smith et al. 1969 (1210)	4 – 60 Oliver et al. 1968 (1219)
1,0 – 2,0 Smith & Haber 1970 (1211), 1971 (1212)	15 – 40 Peters et al. 1974 (1220)
	10 – 35 Paumgartner 1976 (1209)
	4,0 – 40 Rasmussen et al. 1971 (1186)
	3 – 39 Smith 1970 (1221)
	15 – 20 Smith & Haber 1970 (1211), 1971 (1212)

nach Rolf Krebs (622), S.116

Zitat S.116: "Die Tatsache ..., daß Intoxikationen durch Digoxin im Einzelfalle zwischen 0,2 (693) und 9,0 ng / ml auftreten können, hat zu einer Relativierung der Bedeutung des Serum-Spiegels zur Vorhersage und Kontroverse über dessen Brauchbarkeit für die Identifizierung einer Digoxin-Intoxikation (694-97) geführt. Während nach Smith und Haber (698) eine Separationsmöglichkeit nach dem Plasma-Spiegel der Herzglykoside in den toxischen und nicht-toxischen Bereich in 85 % der Patienten möglich war, konnten Fogelman et al. (699) überhaupt keine Trennung zwischen therapeutischem und toxischem Plasma-Spiegel von Digoxin finden. Die Einstellung der Patienten auf den in der Literatur angegebenen 'nicht-toxischen' Digoxin-Spiegel (siehe obige Tabelle) führte in 44 % der Fälle zum Auftreten toxischer Symptome."

Zitat S.117: "... Unter diesen Bedingungen berichten auch andere Untersucher, daß die Serum-Spiegel der Herzglykoside im therapeutischen und toxischen Bereich so stark überlappen, daß keine scharfe Diskriminierung (= Trennung, Anm.d.Autors) möglich ist (693, 695, 699-710). Aus dem gleichen Grunde ist die individuelle Einstellung der Digitalis-Dosierung anhand des Serum-Spiegels nicht möglich (708, 711). (Bei klinisch gut eingestellten Patienten kann jedoch die individuelle Kontrolle des Serum-Spiegels der Herzglykoside die Gefahr des Auftretens von Intoxikationen unter Klinik-Bedingungen vermindern (712).)" Zitat S.118: "Als Gründe dafür, daß bei gleicher Höhe des Serum-Spiegels an Herzglykosiden beim einen Patienten therapeutische, bei anderen bereits toxische Wirkungen beobachtet werden, kommen u.a. die Höhe der Konzentration von Kalium, Kalzium und Magnesium im Serum, der Oxygenisierungsgrad des Gewebes, der Säure-Basen-Haushalt, die Schilddrüsen-Funktion, die Aktivität des Sympathikus sowie die Art und Schwere der Herzkrankheit in Frage." (Hervorhebung durch den Autor)

Zitat S.120: "Inzwischen herrscht weitgehend Übereinstimmung darin, daß eine individuelle Einstellung der Herzglykosid-Therapie mittels Serum-Konzentrations-Bestimmungen allein nicht möglich ist. ... Darauf weisen nicht zuletzt auch die <u>INTERINDIVIDUELLEN VARIATIONEN</u> im Verhältnis zwischen der Gleichgewichts-Serumkonzentration und der Erhaltungsdosis (709, 710, 713) hin. Dementsprechend sind auch Computer-Programme zur Überwachung der Therapie (714-15) umstritten (716)."

Zitat S.93: "... wurde festgestellt, daß der mittlere Spiegel von Digoxin im Speichel eine bessere Korrelation zur Änderung (der systolischen Zeitintervalle) im EKG zeigt als dies für den Serum-Spiegel gefunden werden konnte (717). Limitiert wird die Anwendung von Speichel-Konzentrationsbestimmungen von Digoxin dadurch, daß dabei <u>BETRÄCHTLICHE INTRA- UND INTERINDIVIDUELLE SCHWANKUNGEN</u>, die größer als diejenigen im Serum sind, auftreten (717)."

Zitat S.72: "Wegen der relativ geringen therapeutischen Breite (dem sehr kleinen Abstand des therapeutischen vom giftigen Bereich, Anm.d. Autors) der Glykoside (Digitalis, Anm.d.Autors) ist die Bioverfügbarkeit der Substanz ... besonders bedeutungsvoll. Aus diesem Grunde erregte der Befund, daß eine <u>BETRÄCHTLICHE VARIABILITÄT IN DER BIOVERFÜGBARKEIT VON DIGOXIN</u> aus Tabletten nachweisbar war (718,719), große Aufmerksamkeit. ... erschreckten insbesondere die <u>ENORMEN UNTERSCHIEDE</u> in der Bioverfügbarkeit von Digoxin aus Tabletten unterschiedlicher Hersteller (719-730), die mit Verfügbarkeiten des Digoxin zwischen 20% und 80 % beträchtlich über den hinsichtlich der engen therapeutischen Breite vertretbaren Schwankungen lagen. Noch erschreckender, weil dies eine gewisse Zufälligkeit in der Herstellung signalisierte, war, daß derartig große Unterschiede sogar für den Vergleich unterschiedlicher Chargen des gleichen Präparats eines Herstellers nachweisbar waren (718,721,725,727,728,730-36)." Siehe Abbildung, nach (622), S.116:

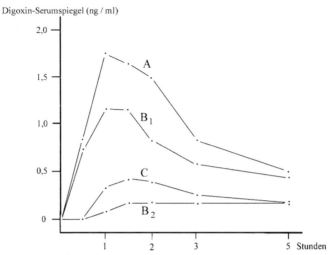

Vergleichende Untersuchung der Bioverfügbarkeit von Digoxin aus Tabletten verschiedener amerikanischer Hersteller. Beträchtliche Unterschiede ergaben sich auch bei Vergleich unterschiedlicher Chargen des gleichen Herstellers B_1 und B_2. (nach Lindenbaum et al. 1971, 1222)

...die erheblichen Nebenwirkungen von Digitalis...

Zitat S.12: "Die HOHE VARIABILITÄT zwischen Dosis und therapeutischem Effekt läßt einerseits einen möglicherweise bedeutenden Anteil von unterdigitalisierten Patienten vermuten (700) und hat andererseits eine hohe Häufigkeit von Digitalis-Intoxikationen von bis zu 35 % der hospitalisierten Patienten zur Folge (700-702, 737-747). Bis zu 25 % Auftreten von Digitalis-Nebenwirkungen sind allein aus prospektiven Studien beschrieben (700, 742). Die Mortalität (Sterblichkeit, Anm.d.Autors) der eingetretenen Digitalis-Intoxikation liegt - je nach Definition des Begriffes 'Intoxikation' - zwischen 3 - 21 % (701-02, 738) und 50 % (700)."

Zitat aus H.F.Benthe, "Organverteilung verschiedener Herzglykoside" (771), S.31: "Am Menschen gehören zu den möglichen zentralen Nebenwirkungen der Herzglykoside: Erregung des Brechzentrums, Farbensehen, Zentralskotom, Verwirrtheitszustände und Delirien (854-55). Es ist klinisches Erfahrungsgut, daß mit Strophanthin derartige zentrale Effekte nicht auftreten."

Zitat aus Knut Sroka: "Zur Dialektik des Herzinfarkts" 1980 (7), S.154: "Die Einnahme von Digitalispräparaten kann dementsprechend zum Auftreten von Herzrhythmusstörungen führen, im hohen Dosisbereich kann die Ausbildung einer Herzmuskelschwäche gefördert werden, also eine Umkehr des gewünschten Effekts eintreten (230), durch Digitalis können außerdem Angina pectoris-Beschwerden ausgelöst werden (231), und schließlich kann durch Digitaliskörper der nekrotische Prozeß, der Untergang von Herzmuskelgewebe, stimuliert werden. Die Ausbildung von Herzmuskelnekrosen als Foge kumulativer Digitalis-Verabfolgung ist experimentell seit den dreißiger Jahren bekannt (232) und erst kürzlich wieder bestätigt worden (233). Diese toxischen 'Nebenwirkungen' sind der gesteigerten Herzmuskelübersäuerung ... zuzuschreiben."

Zitat aus "Deutsches Ärzteblatt", 49, 6.12.1985, S. 3720: "Müßten Digitalispräparate heute noch einmal zugelassen werden, würden sie die Schwelle des Bundesgesundheitsamtes wahrscheinlich kaum überschreiten. Es läßt sich bis heute keine vollständige und allgemein gültige Beziehung zwischen Dosis und Wirkung ermitteln, die therapeutische Breite ist gering, die Zahl möglicher Nebenwirkungen groß. Noch immer entwickeln 5-10 % aller behandelten Patienten potentiell gefährliche Nebenwirkungen, in erster Linie Rhythmusstörungen, gefolgt von gastrointestinalen und zentralnervösen unerwünschten Reaktionen."

Weiteres Zitat von Knut Sroka: "Zur Dialektik des Herzinfarkts" 1980 (7), S.154: "Es ist in diesem Zusammenhang erstaunlich und darf wohl als Ausdruck für die Beherrschung der Schulmedizin durch die Pharmakonzerne gewertet werden, daß der offiziell akzeptierte Nebenwirkungskatalog der Herzglykoside zwar einerseits Übelkeit, Erbrechen, Farbsehen, Augenflimmern und psychotische Symptome umfaßt, in seinen Auswirkungen aufs Herz jedoch nur die Herzrhythmusstörungen anführt. Dabei ist seit Jahrzehnten hinreichend belegt, daß die Digitalis-Glykoside den nekrotischen Prozeß fördern. Kern (1) spricht in diesem Zusammenhang von den Digitalis-Infarkten. Dennoch blieb der infarktstimulierende Effekt der kumulativ applizierten Herzglykoside von der herrschenden Auffassung strikt ausgeschlossen. Der Grund dafür liegt auf der

Hand. Die Dimension des gegenwärtig in der BRD durch Digitalis gesetzten Schadens ist nämlich von derart erschreckendem Ausmaß, daß man darüber lieber Schweigen bewahrt."

Zitat aus der "Deutschen Medizinischen Wochenschrift", Jahrgang 107 (1982), Seite 1935, Schüren / Rietbrock: "... daß unter Bezug auf die international verbindlichen Indikationen für eine Behandlung von ... gut drei Millionen von insgesamt vier Millionen Patienten im Bundesgebiet einschließlich West-Berlin ohne ausreichende Indikation digitalisiert sind. ... daß bei einem Anteil von drei Millionen unnötig digitalsierten Patienten in 90.000 Fällen mit klinischen Symptomen einer Glykosid-Intoxikation zu rechnen ist. Jenseits eines Alters von 60 Jahren muß mit einer Häufung der Digitalis-Schäden gerechnet werden." Mittlerweile ist die Verschreibung von Digitalis wesentlich zurückgegangen. Das Buch von Rolf Krebs ist 1980 erschienen, also für die damalige Zeit der Fehl-Verurteilung des oralen g-Strophanthins durch die Professoren Greeff, Schettler und anderen hochaktuell.

Die obigen Fakten zum Digitalis dürften Prof. Greeff zumindest in den entscheidenden Fällen bekannt gewesen sein, in denen die Quellenangaben vor dem Jahr 1977 datieren, in dem er das orale g-Strophanthin besonders deutlich wegen angeblicher Patienten-Gefährdung durch Resorptions-Streuung verurteilte (567). Er wußte auch um die der klinischen Erfahrung nachgeordneten Bedeutung der Pharmako-Kinetik: Zitat aus dem Buch "Aktuelle Digitalis-Probleme", herausgegeben von Rolf Schröder und Kurt Greeff (831) S.71, eine Diskussion: "Schäfer: 'Ich möchte ... die etwas ketzerische Frage stellen: Warum brauchen wir eigentlich Bestimmungen des Blutspiegels und der Verteilung und warum ein Glykosid, das in höherem Maße resorbiert wird, wenn wir uns doch in der Klinik bezüglich der Dosierung nach ganz anderen Kriterien richten.'- Greeff: 'Wir können heute aus Untersuchungen der Kinetik noch keine Schlüsse auf die Dosierung ziehen, aber sie sind deshalb doch von wissenschaftlichem Interesse.' " Im Widerspruch zu sich selbst und im von keinem Herzglykosid erfüllbaren Anspruch an das orale g-Strophanthin: Zitat aus der Greeff-Studie (564), S.304: "Da außerdem die interindividuelle Streuung der Resorption sehr groß ist, dürfte g-Strophanthin ... ungeeignet sein. ... In jedem Fall ist eine exakte Einstellung zu fordern." Kein Kommentar. Die unkomplizierte, individuelle Dosierung des oralen g-Strophanthins nach Wirkung und Bedarf ohne ein starres Schema ist diesem Mittel als Ablehnungsgrund angerechnet worden. Doch nur einige Jahre später lautete eine Artikel-Überschrift in der Zeitschrift "Herz / Kreislauf" 10/1983, S.479, Beta-Methyl-Digoxin betreffend: "Senkung der Intoxikationsrate durch individuelle Glykosiddosierung".

A 13 g) Eine extreme und versteckte methodische Anomalie = Die Grundlage für den Schwankungsvorwurf bei g-Strophanthin !

Es gibt noch eine Steigerung zu all dem oben Geschriebenen: Wer liest schon Doktorarbeiten? Sie sind nicht leicht zu bekommen, da sie längst nicht in jeder Universitäts-Bibliothek geführt werden. Man muß sich die Mühe machen, sie per Fernleihe zu bestellen, was durchaus mehrere Wochen dauern kann, oder sie persönlich abholen. Wer das denn tut, kann der Doktorarbeit des Greeff-Schülers Eugen Verspohl (583) aus dem Jahre 1973 entnehmen, daß die Untersuchungen des intravenösen Strophanthin und des oralen Purostrophan® gar nicht von Greeff und Mitarbeitern selbst durchgeführt wurden, wie die Greeff-Studie von 1974 (564) glauben macht, sondern von Verspohl. Greeff hat diese beiden Untersuchungen der Doktorarbeit von Verspohl entnommen und für die Studie von 1974 ohne Quellenangabe verwendet. Die Kurven der Diagramme sind <u>absolut identisch</u>! Dieses sei deshalb besonders bestont, da in der Verspohl-Studie etwas verborgen ist, was die Verurteilung des oralen g-Strophanthins wegen Resorptions-Schwankungen entscheidend entkräftet:

In der Beschreibung des Versuchsablaufs, die nur in der Doktorarbeit von Verspohl vorhanden ist, steht, daß für die acht Versuchspersonen, die an der Untersuchung mit oralem Purostrophan® teilnahmen, nicht etwa die gleichen Versuchsbedingungen gegolten haben wie in jedem wissenschaftlichen Versuch prinzipiell üblich, sondern daß sie in zwei Gruppen aufgeteilt wurden: vier Personen bekamen das Mittel vor dem Frühstück auf nüchternen Magen, die anderen vier nach dem Frühstück !

Was das bedeutet, dürfte wohl allen LeserInnen klar sein: Zitat aus Verspohls Doktorarbeit S.96: "Diejenigen, die g-Strophanthin nüchtern genommen hatten, hatten Resorptions-Quoten ... im Mittel von 3,1 %. Diejenigen, die g-Strophanthin nach einem leichten Frühstück eingenommen hatten, hatten weniger resorbiert: bei dieser Gruppe lagen die Werte ... im Mittel bei 1,7 %." Die angebliche "zu große Streuung" bei den Purostrophan®-Werten geht hierauf zurück !

Die zwei diversen Untersuchungen verschmelzen schon bei Verspohl zu einem einzigen Diagramm, welches dann von Greeff unter Nicht-Mitteilen der verschiedenen Versuchsbedingungen weiterzitiert wird. Die Ablehnung des oralen g-Strophanthins wegen Resorptions-Streuung gründet sich auf genau dieses Diagramm (s.o., S.120).

Da das Mittel vom Patienten vor dem Essen eingenommen werden soll, ist die realitätsferne Untersuchung an den Versuchspersonen mit Einnahme des Purostrophan® nach dem Frühstück nur für rein akademische Zwecke interessant, aber in Hinsicht auf die Beurteilung des Medikaments selbstverständlich null und nichtig. Deren Meßwerte müssen aus den kombinierten Ergebnissen wieder herausgenommen werden. Nun gibt es also nicht mehr eine Untersuchung an 8 Personen mit einer gewissen Streubreite, die aber im Vergleich zu Digitalisglykosiden keinesfalls größer ist, sondern es bleibt ein recht spärlicher Versuch an nur noch 4 Personen. Im Vergleich hierzu beträgt die Anzahl der Versuchsteilnehmer in den diversen Untersuchungen zum Blutspiegel nach Einnahme von Digoxin oder Digitoxin im Buch von Rolf Krebs (622) (Tabellen ab S. 127, siehe: "(n)") durchschnittlich 22 pro Meßreihe. Allein schon die geringe Anzahl der

Probanden bei Verspohl schränkt den Wert dieser Untersuchung erheblich ein, insbesondere angesichts der erstrangigen Bedeutung, die ihr durch die Schulmedizin zur Ablehnung des Strophanthins beigemessen wird. Siehe folgende Abbildungen:

Berichtigtes Diagramm
des g-Strophanthin-Spiegels
im Blut-Plasma

nach 583) = E.Verspohl,
Dissertation Düsseldorf 1973

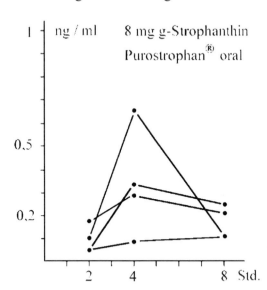

Berichtigtes Diagramm
der g-Strophanthin-Ausscheidung
im Urin

nach 583) = E.Verspohl,
Dissertation Düsseldorf 1973

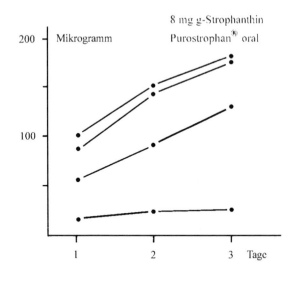

Bezüglich der Einzelwerte hatten die Personen ohne Frühstück 4,3 %, 4,3 % und 3,1 % resorbiert. Der "Ausreißer" von 0,5 % und der ebenso niedrige Blutwert im anderen Diagramm stammen von ein und derselben Versuchsperson. Nur aus den Werten dieser einen Person eine generelle Ablehnung der oralen g-Strophanthin-Therapie abzuleiten, wäre absurd. Möglicherweise herrschte hier ein "Ausnahmezustand", dessen Nicht-Mitteilung aufgrund der eben beschriebenen nicht mitgeteilten verschiedenartigen Versuchsbedingungen durchaus im Rahmen des Möglichen liegt. Zum Beispiel wäre hier an eine Durchfallerkrankung wie in der Studie von Erdle zu denken. Diese hätte möglicherweise auch vom Patienten nicht mitgeteilt worden sein können; so gibt es vielerlei

Umstände, die dazu führen können, daß ein einzelner Wert aus dem Rahmen fallen kann. Hiermit läßt sich eine Resorptionsschwankung unmöglich begründen.

Nicht auszuschließen ist auch eine mögliche Verwechslung von Daten der Versuchsteilnehmer. Bei der vergleichsweise auffällig hohen Fehlerdichte in den Arbeiten aus dem Hause Greeff wäre dies tatsächlich nicht allzu unwahrscheinlich, siehe Anhang 9).

Doch es gibt noch einen weiteren, substantiellen und ebenfalls nicht mitgeteilten möglichen Grund für den abweichenden Meßwert: Das Medikament Purostrophan® enthielt als einziges von allen untersuchten Mitteln laut Auskunft des Herstellers (Kali-Chemie) Natriumlauryl-Sulfat (siehe auch 27, 679). Dieser chemische Zusatzstoff diente als Resorptionsverstärker für g-Strophanthin. Es ist offensichtlich, daß dieser Faktor bei eventuell unterschiedlich starker Wirkung bei den Versuchsteilnehmern eine Ursache für die Resorptionsschwankung des Purostrophan® sein könnte.

Man sollte sich immer des Rahmens bewußt sein, in dem diese Fragen abgehandelt werden: auf der einen Seite eine ganze Reihe von überzeugenden Studien zu Therapie-Erfolgen und zur Pharmakodynamik, und auf der anderen Seite jeweils ein einziger abweichender Meßwert zweifelhaften Ursprungs in einer dürftigen pharmakokinetischen Untersuchung mit nur vier Personen, die nicht das damals und heute gängige und langbewährte Strodival®, sondern ein Mittel betrifft, das seit 1984 vom Markt ist. Kann man, zumal nach oben erfolgter Aufdeckung der Umstände, etwa weiterhin mit einer nur hierauf begründeten "Resorptions-Streuung" das in einer ganzen Reihe von Studien als einzigartig positiv wirksam beglaubigte Medikament Strodival® ablehnen, das in der Studie von Prof. Greff (564) so gut wie keine Streuung aufweist?

Bei genauer Betrachtung fällt also nicht nur die Begründung der Ablehnung des Strodival®, sondern auch die des Purostrophan® in sich zusammen wie ein Kartenhaus. Frei nach Schettler (vergleiche S. 73/74): "Wie man aus der Studie von Prof. Greeff eine Ablehnung des oralen g-Strophanthins folgern kann, ist uns rätselhaft."

Außerdem hat die Doktorarbeit von Rojsathaporn (570) unzweifelhaft kaum streuende Meßwerte nach Gabe von oralem Purostrophan® erwiesen, vergleiche S. 109. Weitere Details zu den Meßwerten des Purostrophan® in Anhang 4)

Wer resorbiert schon Doktorarbeiten? Das dem Autor vorliegende Exemplar aus der Bibliothek der Medizinischen Hochschule Hannover als fast einziges Exemplar in Norddeutschland ist in den 24 Jahren seiner Existenz, von 1973 bis zu seiner Auslistung 1997, nur ein einziges Mal entliehen worden. Auch die Pro-Strophanthin-Seite, die "Internationale Gesellschaft für Infarktbekämpfung", hat dieses folgenreiche Frühstück nicht aufgespürt.

Die weit überwiegende Mehrheit der deutschen Ärzte hat sich der negativen Beurteilung des oralen g-Strophanthins angeschlossen und ihren Patienten diese vor dem Herzinfarkt schützende Substanz nicht verordnet. Der Vorwurf der Resorptions-Schwankung führte auch zur Rezeptpflicht für orales g-Strophanthin 1975.

...ein „erfundenes Gespenst"...

Die Behauptung einer streuenden Resorption gewinnt erst dann entscheidend an Gewicht, wenn man zusätzlich die Gefahr der Vergiftung heraufbeschwört, die mit der angeblichen Unregelmäßigkeit einhergeht. Prof. Greeff beklagte in seiner Studie von 1974 (564) eine vermeintliche große inter-individuelle Streuung der Resorptionsrate des g-Strophanthins, die also die Ergebnisse zwischen den einzelnen Versuchspersonen betrifft. Hiervon zu unterscheiden ist die sog. intra-individuelle Streuung, die sich auf eine wiederholte Einnahme durch ein und dieselbe Person bezieht. Laut Rolf Krebs (622) ist die intraindividuelle Schwankung wesentlich geringer als die interindividuelle: Zitat aus seinem Buch "Klinische Pharmakologie der Herzglykoside", S.75: "Die Schwankungen der Digoxin-Plasma-Konzentration von Tag zu Tag liegen beim glei-chen Patienten zwischen 11,1 % und 25,5 % (721)." Im Vergleich zu den großen inter-individuellen Schwankungen bei den Digitalis-Präparaten ist dies recht wenig. Für g-Strophanthin gibt es diesbezüglich keinerlei Veröffentlichungen.

Obwohl es für Strodival® keinen Verdacht einer Resorptions-Schwankung gibt, so könnte man dennoch die prinzipiell gefahrlose Therapie mit oralem g-Strophanthin vorsichtigerweise mit "einschleichend" gesteigerter Dosierung beginnen, um den individuellen Resorptions-Größenbereich auszuloten und auf diese einfache Weise eine (in der Praxis unbekannte) Überdosierung zu vermeiden. Doch der eigentliche Grund, so zu verfahren, ist es, auf diese Weise den individuellen Bedarf für einen sparsamen Gebrauch zu ermitteln.

Ein Zitat aus Greeff, Strobach, Verspohl (683), S.59, eine Diskussion: "Jahrmärker zu Greeff (das Folgende auf Herzglykoside allgemein bezogen, Anm.d.Autors): 'Sie hatten die interindividuellen Streuungen des Blutspiegels bei gleicher Dauerdosierung betont. Diese sind klinisch von großem Interesse. Es kann sich um Unterschiede der Resorption, des Stoffwechsels, der Verteilung und der Ausscheidung handeln, zuverlässige Einnahme vorausgesetzt.' - Klaus zu Greeff: 'Haben Sie intraindividuelle Schwankungen des Blutspiegels gesehen, wenn ein Patient unter gleichbleibender Dauermedikation stand ?' (Hervorhebung durch den Autor) Greeff: 'Diese intraindividuelle Streuung ist gering. Wir haben den Blutspiegel etwa 8 Tage verfolgt und fanden beim einen Patienten einen gleichbleibend niedrigen, beim anderen einen höheren, aber ebenfalls gleichmäßigen Blutspiegel.' "

Doch was lesen wir im Artikel von Prof. Greeff in der "Deutschen Medizinischen Wochenschrift" von 1977 (567) ? (Nach einer kleinen Wiederholung einer bereits oben kritisierten Behauptung zur Herstellung eines Gesamteindrucks), Zitat S.138 "Es besteht nach den heute vorliegenden Befunden kein Zweifel darüber, daß ein Teil des oral oder perlingual verabreichten g-Strophanthins resorbiert wird. Der Prozentsatz liegt nach eigenen Untersuchungen an gesunden Versuchspersonen zwischen 0,5 und 4,4 %. Klinische Befunde bestätigen dies, denn nach oraler Gabe von Dosen zwischen 5-30 mg wurden therapeutische und sogar toxische Effekte beobachtet. Eine mittlere Resorptionsquote von 2 % bedeutet, daß von 5-30 mg der oralen Dosis 0,1 bis 0,6 mg zur Wirkung kommen, Mengen also, von denen durchaus eine Wirkung zu erwarten ist."

Wenige Zeilen später erscheint folgende Abbildung:

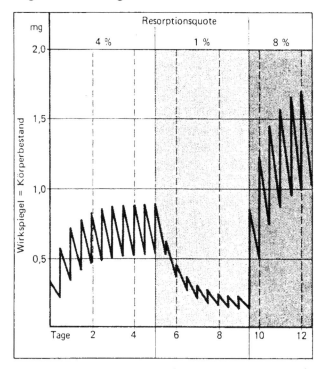

aus K.Greeff: Zur Pharmakokinetik des g-Strophanthins, Dtsch. Med. Wochschr. 102: 135-139, 1977

Abb. 5. Schwankungen des Wirkspiegels von g-Strophanthin bei Resorptionsquoten von 4%, 1% bzw. 8%. Elektronische Simulation des Wirkspiegels nach täglicher oraler Applikation von 9 mg bei Annahme einer täglichen Abklingquote von 40%. Der Wirkspiegel nach Augsberger (2) entspricht dem Körperbestand (3) und bedeutet die errechnete Glykosidmenge, die unter Berücksichtigung der Tagesdosis, der Resorptionsquote und der Abklingquote im Organismus vorhanden ist.

Unmittelbar danach schreibt Greeff, Zitat S.138: "Der entscheidende Nachteil und die große Gefahr der oralen g-Strophanthinverordnung liegen in der stark individuellen und inter-individuellen Streuung der Resorption. Die Abbildung demonstriert anschaulich die starken Schwankungen des Wirkspiegels, wenn die Resorptionsquote zum Beispiel von 4 % auf 1 % absinkt und auf 8 % ansteigt. Die Anwendung von oralem oder perlingualem g-Strophanthin ist aus diesem Grund unvereinbar mit den heute geltenden Grundsätzen einer individuellen Glykosid-Therapie, die, wie Ernst Edens postulierte, so exakt zu führen ist wie das Messer in der Hand des Chirurgen."

Wenn sich Prof. Greeff hier auf Prof. Edens beruft, muß man wissen, daß dieser in der ersten Jahrhunderthälfte ein führender Strophanthin-Kenner und dessen glühender Befürworter in der Therapie bei Angina pectoris und Herzinfarkt war. Zu dem Vorwurf der Gefährdung durch orales g-Strophanthin ist noch Folgendes zu sagen: Es sei daran erinnert, daß sich die als überaus positiv dokumentierte Prophylaxe und Therapie der Angina pectoris und des Herzinfarkts mit oralem / perlingualem g-Strophanthin in mehreren Jahrzehnten, von 1947 bis heute, an unzähligen Patienten als praktisch völlig gefahrlos erwiesen hat. Woher stammt die Angabe von 5-30 mg ? 30 mg als Einzeldosis übersteigt die Dosierungs-Empfehlungen für Strodival® oder Strophoral® bei weitem. Selbst wenn tatsächlich die aus diesen Zahlen abgeleiteten 0,1 bis 0,6 mg zur Wirkung kämen, die ungefähr das intravenöse Dosisspektrum ausmachen, so findet doch bei oraler Gabe die Resorption nicht fast momentan statt wie bei der Injektion, sondern erstreckt sich über einen längeren Zeitraum von mehreren Stunden. Es gibt keinen Anhalt dafür, daß die wenigen Mengen, die pro Zeiteinheit bei Schleimhaut-Passage ins Blut kommen, in der Lage wären, toxische Effekte hervorzurufen, wie sie nach i.v.-Injektion der gleichen Gesamt-Dosis möglich sind, vergleiche S.68 ff. Außerdem laufen die Verteilung und Ausscheidung der Resorption des oralen g-Strophanthins schon von Anfang an parallel. Darüberhinaus hat Prof. Greeff in seiner Studie recht niedrige Blutwerte ermittelt, die auch bei den höchsten, von ihm als stark schwankend beklagten Werten des Purostrophan® kaum über den von ihm vermuteten therapeutischen Schwellenwert hinauskommen.

Die LeserInnen, die die vorigen Kapitel gelesen haben, sind in der Lage, sich selbst ein Urteil über den Wahrheitsgehalt dieser Meinung einer hochrangigen medizinischen Autorität zu bilden.

Frei nach A.Fraenkel (vergleiche S. 124) : "Die medizinische Lehrmeinung zum Thema 'orales / perlinguales g-Strophanthin' ist absolut unberechenbar und unvollständig."

A 14) Die Natrium-Kalium-Pumpen in der Zellwand:
Hochsensible Rezeptoren für g-Strophanthin

Rezeptoren sind Bindungsstellen an den Zellwänden für bestimmte Stoffe, an denen diese ihre spezifische Wirkung ausüben. Der den Herzglykosiden zugeordnete Rezeptor ist die sogenannte Natrium-Kalium-Pumpe, ein recht großes Enzym-Eiweißmolekül von 110 kDa (=Kilo-Dalton) (126, 1239) in der Zellmembran, auch Natrium-Kalium-ATPase genannt, welche in allen Zellmembranen bei Mensch und Tier in großer Zahl vorhanden ist. Ein weißes Blutkörperchen (Lymphozyt) des Menschen zum Beispiel enthält ca. 44.000 Na-K-Pumpen (60) und eine Herzmuskelzelle (linke Herzkammer) bis zu 10 Millionen (1176). Das Vorkommen der Na-K-Pumpen ist im Herzmuskel 2-3 mal so hoch wie im Skelettmuskel und in der Gehirn-Rinde nocheinmal bis zu 15-22 mal höher als im Herz (61). In ihrer während der gesamten Lebensdauer der Zelle niemals endenden Arbeit befördert sie bei jedem Pump-Zyklus drei Natrium-Ionen aus den Zellen hinaus und zwei Kalium-Ionen hinein, wobei sie jeweils ein Molekül ATP an Energie verbraucht. Dies geschieht ca. 8 bis 200 mal (62), bzw. 75-100 mal (126) pro Sekunde. Hierdurch wird das elektrische Potential der Zellmembran aufgebaut (außen mehr positive Ladungen als innen), was bei jeder Muskelkontraktion oder Nervenimpuls aufgehoben wird, bis es sofort durch die Na-K-Pumpen wieder aufgebaut wird. So wird auch gewährleistet, daß innerhalb der Zellen im Vergleich zu außen viel Kalium (98 % des Gesamt-Körper-Bestandes (63)) und wenig Natrium vorhanden ist. Dieses findet sich in den Zellen in einer Konzentration von unter 20 MilliMol, extrazellulär jedoch zu über 130 MilliMol, wobei für Kalium entsprechende Werte von über 140 MilliMol intrazellulär und unter 6 MilliMol extrazellulär gemessen werden (64). Als weitere fundamental wichtige Eigenschaft wird den Natrium-abhängigen Wasser-Haushalt das Zellvolumen geregelt. Das durch die Na-K-ATPase aufgebaute Natrium-Konzentrations-Gefälle nutzt die Zelle, um beim Wieder-Einstrom der Natrium-Moleküle unter anderem Glukose, Aminosäuren und Vitamine mitaufzunehmen.

Die Anzahl der Na-K-Pumpen wird vermehrt durch körperliche Bewegung, Schilddrüsenhormone, Insulin, Cortison, einen hohen Kalium-Spiegel und geringe Konzentrationen von Strophanthin; verringert wird sie durch Mangel an Bewegung, Kalium und Magnesium, Alkoholismus (1511) sowie durch die meisten Erkrankungen, siehe Kap. A 18). Die Aktivität der Na-K-ATPase ist tageszeit-abhängig (515) und ihre Abnahme ist eine allgemeine Alterserscheinung (63, 73) (vergleiche S. 202). Die Natrium-Kalium-Pumpe (Na-K-Pumpe) ist über die letzten mindestens 200 Millionen Jahre der Evolution weitgehend unverändert erhalten geblieben (65). Die Begriffe "Na-K-Pumpe" und "Na-K-ATPase" werden in der Literatur und auch in diesem Buch synonym verwendet.

Die Bindung der Herzglykoside (in höheren Konzentrationen) an diese Na-K-Pumpe hemmt deren Tätigkeit und leitet dadurch Vorgänge ein, die in einer verstärkten Schlagkraft des Herzens resultieren, dem positiv inotropen Effekt. Dies war schon länger bekannt, als 1982 von Adams, Powell und Mitarbeitern (66) hochsensible Herzglykosid-Rezeptoren im Herzmuskel der Ratte gefunden werden, die schon auf Strophanthin-Konzentrationen ansprechen, die 36 mal so gering sind wie diejenigen, die zur Erreichung eines Effektes an den bekannten niedersensiblen Rezeptoren nötig sind. Diese Arbeit erschien in "Nature", der größten internationalen Wissenschafts-Zeitschrift und wurde oft zitiert. Doch schon in den Sechziger Jahren wurden zwei verschiedene Na-K-ATPasen vermutet (355), und in den Siebzigern wurden nähere Ergebnisse publiziert (87-92, 509), zuerst 1972 von Prof. Godfraind et al. (Brüssel), dessen Arbeitsgruppe bereits 1979 eine Studie über zwei diverse Rezeptoren beim Menschen publizierte (87). Prof. Erdmann (München, heute Köln) ermittelte 1980 sogar eine 63 mal höhere Sensibilität (Affinität) des neuen Rezeptortyps für g-Strophanthin im Herzen der Ratte (67).

Prof. Erdmann berichtete hierüber in "Arzneimittelforschung" 1985, Jahrg.35: 1948-52 (68), Zitat S.1951: "Besonders interessant war der eindeutige Nachweis zweier verschiedener Rezeptoren im Herzen, denen auch unterschiedliche Wirkungen zugeordnet werden konnten (67, Hinweis auf eigene Studie, Anm.d.Autors). So führt die Besetzung des hochaffinen Herzglykosid-Rezeptors ... zu einem nur mäßigem Anstieg der Kontraktionskraft (eine der bekannten Herzglykosid-Wirkungen, Anm.d.Autors), der aber nie mit toxischen Effekten zusammen auftrat. (Dies entspricht genau allen Erfahrungen in der praktischen Anwendung des oralen g-Strophanthins, Anm.d.Autors) Erst bei höherer Glykosidkonzentration wird der niederaffine Rezeptor besetzt, und es kommt zu einer ausgeprägten Kontraktionskraftzunahme sowie häufig zu Rhythmus-Störungen."

In den folgenden Jahren sind zahlreiche Studien zu den diversen Herzglykosid-Rezeptoren erschienen (z.B. 93-96, 1242, 1330). Mittlerweile werden zwei hochaffine Unterarten (Isozyme) der Na-K-Pumpe (alpha-2 und alpha-3) und die niederaffine (alpha-1) unterschieden, die alle auch im Menschen vorkommen (62, 97-104, 1236-37). Neben dem alpha-Teil der Na-K-ATPase, der der hauptsächliche Träger der Funktions-Eigenschaften ist, gibt es noch einen beta-Teil in auch drei Versionen, der wohl hauptsächlich der Verankerung des Moleküls in der Zellwand dient (1059, 1227), und einen gamma-Teil, der nicht essentiell notwendig ist, doch Einfluß auf die Affinität für Natrium und Kalium hat (1269-1270). Nach Crambert et al. 2000 (62) ist über die physiologischen und pharmakologischen Eigenschaften der verschiedenen Isozyme beim Menschen wenig bekannt. Obwohl beim Menschen im Gegensatz zur Ratte alle Isozyme eine sehr hohe und ähnliche Affinität zu g-Strophanthin haben, bindet dies im therapeutischen Konzentrationsbereich vorwiegend an die alpha-2 und alpha-3-Rezeptoren (62). Lelievre et al. 2001 (1176) können im Herzen des Menschen funktional nur eine hochaffine und eine sehr hochaffine Isoform der Na-K-ATPase finden, wobei jedoch wahrscheinlich die alpha-3-Isoform wegen eines Überlagerungs-Effektes durch die alpha-1-Isoform nicht entdeckt werden konnte. Neuesten Berichten zufolge existiert in den männlichen Keimdrüsen (nur nach der Geschlechtsreife (1204)) eine alpha-4-Isoform, die die Hälfte der Na-K-ATPase ausmacht. Die höchste Konzentration wird in den Spermien (gefunden, wo zwei Drittel des Enzyms in der alpha-4-Form vorkommen (1289, 1531), und zwar im vorderen Teil (1204).

Zahler et al. 1993 (101) teilen folgende Verteilung für die linke Herzkammer des Menschen mit: alpha-1: 62,5 %, alpha-2: 15 %, alpha-3 : 22,5 % (101). Bei Shamraj et al. 1991 (100) sind es: alpha-1: 47 %, alpha-2: 21 %, alpha-3: 32 %. Diese Durchschnitts-Zahlen in (100) (von nur drei Herzspendern, die nicht transplantiert werden konnten) weisen allerdings große Schwankungen auf. Auch Allen et al. 1992 (1269) berichten von ähnlich hohen Werten der alpha-2 und alpha-3-Isoformen im menschlichen Herzen.
Über einen neuentdeckten Rezeptor im Zellinneren wird in Kap. 15 e) berichtet.

...Fundamentale Zweifel am Konzept der Natrium-Kalium-Pumpe...

Es gibt allerdings auch fundamentale Kritik am Konzept der Natrium-Kalium-Pumpe und anderer Ionen-Transporter der Zelle. In Deutschland ist es Dr. Ludwig Edelmann (Homburg), der eine anderes Konzept vertritt (1575-76), basierend auf den Forschungen von Prof. Gilbert Ling (USA), des Erfinders der Mikroelektrode. Dieser konnte zwingend nachweisen, daß der Energiebedarf allein der Na-K-Pumpe die maximale Energiebereitstellung um das 15- bis 30-fache übertrifft. In seinem ersten Experiment von 1951 (aus einer langen Reihe weiterer Forschungen) unterbindet Ling bei isolierten Muskeln (des Frosches) die Energiegewinnung durch Zugabe von reinem Stickstoff und Natrium-jod-acetat (Stop der Oxidationsvorgänge und der Milchsäuregärung), was über viele Stunden nicht zum Kalium-Verlust und zur Anreicherung von Natrium führt, wie es jedoch nach dem geltenden Dogma eigentlich zu erwarten gewesen wäre. Seine Ergebnisse sind von anderen Arbeitsgruppen bestätigt worden und noch niemals widerlegt worden. Unter sehr zweifelhaften Umständen vorgebrachte, jedoch auflagenstark publizierte angebliche Widerlegungen seiner Ergebnisse (pauschale, nicht detaillierte Behauptung der Existenz von Studien von Forschern, die sich aber im Nachhinein von ihren nur unveröffentlichten Experimenten distanzieren) kann Ling 1997 ausführlich und rhetorisch brilliant entkräften (1572). Nach Ling ist "die Widerlegung der Zellmembran-Pumpen-Hypothese weit mehr als ein Thema, das nur eine Handvoll Spezialisten interessiert, sondern ein Erdbeben mitten im Zentrum der gesamten Funktionen von lebenden Zellen." Forschungsergebnisse, die die Membran-Pump-Theorie beweisen, müssen laut Zitat Edelmann 2004 (1576, Artikel auf www.telepolis.de) "bestenfalls mit ungenügend bewertet werden. Ein Netto-Transport von Kalium oder Natrium gegen einen elektrochemischen Gradienten konnte trotz jahrelanger Anstrengungen weder an künstlichen Membranen noch an isolierten Zellmembranen nachgewiesen werden."

Nach dem alternativen Konzept ist das Zellwasser insbesondere in Zellmembran-Nähe aufgrund einer Wechselwirkung mit Zellproteinen strukturell verändert. Die polaren Wassermoleküle sollen durch Ladungsverteilungen derart dynamisch geordnet sein, daß dieses Zellwasser andere Lösungseigenschaften für Natrium-Ionen und andere Stoffe besitzt als normales freies Wasser und deswegen weniger Natrium und mehr Kalium enthält als das Wasser außerhalb der Zelle. Darüberhinaus sollen Natrium und Kalium nicht einfach frei in der Zelle "herumschwimmen", sondern an Zellproteine gebunden sein (an β- und γ-Carboxylgruppen), die eine Präferenz zu Kalium gegenüber Natrium haben (1571), wofür es auch experimentelle Nachweise gibt (1575-76). Der ständige Wechsel zwischen dem gerade beschriebenen Status und seiner Aufhebung soll durch das Molekül ATP geregelt werden, was wiederum von der Na-K-ATPase gesteuert wird und von Strophanthin beeinflußbar ist. Dies könnte alle Phänomene erklären, die ansonsten als Pumpfunktion der Na-K-ATPase (fehl)gedeutet werden. Dies wird als "Assoziations-Induktions-Hypothese" (AIH) bezeichnet, die laut Edelmann 2004 (1575-76) im Gegensatz zur Membran-Pump-Hypothese eine einheitliche Beschreibung zellulärer Grundfunktionen liefert. Zitat Edelmann 2004 (1576), S.1: "Mit Hilfe eines diskreten Betrugs und des üblichen Begutachtungsverfahrens (Peer-Review-System) von wissenschaftlichen Veröffentlichungen und Forschungsanträgen hat das wissenschaftliche Establishment eine allgemeine Diskussion und Akzeptanz der AIH verhindert. Als Folge sind bedeutende Entdeckungen mehrerer Dekaden und erfolgversprechende neue Wege der Grundlagenforschung weitgehend unbekannt." s. auch www.gilbertling.org. Zu weiterer Kritik am repressiven Wissenschaftssystem siehe Anhang 11)

A 15) Der Paradigmen-Wechsel beim Wirkmechanismus an der Zelle:
Die Stimulation der Natrium-Kalium-Pumpe
durch kleine Mengen von g-Strophanthin: große Mengen handfester Beweise für eine unerwünschte und sich doch durchsetzende Erkenntnis

a) Herzmuskel-Zellen in Not:
Rettung durch die Strophanthin-Rezeptoren

Jede Zelle hält ihre Elektrolyte (Magnesium (Mg), Calcium (Ca), Natrium (Na), Kalium (K) u.a.) durch verschiedene in den Zellwänden lokalisierte Regulations-Mechanismen in einem den verschiedenen Anforderungen anzupassenden Gleichgewicht und in ständiger Bewegung. Die Na-K-Pumpe (vergleiche voriges Kapitel) befördert ständig Natrium aus der Zelle hinaus und Kalium hinein und baut ein großes Konzentrations-Gefälle dieser Stoffe auf. Da jeweils drei elektrisch positiv geladene Na-Ionen gegen zwei positive Kalium-Ionen ausgetauscht werden, entsteht auch ein elektrisches Gefälle, bei dem das Zellinnere negativ und das Zelläußere positiv geladen ist. Indem sich die Zellmembran der Herzmuskel-Zellen bei jedem Herzschlag durch spezielle Natrium- bzw. Kalium-Kanäle für kurze Zeit für Natrium und Kalium durchlässig macht, wird dieses Gefälle immer wieder ausgeglichen, um immer wieder durch die Na-K-Pumpe neu aufgebaut zu werden.

Des weiteren gibt es die Natrium-Calcium-Austauscher, die Calcium, welches durch verschiedene Calcium-Kanäle in die Zelle geströmt ist, wieder hinaus und dafür Natrium hinein befördern. Auch wenn im Text von diesen oder anderen Elektrolyt-Austauschern in der Einzahl die Rede ist, so sind sie doch natürlich in sehr großer Anzahl in jeder Zellwand vorhanden.

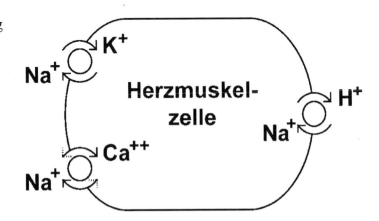

Schematische Darstellung
von Ionen-Austauschern
der Herzmuskelzelle

Na = Natrium
K = Kalium
Ca = Calcium
H = Wasserstoff

Wird nun die Na-K-Pumpe durch hohe Konzentrationen von Herzglykosiden gehemmt, steigt der Natrium-Gehalt der Zelle, was dazu führt, daß der Natrium-Calcium-Austauscher weniger Natrium in die Zelle hinein und also auch weniger Calcium hinaus befördert, was den Calcium-Gehalt der Zelle steigen läßt, da Calcium auch durch Calcium-

Kanäle in die Zelle gelangt. Darüberhinaus kann sich auch die Richtung des Natrium-Calcium-Austauschers ändern, sodaß dieser das überschüssige Natrium hinaus und dafür Calcium hinein schleust. Dieses zusätzliche Calcium führt dann am Calcium-Speicher der Zelle, dem Sarkoplasmatischen Retikulum (SR), das bei jedem Herzschlag Calcium freigibt und zwischen zwei Herzschlägen wieder hineinnimmt, als Vervielfachung des Effekts zu einer vermehrten Calcium-Freigabe. Das Calcium führt nun an den Eiweißmolekülen, die direkt für die Muskelkontraktion zuständig sind (Aktin und Myosin), zu einer verstärkten Kontraktion. Dies ist die (offizielle) Erklärung des positiv inotropen Effekts, wie er z.B. nach Digitalisgabe bei Herzschwäche stattfindet (69, 70, 1253).

Eine überhöhte Calcium-Konzentration ist jedoch sehr kritisch für die Zelle: Sie führt dann nicht mehr zu einem positiv inotropen, sondern im Gegenteil zu einem negativ inotropen Effekt (129-35) und zu Störungen der Oxidationsvorgänge in den Mitochondrien der Zelle (71, 126) und wird als entscheidender Auslöser des Zelltodes beim Herzinfarkt angesehen (72). In diesem Zusammenhang ist es verständlich, daß Digitalisglykoside die Situation verschlimmern und bei Angina pectoris kontraindiziert sind (586-91).

...der Reperfusions-Schaden oder das "Sauerstoff-Paradox"...

Nicht jede Angina pectoris führt zum Herzinfarkt, nicht jede Minderdurchblutung (Ischämie) hält bis zum Gewebsuntergang an, sondern kann vom Organismus offensichtlich oftmals gegenreguliert und irgendwann beendet werden, möglicherweise durch Senkung des Bedarfs durch Stop der Belastung, das Aufhören eines zeitlich begrenzten koronaren Spasmus oder die Reaktivierung der vor eines Ischämie-Ereignisses beim Menschen fast auf Null abgesunkenen Aktivität des Parasympathikus (899-907, auch 1257). Was zu einer nicht geringen Verblüffung der Ischämie-Forscher geführt hat, ist die Tatsache, daß der kritischste Zeitpunkt für das Herzmuskel-Gewebe bei einer experimentellen, zeitlich begrenzten Mangeldurchblutung dann einsetzt, wenn das Gewebe wieder voll durchblutet und mit Sauerstoff und anderen Substanzen versorgt wird. Konnten die Muskelfasern der Ischämie mehr oder weniger unbeschadet wiederstehen, zeigten sie oftmals während der Wiederdurchblutung schwere pathologische Veränderungen bis hin zu ihrem "Exitus", was im Fachjargon "reperfusion injury" oder auch "oxygen paradox" genannt wird. Wie kommt es hierzu? :

Ein weiteres "Molekülkarussel" in der Zellwand ist der Natrium-Wasserstoff-Austauscher, der Wasserstoff (= H^+) hinaus und Natrium hineinbringt und so zur Regulierung des pH-Wertes beiträgt. Der pH-Wert, der Anzeiger des Säure-Gehaltes, ist ja direkt von der Konzentration der Wasserstoff-Ionen abhängig, d.h. je mehr H^+-Ionen, desto saurer. Im entgleisten Herzstoffwechsel entstehen Säuren, z.B. Milchsäure = Laktat, deren H^+-Ionen vom Natrium-Wasserstoff-Austauscher aus der Zelle geschafft werden, im Austausch gegen Natrium-Ionen, die dann zu ihrer Bewältigung wiederum eine funktionstüchtige Na-K-Pumpe erfordern. Es gibt also in diesem Fall sowohl innerhalb als außerhalb der Herzmuskel-Zellen viele Wasserstoff-Ionen. Wenn nun der Organismus die Blutströmung wieder verbessern, bzw. normalisieren kann (s.o.), werden die H+-Ionen außerhalb der Zelle weggeschwemmt, so daß jetzt plötzlich ein großes Konzentrations-Gefälle entsteht: das Innere der Zellen ist noch sauer, also innen viele H+-Ionen, außen wenig. Dies läßt den Natrium-Wasserstoff-Austauscher auf Hochtouren kommen: er bringt große Mengen an H+-Ionen aus der Zelle, um diese von der Säurelast zu befreien, dafür dringen massenweise noch mehr Na-Moleküle in die wegen der Hemmung der Na-K-Pumpe sowieso schon mit Natrium überladenen Zelle (933-935), zusätzlich zu denen, die durch die Natrium-Kanäle in die Zelle kommen (936). Spätestens daraufhin springt der Natrium-Calcium-Austauscher um, der jetzt viel Natrium hinaus, dafür aber viel Calcium in die Zelle hineinpumpt (933). Dies geschieht in einer Situation, in der die Zelle über den Na-Ca-Austauscher auch mit Calcium überladen ist. Zusätzlich dazu wird weniger Calcium in das Sarkoplasmatische Retikulum (SR, = Ca-Speicher in der Zelle) aufgenommen, aufgrund dessen in der Ischämie gehemmten Calcium-Pumpen (Ca-ATPase) (43-44, 126). So kann es zur Überschreitung des schädlichen Calcium-Schwellenwertes kommen: zum "reperfusion injury"-Zellschaden oder -Zelltod (46, 937). Diese Verhältnisse werden meist auf die Situation während eines Herzinfarktes angewendet, wenn durch die Thrombolyse das koronare Blutgerinnsel aufgelöst wird und die vom Zelltod bedrohte Herzmuskelregion wieder (besser) durchblutet wird. Aber sie dürfte im Prinzip auch für Angina pectoris-Ereignisse gültig sein.

Das einzige, was in dieser prekären Situation helfen kann, ist die Natrium-Kalium-Pumpe, denn wenn in der Zelle die Natrium-Konzentration steigt, löst das normalerweise eine verstärkte Arbeit der Na-K-Pumpe aus, die laut einschlägiger Studien die entscheidende Schlüsselrolle spielt. Wenn sie schnell und ausreichend reagieren kann, kann sie den Natrium-Einsturm in die Zelle bewältigen und das Natrium wieder hinausschaffen und somit das Eindringen von zuviel Calcium via Natrium-Calcium-Austauscher verhindern (938). Zitat des ersten Satzes aus Ko et al. 1995 (939): **"Na-K-ATPase (sodium pump) may play a key role in the prevention of reperfusion injury caused by Ca++ overload."** = "Die Na-K-ATPase (Natrium-Kalium-Pumpe) spielt wahrscheinlich eine Schlüsselrolle in der Vorbeugung der 'reperfusion injury' durch Calcium-Überlastung." (Übersetzung des Autors)

Doch auch ohne eine "reperfusion injury' ist die Aktivität der Na-K-Pumpen im Herzmuskel schon während einer Minderdurchblutung unter Ischämie-Bedingungen stark vermindert (941-947,1529) und kann den Na-Einstrom nicht mehr bewältigen. Dies geschieht auf der Grundlage einer sowieso schon verringerten Anzahl von Na-K-Pumpen, hervorgerufen durch eine chronisch hohe Aktivität des Sympathikus, eine der direkten Ursachen der Angina pectoris (938, 940). Darüberhinaus führt eine gehemmte Na-K-ATPase zur elektrischen Depolarisation (Abnahme der Spannung der Zellwand), was wiederum zur Öffnung von spannungsabhängigen Calcium-Einstrom-Kanälen und somit zur weiteren Erhöhung des Calciumgehalts in der Zelle führt.

Die beschriebenen Umstände betreffen vor allen Dingen die Innenschicht der linken Herzkammer, in der die Aktivität der Na-K-Pumpen prinzipiell, d.h. auch beim gesunden Herzen, nur halb so groß ist wie in der Außenschicht, mit dementsprechend höherem Zellgehalt an Natrium (Innenschicht 12 MilliMol, Außenschicht 7 MilliMol), wobei die Mittelschicht in beiden Fällen mittlere Werte aufweist (1642). Der Gehalt an Calcium wurde nicht gemessen, dürfte aber auch als dementsprechend höher einzustufen sein. Zur Sonderstellung der linken Innenschicht siehe auch S. 192.

Die Hemmung der Na-K-Pumpe betrifft ebenso **Ischämien im Gehirn** (948, 1546-47).

Einen hemmenden Einfluß auf die Funktion der Natrium-Kalium-Pumpe haben sowohl ein niedriger ATP-Spiegel (949), ein erhöhter Gehalt an anorganischem Phosphat aus dem ATP-Stoffwechsel (950), der niedrige pH-Wert als Anzeiger der Säurebelastung in den betroffenen Herzmuskel-Zellen, wie sie bei einer Ischämie auftritt (950) und übrigens auch die **Beta-Blocker** (Almotrefi et al. 2001, 1136) und **Lovastatin**, ein Cholesterin-Synthese-Hemmer (verminderte Anzahl der Na-K-Pumpen, Gray et al. 2000 (1366).

...die Rolle der Freien Radikale...

Darüberhinaus leidet die Natrium-Kalium-Pumpe unter einem schweren Handicap: Wie erst in den letzten Jahren klar erkannt wurde, sind es sogenannte "Freie Radikale", die insbesondere die Na-K-Pumpe stark einschränken (951-953, 1041). Diese aggressiven Molekülteile (z.B. Wasserstoff-Peroxid H_2O_2, das Hydroxyl-Radikal -OH, das Superoxid-Radikal O_2^-), die in geringen Konzentrationen Signalfunktionen in der Zelle ausüben (1041), entstehen in der Ischämie und besonders der Reperfusion massiv verstärkt (1529) nicht nur durch unter anderem bestimmte weiße Blutkörperchen (neutrophile Granulozyten), Endothel-Zellen und Xanthin-Oxidase, sondern auch in den Mitochondrien der Herzmuskel-Zellen (995, 1041, 1258).

Die Freien Radikale entstehen auch durch die dem Sympathikus zugeordneten Katecholamine Adrenalin und Noradrenalin (1042-45) und bewirken auch ohne eine Ischämie die Hemmung der Na-K-ATPase (954). Eine Stimulation des Sympathikus, dessen chronische Dominanz über den Parasympathikus eine Ursache des Herzinfarktes (2, 7, 1254) und der Herzinsuffizienz (45-46) ist, führt zu einer signifikanten Verminderung der Na-K-ATPase-Aktivität im Herzmuskel (992-994). Bei Patienten mit Angina pectoris oder Herzinsuffizienz ist die Aktivität der Na-K-ATPase der roten Blutkörperchen umso geringer, je höher der Plasma-Gehalt an Noradrenalin ist (991). Nach Baba et al. 1999 (991) gibt es keine Studie, die die Na-K-ATPase-Werte von Erythrozyten und Herzmuskel vergleicht, jedoch weisen ihre eigenen unveröffentlichten Tierversuche auf eine gute Übereinstimmung hin. Infusionen von Noradrenalin führen zur Abnahme der Konzentration der alpha-3-Isoform der Na-K-ATPase beim Hund, wobei diese Abnahme um so größer ist, je höher der Noradrenalin-Gehalt im Herzmuskel ist (994). Auch die Aktivität der Na-K-ATPase im Herzmuskel und in Erythrozyten des Hasen wird durch Noradrenalin-Infusionen vermindert (991).

Zusätzlich hemmen die Freien Radikale den Natrium-Calcium-Austauscher (1259) und die Calcium-Pumpe in der Zellmembran (1259) und im Sarkoplasmatischen Retikulum (1260), was den Calcium-Gehalt der Zelle erhöht. Darüberhinaus verhindern sie eine Schließung der Natrium-Kanäle, was zum Zustrom von Natrium und somit über den Na-Ca-Austauscher zur weiteren Anreicherung von Calcium in die Zelle führt (964, 965). Ein überhöhter innerzellulärer Calcium-Gehalt regt wiederum die Produktion von Freien Radikalen an (Teufelskreis) (920, 1377). Wahrscheinlich unter anderem wegen des „calcium overload" (129-135) bewirken die Freien Radikale einen negativ inotropen Effekt (1258), obwohl sie die Na-K-Pumpe hemmen.

Ein Mangel an Glutathion, ein "Freie-Radikale-Fänger", bewirkt eine bedeutende Aktivitäts-Minderung der Na-K-ATPase (955, 956). Andere Substanzen, die zur Bewältigung der Freien Radikale zur Verfügung stehen, sind Vitamin A, C und E, Retinol und Lipidhyperoxide (957, 1041), einige körpereigene Enzyme (z.B. Superoxid Dismutase, Katalase), Karotinoide, Melatonin, Ubiquinol (958) sowie Selen, Cystein, Coenzym Q, Flavonoide und andere (1041). Eine Studie von Haendeler et al. 1996 der Universität Frankfurt (963) zeigt die zellschützenden Eigenschaften von Vitamin C und E besonders in ihrer Kombination (siehe auch 1258). Sethi et al. 2000 (1328) berichten, daß Vitamin E bei der Ratte mit Herzinfarkt das EKG verbessert, die Infarktgröße halbiert und die Überlebensrate mehr als verdoppelt.

Besonders die hochaffinen Isoformen der Na-K-Pumpe, d.h. die zwei hochsensiblen Rezeptor-Varianten alpha-2 und alpha-3 werden durch die freien Radikale angegriffen. Dies findet sowohl im Herzen als auch in Niere und Nerven statt (954, 959). So verringert sich die Anzahl der hochaffinen Na-K-Pumpen während der Minderdurchblutung beim Hund um 90 % innerhalb einer Stunde, während die Anzahl der niederaffinen Rezeptoren unverändert bleibt (915); und Herzinsuffizienz beim Schwein geht einher mit einer verminderten Anzahl von alpha-2- und alpha-3-Rezeptoren (914).

Auch die Aktivität der Na-K-Pumpe im Gewebe des insuffizienten Herzens ist vermindert, um ca. 30-40 Prozent (916), wobei nur die hochsensible alpha-3-Form betroffen zu sein scheint (minus 60 % beim Hund) (994), um 43% nach einem Herzinfarkt (918, auch 917) und um 34 Prozent bei Patienten mit ischämischer Herzkrankheit (909). Bei Herzinsuffizienz-Patienten ist auch die Na-K-ATPase-Aktivität der Erythrozyten vermindert (991).

Auch freie Fettsäuren, die vom Sympathikus aus dem Fettgewebe mobilisiert werden (912), hemmen die Na-K-ATPase (910, 1254), ebenso wie Stoffwechsel-Produkte des Fett-Stoffwechsels, die sich während einer Ischämie schnell anhäufen (908-09).

Eine weitere mögliche Ursache ist ein (bzw. mehrere) endogener, im Blut zirkulierender Hemmstoff der Na-K-Pumpe (vergleiche Kapitel B). Ponomarenko et al. 2001 (1272) berichten, daß auch die Erythrozyten von Patienten mit Arteriosklerose der Herzkranzgefäße und Angina pectoris eine verminderte Aktivität der Na-K-ATPase aufweisen.

Wie aber sollte nun g-Strophanthin bei Angina Pectoris und Herzinfarkt mit ihren ischämischen Verhältnissen überhaupt hilfreich sein können, wenn seine Wirkungsweise doch laut Lehrbuch die Hemmung der Na-K-Pumpe ist, was in dieser Situation absolut kontraproduktiv wäre? Dies ist eine direkte Überleitung in das nächste Kapitel:

A 15 b) Ist Strophanthin tatsächlich ein Hemmer der Natrium-Kalium-Pumpe?

In diesem Kapitel wird beschrieben, wie geringe Konzentrationen von g-Strophanthin im Blut des Menschen, wie sie nach oraler Einnahme von g-Strophanthin vorkommen, positiv auf die zentral wichtigen Na-K-Pumpen einwirken. (Wie dieses dann sowohl einen Angina pectoris-Anfall beenden als auch im Falle eines beginnenden akuten Myokard-infarkts hilfreich sein kann, wird in Kap. A 16: "Die hypothetischen Wirkmechanismen von g-Strophanthin bei Angina pectoris und Herzinfarkt" beschrieben.)

...20.000 Studien zu g-Strophanthin...

Die Zahl der Forschungsarbeiten, in denen Strophanthin eine Rolle spielt, ist beachtlich: über 19.500 Artikel über g-Strophanthin sind im MedLine (Internet) vorhanden (genauer gesagt über Ouabain (engl. = g-Strophanthin), wobei die große Anzahl vieler deutschsprachiger Artikel und der vor 1950 noch gar nicht berücksichtigt ist. In vielen der Studien geht es allerdings nicht in erster Linie um die Wirkung des Strophanthins an und für sich, sondern es wird eingesetzt, um die Wirkung der verschiedensten Substanzen, Medikamente oder biologischer Faktoren zu erforschen, jeweils in An- oder Abwesenheit von g-Strophanthin. Die Art und Weise, in der Strophanthin auf Körperzellen einwirkt, soll laut pharmakologischer Lehre stets die Hemmung der Natrium-Kalium-Pumpe sein, per Definition und Dogma der spezifische Wirkmechanismus aller Herzglykoside, also auch des Strophanthins, am Herzglykosid-Rezeptor.

Dieser auf breitester Basis anerkannte Grundpfeiler der Pharmakologie gehört zum Einmaleins schon jedes Medizinstudenten. Strophanthin oder Digitalis und die Hemmung der Na-K-Pumpe sind eins, absolute Synonyme. Zweifel hieran sind so gut wie unbekannt. So gut wie: denn demjenigen, der sich intensiver mit dem Thema beschäftigt, werden Zweifel an der Alleingültigkeit der offiziellen Version wach, die bei genügender Konsequenz des Nachforschens zur Gewißheit werden, daß in allen Lehrbüchern und den allermeisten Forschungsarbeiten nur eine Hälfte der Wahrheit zum Tragen kommt: Er wird auf eine wahrhaftige Schatzkammer der Pharmakologie stoßen, deren Eingang nur schwer zu finden, fast unsichtbar ist und die vollgefüllt ist mit wertvollen Juwelen: Forschungsarbeiten, die belegen, daß die Hemmung der Na-K-Pumpe nur bei Verwendung von unphysiologisch hohen, toxischen Strophanthin-Konzentrationen eintritt, wie sie im menschlichen Körper nach therapeutischer Anwendung nicht vorkommen. Darüberhinaus machen diese Funde zwei wichtige Aussagen:

...Verstärkung des Herzschlags ohne Hemmung der Na-K-Pumpe...

1) Geringere Konzentrationen von g-Strophanthin rufen den positiv inotropen Effekt ohne eine Hemmung der Na-K-ATPase hervor. Schon 1962 sagen W.Klaus, G.Kuschinsky und H.Lüllmann (407), Zitat S.491: "Eine Hemmung des Ionentransportes oder eine Abnahme des Kalium- und Natrium-Gradienten bei der Herzmuskel-Zelle kann nicht die Ursache für den therapeutischen Effekt der Herzglykoside sein, sondern ist nur mit den toxischen Glykosidwirkungen korreliert." 1968 berichtet P.A.van Zwieten (497), daß therapeutische Konzentrationen von Herzglykosiden (g-Strophanthin, Digoxin, Digitoxin, Peruvosid) keinen Kalium-Abstrom aus dem Herzmuskel-

Gewebe des Meerschweinchens hervorrufen. 1981 teilen Browning et al. 1981 (387) mit, daß ein positiv inotroper Effekt schon bei einer Konzentration von g-Strophanthin eintritt, die zehnfach niedriger ist als diejenige, die zu einer Verminderung des zellinneren Kaliums, zu einer Erhöhung des zelläußeren Kaliums und zu einer resultierenden Abnahme des elektrischen Potentials der Zellmembran führt, was verbunden ist mit toxischen Erscheinungen. Ähnliche Beobachtungen konnten in den letzten Jahrzehnten in vielzähligen Untersuchungen gemacht werden (324, 351, 387-404, 417). Auch Prof. Erdmann (Köln, vormals München) konnte über dieses Phänomen berichten (67, 405-06, siehe S. 169), welches auch in neueren Publikationen bestätigt wird: 1998 sehen Radford et al. 1998 (388) einen positiv inotropen Effekt ohne Beeinflussung des zellulären Natrium-Haushalts, und 2000 berichten Arnon, Hamlyn und Blaustein (1099), daß g-Strophanthin in relativ geringen Konzentrationen den Calcium-Fluß in Arterien-Muskel-Zellen erhöht, ohne den zellulären Natrium-Gehalt zu steigern.

Eine Erklärung hierfür ist, daß die hochsensiblen Isoformen der Na-K-Pumpe alpha-2 und -3, die weniger zahlreich als die alpha-1-Isoform in der Zellmembran vorkommen, nicht wie diese über die gesamte Zellmembran verteilt sind, sondern zusammen mit zugeordneten Na-Ca-Austauschern vorkommen, und zwar genau über den Ausläufern des Sarkoplasmatischen Retikulums, dem Calcium-Speicher der Zelle. Dies bedeutet, daß die Hemmung, bzw. der Funktions-Ausfall eines Teils dieser hochaffinen Na-K-Pumpen den Gesamt-Natrium-Gehalt der Zelle kaum beeinflußt, jedoch genau am Sarkoplasmatischen Retikulum zu einer Natrium-Ansammlung und über den Na-Ca-Austauscher zur Erhöhung der Calcium-Konzentration genau am Sarkoplasmatischen Retikulum führt, was aus diesem eine Freisetzung von Calcium in wesentlich gesteigertem Ausmaß bei jedem Herzschlag bewirkt (siehe Seite 36). Diese neuentdeckte funktionelle Einheit - Plasmerosom genannt – wurde bereits beim Tier im Nervengewebe und Arterienmuskel-Zellen (960-61) und der Herzkammer (962) nachgewiesen. So zeigen die Herzen (1100) und Skelettmuskel (1228) von Mäusen mit einer genetischen Reduzierung der hochaffinen Isoformen der Na-K-ATPase eine Hyperkontraktion, solche mit einer Reduzierung der niederaffinen alpha-1-Isoform hingegen eine verminderte Kontraktions-Fähigkeit.

Eine weitere Kritik an der herkömmlichen Erklärung des positiv inotropen Effekts besteht in der Beobachtung, daß die eindeutige Hemmung der Na-K-Pumpe durch andere Substanzen als Herzglykoside nicht zu einem positiv inotropen Effekt führt, z.B. Progesteron (377), LPC (379), Erythrosin B (932), Spironolacton (989) u.a. (990).

...Stimulation der Na-K-Pumpe...

2) Darüberhinaus gibt es sehr viele Studien, die zu der Aussage kommen, daß noch geringere Konzentrationen von g-Strophanthin, wie sie z.B. nach oraler Einnahme im Körper des Menschen zu finden sind, eindeutig zu dem genauen Gegenteil des herkömmlich postulierten Wirkmechanismus führen, nämlich zu einer deutlichen Stimulation der Na-K-Pumpe (ohne Anspruch auf Vollständigkeit: 322-328, 1268 (sind besonders empfehlenswert), 221, 330-372, 154-56, 426, 483, 641, 865, 1033, 1110, 1393-95, 1415). Es gibt darüberhinaus noch weitere Quellen, die in den oben angegebenen aufgeführt sind.

Erst ab höheren Strophanthin-Konzentrationen, die beim Menschen möglicherweise zu Intoxikationen führen, kommt es zu einer Hemmung der Na-K-ATPase. Möglicherweise gibt es aber hier doch einen Toleranz-Bereich, aufgrund eines auffälligen Widerspruchs: Einerseits berichten die mit oralem g-Strophanthin arbeitenden Studien von Belz et al. 1984 (S. 55) bzw. Dohrmann & Schlief-Pflug 1986 (S. 55/56) von einem negativ inotropen Effekt (bei Gesunden) bzw. von einem z.T. negativen, z.T. positiv inotropen Effekt (bei Angina pectoris-Patienten), was beides mit einer Stimulation der Na-K-Pumpen erklärt werden kann (siehe S. 156). Andererseits ist beim intravenösen g-Strophanthin nur ein regelmäßig positiv inotroper Effekt (Verstärkung des Herzschlags) bekannt, wobei allerdings nur Patienten mit Herzinsuffizienz untersucht wurden. Dies gelingt mit i.v. Strophanthin auch in schweren Fällen, in denen orales g-Strophanthin nicht ausreichend wirkt, und deutet evtl. doch auf eine notwendige Hemmung der Na-K-Pumpe hin. Die offensichtlichen Unklarheiten sollten unbedingt erforscht werden.

Es ist denkbar, daß besonders die Stimulation der alpha-2- und alpha-3-Isoformen der Na-K-Pumpe durch geringe Konzentrationen von g-Strophanthin durch die Lokalisation dieser alpha-2 und -3-Rezeptoren zusammen mit Na-Ca-Austauschern über dem Sarkoplasmatischen Retikulum (Plasmerosome, siehe S.148) dazu führen könnte, daß das in der Ischämie und Herzinsuffizienz überschüssige Calcium effektiv aus der Zelle hinausgeschafft werden kann.

...Erklärung der Maßeinheit "Mol"...

Zum besseren Verständnis der folgenden Seiten ein kleiner mathematischer Exkurs (Weiteres siehe mathematischen Anhang S. 314): Die meisten Konzentrationsangaben in den vorigen Kapiteln wurden in (Nano-)Gramm pro Milliliter gemacht. Diese Angabe hat folgenden Nachteil: Eine Substanz, die aus großen, also schweren Molekülen besteht, ist bei einer Mengen-Angabe in Gramm mit weniger Molekülen vertreten als eine Substanz aus vielen kleinen, leichten Molekülen und hat deswegen möglicherweise eine geringere Wirkung. Mittlerweile hat sich deswegen eine andere Maßeinheit durchgesetzt, die diesen Aspekt berücksichtigt und im Folgenden verwendet werden wird: 1 Mol einer Substanz ist das Molekulargewicht dieses Stoffes in Gramm pro Liter Medium, in dem er verteilt ist, d.h. zwei Substanzen, die die gleiche in Mol angegebene Konzentration haben, sind mit gleich vielen Molekülen vertreten. Ein NanoMol bedeutet ein milliardstel Mol. (In der wissenschaftlichen Literatur wird "Mol" manchmal auch als "mol / L" geschrieben.)

Folgende Passage ist nur zum Verständnis einiger Diagramme nötig; die Angaben in folgender Schreibweise waren im Text der ersten Fassung des Buches zahlreich vorhanden, sind jedoch in der vorliegenden Auflage alle in „NanoMol" angegeben, um das wissenschaftliche Niveau nicht zu überhöhen. — Konzentrationswerte werden oft auch in folgender Weise angegeben: 1 NanoMol als ein Milliardstel Mol = 1 Mol geteilt durch 1.000.000.000 ist gleich 10 hoch minus 9 Mol, wobei minus 9 die Anzahl der Nullen im Nenner bedeutet. Das heißt, daß 10 hoch minus 8 Mol zehnfach stärker konzentriert ist als 10 hoch minus 9 Mol und 10 hoch minus 10 Mol zehnfach geringer als 10 hoch minus 9 Mol. Ein weiteres Beispiel: Eine Substanz mit 10 hoch minus 6 Mol ist also tausendfach stärker konzentriert als ein Stoff mit 10 hoch minus 9 Mol, und 10 hoch minus 12 Mol bedeutet eine tausendfach schwächere Konzentration als 10 hoch minus 9 Mol, und so weiter. Je näher also die "hoch minus"-Zahlen der Null kommen, desto stärker, und je weiter sie sich von der Null entfernen, desto schwächer werden die Konzentrationen, in diesem Fall von g-Strophanthin. (siehe auch math. Anhang S. 314)

Die Blutwerte von g-Strophanthin perlingual beim Menschen, wenn diese mit der RIA-Antikörper-Methode (vergleiche S. 92 oben) gemessen werden, betragen 0,1 bis 0,3 Nanogramm / ml, was umgerechnet 0,17 bis 0,51 NanoMol beträgt. Bei der Messung mit radioaktiver Markierung werden sogar Werte von 1 bis 4,5 Nanogramm / ml erreicht (Erdle 1979, (574, auch 575), bei Marchetti et al. 1971 (577) sogar noch mehr, siehe S. 92 unten und 93), was umgerechnet 1,7 bis 7,65 NanoMol entspricht. (siehe auch den mathematischen Anhang S. 314) Zwar lassen sich die folgenden Werte aus Laborversuchen nicht unbedingt auf die in vivo-Situation beim Menschen übertragen, aber so haben die LeserInnen zumindest einen ungefähren Anhaltspunkt über die Grössenordnungen der folgenden Angaben.

...kleine "Schatzkammer" von Studien zur Stimulation der Na-K-Pumpe...

Die Mayo-Klinik (USA) dokumentiert in der Studie von Agrawal et al. 1986 (865), daß kleine Mengen von inhaliertem g-Strophanthin die Bronchien von 6 Patienten mit mittelschwerem Asthma erweitern, und höhere Dosierungen das Gegenteil bewirken. Die Stimulation der Na-K-ATPase in den glatten Muskelzellen der Bronchien wird von den Autoren als der Hauptmechanismus der Wirkung der kleinen Strophanthin-Mengen angesehen, siehe auch S. 43.

In der Studie von Aydemir-Koksoy & Allen 2001 (1175) fördern 0,1 und 1 NanoMol g-Strophanthin das Wachstum einer Kultur von Venenzellen des Hundes um 37 bzw. 24 %, wohingegen dieses durch 10 NanoMol um 15 % vermindert wird. Abramowitz et al. 2003 berichten Ähnliches von Venenzellen des Menschen (1595) und Dmitrieva et al. 2003 (1596) von Nierenzellen der Ratte.

Chueh et al. 2001 (1234) berichten, daß die Konzentrationen von 1 NanoMol, 0,1 NanoMol sowie auch 0,01 NanoMol zu einem vermehrten Wachsum von Kulturen von Prostata-Zellen führen, mit einem Maximum bei 0,1 NanoMol. Die Konzentration von 10 NanoMol führt zu keiner Veränderung. 30 NanoMol führen zu vermehrtem Zelltod (Apoptosis). In-vitro-Versuche wie diesen kann man grundsätzlich nicht automatisch auf die Anwendung beim Menschen übertragen. Von der Nebenwirkung einer Prostata-Vergrößerung durch Strophanthin-Therapie ist nichts bekannt.

Sharma et al. 1980 (426) beobachteten bei sehr kleinen Konzentrationen von g-Strophanthin eine vermehrte Rück-Aufnahme von Noradrenalin in die Nervenzellen der linken Herzkammer, was von den Autoren ausdrücklich auf eine Stimulation der Na-K-Pumpe der Nervenzellen zurückgeführt wird: Extrem kleine Mengen (0,001 und 0,05 NanoMol hatten keinen Effekt, ab 0,1 NanoMol stieg die Noradrenalin-Aufnahme deutlich an, das Maximum von 63 % Steigerung lag bei 0,5 NanoMol. Bei der nächsthöheren Stufe von 1 NanoMol sank die Steigerung der Noradrenalin-Aufnahme bereits wieder, und bei 5 NanoMol betrug die Aufnahme bereits nur noch die Hälfte des Kontrollwertes ohne Strophanthin. Die wirksamsten Konzentrationen entsprechen exakt denjenigen, die Prof. Greeff im Blut des Menschen nach Einnahme einer therapeutischen Dosis von g-Strophanthin (Strodival® perlingual) gemessen hat, jedoch als zu niedrig für eine Wirkung abgetan hatte (564). Siehe folgende Tabelle:

Wirkung von g-Strophanthin auf die Noradrenalin-Aufnahme im Meerschweinchen-Herz-Gewebe

g-Strophanthin-Konzentration (PikoMol)	Aufnahme von [^{3}H] Noradrenalin (PikoMol pro Gramm pro Stunde)
0	83,8 ± 2
1	77,1 ± 1
50	79,1 ± 6
100	96,6 ± 7
500	136,7 ± 3 *
1000	107,8 ± 6 *
5000	37,2 ± 4 * (* = statistisch signifikant)

nach: V.K.Sharma, L.A.Pottick & S.Banerjee: Ouabain stimulation of noradrenaline transport in guinea pig heart, Nature 286: 817-819, 1980

Parallel hierzu berichten Gutman & Boonyaviroj 1977 (51), daß 0,1 NanoMol g-Strophanthin die Bildung von Adrenalin und Noradrenalin in der Nebenniere (der Ratte) um fast ein Drittel vermindert und 1 Million NanoMol g-Strophanthin diese erhöht.

Danielyan et al. 1999 (364) berichten von einer Verminderung des Volumens von Brustdrüsen-Karzinom-Zellen des Menschen durch eine geringe Konzentration von g-Strophanthin (1 NanoMol), wohingegen hohe Konzentrationen (100 bzw. 1000 NanoMol) das Gegenteil, eine Zellvergrößerung hervorrufen. Ein möglicherweise zugrundeliegender Mechanismus ist der durch eine Stimulation bzw. Hemmung der Na-K-ATPase verminderte bzw. erhöhte Zellgehalt an Natrium, das Wasser bindet.

Ein Beispiel aus einer ganzen Reihe von elektrophysiologischen Untersuchungen sei genannt: Redman 1986 (328) zeigt, daß hohe g-Strophanthin-Konzentrationen von 100 bis 100.000 NanoMol das elektrische Potential der Zellmembran, das hauptsächlich durch die Aktivität der Na-K-Pumpe aufgebaut wird, zu 50 bis 100 % vermindern, während dieses durch geringe Konzentrationen von g-Strophanthin von 10 bis 0,01 NanoMol um 20 bis 40 % gesteigert wird.

Reines et al. 2001 (641) berichten, daß sie ebenso wie Lichtstein et al. 1985 (483) eine Stimulation der Na-K-ATPase-Aktivität im Gehirngewebe der Ratte beobachten, wenn sie geringe Konzentrationen von g-Strophanthin verwenden. Golden & Martin 2006 (1654) berichten, daß g-Strophanthin in der sehr geringen Konzentration von einem Hundertstel NanoMol Nervenzellen vor Gifteinwirkung und Absterben schützen, indem sie die ansonsten verminderte Aktivität der Natrium-Kalium-Pumpen erhalten. Giunta et al. 1985 (1396) berichten von einer Stimulation der Na-K-Pumpe in Nierenzellen von Konzentrationen von 0,1 bis 100 NanoMol sowohl von g- als auch k-Strophanthin. In zwei vorigen Studien sahen sie die Stimulation der Na-K-ATPase durch 0,001 NanoMol (= 1 PikoMol) bis 1 NanoMol g-Strophanthin (1397-98).

In der Studie von Oppelt und Palmer 1966 (355) zeigt sich bei 1 bis 0,001 NanoMol g-Strophanthin eine Stimulation (10-30%) der Na-K-ATPase im Gehirngewebe der Katze und eine Hemmung durch höhere Konzentrationen. In vivo führen Infusionen von g-Strophanthin in die Gehirnventrikel bei 0,1 NanoMol zu einer Steigerung der Bildung von Gehirnflüssigkeit um durchschnittlich 45 % (355), hohe Konzentrationen dagegen zu einer Produktions-Verminderung (100-prozentig bei 10.000 NanoMol) (355, 355a). Die gesteigerte Produktion der Gehirnflüssigkeit mit niedrigen Dosen von g-Strophanthin hält während mehrerer Stunden des Experiments an, ohne in eine Verminderung umzuschlagen. Dies sei ausdrücklich betont, da gegen die Stimulation der Na-K-ATPase vorgebracht wurde, sie sei transient, also nur vorübergehend. Abgesehen davon, daß auch eine nur kurzfristige Stimulation der Na-K-ATPase für die Herzmuskel-Zellen in der Ischämie eine entscheidende Hilfe sein könnte, scheint diese transiente Stimulation nur bei mittleren oder mitunter hohen Konzentrationen aufzutreten, z.B. stimulierten bei Forbush 1979 (843) sogar 10.000 NanoMol g-Strophanthin die Na-K-ATPase für 20 Minuten, bevor eine deutliche Hemmung einsetzt.

Einen weiteren klärenden Beitrag leistet eine Studie von Wilbrandt und Weiss 1960 (341), die in doppelter Hinsicht ein besonderes Juwel ist: Erstens ist sie die erste Studie zum Thema, und ihr Autor Walter Wilbrandt ist höchst renommiert: er leitete den ersten Internationalen Pharmakologischen Kongreß 1961 in Stockholm, auf dem dann Kurt Repke, einer der Entdecker der Natrium-Kalium-Pumpe, als erster über seine Messungen der Stimulation der Na-K-ATPase berichtete. Zweitens enthält sie exemplarisch ein aufschlußreiches Diagramm, siehe Abbildung:

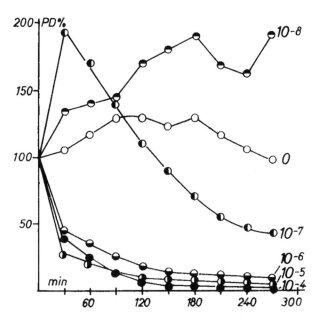

Wirkung abgestufter Strophanthosid-Konzentrationen auf das Froschhautpotential in vitro. Der Anfangswert des Potentials ist bei allen Hautstücken gleich 100 gesetzt. Der Zusatz des Strophanthosid erfolgte zur Zeit Null.

Aus W.Wilbrandt & E.M.Weiss: Arzneimittelforschung 10: 409-412, 1960

Hohe Konzentrationen von k-Strophanthin senken das durch die Aktivität der Natrium-Kalium-Pumpe hervorgerufene (376) Hautpotential, eine mittlere stimuliert zuerst, um später unter das Kontroll-Niveau zu senken, und eine niedrige Dosis aktiviert über 6 Stunden anhaltend. Dieses Prinzip wird 1983 durch Messung der Natrium-Konzentration im Herzgewebe von Sheu, Hamlyn und Lederer der Uni Maryland (Baltimore / USA) in (362) bestätigt. 5 NanoMol und 10 NanoMol führen nur zu einer Abnahme des zellulären Natrium-Gehalts, während 25 NanoMol erst zu einer Abnahme und später zu einer Zunahme desselben führen.

Auch in weiteren Studien hält die Stimulation der Na-K-ATPase länger an, z.B. wird sie von Prasad und Mac Leod 1969 (322) über den gesamten Verlauf des Experiments von (nur) einer Stunde beobachtet. Redman 1986 (328) (siehe weiter oben) berichtet von einer Abnahme der Stimulation der Na-K-Pumpe nach erst 12 bis 48 Stunden. Je niedriger die Konzentration ist, desto langfristiger die Wirkung !

Tordoff 1996 (1233) berichtet, daß bei Ratten subkutan infundiertes g-Strophanthin in hoher Dosierung (64 Mikrogramm pro Stunde) den Blutgehalt an Corticosteron (dem Cortison ähnlich) erhöht, während geringere Mengen (4 bis 32 Mikrogramm pro Stunde) den Corticosteron-Spiegel senken. Dieser Effekt zeigt sich konstant während der ersten 5 Tage, bevor er bis zum Ende des 27-tägigen Experiments wieder ausgeglichen wird. Allerdings bleibt für die höchste (64 µg / Std.) und niedrigste Dosis (4 µg / Std.) bis zum Ende eine starke, nicht signifikante Tendenz bestehen.

Es gibt etliche weitere Beispiele und auch Studien mit nicht signifikanten Ergebnissen, z.B. Ando et al. 2001 (1372), mit bei anderem Studien-Design zu vermutender Signifikanz. Einige Studien zur dosisabhängig konträren Wirkung des g-Strophanthins - auf Blutgefäße, den Blutdruck und das vegetative Nervensystem -, die auf einer Stimulation der Na-K-ATPase im geringen Dosis-Bereich beruhen, werden in Kap. B 3) vorgestellt.

Im Jahr 2002 überraschen Gao et al. (1268) mit dem definitiven Nachweis der Stimulation der Na-K-Pumpe durch 0,1 bis 10 NanoMol g-Strophanthin in Herzkammer-Zellen des Meerschweinchens. Zum gleichen Ergebnis führt Dihydro-Ouabain (Ouabain = g-Strophanthin) in Konzentrationen von 1 bis 100 NanoMol, dies ebenfalls in Herzkammer- und Vorhofzellen des Hundes und des Menschen. Beim Meerschweinchen wird nur die hochsensible alpha-2-Isoform der Na-K-ATPase, nicht aber die niederaffine alpha-1-Isoform stimuliert, beim Hund ist es entsprechend die alpha-3-Isoform. Beim Menschen, dessen Herz alle drei Isoformen mit ähnlicher Affinität aufweist, konnte die Stimulation der Na-K-Pumpe bezüglich der Isoformen nicht differenziert werden, aber auch hier suggerieren die Ergebnisse, daß die alpha-1-Isoform nicht stimuliert wird.

Saunders & Scheiner-Bobis 2004 (1393, Giessen) beschreiben ebenfalls die Stimulation der Na-K-Pumpe durch "low doses" von g-Strophanthin in Arterienzellen des Menschen, in diesem Fall von 0,001 bis 10 NanoMol, signifikant jedoch nur für 0,1 und 1 NanoMol, und zwar meist zu 15-20 %, in einer Meßreihe jedoch sogar zu 50 %.

Nach diesem jüngsten Zeugnis lassen wir doch einmal den Altmeister Kurt Repke, den Entdecker des Herzglykosid-Rezeptors, selbst zu Wort kommen, der 1961 auf einem

Kongreß in Stockholm als erster von der Stimulation der Na-K-ATPase berichten konnte. Zitat aus dem Bericht des 1.Internationalen Pharmakologischen Kongresses 1961, Kurt Repke: Metabolism of cardiac glycosides (352), S. 68, aus dem Englischen: "Bei sehr geringen Steroid- (hier: Glykosid-, Anm.d.Autors) Konzentrationen ... ist eine klare Stimulation der ATPase-Aktivität zu beobachten." Siehe folgende Abbildung:

Stimulation bzw. Hemmung der Na-K-ATPase von Herzmuskelzellen des Meerschweinchens durch k-Strophanthin, Abhängigkeit von der Konzentration

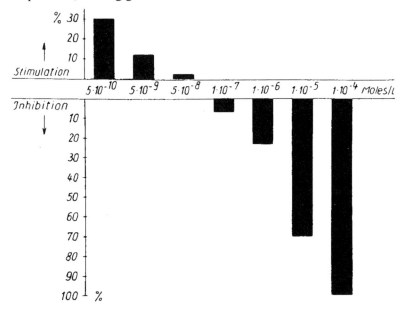

aus K.Repke, Complete Proc. of the 1.Int. Pharmacol. Meeting, Stockholm 1961 (352)

Abgesehen davon, daß es sich hier um k-Strophanthin handelt, sind die die Na-K-ATPase stimulierenden Konzentrationen genau diejenigen, die nach Gabe von radioaktiv markiertem perlingualem g-Strophanthin im Blut des Menschen gemessen wurden (575, auch in 574, 577), siehe S. 92 unten. Die kleinste Konzentration mit der größten Wirkung entspricht ungefähr derjenigen, die von Prof. Greeff mit radio-immunologischer Methodik (RIA) nach perlingualem g-Strophanthin im Blut des Menschen bestimmt wurde (564) (siehe S. 92 oben) und von der Lehrbuch-Medizin leider als Zeichen der Ineffektivität des enteralen g-Strophanthins und als Grund zu seiner Ablehnung angeführt wurde. Dabei sind womöglich die noch geringeren Mengen im Blut (unter 0,1 ng / ml = 1/3 der kleinsten Konzentration im Diagramm von Repke), die in der Greef-Studie (564) in der ersten Zeit und ab 8 Stunden nach Einnahme des Mittels unterhalb der damaligen Nachweis-barkeits-Grenze lagen, die effektivsten von allen ! Zitat von Kurt Repke aus (352), S.70, aus dem Englischen: "Die Stimulation der ATPase-Aktivität ist zu erreichen mit sehr geringen Glykosid-Konzentrationen, die tatsächlich im therapeutischen Bereich liegen."

...keine genaue Festlegung der Konzentrations-Bereiche möglich...

Eine genaue Festlegung der in vitro-Konzentrationsbereiche, in denen eine gehemmte, bzw. unveränderte, bzw. transient oder dauerhaft stimulierte Aktivität der Na-K-ATPase stattfindet, kann nicht eindeutig geschehen, da die Rahmenbedingungen der Experimente in den diversen Studien sehr große Unterschiede aufweisen. Einfluß hat die Wahl der Tier-Spezies, des Organs und die Art der Behandlung von Geweben, intakten Zellen oder Membranen und deren Alter sowie Zusammensetzung der umgebenden Versuchsflüssigkeit, z.B. die Konzentrationen der anderen Elektrolyte, die Temperatur, die Frage, ob und bei wieviel Hertz und auf welche Weise elektrisch stimuliert wird, und anderes mehr. Grob geschätzt dürfte der Übergang zwischen Stimulation und Hemmung der Na-K-Pumpe ungefähr im Bereich von 20 bis 50 bis 100 NanoMol g-Strophanthin liegen.

Es gibt wenige Studien, die als Ausnahme auch im höheren Konzentrationsbereich eine Stimulation der Na-K-ATPase feststellten: Erdmann et al. 1984 (366) finden eine Stimulation der ^{86}Rubidium-Aufnahme im Herzmuskel des Meerschweinchens (Rubidium wird von der Zelle wie Kalium behandelt) sogar bei 100 und 1000 NanoMol g-Strophanthin, und Armsworth et al. 1985 (365) berichten, daß 10 und 1000 NanoMol g-Strophanthin die Zusammenziehung von Arterien der Ratte als Antwort auf Zugabe von Phenylephrin vermindern, was sogar noch bei 10.000 NanoMol g-Strophanthin in 5 von 8 Fällen stattfindet. Erst bei 100.000 NanoMol g-Strophanthin verstärkt sich die Konstriktion der Arterien nach Phenylephrin-Zusatz.

Es gibt einige Studien, in denen keine Effekte der Stimulation zu beobachten waren. Zum Beispiel geben M.Horackova und S.Mullen in (356) die Studie von Grupp 1985 an (373), in der g-Strophanthin in hohen Konzentrationen von 100 NanoMol und darüber eine Steigerung des intrazellulären Natriumgehalts als auch der Kontraktilität hervorriefen, jedoch geringere Konzentrationen von 10 und 50 NanoMol g-Strophanthin jeweils keine Veränderung zeigten, wofür Horackova und Mullen keine Erklärung haben: Zitat S.282: "... we have no simple explanation for these different findings." Doch die untersuchten Konzentrationen sind in diesem Fall so gering gar nicht; es scheint ganz einfach der Übergangsbereich gewählt worden zu sein. Horackova und Mullen verweisen auf Berichte von sehr unterschiedlichen Konzentrationsangaben, in denen die Na-K-Pumpe gehemmt oder aktiviert wird und erklären dies mit der Vielzahl und der Unterschiedlichkeit der experimentellen Bedingungen, die in den diversen Studien herrschen.

...Verstärkung des Herzschlags trotz / wegen Stimulation der Na-K-Pumpe...

Horackova und Mullen 1988 (356) selbst konnten durch geeignete Wahl der Konzentration des zugesetzten g-Strophanthins den Gehalt von radioaktiv markiertem Calcium in Herzkammer-Muskelzellen der Ratte variieren: 100.000 NanoMol g-Strophanthin führten zu einer Steigerung, 1000 NanoMol zu keiner Veränderung und 10 NanoMol zu einer Verringerung des intrazellulären Calciums. In allen drei Fällen, sogar bei vermindertem Calciumgehalt, kam es zu einem positiv inotropen Effekt, der mit steigender Dosierung größer wurde. Möglicherweise ist die Entdeckung des neuen Herzglykosid-

Rezeptors am Sarkoplasmatischen Retikulum, dem Calcium-Speicher innerhalb der Zelle, eine Erklärung für diese Ergebnisse (siehe Kap. A 15 e).

Im Zusammenhang mit der Stimulation der Na-K-ATPase wurde ein positiv inotroper (356, 390), ein negativ inotroper (372 u.a.) oder kein Effekt beobachtet. Eine Erklärung hierfür sind eventuell die oben genannten Variationen der Versuchsbedingungen. Aceto und Vassalle (130) erforschen 1991 die wahrscheinlich wichtigste: Geringe Mengen von Strophanthidin (= k-Strophanthin ohne die Zuckerketten) senken in Herz-Zellen (Purkinje-Fasern des Schafes) den Natrium-Gehalt (also auch den Calcium-Gehalt) und auch die Kontraktion, üben also einen negativ inotropen Effekt aus. Aber in einer Ischämie-Situation, die ja zu einer problematischen Zunahme des Calcium-Gehalts der Zellen führt, senken die gleichen Konzentrationen von Strophanthidin zwar ebenso den Natrium- und den Calcium-Gehalt, erhöhen jedoch die Kontraktion der Zellen, da die hohe Calcium-Last der Zellen ihre Kontraktilität vermindert (129-135). Dies könnte eventuell eine Erklärung sein für die hervorragende Wirkung von Strophanthin bei Angina pectoris und Herzinfarkt, bei dem ja oft auch ein Verlust an Kontraktilität stattfindet. Nach perlingualer Einnahme von g-Strophanthin zeigt die Studie von Belz et al. 1984 (41) bei gesunden Versuchsteilnehmern einen negativ inotropen Effekt und diejenige von Dohrmann und Schlief-Pflug 1986 (42) bei zwei Dritteln der Pa-tienten mit Koronarer Herzkrankheit einen positiv inotropen Effekt und bei einem Drit-tel der Patienten einen negativ inotropen Effekt (siehe Seite 55). Die verschiedenen Wirkungen wären eventuell mit einem unterschiedlichen Calcium-Gehalt der Herzmuskel-Zellen der Patienten zwanglos erklärbar.

... unterstützende Indizien...

Das Phänomen der Stimulation der Na-K-ATPase durch kleine Mengen, ("low doses") von g-Strophanthin wird durch folgende Fakten erhärtet:

Auch bei den weiter oben (S. 103) erwähnten Substanzen, die eine Hemmung der Na-K-Pumpe ohne positiv inotropen Effekt bewirken, zeigt sich, daß kleinere Konzentrationen das Gegenteil, eine Stimulation bewirken (377). Das gleiche gilt für Angiotensin II: Hohe Konzentrationen von 100 bis 10.000 NanoMol hemmen die Na-K-ATPase, während geringe Konzentrationen von 0,1 bis 0,0001 NanoMol diese stimulieren (378). Auf die gleiche Weise hemmt oder stimuliert Äthanol, der in alkoholischen Getränken enthaltene Alkohol, die Na-K-Pumpe (1097, 1113). Zu weiteren Details zum Thema Alkohol und Na-K-ATPase siehe Anhang 5).

Geringe Mengen an g-Strophanthin vermögen eine durch LPC (= Lyso-Phosphatidyl-Cholin) hervorgerufene Hemmung der Na-K-Pumpe wieder rückgängig zu machen (379). Doch auch für eben dieses LPC gilt: Es hemmt die Na-K-ATPase des Herzmuskels nur im Hoch-Dosis-Bereich, in kleinen Konzentrationen dagegen bewirkt auch diese Substanz eine Stimulation der Na-K-Pumpe. Genauso ist es z.B. mit Palmitoyl-Carnitin (380), Arachidonyl CoA (381) sowie Nantenin (857, 1320) und anderen Alkaloiden (1321) der Fall.

Daß geringe Mengen einer Substanz anders, ja sogar gegensätzlich wirken als große, ist nicht nur auf die Na-K-Pumpe beschränkt, sondern ein in der Pharmakologie weitverbreitetes Phänomen, z.B. wird die Calcium-Pumpe des SR durch niedrige Konzentrationen von Calcium aktiviert und durch hohe gehemmt (410), oder: Adrenalin in geringen Konzentrationen hemmt den Transport von Glukose durch Zellmembranen und stimuliert diesen in hohen Konzentrationen (411), oder: Atropin und Scopolamin sind Alkaloide, die den Parasympathikus lähmen, aber in geringen Mengen stimulieren sie ihr Zielorgan (1522, klinische Doppelblind-Studien: 1523-24), oder: Während kleine Mengen Schilddrüsenhormon die Digoxin-Aufnahme in die Zelle steigern, wird diese durch größere Mengen gehemmt (412) und so weiter (1224). Auch der alte Gremels wußte schon in den Dreißiger Jahren vom Dualismus der Adrenalin-Wirkung bezüglich des Sauerstoff-Verbrauchs zu berichten (599), vergleiche Seite 49. Er berichtete außerdem, daß geringe Mengen an g-Strophanthin die Wirkung des Acetylcholins (Transmitter-Substanz des Parasympathikus) bis zum Tausendfachen verstärken, größere Mengen jedoch wirkungslos bleiben (599).

..."in vitro" versus "in vivo"...

Die dosisabhängig unterschiedliche Wirkung des Strophanthins am Rezeptor ist auch die Erklärung für die oft gegensätzlichen Ergebnisse aus in vitro-Studien mit hohen Konzentrationen und in vivo-Studien im lebenden Organismus. Dies ist nicht nur beim Bluthochdruck zu sehen, was ausführlich in Kapitel B 3) behandelt wird, sondern auch in anderen Bereichen. So finden z.B. Matsumori et al. 1997 (138) in der lebenden Maus die Bildung von Zytokinen durch g-Strophanthin vermindert (und die Überlebensrate der Tiere vervierfacht !, siehe Seite 54), während sich die Zytokine-Produktion nach Matsumori et al. 2000 (145) im Laborversuch mit 1000 NanoMol g-Strophanthin erhöht. Oh und Kim 1994 (146) berichten von einer Zusammenziehung von isolierten Muskelfasern des Penis-Schwellkörpers des Kaninchens durch hohe Konzentrationen von g-Strophanthin im in-vitro-Versuch, während ein in vivo-Versuch am lebenden Hund das Gegenteil, eine Relaxation bewirkt. Nach dem gleichen Muster verhindert g-Strophanthin in vivo die Hypertrophie des Herzens (52, 193) und der Nebennieren (27), in vitro mit 5000 NanoMol jedoch bewirkt es eine Hypertrophie von Herzmuskel-Zellen der Ratte (1019) mit Aktivierung der entsprechenden Gene (183), Reduzierung der Anzahl der alpha-3-Isoform der Na-K-ATPase (1358) und Produktion von Freien Radikalen (1046). Der Effekt wird als Umwandlung der Na-K-Pumpe in einen "signal transducer" (Signal-Übermittler) (1175, 1180, 1241, 1288, 1376) angesehen, siehe auch Xie & Xie 2005 (1405). Die Studien hierzu verwenden leider meist unphysiologisch hohe Konzentrationen, bis auf Liu et al. 2004 (1629) mit 0,1 und 1 NanoMol bei Venenzellen des Menschen und des Hundes und Aizman & Aperia 2003 (1621) mit 10 NanoMol bei Nierenzellen der Ratte.

...Stimulation der Na-K-Pumpe nur wegen Noradrenalin-Freisetzung ??...

Die Aktivierung der Na-K-Pumpe wurde zum Teil dem indirekten Einfluß von Katecholaminen wie Noradrenalin zugeschrieben, welches durch Strophanthin (in höheren Konzentrationen) vermehrt aus Nervenenden freigesetzt wird: Die Anwesenheit von Propanolol, einem ß-Blocker, der die Bindung der Katecholamine an ihre Rezeptoren (in diesem Fall an den Herzmuskel-Zellen des Vorhofs) blockiert, verhinderte nämlich die ohne Propanolol auftretende Stimulation der Na-K-Pumpe durch g-Strophanthin in den Studien von Hougen et al. 1981 (416) und Lechat et al. 1983 (417).

Abgesehen davon, daß dieses in vitro-Ergebnis im Widerspruch zu der oben beschriebenen Wirkung einer Reduzierung der Na-K-ATPase-Aktivität durch Noradrenalin in vivo (991-94) steht, die durch einen ß-Blocker verhindert wurde (993), konnte im Gewebe der Herzkammer ein Katecholamin-Einfluß auf die Stimulation der Na-K-Pumpe durch die Untersuchung von isolierten Herzmuskel-Zellen, in denen ja keine Nervenaktivitäten vorhanden sind, eindeutig ausgeschlossen werden (356, 418-19): Propanolol zeigte keinen Effekt, weder auf die Erhöhung des zellulären Kaliumgehalts um ca. 20 % durch 1 NanoMol g-Strophanthin noch auf die Verminderung des zellulären Natriums (20 %). Auch Blaustein äußert Zweifel an der Katecholamin-Version der Stimulation der Na-K-ATPase (330).

Die Katecholamin-Hypothese zur Erklärung der Na-K-Pumpen-Stimulation beruht einerseits auf der richtigen Beobachtung, daß Katecholamine die Na-K-Pumpe in vitro aktivieren (126, 479-80, 416-17), andererseits auf Experimenten, in denen g-Strophanthin die Wiederaufnahme von z.B. Noradrenalin in die Nerven hemmt und so dessen Freisetzung im Gewebe erhöht (420-25). Doch in welchen Konzentrationen wurde das g-Strophanthin in diesen Versuchen verwendet? In eben solch hohen, daß sie die Na-K-Pumpe hemmen und so die Noradrenalin-Vermehrung herbeiführen, z.B. 30.000 NanoMol bei Guh et al. 1996 (425). Daß in den zwei weiter oben angegebenen Studien (416-17), in denen die Stimulation der Na-K-ATPase mit der recht geringen Konzentration von 1 NanoMol g-Strophanthin auf eine erhöhte Katecholamin-Freisetzung zurückgeführt werden kann, hat seinen Grund möglicherweise darin, daß hier eine Konzentration im Übergangs-Bereich gewählt wurde, die zwar noch die Na-K-Pumpe zumindest der Nervenzellen hemmt und so Noradrenalin freisetzt, jedoch an den Herzmuskel-Zellen der Na-K-Pumpen stimulierende Effekt des so freigesetzten Noradrenalins eine eventuell auch hier eingetretene Hemmung der Na-K-ATPase überdeckt.

Dies ist von der methodischen Grundlage her natürlich zweifelhaft. Bei dieser Art von Beweisführung hat eine direkte Stimulation der Na-K-Pumpe durch Strophanthin ja überhaupt keine Chance. Denn wenn man bei den zugrundeliegenden Studien noch kleinere Mengen an g-Strophanthin untersucht hätte, wäre ja in diesem Fall ein entgegengesetztes Ergebnis denkbar, nämlich daß nun die Na-K-Pumpen der Nervenzellen nicht gehemmt, sondern stimuliert würden und eben nicht mehr, sondern weniger Noradrenalin freisetzten. Und genau dieses Ergebnis ist ja von Sharma et al. (426) bereits 1980 veröffentlicht worden, die von einer eindeutig verminderten Noradrenalin-Freisetzung durch geringe Konzentrationen von g-Strophanthin berichten, im Gegensatz zu hohen Konzentrationen (siehe S. 150 unten). Dies bedeutet dann auch den Zusammenbruch der Noradrenalin-Hypothese als Erklärung der Stimulation der Na-K-Pumpe.

Obwohl die Katecholamine im Laborversuch die Na-K-Pumpe stimulieren, verbietet es sich, aus dieser in vitro-Beobachtung einen positiven Effekt der Katecholamine auf die Na-K-ATPase abzuleiten, denn bei Patienten mit Angina pectoris oder Herzinsuffizienz ist die Aktivität der Na-K-Pumpe in Erythrozyten um so geringer, je höher der Noradrenalin-Gehalt im Blutplasma ist (991). Bei Patienten mit Syndrom X (Angina pectoris ohne Verengungen der Koronar-Gefäße) geht ein hoher Kalium-Gehalt im Blut als Zeichen einer verminderten Aktivität der Na-K-Pumpe einher mit einem erhöhten Noradrenalin-Blutspiegel. Und bei der durch Katecholamine hervorgerufenen Herzhypertrophie ist die Aktivität der Na-K-Pumpe in den Herzmuskel-Zellen ebenfalls vermindert (427). Hohe Katecholamin-Spiegel haben neben dem gefäßverengenden Effekt negative Wirkungen auf den Herzstoffwechsel (428) und verursachen die Hypertrophie des Herzmuskels (429-30), die durch g-Strophanthin in vivo verhindert wird (52, 193).

Die Katecholamine Adrenalin und Noradrenalin werden auch in den Nebennieren gebildet und ins Blut abgegeben. Das Pharmakologische Institut von Jerusalem untersuchte 1977 den Einfluß von g-Strophanthin (51) auf die Katecholamin-Bildung in der Nebenniere und entdeckte auch hier gegensätzliche, von der Dosis abhängige Effekte: in hoher Konzentration (1 Million NanoMol) erhöht g-Strophanthin die Katecholamin-Bildung, in geringen (0,1 NanoMol) dagegen wird die Katecholamin-Bildung um fast ein Drittel vermindert.

...noch ein irriger Erklärungsversuch...

Heller (431) erklärt 1988 die Stimulation der Na-K-Pumpe folgendermaßen: Die durch geringe Mengen an g-Strophanthin (0,5 bis 100 NanoMol) hervorgerufene Steigerung des Einstroms an radioaktiv markiertem ^{86}Rubidium in Herzmuskel-Zellen von neugeborenen Ratten wird fast gänzlich verhindert durch Zusatz von Bumetanid, einem Blocker des erst in den Achtziger Jahren entdeckten Natrium-Kalium-Chlorid-Cotransporters, der diese Substanzen im Verhältnis 1: 1: 2 in die Zelle hinein bringt. Es besteht also die Möglichkeit, daß geringe Konzentrationen von g-Strophanthin diesen Na-K-Cl-Cotransporter stimulieren, und die in einigen Studien vorgenommene Gleichsetzung von gesteigerter ^{86}Rubidium-Aufnahme mit einer vermehrten Na-K-ATPase-Aktivität möglicherweise eine Fehlinterpretation gewesen wäre. Meist wird jedoch nicht die ^{86}Rubidium-Aufnahme allgemein, sondern die Na-K-ATPase-abhängige ^{86}Rubidium-Aufnahme gemessen. Die ^{86}Rubidium-Aufnahme korreliert jedenfalls mit der Aktivität der Na-K-ATPase.

Da durch Stimulierung des Cotransporters auch die zellinnere Na-Konzentration steigt, wird hierdurch automatisch die Na-K-ATPase angeregt, um wieder die Basis-Werte für Natrium herzustellen. So einleuchtend dies auf den ersten Blick ausschaut, und auch wenn Levi 1994 (70) in seinem Review die Stimulation des Na-K-Cl-Cotransporters als eigentliche Wirkung der niedrigdosierten Herzglykoside ansieht, bleibt dennoch die entscheidende Frage offen: Wieso gibt es etliche Versuche, in denen das zellinnere Natrium eben nicht ansteigt, sondern deutlich absinkt ? (340, 356, 357-59 u.a.) Eventuell könnte es daran liegen, daß Heller Herzmuskel-Zellen von neugeborenen Ratten verwendete, die andere Eigenschaften als jene von älteren Tieren haben (433-34). Also können auch die Beobachtungen zum Na-K-Cl-Cotransporter die direkte Stimulation der Na-K-Pumpe durch sehr geringe Konzentrationen von g-Strophanthin nicht widerlegen.

Die von Panet 1990 zum Nachweis des Beitrags des Cotransporters zum positiv inotropen Effekt verwendete Konzentration von 100 NanoMol g-Strophanthin ist jedenfalls zu hoch gewählt, um eine direkte Stimulation der Na-K-Pumpe zu widerlegen (436), da in vielen Studien mit dieser Konzentration bereits eine Hemmung der Na-K-ATPase erreicht wurde.

Die Stimulation der Na-K-Pumpe durch "low doses" von g-Strophanthin ist wohl nach allen diesen Ergebnissen als Faktum nicht wegzudiskutieren.

A 15 c) Kann Digitalis die Natrium-Kalium-Pumpe stimulieren ?

Digitalis-Glykoside wirken möglicherweise nicht stimulatorisch auf die Na-K-Pumpe. So erhöht Digoxin (Serum-Konzentration 1,1 NanoMol) den Kalium-Plasmaspiegel in gesunden Versuchspersonen, was Edner et al. 1993 (382) der Hemmung der Na-K-ATPase zuschreiben. Schmidt et al. 1995 (383) berichten, daß bei Patienten mit Herzinsuffizienz die Einnahme von Digoxin den durch körperliche Belastung hervorgerufenen erhöhten Kalium-Blutspiegel weiter steigert. Dies ist verbunden mit, und möglicherweise hervorgerufen durch einen deutlich erhöhten Kaliumverlust der arbeitenden Muskulatur (383). Ein standardisierter Digoxin-Spiegel von 1,2 NanoMol beim Menschen ruft eine Verminderung des Kaliumgehalts des gesamten Körpers bzw. der Muskulatur um 8 bzw. 6 % hervor, wie Ericsson et al. 1981 mitteilen (384). Für eine Hemmung der Na-K-Pumpe durch therapeutische Konzentrationen von Digitalis-Glykosiden spricht ebenso die Erhöhung des zellinneren Natriums in Erythrozyten des Menschen nach Gabe von Digoxin (Cappuccio et al. 1986, 385). Und schließlich ist die Na-K-ATPase im Herzmuskel von Digoxin einnehmenden Patienten nach Rasmussen et al. 1990 vermindert (386). Baba et al. 1999 (991) sehen einen statistisch nicht signifikanten Trend zu einer verminderten Na-K-Pumpen-Aktivität in Erythrozyten von mit Digitalis behandelten Herzinsuffizienz- und Angina pectoris-Patienten.

Allerdings beobachten Klaus et al. 1962 (407) eine gestiegene Na-K-ATPase-Aktivität von Herzmuskelzellen in vitro durch die relativ hohe Konzentration von 300 NanoMol Digitoxigenin (dem Kern-Molekül von Digitoxin ohne die Zuckerketten), erkennbar am verminderten Zellgehalt von Natrium und Calcium und erhöhten Kalium-Einstrom. Kurt Repke berichtet 1963 von einer kurzzeitigen Stimulation der Na-K-Pumpe in Herzmuskelzellen des Meerschweinchens durch die hohe Konzentration von 500 NanoMol Digitoxin, Digitoxigenin und Dihydro-Digitoxin. Boyer & Poindexter 1940 (409) sehen nach einer therapeutischen Dosis von Digifolin an Katzen einen erhöhten Kalium- und unveränderten Natrium-Gehalt im Herzmuskel-Gewebe. In der Studie von Hagen 1939 (408) zeigt sich im isoliert durchströmten Herzmuskel des Kaninchens bei therapeutischer Dosis von Digilanid C eine Erhöhung des Kalium-Gewebegehalts und bei toxischer Dosis das Gegenteil. Godfraind & Ghysel-Burton 1979 (329) berichten von einer Stimulation der Na-K-Pumpen des linken Vorhofs des Meerschweinchenherzens durch 0,5 NanoMol Digoxin (erhöhter Gehalt an Kalium und ein verminderter an Natrium), wohingegen schon eine Steigerung auf 1 NanoMol das Gegenteil bewirkt. Da Digoxin auch auf andere Rezeptoren der Zelle schon in wesentlich geringeren Konzentrationen als Strophanthin so wirkt, daß das zellinnere Calcium erhöht wird (siehe S. 174 und 179), wäre der Konzentrationsbereich von Digoxin (und wahrscheinlich auch von Digitoxin) sehr eng, in dem eine Stimulation der Na-K-Pumpe ohne negative Effekte wirken könnte, zumal die langsame Ausscheidung von Digitalis eine schlechte Steuerbarkeit bedeutet. Hier wird deutlich, daß es nicht Strophanthin, sondern Digitalis ist, das wegen ungünstiger kinetischer Eigenschaften entscheidende Nachteile aufweist.

Weitkamp, Saunders, Scheiner-Bobis & Schoner 2003 (1515) berichten, daß g-Strophanthin, aber nicht Digoxin in der Lage ist, die Na-K-Pumpe zu stimulieren, siehe Abbildung aus der im Internet präsentierten Abschiedsvorlesung 2003 von Prof. Schoner aus Giessen (beachte: ouabain = engl. für g-Strophanthin und M = Mol. Erklärung der waagerechten Achse: die minus-Zahlen werden als "10 hoch minus..." gelesen, Erklärung siehe S. 149): g-Strophanthin wirkt also stimulierend in den Konzentrationen von 10 hoch minus 11 Mol (= 0,01 NanoMol) bis mindestens 10 hoch minus 8 Mol (= 10 NanoMol), Digoxin jedoch nicht. Bei höheren Konzentrationen spätestens ab 10 hoch minus 7 Mol (= 100 Nano-Mol) hemmen beide Substanzen die Na-K-Pumpe.

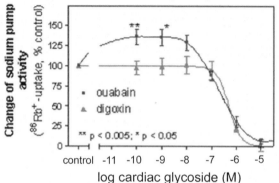

aus Weitkamp, Saunders, Scheiner-Bobis & Schoner 2003 (1515)

A 15 d) <u>**Die Ablehnung des wahren Wirkmechanismus und seine beginnende Anerkennung in neuester Zeit**</u>

Daß hohe Konzentrationen (ca. mehr als 50-100 NanoMol = ca. 30-60 ng / ml) von g-Strophanthin die Na-K-Pumpe in Laborversuchen hemmen - konform mit den Lehrbüchern -, steht außer Zweifel. Dieser Mechanismus wird jedoch von der offiziellen Pharmakologie nur allzu gerne unzulässigerweise auf alle Konzentrationsbereiche übertragen. Die über 50 einschlägigen Studien zur Stimulation der Na-K-Pumpe (siehe S. 148 ff) sind so gut wie nicht beachtet worden.

Dabei publizierten auch bedeutende Herzglykosid-Forscher über die Stimulation der Na-K-Pumpe durch geringe Konzentrationen. Kurt Repke, einer der Entdecker des Herzglykosid-Rezeptors, war der erste, der 1961 über die Stimulation der Na-K-Pumpe berichtete (352). 1981 konnte /durfte Prof. Godfraind (Brüssel), der den Mut hatte, konsequent gegen den Strom der herrschenden Lehrmeinung zu schwimmen und viel über die Stimulation der Na-K-Pumpe forschte und veröffentlichte, im "Handbook of Experimental Pharmacology: Cardiac Glykosides" von Prof. Greeff dem Thema "Stimulation" noch ein eigenes Kapitel widmen (325). 1985 schrieb Prof. Wolfgang Forth (München), was die große Ausnahme in der deutschen Medizinpresse darstellt, Zitat aus der "Klinischen Wochenschrift" 1985 (323), Seite 1269: "Ouabain (engl. Bezeichnung für g-Strophanthin, Anm.d.Autors), das Standardglykosid der Herzforscher, hat seine halb-maximale Hemmwirkung auf die Na+,K+-ATPase zwischen 100 und 1000 NanoMol. Wie sich jetzt herausstellte, scheint dies jedoch nur die Hälfte der Wahrheit zu sein. Ouabain zeigt nämlich in niedrigen Konzentrationen unterhalb von 1 bis 10 NanoMol eine deutliche Aktivierung der Na+,K+-ATPase. Diese Aktivierung des Enzyms ist wiederholt nachgewiesen worden." Trotzdem konnte sich diese klare Erkenntnis nicht durchsetzen, es gab einen starken Widerstand der "orthodoxen Fraktion", die nur die Hemmung der Na-K-Pumpe gelten ließ (siehe S. 164 ff), bis die Diskussion ungefähr Mitte der Achtziger Jahre deutlich abnahm und danach kaum noch stattfand.

1992 erwähnen z.B. Skou und Esman wie alle anderen in ihrem großen Review über die Na-K-Pumpe (376) das Thema "Stimulation der Na-K-ATPase" mit keinem Wort. Nur Levi 1994 (70) widmet sich in seinem Review kurz diesem Thema; er hebt diesbezüglich besonders die Studie von Abete und Vassalle 1988 (357) als Beweis hervor.

...nur mit frischen, intakten Zellen nachweisbar...

Bagrov erwähnt in den Neunziger Jahren nebenbei die Stimulation der Na-K-ATPase (369-71), z.B. durch eine geringe Strophanthin-Konzentration (1 NanoMol) und die Hemmung derselben durch höhere Konzentrationen (10 und 100 NanoMol) (369). Bagrov ist einer der vielen Forscher, die sich dem Thema "Endogene Herzglykoside" widmen (vergleiche Kap B). Er verwendete zur Bestimmung der Na-K-Pumpen-Aktivität intakte Zellen und nicht, wie seine Kollegen, purifizierte Na-K-ATPase-Präparate aus isolierten Zellmembranen, die mittlerweile als "Stand der Technik" gelten, jedoch aufgrund der Behandlung mit chemischen Substanzen die Fähigkeit zur Stimulation durch kleine Herzglykosid-Konzentrationen verloren haben, weshalb in der Vielzahl an Studien, in denen geringe und geringste Mengen an endogenem Strophanthin und anderen Stoffen vorkommen, die Stimulation der Na-K-Pumpe nicht beobachtet werden kann. Ein weiterer Faktor ist das Alter der Präparate: Je mehr Zeit verstreicht bis zu den eigentlichen Messungen, desto mehr verliert sich die Fähigkeit der Membranen bzw. Membranteile, durch Herzglykoside stimuliert zu werden (240, 325-26, 350, 97). Reines et al. 2001 (641) bestätigen dies für die Vorgänge des Einfrierens und Behandelns mit Detergentien. Die Fähigkeit zur Hemmung wird jedoch nicht beeinflußt (461). Solche Phänomene sind in der Pharmakologie kein Einzelfall: So kann z.B. Monensin die Bindung von Adrenalin an Thrombozyten nur bei Verwendung von intakten Thrombozyten verändern, wobei isolierte Thrombozyten-Membranen keine Reaktion zeigen (462).

Wieso hat sich die Erkenntnis der Stimulation der Na-K-Pumpe durch "low-doses" von g-Strophanthin aus der überwältigenden Flut der Studienergebnisse nicht durchgesetzt?

Zitat von Prof W.Forth aus der „Klinischen Wochenschrift" 1985 (323), Seite 1270, über die Stimulation der Na-K-Pumpe: "Den einen Nachteil hat diese Hypothese ganz offensichtlich, man kann mit ihr nicht erklären, wie es zur positiv inotropen Wirkung kommt, es sei denn, man macht dafür einen heute noch gänzlich unbekannten Mechanismus verantwortlich. Dabei ist manchem Forscher nicht recht wohl."

Doch umgekehrt hätte auch die herkömmliche Erklärung dieses Unwohlsein hervorrufen können, denn es ist rätselhaft und als Paradox anerkannt (siehe S. 36), wieso bei der Herzinsuffizienz mit ihrem hohen zellulären Calciumgehalt die weitere Steigerung des Calciums die Herzkraft steigern soll.

Abgesehen davon, daß ein positiv inotroper Effekt bei der Indikation Angina pectoris und Herzinfarkt im Gegensatz zur Herzinsuffizienz nicht im Zentrum des Interesses steht (obwohl in beiden Fällen auch meist eine verminderte Herzleistung vorliegt), liefert die Arbeitsgruppe von Vassalle bereits ab 1979 eine einfache Erklärung für einen positiv inotropen Effekt nach einer Stimulation der Na-K-ATPase: Sowohl ein zu niedriger als auch ein zu hoher (129-135) Calcium-Gehalt in der Zelle - letzterer bei Ischämie und bei der Herzinsuffizienz gegeben - vermindert die Kontraktion der Herzmuskel-Zelle. Somit steigert die Stimulation der Na-K-Pumpe über die Senkung des überhöhten zellulären Calciums die Kontraktion.

... weitere Ansätze zur Erklärung des positiv inotropen Effekts...

Mittlerweile sind in den Neunziger Jahren weitere Ansätze zur Erklärung gefunden worden: Nina Radford et al. 1998 (388) geben 1998 hierfür die Verbesserung der Fettsäuren-Oxidation (439) an und die Aktivierung von Phospholipase C (463) (hier nicht weiter erklärt). Außerdem sei die Aktivierung der Calcium-Kanäle am Calcium-Speicher in der Zelle (SR) sowie die Öffnung von Natrium-Kanälen für Calcium in der Zellmembran genannt, was in Kap. A 15 e) dargestellt wird. Da der Tumor-Nekrose-Faktor-alpha (TNF-alpha), der auch von Herzmuskelzellen gebildet wird (1021), einen negativ inotropen Effekt ausübt (540, 1030), und g-Strophanthin die TNF-alpha-Produktion zumindest in Leukozyten (138, vergleiche S. 54) und möglicherweise auch im Myokard bedeutend vermindert (noch liegen hierzu keine Studienergebnisse vor), ist dies eventuell ein zusätzlicher Weg für g-Strophanthin zu einem positiv inotropen Effekt. Auch die Verbesserung des Säure-Basen-Gleichgewichts durch g-Strophanthin (siehe S. 57) könnte dies bewirken, da ein saures Milieu die Schlagkraft des Herzmuskels mindert.

Aber auch ohne diese Erklärungen muß man sich fragen, warum es eigentlich so schwierig ist, eine beobachtbare, reproduzierbare Tatsache zu akzeptieren, die man eben nur noch nicht erklären kann? Muß man deswegen auf einer nachweisbar falschen Erklärung beharren, und einen Teil der Wahrheit einfach nicht wahrnehmen wollen ? Zitat des großen Ökonomen John Maynard Keynes: "Wenn sich die Fakten ändern, ändere ich meine Meinung. Und was machen Sie?"

...die beginnende Anerkennung der Stimulation der Na-K-Pumpe...

Als der Autor 1998 die vielzähligen Studien zur Stimulation der Na-K-Pumpe entdeckte, hatte er das Gefühl, auf ein großes Geheimnis gestoßen zu sein, das von Prof. Erdmann ebenso wie die klinische Wirkung Mitte der Achtziger Jahre mit Unwahrheiten abgelehnt wurde, siehe unten. Danach ist es ja auch um dieses Thema sehr still geworden. Umso überraschender war es, als 2002 Gao et al. (1268) aus New York eine Studie veröffentlichten, die die Stimulation der Na-K-Pumpe zum Thema hatte und dies auch im Titel erkenn ließ: „Isoform specific stimulation of cardiac Na/K Pumps by NanoMolar concentrations of glycosides". Dies hatte in den folgenden Jahren zur Folge, daß sich bereits einige Forscher dazu bekennen. Hatte Prof. Schoner aus Giessen, ein international führender Na-K-Pumpen-Forscher (siehe Kap. B) noch 1999 im telefonischen Gespräch mit dem Autor die Stimulation der Na-K-Pumpe rundweg abgelehnt, so anerkennt er sie 2003 in seiner Abschiedsvorlesung eindeutig, lesbar im Internet (siehe Quelle 1515). Aus Giessen kommt ja auch die Studie Saunders & Scheiner-Bobis 2004 (1393), die ganz klar die Fähigkeit von g-Strophanthin zur Stimulation der Na-K-Pumpe beschreibt. 2003 beschreiben Su et al. (1394) aus China die Stimulation der Na-K-Pumpe durch Strophanthidin, eine Form des k-Strophanthins (das Aglykon, ohne die Zuckerketten), und 2004 wird sie anerkannt von einer Arbeitsgruppe aus Brasilien (1594), einer aus Mailand (1602) und vom Kölner Institut der Molekularen Kardiologie (Hambarchian et al. (1395). Letzteres ist besonders bemerkenswert, da Prof. Erdmann, dessen verzweifelte Abwehr des eigentlichen Wirkmechanismus des Strophanthins gleich ausführlich dargestellt wird, die Klinik für Innere Medizin der Uniklinik Köln leitet. Der führende Prof. Hakuo Takahashi aus Osaka / Japan hat sehr interessiert auf eine e-mail des Autors mit Darstellung der therapeutischen Wirkung von g-Strophanthin und auch der Stimulation der Na-K-Pumpe reagiert und will die Informationen in seine weitere Forschungen einfließen lassen. Auch die bedeutende Arbeitsgruppe um Prof. Wasserstrom anerkennt die Stimulation der Na-K-ATPase durch g-Strophanthin eindeutig im renommierten American Journal of Physiology 2005 (1645) und spricht sogar von einer langetablierten Erkenntnis. Zitat S. H 1789, Übers.d. Autors: "Die Stimulation Na-K-ATPase könnte die tatsächliche physiologische Wirkung von geringen Herzglykosid-Konzentrationen sein, die als Medikament gegeben werden als auch endogen im Körper vorkommen."

...Prof. Erdmanns Versuche der Abwehr...

Die folgenden Ausführungen sind um der Sache willen notwendig, nicht um den einen oder anderen zu diskreditieren, sondern um trotz des gegenwärtigen Trends zur Akzeptanz der Gefahr vorzubeugen, daß genau dieselben zweifelhaften Argumente, die gegen die Stimulation der Na-K-Pumpe vorgebracht wurden, auch weiterhin von einflußreichen Professoren und Meinungsbildnern verwendet werden könnten, wenn sie nicht der Leserschaft zur Kenntnis gebracht werden:

Nicht nur bei der Ablehnung des oralen g-Strophanthins hat Prof. Erdmann (Köln) führend mitgewirkt, sondern auch bei derjenigen der Stimulation der Na-K-Pumpe durch Strophanthin. 1983 lud er die Herzglykosid-Forscher zu einem internationalen Meeting nach München ein, auf dem er und Prof. Greeff eine starke Tendenz zur Abwehr der Stimulation und zur Beschränkung auf die Hemmung der Na-K-ATPase entwickelten, mit Argumenten, die sich bei Nachprüfung als nicht stichhaltig herausstellen.

Deutlich wird dies schon im Vorwort von Prof. Erdmann zum von ihm herausgegebenen Dokumentationsband dieser Veranstaltung mit Beiträgen der diversen Redner (464), wo er der Darstellung des herkömmlichen Wirkmechanismus wesentlich mehr Raum gibt als derjenigen der Stimulation der Na-K-ATPase, die er nur kurz erwähnt und dann behauptet, einige neue Experimente hätten jedoch "klar ergeben", daß Herzglykoside die Natrium-Konzentration in der Zelle erhöhten (= Hemmung der Na-K-ATPase). Prof. Erdmann gibt hierzu zwei Quellen an: Wer in ihnen eine Widerlegung der vielzähligen Studien erwartet, die die Stimulation der Na-K-Pumpe beschreiben, wird enttäuscht. In der ersten Quelle geben Lee und Dagostino (465) zwar selbst an, daß die Stimulation der Na-K-ATPase von Ghysel-Burton und Godfraind in Konzentrationen schwächer als 10 NanoMol beobachtet wurde (in (465) auf S.194), haben jedoch für ihre eigene Studie den Dosisbereich 10 NanoMol und stärker gewählt: Bei 10 NanoMol g-Strophanthin konnten die Autoren keinen Effekt auf den zellulären Natriumgehalt und die Kontraktilität feststellen, wohl aber in den höheren Konzentrationsbereichen. Darüberhinaus diskutieren Lee und Dagostino fünf weitere Studien, die Stimulationseffekte z.T. im Konzentrationsbereich der eigenen Studie beschreiben, lassen diese durchaus gelten und haben ausdrücklich keine Erklärung für die unterschiedlichen Ergebnisse. Ist dies eine klare Widerlegung ?

...von zweifelhaftem Wert...

Die zweite Studie läßt schon im Titel erkennen, daß sie in dem Zusammenhang, in den sie hineingestellt wird, von zweifelhaftem Wert ist, denn sie handelt von Dihydro-Ouabain (Ouabain = g-Strophanthin) in Konzentrationen von 50 NanoMol bis 10.000 NanoMol (466). Daß diese Substanz (aufgrund ihres veränderten Laktonrings) nicht in der Lage sei, die Na-K-ATPase zu stimulieren, hatten Ghysel-Burton und Godfraind schon 1977, und zuletzt Godfraind 1982, ein Jahr vor dem Münchner Meeting, in "Nature" veröffentlicht (467, 342). (Daß Gao et al. 2002 (1268) berichten, daß Dihydro-Ouabain (1 bis 100 NanoMol) doch die Na-K-ATPase zu stimulieren vermag, ist ein überraschendes neueres Ergebnis und hat keinen Einfluß auf die Beurteilung der damaligen Diskussion.)

Ist dies Prof. Erdmann unbekannt geblieben? Die von Prof Erdmann zitierten Lee und Dagostino hatten auf der ersten Seite ihrer oben dargestellten Studie die Unfähigkeit des Dihydro-Ouabains zur Stimulation der Na-K-ATPase angeführt. Darüberhinaus hatte Godfraind auch auf dem Münchner Symposium selbst über die Sonderstellung des Dihydro-Ouabains berichtet. Man kann sich des Eindrucks einer gewissen Voreingenommenheit nicht erwehren.

In seinem eigentlichen Artikel (366) stellt Prof. Erdmann auf S.21 unter anderen die Frage, ob die Bindung von Herzglykosiden (hier: g-Strophanthin) mit einer Hemmung oder Stimulation der Na-K-ATPase verbunden sei. Seine Argumente gegen die Stimulation der Na-K-ATPase zielen auf die unterschiedlich verwendeten Tierarten (Spezies) ab. Zuerst wird die Situation bei der Herzglykosid-empfindlichen Katze im Text so dargestellt, daß die Bindung von g-Strophanthin in intaktem Gewebe mit der Hemmung der ATPase und dem positiv inotropen Effekt einhergeht. Wer denkt, daß es sich doch um die einschlägig bekannten niedrigen Konzentrationen kleiner als 10 NanoMol handeln müßte, den belehrt das Diagramm eines Besseren: Es wurden leider nur Konzentrationen ab 10 NanoMol aufwärts untersucht, d.h. auch 100 und 1000 NanoMol.

Dann werden (wiederum eigene) Experimente an Herzmuskel-Gewebe von Herzglykosid-unempfindlichen Ratten- und Meerschweinchen vorgestellt. Hier stellt sich laut Text der positiv inotrope Effekt ohne eine Hemmung der Na-K-ATPase ein, die nur bei hohen, toxischen Konzentrationen von g-Strophanthin gefunden werde, was genau der Studie von Radford et al. 1998 (388) und einer Studie von Prof. Erdmann selbst (67) entspricht. So weit, so gut. Doch ein Blick ins Diagramm ist wiederum aufschlußreich. Abgesehen davon, daß es auch hier interessant zu erfahren gewesen wäre, was denn wirklich niedrige Konzentrationen kleiner als 10 NanoMol bewirken, kann man sehen, daß von 100 bis 1000 NanoMol g-Strophanthin die Kalium-Aufnahme (gemessen mit radioaktiv markiertem Rubidium, das der Körper wie Kalium behandelt) als Maß für die Aktivität der Na-K-Pumpe eben nicht nur nicht gehemmt, sondern eindeutig stimuliert wird. Interessant in diesem Zusammenhang ist, daß die Meßkurve im Bereich der Stimulation ohne eine Meß-Skala auskommen muß. Die gibt es nur für die Hemmung der Na-K-ATPase. Siehe Abbildung:

Bindung, Kontraktionskraft und ^{86}Rubidium$^+$-Aufnahme im elektrisch stimulierten Vorhof des Meerschweinchens

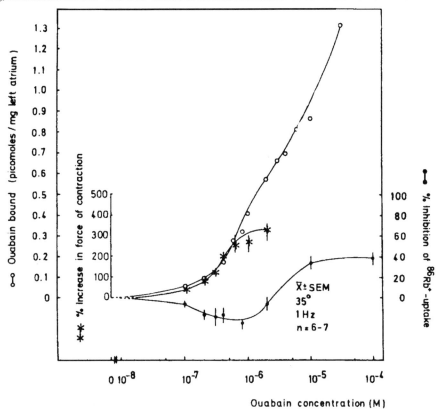

Fig. 2. Ouabain binding, force of contraction, and ^{86}Rb$^+$-uptake in electrically stimulated guinea pig atria.
The experiments were performed essentially as in fig. 1 (for experimental details see 3).
This figure demonstrates a coincidence between specific ^{3}H-ouabain binding and increase in force of contraction. Active cation transport is not inhibited by positive inotropic ouabain concentrations, however.

weiße Kreise = Bindung von g-Strophanthin, schwarze Kreise = Hemmung der Aufnahme von ^{86}Rubidium, Kreuze = Zunahme der Kontraktionskraft
aus (366) = Erland Erdmann, L.Brown, K.Werdan: Two receptors for cardiac glycosides in the heart, S.21-26 in (464) =
E.Erdmann (ed.): Cardiac glycoside receptors and positive inotropy, Bas Res Cardiol 79 Suppl.: 1-162, 1984

...auch der Mensch hat verschiedene Strophanthin-Rezeptoren...

Prof. Erdmann erklärt die Spezies-Unterschiede mit der Existenz zweier Rezeptoren mit verschiedener Sensibilität für Herzglykoside in der Ratte und im Meerschweinchen, wohingegen die Herzglykosid-empfindlicheren Spezies (Mensch, Rind, Katze, Hund etc.) nur eine einzige Rezeptoren-Art hätten, und deshalb der positiv inotrope Effekt nur über eine Hemmung der Na-K-ATPase zustande käme. Doch diese Position ist längst durch neuere Forschungen widerlegt worden: Auch die anderen Spezies, darunter der Mensch, haben zwei oder drei verschiedene Herzglykosid-Rezeptoren im gesamten Herzmuskel und Nerven-Gewebe (90, 97-104).

Einige konträre Ergebnisse existierten sogar schon vor dem Münchner Symposium. Dieses fand im Oktober 1983 statt; im Januar 1983 erreichte die Redaktion der Zeitschrift "Biochemical Pharmacology" ein Beitrag von Lindsay Brown und Erland Erdmann (374); aufschlußreich ist ein vom Autor übersetztes Zitat von S.3189: "Zwei verschiedene g-Strophanthin-Binde-Stellen wurden ... von einigen Untersuchern in Digitalis-sensitiven Spezies demonstriert. De Pover und Godfraind (97), die die ... g-Strophanthin-Bindung an die Na-K-ATPase des Menschenherzen untersuchten, zeigten zwei Binde-Stellen. ... Wellsmith und Lindenmeyer (92) zeigten zwei Binde-Stellen ... in der Herzkammer des Hundes. ... Die Ergebnisse von Heller und Beck (1147) führten sie zu der Annahme von zwei Binde-Stellen für g-Strophanthin im Erythrozyten des Menschen." Prof. Erdmann hat 1977 selbst eine Studie (375) veröffentlicht, die auf die Existenz zweier Rezeptoren im Herzen des Menschen zumindest ungefähr hinweist.

Zur Bestätigung seiner falschen Behauptung von nur einer Rezeptorenart bei glykosidempfindlichen Spezies werden zwei Studien genannt, von denen eine die oben schon kritisierte von Lee und Dagostino 1982 (465) mit zu hohem Konzentrationsbereich ist, mit dem man eine hochaffine Rezeptorart unmöglich entdecken kann, und die diesen Gesichtspunkt zudem gar nicht berührt. Die andere, Michael et al. 1979 (468), deckt noch höhere Konzentrationen ab (100 NanoMol g-Strophanthin und darüber) und streift das Thema auch nur am Rande mit einem Satz. 1985 jedoch hält Prof. Erdmann in (68) die Existenz eines hochaffinen Rezeptors auch im Menschenherzen für wahrscheinlich.

Dennoch ist die Stimulation der Na-K-Pumpe kein Thema mehr und wurde von Prof. Erdmann nicht mehr erwähnt, z.B. in (469), einem Artikel von Hug, Brown und Erdmann in einem Buch von Erdmann, Greeff und Skou aus dem Jahr 1986: Es handelt sich um ein Experiment zum positiv inotropen Effekt mit entweder hohen Konzentrationen (300 NanoMol) von g-Strophanthin oder einem Zellmembran-Präparat.

Hilfreich jedoch ist die Lektüre eines Artikels von D.Branco und W.Osswald (155) im gleichen Buch, in dem der Einfluß von drei verschiedenen Konzentrationen von g-Strophanthin auf Blutgefäße des Hundes untersucht wird. Die beiden höheren Dosierungen führen zu einer Freisetzung von Noradrenalin und zur Gefäß-Verengung, die geringste Dosis hat jedoch genau die gegenteilige Wirkung (siehe S. 231). Die Autoren stellen folgerichtig die Frage nach einer Stimulation der Na-K-ATPase.

...auch Prof. Greeff versucht es...

Auch Prof. Greeff (siehe Kap. A 13) war Teilnehmer des Münchner Meetings. In seinem Beitrag (470) gibt Prof. Greeff zur Widerlegung der Stimulation der Na-K-Pumpe eine eigene Studie aus dem Jahre 1962 (496) an, in der tatsächlich geringe Mengen an k-Strophanthin in intaktem Herzmuskel-Gewebe einen Kalium-Abstrom bewirkten, was auf eine Hemmung der Na-K-ATPase hindeutet. Abgesehen davon, daß es sich nicht um g-, sondern um k-Strophanthin handelt und daß bei der verwendeten Konzentration von 1,2 NanoMol der Kaliumabstrom sehr gering ist - möglicherweise nicht signifikant -, bezieht sich das Experiment auf Meerschweinchen, bei denen Prof. Erdmann in seinem Beitrag zum Münchner Meeting ja eine Stimulation der Na-K-ATPase dokumentieren konnte (s.o.). Diese Greeff-Studie stellt also eine Ausnahme dar, auch wenn sie sich anders zeigt: Schon damals war die Wirkung von geringen, therapeutischen Herzglykosid-Konzentrationen umstritten: Prof. Greeff verweist in seiner Studie auf neun andere Studien, die angeblich seine Befunde stützen. Doch taugen diese Quellen alle nicht zu ihrem Zweck. Sie handeln von Herzglykosiden (k-Strophanthin, k-Strophanthosid, Acetyl-Strophanthidin) in hoher Konzentration. Nur eine handelt von g-Strophanthin, jedoch in 100 NanoMol und höher konzentriert, und in nur einer gab es eine therapeutische Dosis, jedoch von Convallatoxin. Eine weitere Quelle macht überhaupt keine Angaben, welches Glykosid in welcher Dosierung verwendet wurde.

Auf der anderen Seite werden Studien kritisiert, die bei geringen Mengen an Herzglykosiden keine Änderung des Kaliumgehalts im Herzmuskel feststellen konnten, mit Betonung auf konnten, denn die Bestimmung des Kaliums im Gewebe soll nach Prof. Greeff in diesen Studien eine Meßungenauigkeit haben, die größer ist als der geringe Kaliumabstrom von drei Prozent im Blut, die Prof. Greeff gemessen hat. Doch was sieht man, wenn man sich z.B. die von Prof. Greeff angegebene Studie von Tuttle (354) anschaut: Dieser findet zwar bei einer kleinen Menge an g-Strophanthin das Kalium unverändert, aber die Abnahme des Natriumgehalts ist so groß, daß hier das Argument der Meßungenauigkeit nicht mehr greift. Tuttles Studie ist ein eindeutiger Hinweis auf die Stimulation der Na-K-ATPase.

In dem Artikel von Prof. Greef zum Münchner Meeting (470), S. 16, folgt nach einer Darstellung historischer Aspekte der Hemmung der Na-K-Pumpe durch Herzglykoside der knappe Hinweis (vom Autor übersetztes Zitat S.18 oben): "Die Frage, ob die Na-K-ATPase der Rezeptor und Vermittler der positiv inotropen, therapeutischen Wirkung der Digitalsiglykoside ist, ist immer noch kontrovers (471, 325)." Diese Frage stand jedoch weniger im Mittelpunkt des Interesses (siehe Kap.A 15 e). Die zweite Quellenangabe ist eine Studie von Godfraind mit eindeutiger Aussage zur Stimulation der Na-K-Pumpe, schon im Titel. Weiter im Zitat: "Erdmann und Mitarbeiter (472) haben einige Untersuchungen durchgeführt, die nahelegen, daß die Na-K-ATPase sehr wohl der Digitalis-Rezeptor sein könnte: 1) Die Hemmung der Na-K-ATPase in menschlichen Herzzell-Membranen hängt mit der Glykosid-Bindung im Herzmuskel zusammen und 2) Es besteht eine enge Beziehung zwischen Bindung von g-Strophanthin und der Zunahme der Schlagkraft."

Doch diese Kausalzusammenhänge stehen ja gar nicht zur Debatte; sie sind unbezweifelt, obwohl es als Einschränkung zu 2) mitunter auch eine Strophanthin-Bindung zu geben scheint ohne einen positiv inotropen Effekt oder sogar mit einem negativ inotropen (vergleiche die Studie von Belz et al.1984 (41), siehe Seite 55). Zu 1): Wenn eine Hemmung der Na-K-ATPase vorliegt, gibt es natürlich auch eine Bindung an sie, nur die umgekehrte Beziehung ist fraglich.

Doch ein eindeutiger Zusammenhang zwischen der Bindung von Strophanthin an die Na-K-ATPase und deren Hemmung wird durch Prof. Erdmann selbst eingeschränkt, z.B. im seinem eben erwähnten eigenen Beitrag auf dem Münchener Symposium, Zitat aus (464), S. 25: "... Na-K-ATPase. Also gibt es eine Zunahme der Schlagkraft ohne eine Hemmung des Enzyms."

Ein weiteres Zitat von Prof. E.Erdmann aus dem Jahr 1980, in (67), S.3228, Übersetzung des Autors: "Wir denken daher, daß unsere Daten eine ursächliche Beziehung zwischen einer Hemmung der Na-K-ATPase und einer Zunahme der Schlagkraft im Herzen der Ratte ausschließen, da dieses Enzym nicht gehemmt wird von niedrigen g-Strophanthin-Konzentrationen, die eine positive Inotropie hervorrufen."

...haltlos im Raum...

In der von Prof. Greeff zitierten Quellenangabe (472) aus dem Jahr 1981 behauptet Prof. Erdmann jedenfalls Folgendes, vom Autor übersetztes Zitat S.343: "Eine Reihe von Experimenten (Übersicht bei (473)) bestätigten wiederholt eine Hemmung der Na-K-ATPase-Aktivität nach Bindung von Herzglykosiden (474). Die eher inkonsistente und nicht reproduzierbare Aktivierung dieses Enzyms durch geringe Konzentrationen dieser Stoffe scheint ein Artefakt zu sein (346, 352, 351)."

Zum ersten Satz des Zitats: Natürlich ist dies für hohe Konzentrationen der Fall, wie sie in (473) referiert werden; die zweite angegebene Quelle (474), die andere Herzglykoside als Strophanthin betrifft, paßt jedoch nicht ganz so gut, beinhaltet sie doch eher einen kritischen Aspekt, so daß die Autoren zu dem Schluß kommen, vom Autor übersetztes Zitat S.341: "... diese Differenzen weisen darauf hin, daß die Hemmung der Na-K-Pumpe nicht der einzige für den positiv inotropen Effekt verantwortliche Prozess sein kann."

Zum zweiten Satz des Zitats: Ein Artefakt ist ein Versuchsergebnis, das nicht real ist, sondern durch die Untersuchungsmethode selbst bewirkt wird, eine Art Fata Morgana sozusagen. Der Autor war nach Lesen dieses Satzes ganz gespannt darauf, in den angegebenen Quellen den Beleg für diese drastische Behauptung zu finden. Doch davon keine Spur, es sind nur drei Belege (aus einer ganzen Reihe von Möglichkeiten) für die eindeutige Stimulation der Na-K-ATPase. Die Behauptung eines Artefaktes steht haltlos im Raum.

Ein Artikel, der sich ernsthaft mit diesem Thema auseinandersetzt, ist derjenige von Brian E.Blood: "Glycoside induced stimulation of membrane Na-K-ATPase - fact or artifact ?" (475), in dem Blood die reale Existenz der Aktivierung der Na-K-ATPase durch "low doses" von Strophanthin uneingeschränkt anerkennt.

...die Forderung des Unmöglichen...

Doch weiter mit Prof. Erdmann (472): Bei der anschließenden Nennung einiger weiterer Studien zur Stimulation wird kritisch eingeschränkt, daß die Resultate jedoch auf indirekten Messungen basierten. Die bisherigen Studien mit direkter Messung des Natrium- und Kalium-Flusses hätten jedoch eine Hemmung bzw. leichte Steigerung (?!) gezeigt. Danach wörtlich, Zitat S.344: "Weitere Experimente sind nötig, um diese neueren Befunde (gemeint sind die indirekten Messungen der Stimulation, Anm.d.Autors) zu bestätigen. Allerdings kann die Na-K-ATPase-Aktivität auf direkte Weise nur in Membranpräparaten und nicht im intakten Gewebe gemessen werden." Haben die LeserInnen noch im Gedächtnis, daß ein Membranpräparat die Fähigkeit zur Stimulation leicht verlieren kann ?

Diese Argumentation erinnert an die Studie von Prof. Erdmann aus 1980 (67). Hier sagt er nach kurzer Erwähnung von Studien zur Stimulation der Na-K-ATPase, Zitat S.3227: "Wir fanden jedoch keine Aktivierung der Na-K-ATPase, weder in unserem Membranpräparat noch in der Rubidium^{86}-Aufnahme (Abbildung 4)." Vielleicht gibt es ja hier einen direkten Gegenbeweis? : Die Antwort ist Nein, denn besagte Abbildung zeigt die Ergebnisse von Versuchen mit der isolierten, nicht stimulierbaren Membran. Und wenn man die Ergebnisse zur Rubidium^{86}-Aufnahme gefunden hat, sieht man, daß hier nur Konzentrationen ab 1000 NanoMol und stärker Verwendung fanden.

Weiter mit Prof. Erdmann (67), Zitat S.3227: "Die meisten anderen Untersucher konnten keine Aktivierung der Na-K-ATPase durch niedrige Konzentrationen von Herzglykosiden demonstrieren (zum Überblick siehe (476))." Vielleicht sind in dieser Quelle substantielle Gegenargumente zu finden ? Doch dieser Überblick besteht nur aus einem 10-seitigen Review über die Na-K-ATPase, in dem das Thema ihrer Stimulation nur auf den letzten 8 Zeilen behandelt wird. "Die meisten anderen Untersucher" bestehen aus einer einzigen zitierten Studie (477), in der bei niedrigen Konzentrationen bis 0,5 NanoMol zwar nur jeweils eine Hemmung des Enzyms festgestellt werden konnte, allerdings nur ein purifiziertes Na-K-ATPase-Präparat untersucht wurde. Die Autoren schränkten selber die Aussage ihrer Studie aufgrund des verwendeten isolierten Enzympräparats ein.

...läßt schon eine Fehlinformation vermuten...

Und dann, als letztes Beispiel, behauptet Prof. Erdmann, daß die elektrophysiologischen Resultate der Stimulanz-Studien an Reizleitungs-Gewebe gewonnen wurden (es gibt jedoch noch etliche andere Resultate), deren Interpretation komplex seien und daß andere Experimente dieser Art im eigentlichem Herzmuskel-Gewebe den Beweis erbringen konnten, daß Herzglykoside in Konzentrationen, die einen positiv inotropen Effekt bewirkten, die Na-K-ATPase hemmen. Die verwendete Formulierung "in Konzentrationen, die einen positiv inotropen Effekt bewirkten" läßt schon eine Fehlinformation vermuten, denn ein positiv inotroper Effekt wird ja auch und gerade von hohen Konzentrationen erreicht. Also schauen wir ein weiteres Mal in die angegebene Originalquelle hinein: Abgesehen, daß es sich nicht um "Experimente" in der Mehrzahl, sondern nur um einen recht umfangarmen Versuch handelt, hat die angegebene Arbeit (aus dem eigenen Arbeitskreis in München) (478) gleich zwei Schwächen: untersucht wird die Wirkung von Dihydro-g-Strophanthin (s.o.) in Konzentration von 10.000 NanoMol !

Thomas W.Smith (Harvard-University / Boston), seit Jahrzehnten eine Herzglykosid-Autorität, anerkennt ohne Zweifel die Stimulation der Na-K-Pumpe durch kleine Mengen von Herzglykosiden (499).

...die Einseitigkeit der Professoren Hamlyn und Blaustein...

Auch J.M.Hamlyn und M.P.Blaustein, die Entdecker des g-Strophanthins als körpereigenes Hormon gelten als führende Arbeitsgruppe auf diesem Gebiet, und viele Forscher lassen sich von ihnen die Richtung angeben. Die beiden haben die Stimulation der Na-K-ATPase eindeutig beobachten können (360-62). Eine nur vorübergehende Stimulation vor ihrem Übergang in eine Hemmung stellte sich nur bei Verwendung von mittleren Konzentrationen ein (362).

Im Widerspruch hierzu stehen allerdings ihre vielzähligen Veröffentlichungen zum Thema "g-Strophanthin als Hormon", in denen es stets um sehr geringe Konzentrationen im menschlichen Blut und Geweben geht, jedoch niemals von einer Stimulation, sondern ausnahmslos von der Hemmung der Na-K-Pumpe die Rede ist: "g-Strophanthin" (= engl.: Ouabain) und "the inhibitor of the Na-K-ATPase" werden synonym verwendet. Daß die in diesen Studien verwendeten Präparate von isolierter Na-K-ATPase ihre Fähigkeit zur Stimulation verloren haben, ist den Autoren allerdings bekannt, da sie selbst hierüber berichteten (361). g-Strophanthin wird hierdurch in die Rolle des Verursachers des essentiellen Bluthochdrucks gedrängt, wobei eher das Gegenteil der Fall ist (vergleiche Kap. B).

In seinem Review zum Thema "Endogenes Ouabain" (= körpereigenes g-Strophanthin) von 1993 (506) behandelt Blaustein auch das Thema "Stimulation der Na-K-ATPase", da das endogene Strophanthin ja nur in sehr geringen Mengen im Körper kursiert. Diese Stimulation durch sehr geringe Herzglykosid-Konzentrationen sei machmal beobachtet worden. Schon die Auswahl der hierzu angegebenen Quellen macht jede Hoffnung auf eine unvoreingenommene Information zunichte: Weder Godfraind (325) noch Noble (327), die Klassiker, die Prof. Erdmann immerhin nannte, sind darunter, dafür jedoch neben zwei zwar etwas mittelprächtigen, aber vertretbaren Vertretern zwei eigene Studien von fraglichem Wert und seltsamerweise die uns schon bekannte Studie von Lee und Dagostino mit zu hohen Konzentrationen, die Prof. Erdmann als Beleg für die gegenteilige Position benutzen wollte. Dann taucht die eine der halbwegs tauglichen Quellen wenige Absätze weiter im Artikel von Blaustein auch als angeblicher Beleg für die Hemmung der Na-K-ATPase durch geringe Konzentrationen von g-Strophanthin auf.

Im Folgenden lehnt Blaustein die Stimulation der Na-K-ATPase durch Herzglykoside in geringer Konzentration ab: So sei sie veränderlich und wenig verstanden. Alle weiter unten in seinem Artikel diskutierten Phänomene basierten aber auf der Hemmung der Na-K-ATPase. Blaustein macht dann die unbelegte Aussage, der positiv inotrope Effekt der Herzglykoside sei deswegen unzweifelhaft abhängig von einer Hemmung der Na-K-Pumpe und einer Steigerung der Natrium-Konzentration in der Zelle. Die Stimulation der Na-K-ATPase führe aber zu einem negativ inotropen Effekt. Die Mechanismen und die Bedeutung seien unbekannt. Blaustein beantwortet also die Frage: "Wirkt das endogene Strophanthin eventuell stimulatorisch ?" ohne angemessene Prüfung der Fakten einseitig ablehnend und begründet dies damit, daß ja ansonsten die Hypothese einer Hemmung der Na-K-ATPase nicht gültig sein könnte.

Man muß wissen, daß M.P.Blaustein seit drei Jahrzehnten unzweifelbar Großes bei der Entdeckung und Erforschung des Na-Ca-Austauscher geleistet hat (503), und er deswegen eventuell nicht gerne von einer Position abrückt, die dem Na-Ca-Austauscher eine wichtige Funktion einräumt. Außerdem ist er seit Jahrzehnten einer der führenden Vertreter der Hypothese "Endogenes Ouabain (= körpereigenes g-Strophanthin) als Verursacher des Bluthochdrucks", in der er sich auf die angeblich blutdrucksteigernde Wirkung aufgrund einer Hemmung der Na-K-ATPase durch g-Strophanthin festgelegt hat. Die winzig kleinen Mengen an körpereigenem g-Strophanthin liegen genau in dem Konzentrations-Bereich, in dem g-Strophanthin stimulierend auf die Na-K-ATPase wirkt.

Doch ein Beitrag von Sheu und Blaustein in einem Buch von H.A.Fozzard und Mitarbeitern (505) aus dem Jahr 1992 ist wirklich bemerkenswert, denn hier anerkennt Blaustein eindeutig die Stimulation der Na-K-ATPase durch g-Strophanthin im "low dose"-Bereich inmitten der üblichen ungenauen orthodoxen Argumentation mit Desinformations-Wirkung, bevor er wieder ohne Beweise beim Gegenteil landet. Der Abschnitt des Artikels zur Herzglykosid-Wirkung beginnt zwar folgendermaßen (vom Autor übersetztes Zitat S.920): "Die Tatsache, daß Herzglykoside die Na-K-Pumpe hemmen, ist unangezweifelt." (?!) Doch bald, nach der Darstellung des Na-Ca-Austauschers, schreibt Blaustein (S.920) über die "vielzähligen Beobachtungen, daß sehr geringe Konzentrationen von Herzglykosiden (gewöhnlich unter 10 NanoMol) die Na-K-Pumpe tatsächlich stimulieren (360,483,349,507)." Blaustein gibt weitere einschlägige, z.T. "klassische" Quellen an (372,358,340,326,359) und diskutiert kritisch, d.h. eher ablehnend, die Erklärung des Phänomens durch die Katecholamin-Wirkung (vergleiche S. 157) (angeführte Quellen: u.a. 416, 508-10).

Interessant ist die Art und Weise, in der sich Blaustein im weiteren Verlauf des Artikels aus der "Affaire zieht", vom Autor übersetztes Zitat S.921: "Es gibt keinen Zweifel, daß einigermaßen hohe ('toxische') Konzentrationen von Herzglykosiden (d.h. größer als 10 NanoMol) die Na-K-Pumpe hemmen, die Na-Konzentration in der Zelle erhöhen, mehr Calcium in die Zelle bringen und die Kontraktilität erhöhen. Geringere Konzentrationen (1 bis 10 NanoMol)" (warum nicht auch unterhalb 1 NanoMol ?, Anm.d. Autors) "jedoch reduzieren tatsächlich die Natrium-Konzentration in der Zelle unterhalb der Kontrollwerte im ruhenden Herzgewebe (358-59, 340 (!, siehe vier Zeilen weiter unten, Anm.d.Autors)." Nachfolgend wird das Phänomen der Na-K-Pumpen-Stimulation damit entwertet, daß es nur im ruhenden, im arbeitenden Herzmuskel jedoch angeblich nicht beobachtet wurde, was jedoch schon durch Prof. Erdmann in seinem Artikel zum Münchner Meeting (366) widerlegt wird, vergleiche Diagramm S. 166, sowie durch andere Studien, z.B: (335, 337, 340 (!, s.o.), 357, 363). Auch Sheu, Hamlyn und Lederer, Fakultätskollegen von Blaustein, berichten 1983 (362) von einer Stimulation der Na-K-Pumpe im arbeitenden Herzen. Hamlyn und Blaustein haben einige Studien zusammen publiziert.

Blaustein stellt für seine Argumentation die Inhalte einer Studie mit elektrisch stimuliertem Gewebe vor, bei der ab 100 NanoMol und stärker das zellinnere Natrium zunimmt und ein positiv inotroper Effekt erscheint, aber in geringeren Konzentrationen beides unverändert bleibt. Was hierbei sofort auffällt, ist die zu hohe Dosisgrenze von 100 NanoMol, bei der mit einer Stimulation der Na-K-Pumpe nicht zu rechnen ist. Die geringeren unwirksamen Konzentrationen könnten dann z.B. zwischen 10 und 100 NanoMol liegen, was als Übergangsbereich die fehlende Wirkung erklären könnte. Nachprüfen lassen sich die Angaben jedenfalls nicht, weil die zugehörige Quellenangabe Lee und Dagostino 1982 (465, s.o.) falsch ist. Doch die Angabe, daß bei der vorgestellten Studie stets Dihydro-Ouabain, eine Substanz ohne Fähigkeit zur Stimulation der Na-K-Pumpe verwendet wurde, ist zu ihrer Disqualifizierung schon ausreichend, zumindest zum damaligen Zeitpunkt, siehe S.165.

In Folge wird wieder die Studie von Lee und Dagostino (465), mit zu hohen Dosierungen, ins Feld geführt; als nächsten Beleg gibt Blaustein eine Wirkung von 300 NanoMol an, und so geht es munter weiter: Auch die nachfolgenden Studien betreffen nicht den für die Stimulation relevanten Bereich. In (511) handelt es sich um 5000 NanoMol g-Strophanthin und in (512) um 100 NanoMol g-Strophanthin bzw. 20 NanoMol Acetyl-Strophanthidin, während in (513) ein gänzlich anderes Thema behandelt wird.

Nach der Aneinanderreihung dieser eindeutig nicht stichhaltigen Argumente kommt Blaustein zum Fazit, Zitat S. 921: "... Herzglykoside rufen einen positiv inotropen Effekt nur hervor, wenn sie die Na-K-Pumpe hemmen und die zellinnere Natrium-Konzentration erhöhen." Und Zitat S. 922: "Die vorherigen Beobachtungen unterstützen stark die Hypothese einer Hemmung der Na-K-Pumpe und des Na-Ca-Austausches in der Wirkung der Herzglykoside." Abgesehen davon, daß selbst Prof. Erdmann dieser engen Sicht entgegengesetzte Ergebnisse veröffentlicht hat (in (67), s.o., S. 169), lassen sich hiervon die über die Einzelheiten nicht informierten LeserInnen des Artikels bestimmt beeindrucken.

Zu weiteren krassen Einseitigkeiten der Arbeitsgruppe von Blaustein und besonders Hamlyn siehe Kap. B 11).

Die Aktivierung der Na-K-Pumpe durch kleine Mengen von g-Strophanthin wird durch all die verzweifelten Abwehrversuche verschiedener Wissenschaftler in keiner Weise berührt, geschweige denn widerlegt und bleibt gültig, worauf mehrere Dutzend Studien hinweisen. Die Stimulation der Na-K-ATPase beginnt bereits in der medizinischen Literatur zur Kenntnis genommen zu werden, wie bereits auf S. 164 dargestellt: z.B. W.Kämmerer in der "Pharmazeutischen Zeitung" 1999 (514) und H.E. De Wardener in der "Physiological Reviews" 2001 (1235), Zitat von letzterem, Seite 1623 (Übersetzung des Autors): "Man muß beachten, daß obwohl es üblich ist, g-Strophanthin als Hemmer der Na-K-ATPase anzusehen, g-Strophanthin in geringen Konzentrationen (0,1 bis 1 NanoMol) die Na-K-Pumpe stimuliert."

A 15 e) Ein neuentdeckter Rezeptor innerhalb der Zelle: Die Na-K-Pumpe als Schleuse für g-Strophanthin

In diesem Kapitel werden Effekte von g-Strophanthin beschrieben, die nicht auf den offiziell anerkannten Rezeptor "Na-K-ATPase" zurückgehen.

Wie Prof. Lüllmann (Kiel) und andere zeigen konnten (397, 1038-1040), wirkt Strophanthin nicht nur auf die Na-K-ATPase, sondern auch auf die Calcium-ATPase (Ca-ATPase), das Enzym der Calcium-Pumpe, die Calcium aus der Zelle hinaus pumpt. Auch hier wird Folgendes beobachtet: Geringe Konzentrationen stimulieren die Calcium-Pumpe, höhere hemmen sie. Wenn auch diese Wirkung nur eintritt, wenn Strophanthin an seine Rezeptoren, die Na-K-Pumpen, gebunden ist, kann der Einfluß nicht nur eine indirekte Folge der offiziellen Glykosid-Wirkung sein, denn in den höheren Konzentrationen, in denen Strophanthin die Na-K-ATPase hemmt, ist ja wegen des hierdurch erhöhten intrazellulären Natrium-Gehalts und der Tätigkeit des Natrium-Calcium-Austauschers das Calcium in der Zelle vermehrt, sodaß die Calcium-Pumpe eigentlich mehr zu tun haben sollte; das Gegenteil ist jedoch der Fall (397).

Die kleinen Mengen, die bei oraler Einnahme des g-Strophanthins im Plasma zu finden sind, verhindern also die schädliche Überladung der Herzmuskel-Zelle mit Calcium möglicherweise nicht nur durch eine Aktivierung der Na-K-Pumpe, sondern auch durch eine Stimulation der Calcium-Pumpe. Da sich Digitalisglykoside im Gegensatz zu g-Strophanthin wegen der wesentlich langsameren Ausscheidung viel leichter im Körper ansammeln (kumulieren), kann man vermuten, daß sie mit ihren höheren Konzentrationen möglicherwesie zum gegenteiligen Effekt, zur Hemmung der Natrium-Kalium und der Calcium-Pumpe führen, was das alte Wissen der Praktiker erklären könnte, daß Strophanthin bei Angina pectoris und Herzinfarkt Wunder wirkt und Digitalis die Sache verschlimmert.

Erkenntnisse der letzten Jahre stoßen die Na-K-Pumpe vollends vom Thron des alleinigen Rezeptors für Herzglykoside: McGarry & Williams 1993 (London) beschreiben die Aktivierung der Calcium-Freisetzung aus dem Sarkoplasmatischen Retikulum (SR), dem Calcium-Speicher in der Zelle, durch Digoxin, Digitoxin und g-Strophanthin (516).

Fujino & Fujino aus Sapporo (Japan) konnten 1995 diesen neuen Rezeptor im Inneren der Zelle detailliert beschreiben (517). Die Autoren gehen soweit, den positiv inotropen Effekt von g-Strophanthin auf die Reaktion mit dem SR-Rezeptor zurückzuführen. Ein Dutzend früherer Publikationen in z.T. führenden Fachzeitschriften gehen bis zum Jahr 1969 zurück, ohne je eine größere Resonanz in der orthodoxen Forschergemeinde hervorgerufen zu haben; Literatur in (517). Mittlerweile wird dieses Thema jedoch auch von anderen bestätigend beforscht: Sagawa et al. 2002 (1549), Nishio et al. 2004 (1550).

...der Weg des Strophanthins in die Zelle...

g-Strophanthin vermag ebensogut wie Digoxin, sogar noch etwas besser, ins Zellinnere (Mitochondrien, Zellkern, SR) zu gelangen, wie eine Untersuchung von Dutta et al. 1969 mit radioaktiv markierten Herzglykosiden ergab (518, auch 519). Die höchste

Konzentration wird in der SR-Fraktion gemessen (518), also genau da, wo der neuentdeckte Herzglykosidrezeptor zu finden ist. Diese Entdeckung wird durch andere Studien bestätigt (520-22). Auf S. 148 wurde bereits berichtet, daß die hochaffinen Na-K-Pumpen in der Zellmembran, die auf geringe Konzentrationen ansprechen, ihren Platz genau über den Ausläufern des SR haben, was in Nervenzellen, Gefäßmuskel- und Herzmuskel-Zellen dokumentiert werden konnte (960-62).

Die naheliegende Frage ist: Wie gelangen die Herzglykoside durch die Zellmembran an das SR ? Die naheliegende mögliche Antwort ist: Durch die Na-K-Pumpe !!

Auch Dutta und Mitarbeiter sind dieser Ansicht (523). Sie stellen 1968 die Hypothese auf, daß die Hemmung der Na-K-ATPase eine Nebenerscheinung dieses aktiven Transportvorgangs ist: Während die Na-K-Pumpe, ein im Verhältnis zu einem Herzglykosid-Molekül gigantischer Eiweißkomplex, das Herzglykosid durch die Zellmembran schleust, ist sie für den Transport von Kalium und Natrium blockiert. Zu denken gibt jedenfalls das Verhalten des Dihydro-Ouabain; es kann laut Godfraind et al. 1982 (342) und Ghysel-Burton und Godfraind 1977 (467) zwar eine Hemmung der Na-K-ATPase und einen positiv inotropen Effekt, aber in geringer Konzentration keine Stimulation der Na-K-ATPase bewirken und nach Dhutta et al. 1969 (518) die Zellmembran nicht durchdringen. Es stellt sich die Frage nach einem Zusammenhang zwischen diesen beiden Beobachtungen, die aber durch eine jüngste Studie, die von Gao et al. 2002 (1268), in Frage gestellt werden. Gao et al. berichten sehr wohl von einer Fähigkeit des Dihydro-Ouabains, die Na-K-ATPase in Herzmuskel-Zellen zu stimulieren. Auch wäre interessant zu wissen, warum diverse Substanzen (vergleiche S.148), die sich an die Na-K-ATPase binden und diese hemmen, trotzdem keinen positiv inotropen Effekt auslösen können. Dies widerspricht dessen herkömmlichen Erklärung genauso wie die Beobachtung, daß der positiv inotrope Herzglykosid-Effekt auch dann beobachtet werden kann, wenn alle Natrium-Kanäle (bringen Natrium nach innen) blockiert sind (1486).

Auch die Tatsache, daß die Bindung von Digitalis-Glykosiden an die Na-K-ATPase recht schnell geschieht, der positiv inotrope Effekt jedoch länger auf sich warten läßt, sollte zu denken geben. Dutta und Mitarbeitern ist aufgefallen, daß diese Verzögerung des Wirkungseintritts von Herzglykosiden zeitlich genau mit dem Verlauf der Aufnahme der Herzglykoside in die Zelle hinein übereinstimmt (524). Auch bei Fricke et al. und Kim et al. (521-22) korreliert die positiv inotrope Wirkung mit dem Glykosidgehalt am SR.

Schon 1964 erschien eine Studie von Conrad und Baxter (519), die die Verteilung von radioaktiv markiertem intravenösem Digoxin innerhalb der Herzmuskel-Zellen am lebenden (narkotisierten) Tier untersuchten. Der zeitliche Verlauf des positiv inotropen Effekts stimmte mit dem Auftreten des Digoxins innerhalb der durch Biopsie gewonnenen Zellen genau überein, was das Maximum und das Auslaufen beider Phänomene betrifft; der Beginn der radioaktiven Signale innerhalb der Zelle war um einige Minuten verzögert, was laut den Autoren an technischen Schwierigkeiten lag, durch die sie die allerersten kleinen Digoxin-Mengen in der Zelle nicht haben entdecken können.

Diese Zusammenhänge stützen die Hypothese des Transports der Herzglykoside durch die Na-K-Pumpe ins Zellinnere und besonders an das SR, wo sich der eigentliche Rezeptor für g-Strophanthin und andere Substanzen befindet. Diese Hypothese, die Dutta und Mitarbeiter in (525-27) weiter ausbauen, wird ab 1969 durch die Studien der Arbeitsgruppe um Fujino und durch den Nachweis eines derartigen Rezeptors am SR durch Fujino et al. 1995 (517) und McGarry et al. 1993 (516) (s.o.) bestätigt.

Interessant in diesem Zusammenhang ist eine Studie von Nunez-Duran und Mitarbeitern 1988 (528), die mit radioaktiv markiertem g-Strophanthin zeigen konnten, daß die Na-K-Pumpen des Herzmuskels nicht als Schleuse wirken, sondern mitsamt dem gebundenen g-Strophanthin aus der Zellmembran gelöst werden und, von einem Stück Zellmembran umhüllt, nach innen wandern, was der Biologe Endozytose nennt. Bekannt ist, daß die Leber (529) und die Nebenniere (824) g-Strophanthin auf diese Weise aufnehmen.

Nunez-Duran und Mitarbeiter untersuchten auch die Auswirkungen von g-Strophanthin auf den positiv inotropen Effekt, wenn die Endozytose auf drei verschiedene Weisen gehemmt wurde: 1) Eine hohe Kaliumkonzentration in der Durchströmungsflüssigkeit verhindert die Bindung von g-Strophanthin an die Na-K-Pumpen, da sie alle von Kalium besetzt sind. 2) TFP verhindert die eigentliche Endozytose. 3) NH4Cl verhindert in der Zelle die Abkopplung des g-Strophanthins von der endozytierten Na-K-ATPase.

Der positiv inotrope Effekt von g-Strophanthin bleibt in allen drei Fällen aus, aber nicht der des Ouabagenins, das ein g-Strophanthin-Molekül ist, das seinen Zuckerrest verloren hat und deswegen nicht mehr hydrophil, sondern lipophil, d.h. fettlöslich ist und die Zellmembran durch Diffusion passieren kann und somit unabhängig von der Na-K-ATPase seinen Zugang zum intrazellulären Rezeptor bekommt. Dies bestätigt frühere Studien (533-34). Nunez-Duran und Mitarbeiter sprechen sich eindeutig für die Existenz des eigentlichen Herzglykosid-Rezeptors in der Zelle aus. In einer weiteren Studie nehmen Herzmuskelzellen zwar Digoxin durch passive Diffusion auf und zeigen einen positiv inotropen Effekt, nicht aber g-Strophanthin, wenn der Versuch bei 5 C stattfindet, was die Aktivität der Na-K-Pumpen stoppt (593). Weitere Bestätigung in Nunez-Duran & Fernandez 2004 (1597).

Slezak et al. 1997 (535) bestätigen die Existenz der Na-K-ATPase innerhalb von Herzmuskel-Zellen. Sowohl hoch- als auch niederaffine Isoformen der Na-K-Pumpe werden hauptsächlich in der Nähe des SR nachgewiesen, wobei es sich nicht um eine Kontamination mit Zellmembran-Teilen handelt (535), auf der ein früheres Argument gegen die intrazelluläre Verteilung von g-Strophanthin beruhte. Es handelt sich z.T. auch um gespeicherte Na-K-Pumpen, die bei Bedarf, z.B. bei Aktivierung durch Insulin (536), schnell zur Zellmembran transportiert und in diese integriert werden können (1168, 1379). Der innerzelluläre Gehalt war um 1,8 fach höher als der in der Zellmembran, bzw. 1,5 fach (536 bzw. 537). Die Studie von Garner 2002 (1530) zeigt die Existenz von Na-K-Pumpen in der Membran des Zellkerns, die auch hier ein Natrium- und Kalium-Gefälle aufbauen. Hier ist deren Präsenz vervielfacht nach Zusatz von g-Strophanthin (100 NanoMol, Leberzellen) und gleichzeitig in der Zellmembran vermindert (1482, Nierenzellen).

...Beweise für eine Wirkung von innen...

Auch G.Isenberg (Homburg), ein Teilnehmer am Münchner Meeting 1983, ergreift Partei für die intrazelluläre Wirkung der Herzglykoside (538): Er injiziert 2-5 NanoMol g-Strophanthin, Digoxin und Digitoxin in das Zellinnere von Herzmuskel-Zellen und sieht innerhalb kurzer Zeit die Zell-Kontraktion erhöht; nach nur 2-4 Minuten erreicht sie ihr Maximum, das Dreifache des Kontrollwertes und liegt nach 20-30 Minuten wieder beim Ausgangswert. Da die Na-K-Pumpe durch Herzglykoside nur bei Zugang von außen gehemmt werden kann (1023), scheidet sie in diesem Fall als Ursache aus.

Daß die Herzglykoside eventuell wieder nach außen diffundiert wären und so doch die Hemmung der Na-K-ATPase bewirkt hätten, konnte er auf fünffache Weise ausschließen: 1) Beim Austritt aus der Zelle wird das Glykosid stark verdünnt. Kontrollexperimente mit 50-fach stärkerer Außenkonzentration (100 NanoMol) konnten erst nach 200-fach längerer Einwirkung als bei den intrazellulären Experimenten einen wesentlich schwächeren Effekt hervorrufen. Dies macht eine Wirkung des in die Zelle gebrachten Glykosids von außen mehr als unwahrscheinlich.

2) Adrenalin, das die Zellmembran ungefähr gleich schnell wie g-Strophanthin passiert, wirkt bereits in einer Außenkonzentration von 20 NanoMol sehr stark positiv inotrop. Nach Injektion von 1000 NanoMol Adrenalin in die Zelle, einer Menge, die 500-fach größer als diejenige des injizierten g-Strophanthins, zeigt sich keine Wirkung. Da das Adrenalin also nicht in nennenswertem Maß aus der Zelle hinausdiffundiert ist, scheint dies für die 500-fach geringere g-Strophanthin-Konzentration umso mehr zuzutreffen.

3 und 4) Darüberhinaus stellt sich bei anderen Kontrollexperimenten nach Injektion in die Zelle der Effekt in voller Höhe auch ein, wenn in der umgebenden Flüssigkeit hohe Konzentrationen von Herzglykosid-Antikörpern oder von Kalium vorhanden waren, die die Außenwirkung von sogar 100 NanoMol Digoxin gänzlich verhindern.

5) Digoxin, das an Albumin, ein Bluteiweiß, gebunden wurde, kann die Zellmembran nicht durchdringen und zeigt an der Na-K-ATPase keine Außenwirkung. Die Injektion des Albumin-Digoxin-Komplexes in die Zelle löst eine ähnlich starke Steigerung der Kontraktion aus. Dies bedeutet auch, daß der Rezeptor vom Zytosol, der freien Zellflüssigkeit aus zugänglich ist.

Jedes dieser Experimente macht für sich allein schon eine Außenwirkung des injizierten Glykosids sehr unwahrscheinlich, und besonders im Verein sind sie sehr starke Indizien für die Existenz eines intrazellulären Herzglykosid-Rezeptors. Daß der Effekt nicht nur an dem Vorgang der Injektion selbst liegt, zeigt das Kontrollexperiment, in dem die Injektionsflüssigkeit ohne g-Strophanthin keine Veränderung hervorrief. Auch wenn im Außenmedium kein Natrium enthalten war, konnten die Glykoside ihre intrazelluläre Wirkung eines positiv inotropen Effekts entfalten. Dies schließt den herkömmlichen Wirkungsweg über eine Erhöhung des zellinneren Natriums aus.

Die schnellere Entspannung der Herzmuskel-Zellen nach der Injektion deutet auf eine verbesserte Aufnahme von Calcium aus der Zellflüssigkeit in den Calciumspeicher hin.

Die Bindung der Herzglykoside an diese Rezeptoren innerhalb der Zelle erklärt zwanglos den positiv inotropen Effekt der Herzglykoside, wenn er eindeutig ohne die Hemmung der Na-K-Pumpe einhergeht, wie es oft beschrieben wurde.

...Strophanthin ohne unerwünschte Effekte am inneren Rezeptor...

g-Strophanthin wirkt am SR-Rezeptor 10-fach schwächer als Digoxin, d.h. es werden 10 NanoMol g-Strophanthin benötigt für einen Effekt, der bereits mit nur 1 NanoMol Digoxin erreicht wird (516), einer therapeutischen Konzentration. In (1549) wird der halbmaximale Effekt schon mit 0,2 NanoMol Digoxin erreicht, und in (1550) wirkt g-Strophanthin erst ab 50 NanoMol. Hierdurch ist es nun noch besser verständlich, warum bei Angina pectoris und Herzinfarkt Strophanthin das Mittel der Wahl ist: Selbst wenn die Digitalisglykoside in einer solch niedrigen Konzentration auf die Na-K-Pumpen in der Zellmembran treffen, daß sie diese möglicherweise stimulieren (siehe Kap. A 15 c), so aktivieren sie doch wahrscheinlich auch die Calcium-Freisetzung innerhalb der Zelle, was der positiven Wirkung an der Zellmembran, falls es hier überhaupt zu einer Stimulation und nicht zu einer Hemmung der Na-K-ATPase kommt, entgegenwirkt und zur Überladung der Zelle mit Calcium, dem "calcium overload", beiträgt. Diese Überlegungen betreffen natürlich auch die durch 100-fach geringere Digoxin-Konzentrationen für Calcium geöffneten Natrium-Kanäle (546, s.u.). Eine schlechte Membrangängigkeit von g-Strophanthin, wenn sie denn vorhanden wäre (Kap. 13), als Ursache einer angeblich zu geringen oralen Resorption, die dieser Substanz von seinen Gegnern immer vorgeworfen wurde, wäre in Wirklichkeit bei Angina pectoris / Herzinfarkt ein in doppelter Hinsicht entscheidender Vorteil: Zum einen führt die auf lange Zeiträume gestreckte Resorption im Verdauungstrakt zusammen mit der schnellen Ausscheidung dazu, daß im Herzmuskel die Konzentration stets im Bereich der Stimulation der hochaffinen Na-K-Pumpen bleibt, was ja gleichzeitig sowohl die positive Wirkung im Herzmuskel als auch die gute Verträglichkeit des Mittels garantiert, zum anderen würde eine schlechte Zellmembran-Gängigkeit des g-Strophanthin eine nennenswerte Wirkung innerhalb der Zelle am Calcium-Speicher verhindern.

Die Erklärung eines positiv inotropen Effektes durch geringe Mengen an g-Strophanthin durch eine Wirkung am intrazellulären Rezeptor einerseits und die Annahme eines Nicht-Wirkens an diesem Rezeptor bei Angina pectoris / Myokardinfarkt andererseits stellt natürlich einen Widerspruch dar, der eventuell zu erklären wäre durch die Annahme von zwei verschiedenen Konzentrations-Bereichen, die diesem unterschiedlichen Verhalten zugrundeliegen; das heißt, daß die Konzentrationen für die Wirkung bei Angina pectoris noch unterhalb von denen liegen könnten, die zur positiven Inotropie ohne Hemmung der Na-K-Pumpe führen.

Eine weitere Möglichkeit der Interpretation der vorliegenden Befunde bietet die Studie von Aceto und Vassalle (130) (siehe S. 156). Da hohe Konzentrationen von Calcium einen negativ inotropen Effekt bewirken (129-135), kann ein positiv inotroper Effekt durch eben die gleiche Stimulation der Na-K-ATPase mit resultierender Verminderung des zellinneren Natriums und dann des zellinneren Calciums (via Na-Ca-Austauscher) erreicht werden, wenn eine zu hohe Calcium-Konzentration in der Zelle vorherrscht.

Hierzu wäre eine Wirkung am zellinneren SR-Rezeptor nicht notwendig, die möglicherweise durch die geringen g-Strophanthin-Konzentrationen nach oraler Einnahme tatsächlich auch nicht erreicht wird. Vielleicht gibt es ja mal eine Studie, die dies erforscht...

..."promiskuitive" Natrium-Kanäle...

Es gibt noch eine andere, in 1998 publizierte Möglichkeit für Herzglykoside, die freie Calcium-Konzentration in der Herzmuskel-Zelle zu erhöhen: Ein Report von Santana, Gomez und Lederer von der University of Maryland (Baltimore / USA) (546) beschreibt die Auswirkung der Bindung von Herzglykosiden an die Na-K-ATPase auf die Natrium-Kanäle: Diese öffnen sich unter dem Einfluß von g-Strophanthin und Digoxin auch für Calcium-Ionen, die nun auf diese bislang unbekannte Weise in die Zelle hineinströmen, was bis zu 30 Prozent des Gesamt-Calcium-Einstroms ausmacht. Dieser Effekt benötigt für Digoxin wesentlich geringere Konzentrationen als für g-Strophanthin: Der halbmaximale Effekt stellt sich bei Digoxin schon bei 0,1 NanoMol ein, was deutlich unterhalb der Konzentrationen liegt, die bei therapeutischem Gebrauch im menschlichen Herzen vorkommen. Auch aus diesem Grund, der Verstärkung des „calcium overload" (43-44, 933), ist wohl Digoxin (und die anderen Digitalisstoffe) bei Angina pectoris nicht hilfreich. g-Strophanthin benötigt für den halbmaximalen Effekt jedoch 9,2 NanoMol, was fast das Hundertfache des Digoxin-Wertes beträgt.

g-Strophanthin (und wahrscheinlich k-Strophanthin) scheint von allen Herzglykosiden allein in der einzigartigen Lage zu sein, die Na-K-Pumpe ohne unerwünschte Nebeneffekte auf den Calcium-Haushalt zu stimulieren, was eine einfache theoretische Erklärung sein kann für den in der therapeutischen Praxis unzählig oft beobachteten ausgezeichneten Erfolg des oralen g-Strophanthins.

A 16) Die hypothetischen Wirkmechanismen von g-Strophanthin bei Angina pectoris und Herzinfarkt

Die Aktivierung der Na-K-Pumpe scheint die entscheidende Hilfe für die notleidenden Herzmuskel-Zellen bei der Angina pectoris, bzw. beim beginnenden Herzinfarkt darzustellen (siehe Kap. A 15 a). Daß g-Strophanthin in hohen Konzentrationen eine Verschlimmerung der Situation während der Ischämie und der Reperfusion bewirkt (z.B. 585, Versuch an Ratten), ist aufgrund vielzähliger Parallelen (s.o. und Kap. A 15 b) nicht anders zu erwarten und keine Widerlegung für die positive klinische Wirkung durch niedrig konzentriertes g-Strophanthin bei Angina pectoris und Herzinfarkt.

Es gibt außer den Forschungen von Prof. v. Ardenne (107) leider (noch) keine einzige Studie, die die Wirkung kleiner Mengen an g-Strophanthin auf die Herzmuskel-Zellen und ihre Resistenz gegen eine experimentelle Mangeldurchblutung und die "reperfusion injury" untersucht hätte, zwei Tatsachen bilden sich jedoch klar heraus: Erstens stimuliert g-Strophanthin in kleinen Konzentrationen die Na-K-Pumpe, der Mechanismus, der im Zentrum des Interesses von vielen Ischämie-Forschern steht. Zweitens ist die Dokumentation der therapeutischen Wirkung des oralen g-Strophanthins zwar wegen der fehlenden großen Doppelblind-Studie noch unzureichend, jedoch reich an starken Indizien für einen entscheidenden positiven Effekt (Kap.A 2). Es ist also sehr wahrscheinlich, daß ein Laborexperiment mit geringen Konzentrationen an g-Strophanthin ebenso positiv ausfallen könnte. Die eindeutige Übereinstimmung zwischen therapeutischer Praxis und der Beobachtung der Stimulation der Na-K-Pumpe weisen darauf hin, daß es sich beim g-Strophanthin tatsächlich um den "Stein der Weisen" handeln könnte, den die Kardiologie so lange schon sucht - und der ebenso lange von einer Handvoll Professoren fehlbeurteilt wird.

Der genaue Wirkmechanismus des oralen g-Strophanthins bleibt durch zukünftige Studien zu erhellen. Es scheint auf mehrere Komponenten zu wirken:

1) Die Stimulation der Na-K-ATPase hat eine allgemeine Schutzwirkung auf die ischämische Herzmuskel-Zelle. Auch beim akuten Myokard-Infarkt könnten hierdurch zumindest die Randbereiche der betroffenen Region vor der Nekrotisierung bewahrt werden. Strophanthin bewirkt eine schnell einsetzende pH-Wert-Anhebung / Entsäuerung des Herzmuskels bei Ischämie (107), siehe S. 57.

2) Neben anderen Wirkungen (vergleiche Kap. A 8), z.B. die Stimulation der Protein-Synthese (53, s.S.60), die Verminderung der Sympthikus-Aktivität durch eine reduzierte Freisetzung von Noradrenalin aus der Nebenniere und Nervenenden im Herzmuskel (426, s.S.50) mit folgender Ökonomisierung des Stoffwechsels, z.B. Senkung des Sauerstoff-Bedarfs, und Verminderung der Produktion von Freien Radikalen, sei an die Studie von Riehle und Bereiter-Hahn von der Uni Frankfurt (439) erinnert, die bei einer Herzmuskel-Zellkultur mit sehr kleinen g-Strophanthin-Konzentrationen (0,1 NanoMol) eine starke Stimulation der Fettsäure-Oxidation hervorrufen (s.S. 59), deren Hemmung ein frühes Ereignis bei einer Ischämie ist (440-41). Falls dies auch in vivo geschieht, scheint sich eine hiermit verbundene mögliche Steigerung des Sauerstoff-Bedarfs nicht

negativ auszuwirken, da gleichzeitig die Koronar-Durchblutung durch g-Strophanthin stark gesteigert wird (49 a,b), siehe S.48-50.

Darüberhinaus zeigte es sich, daß sich eine Steigerung des Sauerstoff-Verbrauchs bei extremer Blutfluß-Einschränkung sogar positiv auswirken kann: Der Zusatz von Carnitin (für den Transport der Fettsäuren in die Mitochondrien verantwortlich) steigert im Tierversuch bei experimentellem Koronarverschluß mit nur noch 1 Prozent Blutfluß die Fettsäure-Oxidation und den Sauerstoff-Konsum des Herzmuskels, was sich als deutliche Schutzfunktion erweist. Interessant ist in diesem Zusammenhang auch, daß die Aufnahme von Carnitin in die Zelle durch die Aktivität der Na-K-Pumpe vermittelt wird (1034). Denkbar ist, daß die Stimulation der Na-K-ATPase durch Strophanthin den in der Ischämie beobachteten Carnitin-Verlust bei Angina pectoris-Patienten (1056) möglicherweise verhindert.

Die Stimulation der verminderten Fettsäure-Oxidation durch g-Strophanthin wirkt den negativen Effekten der angestauten Fettsäuren auf den gesamten Zellstoffwechsel und speziell die Na-K-ATPase entgegen. Da die nicht oxidierten Fettsäuren - verstärkt durch eine vom Sympathikus vermittelte Mobilisierung von freien Fettsäuren (Lipolyse) aus dem Fettgewebe (912) - nicht nur die Na-K-ATPase (910), sondern auch die Oxidation von Glukose (911) hemmen, könnte auf diese Weise eventuell verstärkt Milchsäure entstehen, auch bei möglicherweise ausreichendem Sauerstoff-Angebot (319, 446-49). In vivo führt g-Strophanthin zu einer entscheidenden Verminderung der Milchsäure-Bildung im Herzmuskel (109, 122, 154, 552-53), siehe S. 57.

Die Na-K-Pumpe bezieht, wie auch andere Ionen-Transporter, ihre Energie prinzipiell, d.h. unabhängig vom Sauerstoff-Gehalt der Zelle, nicht aus dem oxidativen Stoffwechsel, der ja in den von der Zellmembran weit entfernten Mitochondrien stattfindet, sondern durch anaerobe Glykolyse / Milchsäurebildung in unmittelbarer Nähe der Zellmembran (319-322). Möglicherweise besteht ein Zusammenhang zwischen dieser Erkenntnis und der positiven Wirkung von g-Strophanthin.

Neuere Forschungsergebnisse zeigen, daß die Milchsäure-Entwicklung im Muskelgewebe bei Sepsis nicht wie bisher angenommen auf Sauerstoffmangel zurückzuführen ist (921-926, 1273-75), siehe S. 220. Prof. Keul beschrieb dieses Phänomen für den arbeitenden Skelettmuskel als physiologisches Prinzip (unabhängig von einer Sepsis) schon 1969 (856). Möglicherweise existiert ein solches Phänomen auch im Herzmuskel.

3) Bei Angina pectoris / Herzinfarkt gibt es mehrere ineinanderwirkende Teufelskreise: Einer besteht darin, daß eine Steigerung der Sympathikus-Aktivität zur Erhöhung des Sauerstoff-Bedarfs des Herzmuskels mit gleichzeitig gesenkter Arbeits-Effektivität und bei eingeschränkter Koronar-Reserve zur Ischämie führt, die wiederum den Sympathikus aktiviert und so weiter.

Eine Ischämie sollte eigentlich zur größtmöglichen Erweiterung der zuführenden Blutgefäße führen, doch wurde im Gegenteil eine paradoxe Zusammenziehung dieser Gefässe beobachtet (450), die durch den Sympathikus vermittelt wird (451) und so zu einem weiteren Teufelskreis führt. Hierdurch wird die Beobachtung verständlich, daß bei einer experimentellen 60-70-prozentigen Verengung der linken absteigenden Koronararterie des Hundes, die in Ruhe keine Veränderung der regionalen Durchblutung erzeugt, nach Erhöhung der Herzfrequenz (pacing) und damit des Sauerstoff-Bedarfs die Durchblutung der betroffenen Region nicht nur nicht ausreichend erhöht werden kann, sondern sogar unter den Ausgangswert absinkt (452). Bei Patienten ohne signifikante Verengung der äußeren Koronar-Arterien zeigen die kleinen Arterien innerhalb der Wand des Herzmuskels selbst eine verminderte Fähigkeit, sich zu erweitern (460). Die Studien von v.Ardenne et al. 1991 (123) und von Vatner & Baig 1978 und Vatner et al. 1978 (49 a,b) und anderen (siehe S. 48-50) zeigen nach Gabe von g-Strophanthin eine immense Steigerung des Blutflusses in die ischämische Region hinein, möglicherweise durch eine Wirkung auf die kleinen Gefäße, entweder auf direktem (s.S. 231) oder nervalem Wege (156), siehe S. 236).

4) Ein weiterer Teufelskreis entsteht durch das in einem ischämischen Areal sich entwickelnde saure Milieu, das zu einer Abnahme der Flexibilität der Erythrozyten führt. Diese müssen sich ja, da ihr Durchmesser größer ist als derjenige der Kapillarenge, stark verformen - in Ellipsoide (U-Boot-Form) - um diese passieren zu können. Sie werden im sauren Milieu starrer (195-199), was durch die Hemmung der Na-K-Pumpe vermittelt wird. Dies führt dazu, daß der Blutfluß weiter beeinträchtigt wird und die sauren Stoffwechselprodukte noch weniger abtransportiert werden. g-Strophanthin in geringen Konzentrationen hat eine positive Wirkung auf die Flexibilität der roten Blutkörperchen in den Kapillaren auch im sauren Bereich, was entscheidend zur Aufhebung der Mikrozirkulations-Störung beiträgt und den Blutfluß wiederherstellt (151), während hohe in vitro-Konzentrationen über eine Hemmung der Na-K-Pumpe den Natrium- und Wassergehalt der Erythrozyten und somit das Zellvolumen steigern und die Membran-Flexibilität vermindern (188), vergleiche S. 52.

Da Murakami et al. 1998 (453, siehe auch 454) und Baroldi et al. 2005 (1637), wie eine ganze Reihe von Untersuchern vor ihnen (vergleiche S. 189), von einer relativ geringen Häufigkeit von verschließenden Blutgerinnseln bei tödlichen Myokard-Infarkt berichten (49 bzw. 41 %) und das Vorkommen eines Thrombus bei Infarkten, die sich auf die Innenschicht des Herzmuskels beschränken, noch niedriger ist (310-11), ist es nicht undenkbar, daß diese eben beschriebenen, sich selbst verstärkenden Regelkreise in eine Situation münden könnten, die auch ohne primäre Beteiligung eines Koronar-Verschlusses durch einen Thrombus zum Absterben von Herzmuskelgewebe führt. Zumindest die Möglichkeit einer Mitbeteiligung von solchen Prozessen sollte nicht außer acht gelassen werden, z.B. bei nicht vollständigen Koronar-Verschlüssen (wandständige Thromben, Mikro-Embolien durch z.B. losgelöste Teile von koronaren Thromben oder instabilen Plaques) oder koronaren Spasmen.

Der eben skizzierte alternative bzw. zusätzliche Mechanismus ist ein Teil einer grundsätzlich anderen Theorie von der Entstehung eines Herzinfarktes, die im nächsten Kapitel näher dargestellt wird, sodaß sich dieses Kapitel hier ansonsten im Konsens mit dem heute akzeptierten medizinischen Konzept befindet.

5) Möglicherweise könnte g-Strophanthin aufgrund seiner Parasympathikus-stimulierenden (155-58, 607-08, 149, 1142, 1387) und Sympathikus-hemmenden (51, 426)

Wirkung eine Reduzierung der koronaren Spasmen bewirken, die zum Aufbrechen von sogenannten "Instabilen Plaques" in den Koronar-Arterien führen können (vergleiche S.187), mit resultierender Thrombose-Bildung (455-58) oder Mikro-Embolisation (459). Eventuell könnte g-Strophanthin durch eine Reduzierung der Bildung von Zytokinen (138) (siehe S. 54) zu einer Reduzierung der entzündlichen Prozesse in den Instabilen Plaques (1052) und damit zu ihrer Stabilisierung führen. Da etliche Autoren ein dramatisches Absinken der Parasympathikus-Aktivität vor dem Beginn einer Ischämie sehen, z.T. bis fast auf Null (899-907, auch 1257), könnte g-Strophanthin hier entscheidend gegenregulieren. Die Studien des "alten" Gremels (siehe S.50/51) zeigten eine Wirkungssteigerung des Acetylcholins durch g-Strophanthin um das Tausendfache !

Um investigative Intervention zur weiteren Klärung der Wirkmechanismen des oralen g-Strophanthins im Detail wird hiermit gebeten.

A 17) <u>Eine alternative Erklärung, wie ein Herzinfarkt entstehen könnte</u>

Berthold Kern, der Entwickler des oralen Strophanthins 1947 (siehe S. 268), kritisierte nicht nur die Therapie der Angina pectoris und des Herzinfarkts, sondern verknüpfte dies meist mit einer radikalen Kritik an der herrschenden Lehre von der Entstehung des Herzinfarkts. War (und ist) der Einsatz für Strophanthin, ein Herzglykosid, das laut Lehrbuch oral so gut wie nicht resorbiert werden soll, schon Zündstoff genug, um so mehr mußte es die leidenschaftliche und manchmal leider zu einseitige Präsentation dieser komplett anderen, z.T. durchaus untermauerten Sicht der Herzinfarkt-Pathogenese sein, die zwangsläufig Kontra-Reaktionen provozierte, die dann automatisch auch auf das Thema Strophanthin ausgedehnt wurden, siehe auch S. 284. Um dies zu vermeiden, seien hier beide Positionen kritisch betrachtet, die sich prinzipiell durchaus komplementär ergänzen könnten. So ist auch die Wirkung von Strophanthin in beiden theoretischen Modellen erklärbar. Der Autor betont, daß er bei diesem Thema der Herzinfarkt-Pathogenese nicht wie beim Thema Strophanthin behaupten kann, alle Studien zu kennen, aber das präsentierte Material sollte doch genügend diskussionswürdig sein.

Die anerkannte Lehre der sogenannten Koronar-Theorie dürfte wohl allen LeserInnen zumindest in groben Zügen bekannt sein: Durch die Arteriosklerose der Herzkranz-Arterien wird das Herz nicht mehr ausreichend mit Blut und Sauerstoff versorgt, was zu den schmerzhaften Attacken der Angina pectoris führt. Der komplette plötzliche Verschluß eines Koronargefäßes durch ein Blutgerinnsel (Thrombus) sei in der Regel der Auslöser eines Herzinfarktes, bei dem ein Teil des Herzmuskels, da vollständig ohne Sauerstoff, abstirbt (571).

Angesichts einer solch etablierten und selbst in Laienkreisen weitestgehend verbreiteten Theorie mußte es als absurd erscheinen, daß Berthold Kern und die anderen mit der "Internationalen Gesellschaft für Infarktbekämpfung" Verbundenen es zu behaupten wagten, die Angina pectoris geschehe bei allerbester Durchblutung und Sauerstoff-Versorgung des Herzmuskels durch einen entgleisten Stoffwechsel der Herzmuskel-Zellen, und ein Thrombus in den Herzkranzgefäßen sei in der Regel nicht als Ursache des Herzinfarkts, sondern als seine Folge anzusehen (1, 107, 110, 117-18, 122). Dr.Berthold Kern, Prof. Manfred von Ardenne und andere sahen die Ursache von Angina pectoris und Herzinfarkt nicht in einer Mangelversorgung des Herzmuskels mit Sauerstoff, sondern in einer mangelhaften Sauerstoff-Nutzung des Myokards aufgrund von Stoffwechselprozessen in den Herzmuskelzellen, mit daraus folgender Milchsäure-Bildung, Verteilung der Säure im Gewebe und in die Kapillaren und wegen der pH-Wert-abhängigen Flexibilität der roten Blutkörperchen (195-99) massiven Mikrozirkulations-Störungen (verlangsamte Passage durch die Kapillaren, siehe S.53 und 182). Diese sekundäre Ischämie und der daraus resultierende weitere pH-Wert-Abfall bildeten einem Teufelskreis, der zur kompletten Blutfluß-Stagnation und Absterben von Herzmuskelgewebe (Nekrose) führen könnte. Ein daraus folgender Blut-Rückstau in die äußeren Herzkranzgefäße und ein durch die Herzmuskel-Nekrose verminderter Blutfluss von der Aorta her (akut geschwächte Herzkraft) könnte eine sekundäre Thrombosebildung in den äußeren Koronargefäßen begünstigen.

...keine Minderdurchblutung im Angina pectoris-Herzen ?...

Der auf den ersten Blick allzu verwegen erscheinende Denkansatz dieser "Myokard-Theorie" wird jedoch bei näherem Hinsehen zum Teil erstaunlich plausibel. Zum Zeitpunkt des "Heidelberger Tribunals" 1971 (siehe Kap. B 2) schien die Annahme einer ausreichenden Volldurchblutung des Angina pectoris-Herzens durchaus nicht irrational zu sein, denn eine ganze Reihe von Studien, zum Teil der angesehenen Harvard-Universität, wiesen in diese Richtung (74-79, 280-91, 842). Cohen et al. 1966 (842) zum Beispiel, die den Blutfluß und die Sauerstoff-Extraktion bei Angina pectoris-Patienten untersuchten, die zu einem großen Teil schwere Verengungen an drei Herzkranz-Gefäßen hatten, kamen u.a. zu folgendem Ergebnis, vom Autor übersetztes Zitat S.158: "In Bezug auf den koronaren Blutfluß und die Sauerstoff-Extraktion gab es keinen Unterschied zwischen koronarkranken Patienten und gesunden Personen, weder in Ruhe noch unter Belastung." Auch bei steigender Schwere der koronaren Verengungen gab es keinen Trend zu einer gestiegenen Sauerstoff-Extraktion, die bei einer Ischämie typisch ist.

Nun ist es so, daß diese Studien nur den gesamten Herzmuskel untersuchen konnten. Seit einigen Jahren kann man kleinere Regionen getrennt betrachten und den Blutfluß nicht nur relativ (Thallium- und Technetium-Szintigraphie), sondern absolut messen (Positron-emission-tomography (PET) z.B. mit 13N-ammonia) (844-45). Durch die neuen Verfahren werden die alten Befunde einer unverminderten Ruhe-Durchblutung auch für diejenigen Segmente, die eine reduzierte Funktion unter Ruhebedingungen zeigen, zum Teil bestätigt (847, 850-52). Spätestens bei Belastung aber zeigt sich, daß eine Minderdurchblutung einzelner Bereiche bei weitem nicht immer, jedoch recht häufig vorkommt (846-49). Hierauf antwortet der Organismus mit einer verstärkten Durchblutung des Herzmuskels, die aber nur den anderen Arealen zugute kommt (827), wobei es in der früheren undifferenzierten Betrachtung insgesamt so ausgesehen hat, als gebe es keinen Mangel an Blut und Sauerstoff. Außerdem werden die Verhältnisse verkompliziert durch das Konzept des sog. "Stunning" (Betäubung): Ein Minderdurchblutungs-Ereignis, das längst beendet ist und zu keinem erkennbaren organischen Schaden geführt hat, kann dennoch die Funktion des Herzmuskels auch über ihre Dauer hinaus mindern (1570).

...eine definitiv nachgewiesene, jedoch nicht wahrgenommene andere Anatomie...
- das Arterien-Netz im Herzmuskel des Menschen -

Die Grundlage dafür, daß der Herzmuskel besser als gemeinhin angenommen durchblutet werden könnte, bilden die Studien von Prof. Baroldi (Washington / Mailand), der seit 1967 mit einer speziellen Kunststoff-Flüssigkeit über 5000 dreidimensionale Ausguß-Modelle menschlicher Herzkranzgefäße von verstorbenen Herzpatienten und Gesunden anfertigte. Nach der Entfernung des umliegenden Gewebes mit Säure zeigt sich, daß die Herzkranzgefäße außerhalb des Herzens als sog. „Endarterien" wie die Äste und Zweige eines Baumes angeordnet sind, mit nur geringen Querverbindungen. Dies ist in Übereinstimmung mit dem anerkannten Wissen, das auf Versuche von 1881 mit einer Mischung aus Milch und Gips zurückgeht, die nicht bis in den Herzmuskel selbst vordringen konnte (1560). Die moderne Methode jedoch erfaßt sogar die kleinen Arterien und Präkapillaren innerhalb der Herzwand und enthüllt ein in der Koronar-Angiographie nicht sichtbares, überreich verzweigtes Arterien-Netz mit unzähligen Kollateral-Verbindungen (306, 313, 1638), dessen Existenz von Prof. Doerr, dem damaligen Präsidenten der Deutschen Gesellschaft für Pathologie, 1974 bestätigt wird (308) und auch schon wesentlich früher beschrieben wurde (Stöhr 1951, Spalteholz 1925 (1562-63)). Laut Baroldi ist es bei jedem Menschen von Geburt an vorhanden und verbindet Äste derselben Arterie (homokoronare Kollateralgefäße) oder Äste verschiedener Arterien (interkoronare Kollateralgefäße). Die Durchmesser betragen von 20 Mikrometer (Durchdringungs-Grenze des Kunststoffs) bis 350 Mikrometer. In hypertrophierten Herzen mit normalen Koronargefäßen oder Herzen von Anämie-Patienten sind die Durchmesser des gesamten Kollateralnetzes bis auf 500 Mikrometer (0,5 mm) erweitert, bei koronaren Verengungen über 70 % sogar auf über 1 mm. Diese Erweiterung betrifft jedoch ausschließlich die Region der verengten Arterie; bei mehreren Verengungen reagieren entsprechend mehrere Teile des Kollateralnetzes. Eine weitere Besonderheit ist ein System von kleinen Kollateralgefäßen, das sich um die koronare Verengung herum und sogar durch sie hindurch bildet, also durch das Gewebe der Arterie. Dies erklärt die häufige Beobachtung, daß die Koronar-Arterien, die in der Angiographie einen Komplett-Verschluß aufweisen, auch hinter diesem Verschluß uneingeschränkt mit kontrastmittelhaltigem Blut gefüllt sind.

Die Erweiterung des kollateralen Arteriennetzes geschieht sehr schnell: Wurde bei Hunden ein Koronargefäß mittels einer einoperierten Schlinge verschlossen, führte dies in 50 % der Fälle zu einem Herzinfarkt. Wurde die Schlinge jedoch nur bis zu einem Grad zugezogen, der eine Minimaldurchblutung zuließ, und erst nach 4 Tagen vollständig zugezogen, hatte dies in keinem Fall weder einen Infarkt noch eine Verschlechterung der Herzleistung oder des EKG zur Folge (300-301, 1573-74, auch 1163-1164). Innerhalb dieser kurzen Zeit also hatten sich die Kollateralgefäße des Arteriennetzes an eine Verengung der äußeren Koronargefäße angepaßt. Im Verhältnis hierzu entwickelt sich die Arteriosklerose ja in ungleich längeren Zeiträumen. Der Hund hat zwar ein besseres Herzgefäß-Netz als der Mensch, sodaß man diese Ergebnisse nicht direkt auf den Menschen übertragen kann, jedoch ist zu bedenken, daß sich der Kollateral-Kreislauf bei der Obduktion von Herzinfarkt-Opfern stets als genügend angepaßt ausgebildet zeigte, um Verengungen oder gar Verschlüsse der äußeren Kranzgefäße zu kompensieren (306, 315). Er war im gleichen Ausmaß vorhanden wie bei Patienten mit vergleichbaren Koronarverengungen und -verschlüssen, die an anderen Ursachen verstorben waren (302).

Baroldi et al. 2005 (1638) führen weitere Argumente an gegen die herkömmliche Sicht der Verhältnisse: Es konnte kein Zusammenhang gefunden werden zwischen der Größe der Region im Herzmuskel, die von einer verschlossenen Arterie versorgt wird, und der Größe eines Infarkts, der sich oft auch auf Gebiete erstreckte, die nicht verschlossenen und nicht verengten Arterien zugeordnet waren. Bei lebenden Patienten stimmen die verengten und verschlossenen Koronar-Arterien nicht mit den Herzmuskel-Arealen überein, die Bewegungsstörungen zeigen und sich ebenfalls in gut durchblutete Areale hinein ausdehnen. Dies läßt die Ursache der Bewegungsstörungen als unabhängig von der Durchblutung erscheinen.

Wie kann man die ofizielle Sicht von koronaren Endarterien (ohne nennenswerte Querverbindungen) in Einklang bringen mit dem Befund, daß es zwar in 70 % der Angina pectoris-Kranken eine koronare Verengung in einem Hauptast von mindestens 80 % gibt, diese aber auch bei Gesunden ohne jegliche kardiale Symptome immerhin zu 38 % zu finden sind (Baroldi et al. 1998, 1421) ? Eine solche Verengung in einer Endarterie müßte mit Sicherheit Symptome verursachen. Ebenso müßten die laut Wang et al. 2004 (1541) und Mikkelsen et al. 2005 (1542) sehr häufigen Verschlüsse der rechten Herzkranzarterie zu Rechtsherz-Infarkten führen, die jedoch weitaus seltener sind. Auch zeigten u.a. die Obduktions-Befunde von kriegsgefallenen Soldaten der US-Armee in Korea oft koronare Total-Verschlüsse, die jedoch in keinem einzigen Fall eine Angina pectoris oder einen Herzinfarkt hervorgerufen hatten (1564).

Zitat aus dem abstract von Baroldi & Giuliano 1986 (1422), Übersetzung d.Autors: „Die große Häufigkeit von schweren arteriosklerotischen Mehrgefäß-Verengungen bei Nicht-Herz-Patienten oder gesunden Unfallopfern stellt die direkte kausale Beziehung zwischen Verengung und Angina pectoris in Frage. Sie unterstützt die Sicht, daß die in diesem Fall immer vorhandenen mächtig vergrößerten Kollateral-Gefäße ausreichend kompensieren können, und suggeriert die Folgenlosigkeit von Verschlüssen in bereits vorher stark verengten Arterien, deren Funktion längst durch Kollaterale ersetzt wurde. Von Anzahl und Schweregrad von starken koronaren Verengungen her kann keine Voraussage getroffen werden über Beginn, Verlauf oder Komplikationen der Erkrankung sowie Infarktgröße oder Tod."

Die herkömmliche Sicht der Koronargefäße als sog. Endarterien scheint also tatsächlich fragwürdig zu sein. Die Bedeutung der Verengung der äußeren Herzkranzgefäße wird durch das Kollateral-Netz im Herzmuskel selbst, das körpereigene Bypass-System sozusagen, sicherlich deutlich relativiert, jedoch ist es unzulässig, von rein anatomischen Befunden ohne weiteres auf funktionelle Gesichtspunkte zu schließen, wie es Dr. Kern und andere in idealisierender Form taten (1, 484), siehe die mögliche pathologische Reaktion dieser Gefäße, S. 181 unten, auch wenn sie von Arteriosklerose und Spasmen frei bleiben, da sie keine arterielle Schicht enthalten.

...die Instabilen Plaques...

Auf der anderen Seite hat die Kardiologie die ehemals starre Beschränkung der Sicht auf die hochgradigen koronaren Verengungen, die zu Zeiten des "Heidelberger Tribunals" sicherlich große Angriffsflächen bot, längst aufgegeben (2, 1074-77). Im Mittelpunkt des Interesses stehen heute in den führenden Fachzeitschriften eher die Instabilen

Plaques (1078-85), die in der Koronar-Angiographie nicht als solche entdeckt werden können (1078): arteriosklerotische Veränderungen mit einem weichen Lipidkern und einer mehr oder weniger dünnen Außenschicht als Begrenzung zum Lumen, dem blutführenden Inneren des Gefäßes hin. Sie engen den Durchmesser des Blutgefäßes oft nicht oder nicht besonders stark ein (1077, 1086-93), sollen aber leicht aufbrechen und dann leicht zur Thrombusbildung führen können (1094-95). Ein plötzlicher Verschluß ist bei einem vorher nicht besonders stark eingeengten Gefäß wesentlich problematischer als bei einer hochgradigen Verengung mit weniger Blutfluß-Kapazität, die durch Kollaterale längst kompensiert ist (300-302, 1096). Auf diese Weise könnte eine instabile Angina pectoris mit spontanen Anfällen auch in Ruhe oder ein Herzinfarkt entstehen.

Das Wissen um das Arteriennetz im Herzmuskel und die instabilen Plaques erklärt auch die häufigen Befunde, daß die einem Herzinfarkt zugeordneten Arterien vorher häufig nur wenig verengt waren. Zitat von Ambrose et al. 1988 (1423), einer führenden Arbeitsgruppe, aus dem abstract (Übers.d. Autors): "In dieser retrospektiven Analyse wird die Entwicklung der koronaren Erkrankung zwischen zwei Angiographien bei 38 Patienten beschrieben: 23 Patienten (Gruppe 1) hatten einen Herzinfarkt zwischen den zwei Untersuchungen bekommen und 15 Patienten (Gruppe 2) zeigte einen oder mehrere Totalverschlüsse bei der zweiten Untersuchung, ohne einen Infarkt erlitten zu haben. In Gruppe 1 waren die Arterien im ersten Angiogramm, die den späteren Infarktgebieten zugeordnet waren, durchschnittlich signifikant weniger verengt (48 %) als diejenigen der Gruppe 2, die sich zu einem späteren Totalverschluß entwickelten (74 %). Von den betreffenden Arterien der Gruppe 1 waren nur 5 (22 %) von 23 mehr als zu 70 % verengt; dies war jedoch bei 11 (61 %) von den 18 Verengungen der Gruppe 2 der Fall.

Andere Untersucher kommen zu ähnlichen Ergebnissen:

	Patienten	Verengung der Arterien im ersten Angiogramm
Little at al. 1988 (1424)	29	nur 10 von 29 (34 %) Infarkten im Gebiet der am meisten verengten Arterie 19 von 29 Infarkten (66 %) bei Verengung unter 50 % 26 von 29 Infarkten (90 %) bei Verengung unter 60 % 28 von 29 Infarkten (97 %) bei Verengung unter 70 %
	13	Herzinfarkt ohne Arterien-Verschluß im zweiten Angiogramm, auch hier: 8 von 13 Infarkten (62 %) bei Verengung unter 50 % 13 von 13 Infarkten (100 %) bei Verengung unter 70 %
Giroud et al. 1992 (1426)	92	nur 27 von 92 (29 %) Infarkten im Gebiet der am meisten verengten Arterie 72 von 92 Infarkten (78 %) bei Verengung bis 50 % nur 12 von 92 (13 %) bei Verengung über 70 %

Zu Giroud et al. und Little et al: Es muß berücksichtigt werden, daß nur Patienten ohne Bypass-OP oder Ballon-Dilatation in die Studie einbezogen wurden. Es sind trotzdem bei Giroud et al. vor dem Infarkt bei 34 % der Patienten Verengungen von über 70% vorhanden, die aber nur bei 13 % der Patienten dem späteren Infarkt zugeordnet werden können, was bei Little et al. auch nur bei zwei von dreizehn Patienten der Fall ist. Insgesamt beträgt bei Little et al. die durchschnittlich stärkste Verengung im ersten Angiogramm 71 %, aber die der Infarkt-Arterien nur durchschnittliche 44 %. In dieser Studie fällt weiter auf, daß bei acht Patienten im ersten Angiogramm ein Totalverschluß gefunden wurde, der aber in keinem Fall zu einem Infarkt geführt hatte.

Bei Giroud et al. beträgt die Zeit zwischen dem ersten Angiogramm und dem Infarkt durchschnittlich 26 Monate, sodaß in der Zwischenzeit erhebliche Veränderungen denkbar sind. Auch bei Little et al. beträgt diese Zeitspanne zwar durchschnittlich 24 Monate, aber es gibt keinerlei Zusammenhang zwischen dem Verengungsgrad im ersten Angiogramm und der Zeit bis zum Eintritt des Infarkts. Die drei stärksten Verengungen weisen sogar eine überdurchschnittlich große Zeitspanne bis zum Infarkt auf. Außerdem sind auch von den vier Patienten mit einem Angiogramm nur 3 Wochen vor dem Infarkt die dem Infarkt zugeordneten Arterien nur durchschnittlich verengt, in zwei Fällen sogar nur zu 30 bzw. 32 %, und in drei dieser 4 Fälle ist diese Verengung nicht die stärkste insgesamt.

Brown et al. 1986 (1425) konnten zeigen, daß auch unmittelbar vor bzw. während eines akuten Herzinfarkts der Durchmesser der betroffenen Arterie durchschnittlich nur realativ wenig verengt ist. In 21 von 32 Fällen (66 %) beträgt die Verengung der dem Herzinfarkt zugeordneten und durch Thrombus akut verschlossenen Arterie unter 60 %, in 10 dieser Fälle sogar unter 50 %.

In der Studie von Bogaty et al. 1993 (1427, führende Arbeitsgruppe) hatten die 55 Patienten, die als erstes Symptom ihrer Herzerkrankung direkt einen Herzinfarkt bekamen, weniger erkrankte Gefäße (1,3 pro Patient), koronare Verengungen (2,1 pro Patient) und Verschlüsse (0,6 pro Patient) als die 47 Patienten, die seit Jahren eine stabile Angina pectoris ohne besondere Ereignisse hatten (2,1 bzw. 3,9 bzw. 1,0 pro Patient), was einmal mehr bedeutet, daß man vom Ausmaß der koronaren Verengungen nicht ohne weiteres auf die Herzinfarkt-Gefährdung schließen darf.

Baroldi et al. 2005 (1638) betonen, daß das Konzept der instabilen Plaques zumindest teilweise hypothetisch sei. Es existiere keine einzige Studie, die das Aufreißen eines kleinen Plaques mit Thrombosebildung in einer normalen oder nur gering verengten Arterie nachweisen konnte.

...das therapeutische Versagen...

Die dargestellten Zusammenhänge lassen das therapeutische Versagen verstehen, das auf der Überbetonung der sichtbaren koronaren Verengungen beruht und 1998 im angesehenen "New England Journal of Medicine" thematisiert wurde. Es berichteten Lange & Hillis 1998 (1525) über die Ergebnisse von vier großen Studien mit zusammen über 6400 Patienten mit instabiler Angina pectoris und Herzinfarkt. Eine Gruppe wurde "aggressiv" behandelt, d.h. mit Angiographie und Revaskularisierung (Ballonkatheter mit oder ohne Sténtt oder Bypass) bei jedem Patienten, die andere Gruppe jedoch „konservativ", wobei die eben genannten Maßnahmen nur bei schweren Fällen, mit nachgewiesener Ischämie, angewendet wurden, die Patienten mit komplikationslosem Verlauf ansonsten nur medikamentös (wie die Patienten der Gruppe 1 natürlich auch) versorgt wurden. Zitat aus Lange & Hillis 1998 (1525), S.1838 (Übers.d.Autors): "Mit bemerkenswerter Klarheit und Übereinstimmung zeigten alle vier Studien, daß die routinemäßige Angiographie und Revaskularisierung die Sterblichkeit oder die Anzahl der Re-Infarkte nicht reduziert. In der Tat, in der VANQWISH-Studie an Patienten mit Infarkten ohne Q-Welle" (= nicht transmual, Anm.d.Autors) "führte die aggressive Strategie (die die Autoren "invasiv" nennen) zu einer erhöhten Sterblichkeit in der Klinik, innerhalb eines Monats und eines Jahres."

Ähnlich bescheidene Ergebnisse zeigte die einzige große Studie zu Bypass-OPs an 780 Patienten, die eine bis drei koronare Verengungen über 70 % hatten, und zwar bei milder Angina pectoris oder Beschwerdefreiheit nach Infarkt (CASS 1984, 1527). Die Gruppe der Operierten hatte nach 5 Jahren die gleiche Herzinfarkt- und Sterberate wie die Gruppe der nicht Operierten. Die RITA 2-Studie von 1997 (1556), die die gleiche Thematik bei der Ballon-Dilatation untersuchte, brachte auch kein anderes Ergebnis.

Aus diesen kritischen Sätzen sollte man übrigens nicht schlußfolgern, daß alle Bypässe und Ballon-Dilatationen sinnlos seien. Besonders schwere Fälle (die konkrete Definition der Abgrenzung ist hier gefragt), die in die obigen Studien aus ethischen Gründen nicht miteinbezogen, sondern alle operiert wurden, profitieren durchaus hiervon. Auch führt eine Bypass-OP oft zu spürbarer Beschwerde-Linderung, wobei die Frage ist, worauf dies zurückzuführen ist. Block et al. 1977 (1567) jedenfalls berichten, daß von 23 Patienten, bei denen sämtliche Bypässe innerhalb von 9 Monaten wieder verschlossen waren, dennoch mehr als die Hälfte weiterhin beschwerdefrei oder spürbar erleichtert oder leistungsfähiger als vorher war. Die LeserInnen, die die ersten Kapitel dieses Buches gelesen haben, wissen, mit welchem Mittel man alle Kriterien dieses Abschnitts bedeutend besser, ungefährlicher und kostengünstiger erreichen kann.

...der Koronar-Thrombus: Ursache oder Folge ?...

Die zweite "Kern"-These, die der Koronar-Thromben nicht als Ursache, sondern als Folge des Herzinfarktes, steht ebenfalls nicht ungestützt im Raum. Es gab schon vor dem „Heidelberger Tribunal" eine Reihe von Untersuchungen, die von einer recht geringen Häufigkeit von Thromben bei tödlichen Herzinfarkten berichteten (314-18). Rüttner et al. 1967 (194) hatten Unterlagen aus 244 Pathologischen Instituten aus über 30 Ländern gesichtet, die insgesamt in nur 38 % aller Infarkte von einer Koronarthrombose berichten. Dies wird nach dem Heidelberger Tribunal wiederholt bestätigt (307-312, 453), z.B. von Prof. Doerr 1974 (308) bei über 1000 Obduktionen (20 %) und von Murakami et al. 1998, die mit moderner Methodik eine Quote von 49 % melden (453), Zitat aus dem abstract: "Intracoronary thrombus contributes little to the pathogenesis of average AMI." = "Der koronare Thrombus trägt wenig zur Entwicklung eines durchschnittlichen Herzinfarkts bei." (Übers.d.Autors.) Baroldi et al. 2005 (1637) berichten bei 200 Patienten von 82 Thromben = 41 %. Die Patienten dieser Studie waren nicht mit Revaskularisierung, Wiederbelebung oder Thrombolyse behandelt worden, was eventuell die Ergebnisse hätte verfälschen können.

Die Häufigkeit ist bei Innenschicht-Infarkten - 27 % (310) bzw. 8 % (311) - und bei kleineren Infarkten geringer als bei transmuralen bzw. großen Infarkten (309-311). Baroldi et al. 2005 (1637) finden bei einer Infarktgröße von unter oder gleich 20 % der linken Herzkammer in 25 % der Fälle einen Thrombus; bei über 20 % Infarktgröße in

56 % der Fälle. Darüberhinaus scheinen sie stark zeitabhängig zu sein, Zitat aus der Doktorarbeit von Ute Kreinsen 1971 aus Heidelberg (1582, Doktorvater Prof. Wilhelm Doerr), "Myokardinfarkt aus myozytogenen Ursachen" (= Herzinfarkt aus Ursachen, die im Herzmuskel selbst zu finden sind, "Übersetzung" d. Autors), S. 86: "Lange Zeit glaubte man, laut Definition des Wortes "Infarkt", er würde durch eine Thrombose im zuführenden Gefäß erzeugt. Bei statistischen Untersuchungen aber ergibt sich, daß die Zahl der Thrombosen parallel zu der Überlebenszeit zunimmt." Bei einer kurzen Zeitspanne zwischen Herzinfarkt und Todeseintritt wird von einem geringeren Vorkommen der Thromben berichtet als bei einer längeren Überlebenszeit (305, 308, 312, 314-18). Es gibt allerdings vereinzelt Gegenbeispiele, die keine (304) oder eine gegenläufige Zeitabhängigkeit (303) sehen. Zitat aus einem Brief von Prof. Doerr an Dr.Kern vom 4.6. 1968, verlesen auf dem Heidelberger Tribunal (437): "Es hat sich zeigen lassen, daß, wenn man bei den Todesfällen nach Myokardinfarkt möglichst bald nach Obduktion seziert, dann keine Thrombosen im üblichen Sinne gefunden werden können. Die Häufigkeit sogenannter thrombotischer Koronarverschlüsse wächst mit der Länge der Zeit zwischen erstem Beginn der Infarkt-Nekrobiose und Todeseintritt. Die Thrombose entsteht diskordant an mehreren Stellen gleichzeitig, jedoch wahrscheinlich sekundär, also nicht initiierend verschließend. Letztere Aussage ist ja entscheidend." (Siehe auch (299, 455))

Diese Position wird unterstützt durch die bis auf Prof. Hauss (4, 4a) von der Lehrbuch-Medizin nicht diskutierten Studien von Erhardt et al. 1973 (297-98) und 1976 (296), die nach einem Herzinfarkt radioaktiv markiertes Fibrinogen spritzen, eine Substanz, aus der sich ein Thrombus bildet, und bei den meisten Patienten, die nach dem Infarkt verstarben, die Radioaktivität auch in der Mitte des Thrombus finden, was als Argument für eine Bildung des Thrombus nach dem Infarkt gewertet wird. Moschos et al. 1976 (295) hingegen finden im Tierversuch, daß künstliche erzeugte Thromben noch 18 Stunden später Fibrinogen einlagern können, was die Bedeutung der Befunde von Erhardt relativiert. Die bei Obduktionen gefundene Zeitabhängigkeit der Thromben bleibt jedoch als Argument erhalten. Dazu konnte Wegener 1969 (1580) nachweisen, daß sog. Intimablutungen, also Blutungen der inneren Gefäßwand-Schicht, "durch den Myokardinfarkt selbst und die vorausgegangenen Blutdruckkrisen entstehen" und also Thrombosen, die sich diesen Blutungen auflagern, ebenso nach dem Infarkt entstanden sein müssen.

Es ist bekannt, daß die Thrombosen häufig im Bereich von ausgeprägten Verengungen der Koronargefäße gefunden werden (z. B. 1581). Zitat aus der Doktorarbeit von Ute Kreinsen 1971 (1582) "Myokardinfarkt aus myozytogenen Ursachen" S. 85: "Die Verschlüsse sitzen beim Menschen im Bereich der Stenose. Dies ist erstaunlich, denn gerade an dieser Stelle ist die Strömung beschleunigt..., sodaß die hämodynamischen Faktoren gegen die Ausbildung von Thromben sprechen." Nach einem Infarkt sind diese Faktoren jedoch andere, die dann nicht mehr gegen eine Thrombus-Bildung sprechen. Yun et al. 2004 (1640) sprechen sich für die Möglichkeit einer sekundären Thrombosen-Entstehung nicht nur bei Herzinfarkt, sondern auch u.a. bei Schlaganfall, Lungenembolie und Venenthrombose aus.

Baroldi et al. 2005 (1637) berichten detailliert von verschiedenen Arten der Nekrose von Herzmuskelzellen, die sich histologisch, vom Gewebe-Aufbau her, eindeutig unterscheiden lassen. Dies schließt eine einheitliche Entstehung von akuten koronaren Ereignissen und Nekrosen aus und könnte im Gegenteil eine Hilfe bei der Erforschung der genauen, verschiedenartigen Abläufe sein. Baroldi beklagt, daß, obwohl diese Differenzierung seit Jahrzehnten publiziert wurde, die Europäische Gesellschaft für Kardiologie zusammen mit dem American College of Cardiology die Unterschiede im Jahr 2000 nivelliert und in einer undifferenzierten Definition zusammengefaßt habe (1565). Entscheidend ist, daß die Art von Gewebeveränderungen, die im Tierversuch nach Abschnürung einer Koronar-Arterie entsteht, dem Modell, von dem laut Baroldi fälschlicherweise angenommen wird, daß es dem menschlichen Infarkt entspräche, bei der Obduktion von 200 Herzinfarkt-Opfern in keinem einzige Fall gefunden wurde (1637), ein starkes Indiz dafür, daß der Herzinfarkt des Menschen anders ablaufen könnte als gemeinhin angenommen.

...der einzige „Live-Report" eines Herzinfarkts...

Ein "Live-Report" eines akuten Herzinfarkts, der zufällig während einer Angiographie bei einem 45jährigen Patienten mit instabiler Angina pectoris geschah, wird von Baroldi 1995 (1428, s.auch 1429) berichtet: Der Verschluß einer Koronar-Arterie begann 20 Minuten NACH dem Auftreten von einer S-T-Senkung im EKG, die zuerst ohne weitere subjektive oder klinische Symptome geschah. Zitat von Baroldi 1995 (1428), Seite 4: "Der Blutfluß der linken absteigenden Arterie wurde immer dünner, bis er ganz verschwand. Auch dies führte zu keinen subjektiven, hämodynamischen oder klinischen Veränderungen. Sofortige Einspritzung eines gefäßerweiternden Mittels in die Arterie, gefolgt von Calcium-Antagonisten und Urokinase konnten den Blutfluß nicht wiederherstellen. ...Ca. 90 Min nach den ersten EKG-Veränderungen fühlte der Patient ein geringes Unwohlsein in der Brust. Einer perkutanen transluminalen Angioplastie (Ballonkatheter) gelang dann die Wiederherstellung eines normalen Blutflusses. Paradoxerweise verschlimmerten sich nun die klinische Lage (vermehrte Brustschmerzen und deutliche S-T-Zeichen). Wiederholte Kontrastmittel-Einspritzungen in die betreffende Arterie zeigte das erneute "Verschwinden" der Arterie von ihrem Ende hin zu der Stelle, an der sie vom Hauptast abzweigte. Da eine weitere Angioplastie ihren Zweck verfehlte, wurde der Patient einer Bypass-Operation unterzogen. Zu dieser Zeit war die gesamte Arterie gefüllt mit geronnenem Blut (kein Thrombus) und normal geweitet. Als die Klammer gelöst wurde, weiteten sich sowohl die Arterie als auch der Bypass, aber der Flow-Meter zeigte Null Blutfluß an. ...Der Patient bekam einen großen (antero-lateral-septalen) Infarkt." Zitat S. 6: "Alle therapeutischen Maßnahmen und klinischen Daten konnten offensichtlich die Beteiligung eines Spasmus oder Thrombus... ausschließen. Der angiographisch dokumentierte "Verschluß", der sich vom distalen Ende der Arterie hin zu ihrem Ursprung am Hauptast (und nicht nur bis zu vorher sichtbaren Verengungen)... zeigte deutlich, daß der Blutfluss-Stop verursacht wurde durch eine Blockade in der Herzwand selbst. — ... Ein einziger Fall ist eben nur einer. Aber, ist dieser Fall der einzige eines akuten Herzinfarkts, dessen Ablauf der Ereignisse dokumentiert wurde, ergeben sich daraus berechtigte Fragen und Bemerkungen. Die erste Frage ist, wieviele der insgesamt beobachteten ...Verschlüsse ebenfalls Pseudo-Verschlüsse sind. ..." Zitat S. 5: „Soweit ich weiß, ist dies der einzige Fall in der gesamten Literatur in dem mehrere Ereignisse beobachtbar waren. Er mag helfen, die Reihenfolge der pathologischen Mechanismen ... zu verstehen.

Baroldi et al. 2005 (1638) berichten, daß dieser Patient später einer Herztranplantation unterzogen wurde, sodaß sein Herz untersucht werden konnte. Er hatte eine große Infarktnarbe, die genau mit dem Areal übereinstimmte, das vor dem Eintreten des Infarktes eine Bewegungsstörung gezeigt hatte.

Zitat Baroldi 1995 (1428), S. 8 (Übers.d.Autors): "Ursache und Pathogenese des akuten koronaren Syndroms und der ischämischen Herzkrankheit sind immer noch hypothetisch. Die folgenden Beobachtungen unterstützen eine konträre Sicht (1430-31): Der koronare Thrombus..., dessen Häufigkeit wenig, wenn überhaupt eine Bedeutung hat. Tatsächlich – ungeachtet einiger unbewiesenen angiographischen Daten – bildet sich ein Thrombus meist an schweren Verengungen, die längst „gebypasst" wurden von funktionierenden Kollateralen (1431). Deswegen könnte man vermuten, daß Blutungen, Einreißen von Plaques oder ein Thrombus (bei kleinen Plaques nie beobachtet) sekundäre Ereignisse in Folge eines Infarkts sein könnten. In dem oben berichteten Fall ging der Infarkt mit einer Blockade des intramuralen Blutflusses einher (in der Herzwand selbst), nicht wegen einer Embolie oder eines „no reflow"-Phänomens, und auch wahrscheinlich nicht wegen eines intramuralen Gefäß-Spasmus, sondern wahrscheinlich wegen einer Kompression der Gefäße von außen ...durch hohen Druck in der Herzkammer. Dieser Blutfluß-Stopp in der Herzwand führte zu einer ebensolchen Stase in der dem Infarktgebiet zugehörigen Arterie. Wenn dies in einem Gefäß mit schweren atheromathischen und durchbluteten Plaques geschieht, kann eine Blutung und evtl. ein Spasmus zu einem sekundären Einreißen und einer Thrombusbildung führen (1431). Klinische oder experimentelle Angioplastien führen hingegen nicht zu einer Thrombose oder Embolie trotz Verletzung der Gefäßwand." Baroldi 1995 (1428) und Baroldi et al. 2005 (1638) vermuten, daß die koronare Arteriosklerose und Plaquebildung in den äußeren Koronargefäßen durch den eben beschriebenen sekundären Blutrückstau verstärkt wird, wegen des erhöhten Drucks und stärkeren Zusammenpralls mit dem anfließenden Blut, was ungünstige Impulse auf die Arterienwand hervorruft, sowie neurogener Kontrolle der Arterienwand. Zitat von Sroka 2004 (1414), Zeitschrift für Kardiologie S. 777: "Als Ergebnis einer solchen Ischämie kann es zu sekundären Gefäßschäden im Koronarsystem kommen. Der plötzliche Anstieg des peripheren Gefäßwiderstands, der mit der Ischämie einhergeht, führt zum abrupten Druckanstieg in der zuführenden Arterie. In diesem Fall können Einrisse der Innen-schicht oder der Plaques auftreten, was dann Thrombose- und Verschluß-Prozesse in Gang setzt."

Baroldi 1998 (1421) berichtet übrigens, daß nur bei Koronarkranken infiltrierende weiße Blutkörperchen an Nerven in der Nähe von Instabilen Plaques beobachtet wurden, die eine wichtige Rolle bei der Auslösung von regionalen Störungen der Herzarbeit oder Gefäß-Spasmen spielen könnten.

...die extreme Sonderstellung der linken Herzkammer...

Die Innenschicht der linken Herzkammer ist sowieso schon in einer physiologisch grenzwertigen Situation: Sie muß von allen Geweben des Körpers und auch des Herzmuskels am meisten arbeiten, mit höchstem Stoffwechsel-Umsatz, und ist doch in schwierigster Versorgungslage am Ende der Herzarterien angesiedelt. Entscheidend ist, daß bei jedem Herzschlag, der Systole, das Gewebe der linken Herzkammer fünfmal so stark wie dasjenige der rechten Herzkammer komprimiert wird, sodaß alles Blut in der Herzwand selbst, was noch nicht die Kapillaren durchflossen hat, wieder nach rückwärts, wie aus einem Schwamm, herausgepreßt wird. Die Versorgung mit Nährstoffen und der Abtransport der meist sauren Endprodukte kann also nur zwischen zwei Herzschlägen, der Diastole, stattfinden, wobei die Innenschicht zuletzt vom Blutstrom erreicht wird und nur eine extrem kurze Zeitspanne für den Stoffaustausch übrig bleibt (in Ruhe 0,2 - 0,3 Sekunden pro Herzschlag). Deswegen ist diese Region sowieso schon saurer als jede andere im Körper (1, 1582) und reagiert sensibel auf Prozesse, wie sie im Unterkapitel "Milchsäure ohne Sauerstoffmangel" weiter unten beschrieben werden. Die Aktivität der Natrium-Kalium-Pumpen ist in der Innenschicht um 50 % geringer als in der Außenschicht, und der Zellgehalt an Natrium ist dementsprechend höher (1642).

Bei schnellem Herzschlag (Tachykardie) verschärft sich die Situation verständlicherweise noch (Versorgungszeitraum nur noch 0,1 – 0,15 Sekunden). Zu dem offensichtlichen Zeitfaktor kommt bei Herzmuskel-Erkrankungen (Hypertrophien und Kardiomyopathien) eine verlängerte Kapillarstrecke und ein verringerter Kapillar-Durchmesser erschwerend hinzu, was zur Reduzierung des Blutflusses führt (1538-40) und beim vergrößerten Herzen (recht häufig bei Herzinfarkt-Patienten) eine verlängerte Transitstrecke jenseits der Kapillaren, also im Bindegewebe und innerhalb der verdickten Herzmuskelzellen.

Diese besondere Situation der linken Herzkammer ist die Ursache dafür, daß Herzinfarkte in der Regel nur hier vorkommen. Zitat aus W.Rothmund: "Über die Entstehung der essentiellen Hypertonie" (1585), Seite 25: "Daher haben Generationen von Pathologen die Linksinnenschicht selektiv auch dann von Nekrose-Herden durchsetzt gefunden, wenn der Träger nicht aus kardialer Ursache verstarb. Diese Anfälligkeit gegen... Toxine und Stoffwechsel-Anomalien geht soweit, daß keine Viruskrankheit, kein Diabetes, ja kaum eine Fokalstörung (Bakterien-Infektion, Anm.d.Autors) hier folgenlos bleibt.

Der systolische plötzliche Rückstrom in die äußeren Koronargefäße und sein Aufprallen mit dem Vorwärtsstrom von der Aorta her bedeutet für die betreffenden Arterien eine große Belastung (Ausbeulung, "Walkung") und ist wesentlich mitbestimmend für die so häufige Entstehung von Arteriosklerose und Verengungen gerade hier (1400). Denkbar ist, daß pathologische Prozesse im Herzmuskel (z.B. Tachykardie) den Blutrückfluß beeinflussen und somit die Entstehung der koronaren Verengung verursachen könnten.

...die Erklärung des essentiellen Bluthochdrucks...

Eine Krankheit wird "essentiell" genannt (oder "idiopathisch"), wenn sie "ohne erkennbare Ursache entstanden" ist (laut Pschyrembel, dem bedeutendsten Medizinlexikon). Es wird geschätzt, daß 90 % der Fälle von Bluthochdruck als „essentiell" anzusehen sind (1661). Es gibt jedoch eine schlüssige Erklärung für die essentielle Hypertonie, die im engen Zusammenhang mit der eben skizzierten Sonderstellung der linken Herzkammer-Innenschicht steht (wobei andere mögliche Erklärungen natürlich nicht ausgeschlossen werden sollen), Zitat aus W.Rothmund: "Über die Entstehung der essentiellen Hypertonie" (1585), Seite 22: "Die essentielle Hypertonie ist auch im Anfangsstadium mit einer, wenn auch nur leisen, kardialen Symptomatik verbunden. Ohne Linksherz-

Beschwerden, ohne diskrete EKG-Veränderungen keine essentielle Hypertonie ...Stets beginnt die essentielle Hypertonie mit dem Anstieg des diastolischen Drucks, die systolische Drucksteigerung folgt nach." (Bestätigung in Aeschbacher et al. 2001 (1587) und Pitzalis et al. 1999 (1588))

Vom Autor aus Verständnis-Gründen leicht verändertes (Fremdwort-entschärftes) Zitat S. 25: "Es entspricht den überall im Organismus vorhandenen... Regelsystemen, daß auch dem verletzlichen Linksmyokard im Schadensfall ein Ausgleich, eine Kompensation zur Verfügung steht. Doch die einzige Selbsthilfe besteht darin, das Nährmaterial in den Koronar-Arterien unter angehobenem (diastolischen) Druck beschleunigt in die Schädigungs-Areale des Herzens zu drücken. Als Selbsthilfe verwehrt ist dagegen dem Herzen, die Ernährungszeit entsprechend dem jeweiligen Schädigungsgrad zu verlängern, d.h. mit langsamem Herzschlag zu arbeiten. Hier bleibt das Pumpsystem Befehlsempfänger, abhängig von den Regulations-Zentren, die nach Bedarf der Organe die zu befördernde Blutmenge und damit die Pulsfrequenz bestimmen. Die diastolische Drucksteigerung wird so als biologisch sinnvoll verständlich. Aber wie jede andere Kompensations-Maßnahme ist diese Druckerhöhung ein unvollkommener Ersatz für den besseren Normalzustand. Der Nachteil liegt im... Rückgang des Minutenvolumens." Erklärung: Da bei gleichbleibender Schlagkraft des Herzens jetzt weniger Blut gegen den erhöhten diastolischen Blutdruck ausgeworfen werden kann, muß das Herz seine Schlagkraft und damit den systolischen Blutdruck erhöhen, um die vom Körper benötigte Menge des Blutflusses (Minutenvolumen) zu gewährleisten. Bei jeder unbehandelten essentiellen Hypertonie muß daher bald die systolische Drucksteigerung nachfolgen.

Zitat aus Berthold Kern: Der Myokardinfarkt (1), Seite 125: "Die Erhöhung des diastolischen Durchblutungsdrucks... verlangt einen Anstieg auch des systolischen Drucks, was für Schlag- und Minutenvolumen nötig ist. Erfahrungsgemäß bleibt die Relation zwischen systolischem und diastolischem Blutdruck dabei meist ungefähr erhalten. Sind die Arterien gut elastisch, was gewöhnlich mit einer 3:2-Relation einhergeht, so steigt der Druck z.B. von vorher 120/80 auf 150/100, 165/110 oder mehr. Bei altersstarren Arterien mit ihrer 2:1-Relation steigt der Druck z.B. von vorher 160/80 auf 200/100, 220/110 oder mehr." Zitat S. 123: "War der Druck vorher normal, so entsteht damit eine rein kardiogene Hypertonie. Bestand schon vorher eine Hypertonie, so überlagert sich ihr eine kardiogene Zusatz-Komponente, der Druck ist dann höher als die vorherige nicht kardiale Basis-Hypertonie."

Zitat aus W.Rothmund: "Über die Entstehung der essentiellen Hypertonie (e.H.)" (1585), Seite 25: "Von nun an wird die linke Herzkammer in einem Maße beansprucht, für das sie nicht gebaut ist. Zwangsläufige Folge ist die Links-Hypertrophie. ...Die Hypertrophie ist links ...ein Schädigungsfaktor für die Myokardfasern, im volldurchbluteten rechten Herzen dagegen weitgehend nicht. Denn nun werden die Diffusionsoberflächen der Fasern nach der bekannten mathematischen Relation zwischen Inhalt und Oberfläche eines Zylinders zu klein. Die Transitstrecken zu den verdickten Muskelzylindern und von dort ins Faserzentrum werden zu lang, um links in der Zeiteinheit der kurzen Diastolen-Dauer noch eine ausreichende Ernährung zu sichern. Aus der unvermeidlichen Links-Hypertrophie resultieren zusätzliche ...Schäden, die unter wachsender Druckanforderung bis zur... Nekrotisierung vom Faserzentrum her fortschreitet und die

Innenschicht zunehmend in ein Narbenbeet verwandelt (1589). Im Zuge solcher Entwikklung wird die Verbesserung der Ernährung durch weiteren diastolischen Druckzuwachs dringlicher. Und so überschneiden sich die beiden Regelkreise – Aufrechterhaltung eines ausreichenden Minutenvolumens einerseits, Erhaltung der Struktur und Funktionstüchtigkeit in der Linksinnen-Schicht andererseits - ...unaufhörlich." Auch benannt als Teufelskreis. - Zur Therapie mit Strophanthin, welches nicht nur symptomatisch auf die Arterien wirkt, sondern auch kausal auf das Herz, siehe Kap. A 4).

...die Selbstzerstörung der Herzmuskelzellen als Kettenreaktion...

Der Herzinfarkt bzw. die Herzmuskel-Nekrose soll laut Dr.Kern und Prof. Ardenne durch zelleigene Enzyme ausgelöst werden, die durch den steigenden Säure-Grad aus sog. Lysosomen im Zellinneren freigesetzt würden und dann die Selbstzerstörung der Zelle bewirken. Zitat aus Kreinsen 1971 (1582), S.94: "Jedes Lysosom, ein Tröpfchen stark ätzender Flüssigkeit, besteht aus ungefähr 40 Enzymen, durchweg Hydrolasen. Die sehr dünne Membran ... stellt aber nach De Duve 1970 (1583) einen sehr verwundbaren Bezirk der Zelle dar." Die Zelle verdaut sich quasi selbst, und durch die freiwerdenden Lysosomen-Enzyme und Toxine werden die Nachbarzellen mit angegriffen. Es entsteht ein "Nekrose-Kleinherd der Linksinnen-Schichten", wobei die Herdgröße 5-25 Myokardzellen (Volumen weniger als $0,1 \text{ mm}^3$) betragen soll. Eine Nekrotisierung grosser Bereiche, ein sog. "Infarkt", soll in Abhängigkeit des pH-Werts des umliegenden Gewebes in einer Art Kettenreaktion ablaufen (122). Dies wurde auf dem "Heidelberger Tribunal" (siehe Kap. C 2) mit überzeugter Vehemenz abgelehnt, weil es in Herzmuskel-Zellen angeblich keine Lysosomen oder nicht genügend von ihnen gebe. Am 11.3. 1974 rief Prof. Doerr Prof. von Ardenne an (502), um ihm mitzuteilen, sein Assistent Iwata habe soeben Lysosomen im Herzmuskelgewebe in so ausreichender Menge gefunden, wie man es bisher nicht gesehen hatte (308). In Folge wurde die Existenz der Lysosomen im Herzmuskel wiederholt bestätigt, z.B. von Yamamoto et al. 2000 (292). Natürlich ist dies nicht als Bestätigung des hypothetischen Herzinfarkt-Ablaufs insgesamt zu sehen. Prof. Dohrmann jedenfalls erzielte bei akutem Herzinfarkt mit Strophanthin plus Cortison, letzteres zur Stabilisierung der Lysosomen-Membranen, die europaweit (und wahrscheinlich weltweit) besten Herzinfarkt-Überlebensraten (siehe S. 9/10).

...die Rolle der Lyphgefäße...

Nach Kreinsen 1971 (1582) spricht ein weiteres Phänomen für die Beteiligung des Herzmuskels am "Infarkt", Zitat S. 96: "Die austretenden Enzyme der absterbenden und abgestorbenen Myokardzellen reichern sich in ...der Lymphe an. Sie gelangen auf dem Lymphweg, rhythmisch nach außen gepreßt, in die Mittel- und Außenschichten des linksventrikulären Myokards" (der linken Herzkammer, Anm.d.Autors) "Es kommt zur toxischen Verquellung der Lymphbahnen, zu Lymphödem, mit ...Konzentrationszunahme der Enzyme..." In diesem Bereich werden auch die Blutgefäße, besonders die Kapillaren ...verquollen, nekrotisch und evtl. thrombotisch verschlossen. ...Ruszynak et al. (1584) haben bereits im Jahre 1957 durch Lymphstau allein eine Nekrotisierung des Myokards erreicht. ...Bei Unterbindung der vom Herzen abführenden Lymphgefäße kommt es zu charakteristischen Veränderungen ...die gleichen, die bei der Hypoxämie" (Sauerstoffmangel, Anm.d.Autors) "gefunden werden... Bei Lymphbahn-Unterbindungen zeigen sich immer histologische Veränderungen" oder EKG-Abweichungen. Bei Unterbindung eines Astes der Arteria coronaria geschieht es nicht in allen Fällen."

Zitat Kreinsen 1971 (1582), S.97: "Auch die Links-Spezifität des Herzinfarktes findet nach den Untersuchungen des Lymphbahnverlaufes am Herzen durch Ruszynak et al. 1957 (1584) eine weitere bestätigende Erklärung." Es folgen detaillierte Erörterungen des Lymphbahnverlaufes, die hier jedoch nicht wiedergegeben werden. Nur soviel, daß bei gewissen Stauungserscheinungen die Lymphbahn-Klappen insuffizient werden könnten und dann einen Rückfluß in Bereiche der rechten Herzkammer erlaubten, die auf diese Weise auch zum Absterben gebracht werden könnten. Ob es neuere Studien hierzu gibt, ist dem Autor nicht bekannt.

...Milchsäure ohne Sauerstoffmangel...

Dr. Kern und Prof. v. Ardenne hatten die zugrundeliegenden Stoffwechsel-Vorgänge in den Herzmuskelzellen, die dann ohne Sauerstoffmangel zur Milchsäure-Bildung führen sollten, nie näher definiert. Doch es lassen sich eine Menge Puzzle-Stücke finden, die insbesondere mit dem oben bereits Dargestellten ein in sich schlüssiges (vorerst noch) spekulatives Gesamt-Bild ergeben. Dieses soll nicht in Konkurrenz treten zur herrschenden medizinischen Auffassung, sondern eine komplementäre Ursache darstellen, wobei die Gewichtung der Faktoren zukünftiger Forschung vorbehalten bleibt.

Die Überstimulation des sympathischen Nervensystems (Sympathikus) ist längst eine anerkannte Ursache bei Herzinfarkt, Angina pectoris (1432-33) und Herzinsuffizienz (1433-34), siehe auch den umfangreichen Gebrauch von Beta-Rezeptorenblockern. Sie führt zu massivem Abbau von Glykogen zu Glukose und Fetten zu Fettsäuren, zur erhöhten Glukose-Aufnahme in die Herzmuskel-Zellen und Glukose-Oxidation, jedoch nur zu geringem Anstieg der Fettsäure-Oxidation (1435-37). Die ersten Abbau-Schritte von Glukose bis hin zur sog. Brenztraubensäure (= Pyruvat) sind generell noch keine Oxidationsvorgänge. Erst der nächste der darauffolgenden Schritte verbraucht Sauerstoff und findet in den Mitochondrien der Zelle statt. Nun ist folgendes Szenario denkbar: Das Angebot von Pyruvat an die Mitochondrien übersteigt deren Kapazität, dieses zu oxidieren, woraufhin sich das im Zellraum anstauende Pyruvat automatisch durch Gärung in Laktat (Milchsäure) umwandelt. Dieser Abbauweg ist der gleiche, der von der Zelle als Notlösung auch bei Sauerstoff-Mangel beschritten wird (anaerobe Glykolyse), nur daß in diesem Fall aureichend Sauerstoff zur Verfügung steht, da vorerst noch keine Ischämie vorliegt.

Die jeweilige Ausgangsposition hat Auswirkungen auf das mengenmäßige Verhältnis der beiden Substanzen. Im Fall des Sauerstoffmangels findet sich viel Laktat und nur noch wenig Pyruvat, weil die Zelle die Milchsäure-Gärung dringend zur Energie-Erzeugung benötigt (aktiver Prozeß), während ohne Sauerstoffmangel umgekehrt relativ viel Pyruvat und wenig Laktat vorhanden ist, da letzteres nur passiv als Gleichgewichts-Reaktion entsteht. Es kann also von diesem sog. Pyruvat / Laktat-Quotienten auf die Stoffwechsel-Lage zurückgeschlossen werden. So findet sich bei experimenteller Ischämie in Tierversuchen ein niedriger Pyruvat / Laktat-Quotient, in den einschlägigen Untersuchungen an Angina pectoris-Patienten wurden jeoch stets hohe Pyruvat /

Laktat-Quotienten gefunden (1438-42). Diese Studien fanden hauptsächlich nur in den 1960er Jahren statt, bis sie ab 1972 eingestellt wurden, möglicherweise da sie nicht die "passenden" Resultate erzielten. – Bei Patienten mit instabiler Angina pectoris ist die Glukose-Nutzung im Herzmuskel im Verhältnis zu anderen Brennstoffen erhöht, auch wenn akut keine klinischen Symptome oder Ischämie-Zeichen im EKG oder Szintigramm vorliegen (1443), und bei Patienten mit akuter Angina pectoris ist sie nicht nur in den ischämischen, sondern in allen Regionen des Herzmuskels erhöht (1444).

Nicht nur die bei ausreichendem Vorhandensein von Sauerstoff entstehende Milchsäure, sondern auch die unverbrannten Freien Fettsäuren führen zur Säurebelastung des Herzmuskels, besonders der Innenschichten der linken Herzkammer.

Die Natrium-Kalium-Pumpen werden nicht nur durch Säuren, sondern auch durch Freie Radikale gehemmt, die von weißen Blutkörperchen und dem Arterien-Innenschicht sowie auch von den Mitochondrien der Herzmuskelzellen (1445-47) gebildet werden. Die Hemmung der Na-K-Pumpen der Erythrozyten könnte zu den bereits auf S. 53 u. 182 beschriebenen Mikrozirkulations-Störungen führen. Hierdurch könnte eine sekundäre Ischämie entstehen, die dann natürlich einen Sauerstoffmangel mit der resultierenden, bekannten Laktat-Produktion hervorruft. Dieses differenziert zu erforschen, dürfte schwierig, aber hochinteressant sein. Die Säurebelastung führt auch zu einer Abnahme der Schlagkraft (1448-49) mit folgender Überdehnung und Druckzunahme im Gewebe der Herzwand (1226, 1450). Beides, Verlust an Beweglichkeit sowohl der Erythrozyten als auch der Herzwand, würden dann einen Rückstau des Blutes ins äußere Koronargefäß-System bewirken.

Bei der Sepsis hat der Paradigmenwechsel bereits stattgefunden. Hier hat sich Sicht einer Laktat-Produktion bei ausreichender Sauerstoff-Versorgung durchgesetzt, siehe S. 220. Diese Verhältnisse wurden schon 1967 von Prof. Keul auch im Skelett-Muskel beobachtet (1451-52), der Laktat nicht aus Sauerstoff-Mangel produziert, sondern um kurzfristig maximale zusätzliche Energie bereitzustellen.

Wie gesagt, soll hiermit keine der heute akzeptierten medizinischen Positionen widerlegt werden, sondern nur ein möglicher zusätzlicher Mechanismus aufgezeigt werden.

...der entscheidende Funktions-Verlust des Parasympathikus...

Unter physiologischen Bedingungen halten sich die beiden Teile des vegetativen Nervensystems gegenseitig in Balance. So führt die starke Stimulation des Sympathikus ab einer gewissen Schwelle zur Aktivierung seines Gegenpols, des Parasympathikus, der dann seinen Neurotransmitter Acetylcholin vermehrt bildet und bewirkt, daß die Bildung von Noradrenalin, dem Neurotransmitter des Sympathikus, vermindert wird (1453-54). Acetylcholin zusammen mit einer ausreichenden NO-Bildung (Stickoxid) führen in den Zellen dazu, daß nicht mehr das den Glukose-Stoffwechsel fördernde cAMP, sondern cGMP vorherrscht, das das Gegenteil bewirkt (1455).

Im Herz des Angina pectoris-Kranken ist das vegetative Gleichgewicht jedoch schwer gestört, wie umfangreiche Messungen mit der sog. HRV-Methode (heart rate variability = Herzfrequenz-Variabilität) belegen. Dieser liegt zugrunde, daß bei Gesunden die zeitlichen Abstände zwischen den Herzschlägen nie genau gleich sind, sondern variabel; ein Verlust des vagalen Einflusses führt zu ihrer stereotypen Annäherung (Maschinentakt). Die Aktivität des Vagus ist in den Minuten vor einer Ischämie deutlich vermindert, z.T. sogar auf nahezu Null (899-907, auch 1257). Dies führt zu einer katapultartigen, exzessiven Überstimulation des Sympathikus. Der akute Rückgang der vagalen Präsenz vor dem Beginn einer Ischämie geschieht unabhängig von koronaren Verengungen (1456-59). Eine Steigerung der Sympathikus-Aktivität allein führt meist nicht zur Ischämie (1460).

Zitat Sroka 2004 (1414), S. 769 (Übers.d.Autors): "Es erwies sich, daß der Rückgang der vagalen Herztätigkeit vor einer Ausprägung der Koronaren Herztätigkeit die Wahrscheinlichkeit des Beginns der Erkrankung in den folgenden Jahren voraussagen konnte (1461)." Nach Sroka 2004 (1414) ist das Ausmaß der vagalen Schwäche für die Schwere und den Verlauf der instabilen Angina pectoris bestimmend. Eine Zunahme der vagalen Aktivität führte zu klinischen Verbesserungen (1462). Zitat Sroka 2004 (1414), S. 772 (Übers.d.Autors): "Laut vielzähliger Studien war das Ausmaß der vagalen Schwäche in der frühen Nachinfarkt-Phase der stärkste Risiko-Faktor für einen Herztod in den nächsten Jahren (1463-70). (Bestätigung in (1521), Anm.d.Autors)

...Bis vor ca. 30 Jahren hieß es, vagale Nerven kämen nur in den Vorhöfen des Herzens vor. Das konnte seitdem widerlegt werden. Die Dichte der vagalen Nerven in den Herzkammern beträgt 1/5 derjenigen in den Vorhöfen. Ein auffälliges Merkmal liegt in der Verbindung zwischen der vagalen Nervenfaser und der Herzmuskel-Zelle. Hier gibt es keine typischen Synapsen, sondern die vagale Faser entläßt ihr Acetylcholin in den Zwischenzellraum, was nun über Distanzen von mehreren 10 Mikrometern diffundiert und Zellen in einem relativ großen Areal erreichen kann. Dies wurde zuerst 1958 beschrieben (1471) .... Das parasympathische Nervensystem ... versorgt so alle Herzzellen. Deren vagale Rezeptoren sind über die gesamte Zelloberfläche verteilt (1472)." Dieses Wissen scheint sich allerdings immer noch nicht überall "herumgesprochen" zu haben.

Bei einer Herztransplantation, bei der ja sämtliche Nerven-Verbindungen durchtrennt werden, fehlt der vagale Einfluß komplett; der Sympathikus jedoch wirkt weiterhin über Adrenalin und Noradrenalin im Blut. Es kommt zu einer exzessiven Laktat-Produktion, trotz exzellenter Durchblutung und Sauerstoff-Versorgung (1473-75). Zitat Sroka 2004 (1414), S.771 (Übers.d.Autors): "Nach dem heutigen Stand des Wissens, das durch die HRV-Analyse ermittelt werden konnte, werden ca. ¾ der kardialen Ischämien durch das autonome Nervensystem gesteuert."

Die Herzfrequenz-Variabilität ist höher bei Frauen, besonders vor den Wechseljahren, niedriger im Winter und bei körperlichem und seelischem Streß, einer sitzenden Lebensweise und Rauchen, während körperliche Bewegung den vagalen Tonus stärkt. Zitat Sroka 2004 (1414), S.777 (Übers.d.Autors): "HRV-Analysen zeigten, daß eine lebendige Emotionalität und ebensolche Beziehungen, besonders während der Kindheit, entscheidend wichtig sind für die Entwicklung einer starken vagalen Aktivität. Erlaubte Gefühle, emotionale Expressivität und Beziehungsfähigkeit stärken den Vagus. Die Unterdrückung von Gefühlen und Affekten sowie eine mangelnde Beziehungsfähigkeit schwächen die parasympathische Aktivität bereits während der Kindheit... Psychologische Prozesse beeinflussen anscheinend die vagale Potenz in hohem Maß. Durch die

HRV-Analyse ist es heute bewiesen, daß die parasympathische Aktivität ein integraler Bestandteil der psycho-sozialen Entwicklung des Menschen ist (1476). ...Berührungen (1477), Sex (1478) und Liebe (1478) stimulieren die vagale Herzaktivität.

...zuwenig Vitamine und Mineralien und zuviel Eiweiß...

Auch Vitamin B1 (synonym: A*neur*in) ist ein Neurotransmitter des Vagus. Darüberhinaus ist die Acetylcholin-Synthese Vit. B1-abhängig, ebenso der Glukose-Abbau: Vit. B1 ist ein Molekül-Teil des Enzyms alpha-Carboxylase I, das für die Oxidation von Pyruvat zuständig ist (532). Ohne Vit. B1 ist also nur die anaerobe Glykolyse (Milchsäure-Gärung) möglich. Es wird geschätzt, daß die durchschnittliche Bevölkerung der westlichen Welt, die sich ohne Vollwertkost ernährt, einen Mangel an u.a. Vit. B1 aufweist, wegen des flächendeckenden Konsums von sog. isolierten Kohlehydraten (weißes Mehl und Zucker). Weißes Mehl enthält nur noch 17 % Vit. B1 im Vergleich zum Vollkorn-Getreide, Zucker gar keine Vitamine und Mineralien, verbraucht aber etliche. Diese theoretischen Überlegungen finden eine Bestätigung in der Studie von Vinogradov et al. 1991 (1536), in der Vitamin B1 die Größe von Herzinfarkten bei Ratten verkleinerte, und der Studie von Klevay 2000 (1612), die einen positiven Einfluß von Vollkorn-Getreide auf die Koronare Herzkrankheit zeigt. Wohl et al. 1953 (1494) geben 35 Herzinsuffizienz-Patienten und 17 gesunde Kontrollpersonen 0,35 mg Vit. B1 (empfohlene tägliche Mindesteinnahme = 1 - 1,4 mg) und stellen fest, daß die Kontrollpersonen wesentlich mehr Vit. B1 mit dem Urin wieder ausscheiden als die Herzkranken, was als eindeutiger Hinweis auf einen Vitaminmangel an B1 gewertet wird, da die Herzkranken anscheinend ihre Vitamin-Depots auffüllen mußten.

Einige aktuelle Studien entdecken den Aspekt der Koronaren Herzkrankheit als Mangelerkrankung neu: Klevay 2004 (1532), Vrentzos et al. 2004 (1533), McCully 2004 (1534) und Jonasson et al. 2005 (1535) berichten, daß der Homocystein-Spiegel, ein mittlerweile anerkannter (von Eisen abhängiger (1664) Risiko-Faktor des Herzinfarkts (1481), durch die Einnahme von Kupfer, Folsäure, Vitamin B6 und B12 u.a. deutlich gesenkt werden kann. Zitat Klevay 2004 (1532), S.877 (Übers.d.Autors): "Die fortwährende Überbetonung des Fett-Stoffwechsels beruht auf der Negierung von wichtigen Daten und der Unaufmerksamkeit in Bezug auf Details. ...Homocystein könnte ein exzellenter Fokus für einen Paradigmen-Wechsel hin zu Herzkrankheiten als Mangelerscheinung werden." Klevay 1987 und 2004 (1416, 1532) berichtet, daß ein Mangel an Kupfer im Gegensatz zu jedem anderen Nahrungs-Bestandteil eine ganze Reihe von Symptomen hervorrufen kann, die denjenigen der Koronaren Herzkrankheit sehr ähnlich sind: z.B. erhöhte Spiegel an Homocystein, Harnsäure und Cholesterin, Bluthochdruck, Glukose-Intoleranz und EKG-Veränderungen. Insgesamt sind über 80 anatomische, biochemische und physiologische Übereinstimmungen zwischen experimentellem Kupfermangel bei Tieren und der koronaren Herzkrankheit gefunden worden (1532). Kupfermangel führt zu vermehrtem oxidativen Stress durch Freie Radikale (1532).

Allerdings gibt es noch keine Langzeit-Studien zu Herzinfarkt-Patienten mit Kupfer-Einnahme außer einer Beobachtung von Spencer 1979 (1610), daß 3 Patienten mit langjährigen Herz-Rhythmus-Störungen, die koronarem Einfluß zugeschrieben wurden, nach 4 mg Kupfer (als Gluconat) täglich verschwanden. Die Einnahme von Kupfer senkte den Homocystein-Spiegel in gesunden Versuchspersonen (1613). Studien, die einen positiven Einfluß der Ernährung zeigten und hauptsächlich auf den Fettstoffwechsel zielten, könnten den verborgenen, unberücksichtigten Faktor Kupfer (und andere Vitalstoffe) enthalten haben. Im Tierversuch löst verfüttertes Cholesterin, das zur Entstehung von Arteriosklerose führt, einen Kupfermangel aus (1610). Gleichzeitig verfüttertes Kupfer verhindert die Arteriosklerose (1611). Einige unverstandene Phänomene bei Herzinfarkt-Patienten können mit dem Kupfer-Stoffwechsel erklärt werden, z.B. der statistische Zusammenhang zwischen Harnsäure-Spiegel und Bluthochdruck, Cholesterin-Spiegel oder Glukose-Intoleranz.

Möglicherweise spielt Eisen auch eine andere Rolle als nur ein wertvolles Spurenelement zu sein: Es ist der Starter / Katalysator für die Freien Radikale, und eine der Ursachen für das geringere Herzinfarkt-Risiko für Frauen scheint die Monatsblutung zu sein, mit der sie "regelmäßig" überschüssiges Eisen ausscheiden (1608-09). Es scheinen bei Männern sogar schon Eisenwerte ein Herzinfarkt-Risikofaktor zu sein, die offiziell (noch) empfohlen werden (1663-64). Dazu führt ein Zuviel an Eisen zu Kupfermangel (1532). Letzterer hat bei Frauen möglicherweise weniger Folgen: Von männlichen Ratten, bei denen durch Verfütterung von Fruchtzucker ein schwerer Kupfermangel erzeugt wurde, waren nach 8 Wochen 40 % tot, jedoch kein einziges der weiblichen Tiere, die auch mit weniger Herzvergrößerung und Cholesterinspiegel-Erhöhung reagierten.

Der Titel einer jüngsten Studie von Eby & Halcomb 2006 sagt alles: "High dose zinc to terminate angina pectoris" (1653) = "Hochdosiertes Zink beendet die Angina pectoris". Die Gabe von Zink führte zur Verminderung von Angina pectoris-Symptomen bei 16 Patienten, von denen 12 auf die Therapie ansprachen. Bei einem Patienten verschwand seine Angina pectoris, die er mit einem Nitropräparat seit 15 Jahren kaum kontrollieren konnte, innerhalb von 5 Tagen, mitsamt dem Bluthochdruck. Er konnte danach zum ersten Mal wieder in Skiurlaub fahren, konnte eine neue Arbeit aufnehmen ohne weitere Beschwerden. Ein weiterer Hochrisiko-Patient, der dann ein Jahr Zink mit weiterhin gutem Erfolg einsetzte, verstarb an Herzinsuffizienz einen Monat, nachdem er auf Anraten seines Kardiologen das Zink abgesetzt hatte, weil es zur Erhöhung des ("bösen") LDL-Cholesterins und zur Verminderung des ("guten") HDL-Cholesterins im Blut geführt hatte, was jedoch von dern Autoren als positiv gewertet wird, da es sich um LDL-Cholesterin handeln soll, was aus den Arterien herausmobilisiert wird. Zink als Antioxidant verhindert die Oxidation des LDL-Cholesterins und damit den Haupt-Mechanismus der Arteriosklerose-Entwicklung. Auch als Gegenspieler des Calciums (1614) und seines Zellmembran-stabilisierenden Effekts hat es anti-entzündliche und anti-arteriosklerotische Wirkungen (1615).

Laut Eby & Halcomb 2006 (1653) sollte Zink (50-300 mg) als -histidinat, -chlorid, -gluconat, -acetat, -glycinat, oder -sulfat eingenomen werden, am besten auf mehrere Male pro Tag verteilt. Zinkoxid soll für den Körper nicht zugänglich und damit unwirksam sein. Da hohe Dosen von Zink einen Kupfermangel auslösen (1616), sollte stets Zink zusammen mit (4-6 mg) Kupfer(-chlorid) eingenommen werden, eine Mischung, die bei mit Cholesterin überfütterten Hasen die Arteriosklerose verhindert (1617). Der Autor erinnert sich, gelesen zu haben, daß hohe Zinkmengen auch einen Manganmangel auslösen können (ohne Quellenangabe). Möglicherweise gibt es noch mehr Zusammenhänge, was für die Verwendung eines Multi-Präparates spicht.

Magnesiummangel kann zu Arrhythmien, Bluthochdruck und Spasmen der Herzkranzgefäße führen (1334). Die Artikel und Studien zur guten Wirkung von Magnesium, auch in der Therapie des akuten Herzinfarkts, sind mittlerweile Legion (1554), und auch auf deutsch erhältlich (1554 b).

Laut Haddy et al. 2006 (1652) führt ein Kalium-Mangel zu Bluthochdruck, und Kaliumzufuhr vermag den Bluthochdruck und auch Schlaganfälle zu reduzieren. Niedrige Kaliumspiegel sind mit erhöhtem Schlaganfall-Risiko verbunden (1639). Selbst ein geringer Kalium-Mangel kann zu Schäden wie Fibrose oder sogar Nekrose im Herzmuskel führen, was bei Patienten und auch bei Versuchstieren beobachtet wurde (1660).

Ein weiterer Punkt, der meist überhaupt nicht beachtet wird, ist die sog. "Eiweißmast" des durchschnittlichen westlichen Menschen, die von Prof. Wendt (Frankfurt) intensiv erforscht wurde. Zu hoher Eiweiß-Konsum - meist aufgrund von zuviel Fleisch – führt zur Protein-Speicherung in den Kapillaren und später in den größeren Arterien. Die Basal-Membran (direkt hinter dem Endothel, der inneren Zellschicht) verdickt sich bis zum 10fachen; ebenso verengen sich die Membran-Poren. Zum Eiweiß-Depot wird auch der Zwischenzellraum des dahinterliegenden Gewebes, dessen Versorgung mit wichtigen Substanzen, z.B. Bit. B1, einem relativ großen Molekül, oder g-Strophanthin, Carnitin und Insulin usw. behindert wird. Sauerstoff hingegen ist ein im Vergleich sehr kleines Molekül, das die Hindernisse besser überwinden kann. Auch der Abtransport der Endprodukte wird erschwert. Nach Prof. Wendt ist die Eiweißmast eine wichtige Ursache der essentiellen Hypertonie, weil der Körper den Blutdruck erhöht, um hiermit die Passage von wichtigen Substanzen durch die verengten Poren der verdickten Basal-Membran zu erzwingen. Außerdem fördert die Eiweißspeicherung die Arteriosklerose, da die Protein-Depots entzündliche Prozesse in der Arterienwand auslösen (1479).

...ein milliardenschwerer Markt...

Zitat aus Knut Sroka: Herzinfarkt vermeiden (1568), S.63: "Hätte eine, sagen wir alternative Behandlungsmethode ähnliche Resultate erzielt wie der Ballon in RITA 2 (bzw. wie die Ballon-Dilatation und der Bypass in den Studien RITA 2, CASS, VANQWISH und anderen, siehe S. 188, Anm.d.Autors), dann wäre diese Methode längst mit einem müden Lächeln von der schulmedizinischen Bühne verabschiedet worden. Nicht so die koronaren Eingriffe. In der Schulmedizin geht es eben auch um sehr viel Geld. Die Bypass-Chirurgie und die Katheter-Eingriffe sind ein milliardenschwerer Markt, der sich offenbar durch Erkenntnisse über den sehr begrenzten Nutzen dieser Maßnahmen in seiner Expansion nicht behindern läßt. Gesellschaftliche Machtfaktoren spielen in der Behandlung der Infarktkrankheit zweifellos eine große Rolle.

Charaktermerkmale und persönliche Krisen (und Ernährungsfaktoren, Anm.d. Autors) lassen sich von der Industrie ungleich schwerer zu Geld machen. Doch nicht nur die Industrie hat ein Interesse, die psychosomatischen Zusammenhänge beim Herzinfarkt an den Rand zu drängen, auch den Patienten ist es sehr recht, wenn ihr Innenleben nicht berührt wird. Es ist doch viel leichter, Herzbeschwerden als Ausdruck einer sich verengenden Koronararterie aufzufassen und dementsprechend behandeln zu lassen (oder einfach Strophanthin einzunehmen, Anm.d.Autors), als sich einer womöglich darin ausdrückenden Lebenskrise zu stellen. Dies kommt allen Menschen entgegen und besonders den Infarktpatienten, diesen Meistern der Verdängung."

A 18) Der Zustand der Natrium-Kalium-Pumpen bei verschiedenen Erkrankungen

Die Abnahme der Aktivität der Na-K-ATPase ist eine allgemeine Alterserscheinung (63, 73). Zum Beispiel nimmt mit steigendem Alter des roten Blutkörperchens die Aktivität seiner Na-K-ATPase ab (63). Auch der alternde Mensch zeigt nicht nur bei seinen Erythrozyten (56-59), sondern auch generell eine reduzierte Aktivität seiner Na-K-Pumpen (63, 276). Ob dies ein natürliches Ereignis oder eine Folge von belastenden Faktoren ist, wäre zu klären. Beim Tier jedenfalls ist laut Henningsen 1985 (63) während des Alterns keine Veränderung des Gewebegehalts an Kalium (und Phosphor) zu beobachten, wohingegen Calderini in Nervengewebe der alternden Ratte von einer 40-prozentigen Abnahme der Na-K-ATPase-Aktivität berichtet. Fraser und Arieff 2001 (1226) bestätigen dies (34 %), jedoch nur für weibliche Ratten, wohingegen sich bei den männlichen Tieren keine Veränderung zeigte. Beim alternden Menschen nimmt der Gewebegehalt an Kalium und Phosphat ab und der des Calciums zu, was verstärkt in den Skelettmuskeln und den Nieren zu beobachten ist (63). Übrigens hat der Mensch im Vergleich zu allen Wirbeltieren niedrigere Blutspiegel an Kalium, Magnesium und Phosphat. Das Verhältnis Natrium zu Kalium ist in der natürlichen Nahrung der Tiere sehr gering: ca. 0,01 bis 0,1, während dieses bei der Fabriknahrung des Menschen 2,0 bis 7,0 beträgt (63). Alkohol, zumindest in größeren Mengen, läßt das intrazelluläre Verhältnis Natrium zu Kalium steigen (63, 1149), wahrscheinlich aufgrund einer Hemmung der Na-K-ATPase (1055, 1149). Siehe auch Anhang 5)

...bis auf weiteres rein spekulativ...

Auch bei einer ganzen Reihe von Erkrankungen zeigt sich eine Verminderung der Anzahl der Na-K-Pumpen und ihrer Aktivität. Da g-Strophanthin (Ouabain) in einem niedrigen Konzentrationsbereich, wie er bei Einnahme oralen g-Strophanthins im Körper vorkommt, in vitro und in vivo in einer ganzen Reihe von Geweben anders, ja genau gegensätzlich wirkt als in Laborversuchen mit höheren Konzentrationen, nämlich nicht mit einer Hemmung, sondern mit einer Stimulation der Natrium-Kalium-Pumpe (s.Kap. A 15 b), ist es hypothetisch möglich, daß die Anwendung von oralem g-Strophanthin auch bei diesen Indikationen zu Therapie-Erfolgen führen könnte. Selbstverständlich sollen hiermit keinesfalls gültige Therapie-Richtlinien in Frage gestellt werden. Natürlich könnte die Aktivitäts-Verminderung der Na-K-ATPase bei diversen Erkrankungen auf Faktoren beruhen, auf die Ouabain keinen Einfluß hat. Die Befunde, die übrigens keinen Anspruch auf Vollständigkeit erheben, seien trotzdem mitgeteilt, um weitere Forschungen anzuregen. Zitat aus Torben Clausen, Übersetzung des Autors: "Klinische und therapeutische Bedeutung der Natrium-Kalium-Pumpe" (61), Seite 3: "Offensichtlich kann die Bedeutung der Na-K-Pumpe für das Verständnis der normalen und der krankhaften Zellfunktion nicht überschätzt werden."

...bereits vorliegende konkrete Studienergebnisse...

Neben Angina pectoris / Herzinfarkt und Herzinsuffizienz gibt es bei Bluthochdruck, Asthma brochiale, Durchblutungs-Störungen des Gehirns und der Extremitäten, und endogener Depression jedenfalls schon konkrete Studienergebnisse mit Strophanthin, siehe Kap. A 4 - A 7).

*** **Angina pectoris / Herzinfarkt**:
Zur Wirkung von Strophanthin bei diesen Indikationen siehe Kap. A 2)
Zur Situation der Na-K-Pumpen bei diesen Indikationen siehe Kapitel A 15 a)

Lu et al. 1999 (1335) berichten, daß die Erythrozyten von Patienten mit Koronarer Herzkrankheit eine stark verminderte Aktivität der Na-K-ATPase aufweisen. Bestätigt wird dies von Kumar & Kurup 2000 (1331) und Ponomarenko et al. 2001 (1272). Bagrov et al. 1991 (1298) sehen dieses Phänomen bei Patienten mit akutem Myokardinfarkt (minus 59 %), verstärkt bei denen mit Kammerflimmern (minus 72 %), ebenso wie Salomon et al. 1998 (1327) in Lymphozyten von Herzinfarkt-Patienten. Baba et al. 1999 (991) berichten, daß bei Patienten mit Angina pectoris oder Herzinsuffizienz mit steigendem Noradrenalin-Spiegel die Na-K-ATPase-Aktivität der Erythrozyten sinkt; laut den Autoren gibt es keine Studie, die die Na-K-ATPase-Werte von Erythrozyten und Herzmuskel vergleicht, jedoch weisen ihre eigenen unveröffentlichten Tierversuche auf eine gute Übereinstimmung hin.

*** **Syndrom X** (Angina pectoris bei normalen Koronar-Arterien):
Ferri et al. 1999 (1051) finden bei diesen Patienten eine Abnahme der Na-K-ATPase der roten Blutzellen um ein Viertel.

*** **Herzinsuffizienz:**
Zur Wirksamkeit von Strophanthin bei Herzinsuffizienz siehe Kap. A 5)

Der reduzierte Gehalt von Kalium und der erhöhte von Natrium und Calcium im Herzgewebe von Patienten mit Herzinsuffizienz ist seit langem bekannt (45-46).

Veränderung der Na-K-Pumpen bei Patienten mit Herzinsuffizienz

Herzmuskel	Anzahl ⇓	Ellingsen et al. 1994 (892)
s.o.	s.o.	Bundgaard & Kjeldsen 1996 (894)
Vorhof rechts	s.o., korreliert mit Herzschwäche	Ishino et al. 1999 (1342)
Herz, Skelettmuskel	s.o., korreliert mit Herzschwäche	Noergaard et al. 1990
Skelettmuskel	Anzahl tendenziell ⇓, bes. bei ♀	Green et al. 2001 (1139)
Herzmuskel	Aktivität ⇓, minus 30-40 %	Schmidt 1998 (916)
Pat. mit ischämisch. Herzerkrankungen	Aktivität ⇓, minus 34 %	Norgaard & Kjeldsen 1989 (909)
Erythrozyten Ratte: Herz + Erys	s.o. s.o., gute Übereinstimmung	Baba et al. 1999 (991)
Ratte, Herz	Anzahl ⇓, Aktivität ⇓, - 43 %	Semb et al. 1998 (918)
Ratte, Herz	Aktivität ⇓	Dhalla 1991 (917)
Ratte, Herz + Erys	s.o.	Musch et al. 2002 (1340)
s.o.	s.o.	Pickar et al. 1997 (573)

Veränderungen der Anzahl der einzelnen Isoformen* der Na-K-Pumpe bei Patienten
* siehe Kap. A 14)

schwere Form (NYHA IV) linke Herzkammer	alpha1 -38 %, alpha2 -30 % alpha3 +/- 0, Gesamt -39% Aktivität gesamt -42 %	Schwinger et al. 1999 (1177)
Linke Herzkammer	alpha1 und alpha3 –30 bis 40 % alpha2 +/- 0	Müller-Ehmsen et al. 2001 (1178)
Rechter Vorhof	alpha1 -40 %, alpha2 -50 % alpha3 +/- 0	
Hund, Herzmuskel	Aktivität ⇓, nur alpha3, ähnlich wie durch Noradrenalin, Autoren sehen Ursache in exzessiver Aktivität des Sympathikus	Kim et al. 1994 (994)

Zitat aus Thorben Clausen, Übersetzung des Autors: "Klinische und therapeutische Bedeutung der Na-K-Pumpe" (61), S.13: "Obwohl die Reduzierung der Na-K-Pumpe bei der Herzinsuffizienz gut dokumentiert und verbunden mit der verminderten Kontraktion ist, bleibt es offen, ob der Verlust an Na-K-Pumpen die Ursache der Herzinsuffizienz ist. Es ist paradox und unerklärt, daß ... eine weitere Hemmung der Na-K-Pumpen durch Digitalis zu einer verbesserten Herzarbeit führt. Eine neuere Studie zeigte, daß die Konzentration der Na-K-Pumpen in Patienten mit Herzinsuffizienz um 25 % (im Herzmuskel, Anm.d.Autors) vermindert ist und durch Einnahme von Digoxin um weitere 15 % reduziert wird (894)." Möglicherweise könnte sich die Herzinsuffizienz aufgrund einer erhöhten intrazellulären Calcium-Konzentration einstellen (129-135), die durch geringe Konzentrationen von Herzglykosiden vermindert wird (siehe Kap. A 15 b). Dies würde jedoch eine Stimulation der Na-K-ATPase auch durch Digitalis-Glykoside voraussetzen (siehe Kap A 15 c).

Baba et al. 2002 (1266) finden bei einem Viertel von Patienten mit Herzinsuffizienz Na-K-ATPase-Antikörper im Blut (bei Gesunden nur bei 2 %) deren Spiegel mit dem Ausmaß der Herzschwäche und der Häufigkeit von Rhythmusstörungen und plötzlichem Herztod korreliert. Die Aktivität der Na-K-ATPase, aber nicht deren Anzahl, war in der Patientengruppe entsprechend vermindert, nicht aber in der Gruppe der Gesunden. Die Patienten unterschieden sich in keinem Merkmal bis auf den Noradrenalin-Spiegel, der bei denjenigen mit Na-K-ATPase-Antikörpern erhöht war, aber im Gegensatz zu der Präsenz der Antikörper keinen unabhängigen Faktor darstellt.

Jäger et al. 2001 (1225) sehen übrigens bei hypertensiven Patienten die alpha-2-Isoform der Na-K-ATPase im rechten Vorhof des Herzens um das Fünffache erhöht, was möglicherweise eine kompensatorische Reaktion darstellt. Die alpha-3-Isoform ist ebenfalls signifikant erhöht, bei unveränderter alpha-1-Isoform.

Zu Blutspiegeln körpereigenen g-Strophanthins bei Herzinsuffizienz-Patienten s. S. 226

*** Asthma bronchiale:
Mehta et al. 1986 (864) berichten, daß die Aktivität der Natrium-Kalium-Pumpe bei Asthma bronchiale-Patienten (gemessen in Leukozyten) um mehr als die Hälfte vermindert ist, ebenso Chhabra et al. 1999 (1297). Dies betrifft in geringerem Maß auch die Calcium-Pumpe. Agrawal et al. 2005 (1657) berichten jedoch von einer erhöhten Na-K-Pumpen-Aktivität in Leukozyten von Asthma-Patienten, um einem erhöhten Natrium-Einstrom zu begegnen, was jedoch nicht ausreichend gelingt: Der Natrium-Gehalt der Leukozyten von symptomlosen Asthmatikern ist verdoppelt, derjenige von Asthmatikern mit Symptomen vervierfacht. Die Maximal-Aktivität der Natrium-Kalium-Pumpen ist bei ersteren doppelt so hoch, bei letzteren kaum höher als die Grund-Aktivität. Zur therapeutischen Wirkung des Strophanthins siehe Kap. A 7).

*** Durchblutungs-Störungen des Gehirns / Schlaganfall:
Durchblutungs-Störungen im Gehirn führen parallel zu den Verhältnissen im Herzmuskel (Kap. A 15 a) zu einer massiven Einschränkung der Funktion der Na-K-Pumpen (883). Zu den umfangreichen therapeutischen Erfahrungen mit Strophanthin siehe Kap. A 6). Als mögliche Parallele zum Strophanthin stimulieren auch sog. Ganglioside die Na-K-Pumpen und reduzieren die Gewebeschäden durch Ischämien und Gifteinwirkung im Tierversuch (883, 1630).

*** Endogene Depression und andere seelische Erkrankungen:
Veränderung der Na-K-Pumpen bei Patienten mit end. Depression u. anderen seelischen Erkrankungen

end. Depression, Erythrozyten (nur bei Lithium-Respondern*)	Aktivität ⇓ Verbesserung d. Lithium	Reddy et al. 1992 (966)
akute Phase, Erythrozyten	Aktivität –33 %	Nurnberger et al. 1982 (967)
Erythrozyten	Aktivität ⇓	Rose 1986 (294)
manisch-depressive Psychose, Nerven	Aktivität ⇓	El-Mallakh et al. 1995 (968)
Nerven	Aktivität stark ⇓	El-Mallakh et al. 1993 (969)
	Zentrale kausale Rolle der Na-K-Pumpe wird angenommen	
Blutzellen	Aktivität ⇓	diverse Studien (971-982)
Erythrozyten	Aktivität ⇑	Sengupta et al. 1980 (970)
Manie in akuter Phase, Erythrozyten	Aktivität ⇑	Akagawa et al. 1980 (981) Wood et al. 1989 (982)
Nerven	Aktivität gering ⇓	El-Mallakh et al. 1993 (969)
Lymphozyten	Aktivität ⇓	Naylor & Smith 1981 (1317)
	bei Erhöhung des Natrium-Gehalts der Zellen keine Steigerungs-Reaktion möglich	
akute Phase, Lymphozyten und Thrombozyten	Calcium-Gehalt ⇑	diverse Studien (983-985)
Schizophrenie, Erythrozyten	Aktivität ⇓	Cowen & Wood 1991 (1293) Rybakowski 1994 (1294)
Erythrozyten	Aktivität ⇓, Freie Radikale ⇑, Endogenes Digoxin ⇑, Serum-Magnesium ⇓	Ravikumar et al. 2000 (1279) Kumar&Kurup 2001 (1282-3) Kumar & Kurup 2002 (1296) Kurup & Kurup 2003 (1489)

* Patienten, die positiv auf eine Therapie mit Lithium reagieren

Digitalis-Vergiftungen gehen häufig mit Symptomen dieser Erkrankungen einher (986-87). Im Tierversuch ruft eine Injektion einer hohen Dosis von Ouabain in die Gehirnflüssigkeit Symptome der Manie hervor. Zitat aus Christo & El-Mallakh 1993 (988), S.378: "Eine große Anzahl von Studien zeigt eine von der Verfassung abhängige Abnahme der Na-K-ATPase-Aktivität in akut manisch-depressiven Patienten. Es wird angenommen, daß diese Veränderung ein zentraler Aspekt bei dieser Erkrankung sein könnte; ihre Ursache bleibt jedoch im Dunkeln." Zur therapeutischen Wirkung von Strophanthin siehe Kap. A 7).

Kurup & Kurup 2002 (1370) berichten von einem verminderten Endogenen Digoxin-Spiegel und einer erhöhten Na-K-ATPase-Aktivität der Erythrozyten bei Patienten mit Tourette-Syndrom.

...Grundlagen für eine spekulative Wirkung von g-Strophanthin...

*** Erkrankungen des Zentralnervensystems
Der Titel eines Reviews von G.J.Lees 1991 in "Brain Research Reviews" (883) lautet (Übersetzung des Autors): "Hemmung der Natrium-Kalium-Pumpe: ein potentiell überall vorkommender Mechanismus in der Pathologie des Zentral-Nervensystems". Ebenso der Titel eines Reviews von Kumar & Kurup 2002 (1296), Übersetzung des Autors: „Hemmung der Na-K-ATPase-Aktivität: ein gemeinsames Phänomen bei Erkrankungen des Zentralnervensystems".

Dies verwundert nicht, wenn man weiß, daß 40 % der verbrauchten Energie im Nervengewebe von der Na-K-ATPase genutzt wird (883). Ouabain ist laut Wolff et al. 1975 (887) in der Lage, die Blut-Hirn-Schranke zu überwinden, und zwar nach Swann 1975 (888), Benthe 1975 (771), Flasch und Heinz 1976 (1064), Dutta et al. 1977 (889) und Kuhlmann 1979 (1065) nur in geringem Maß. Haasis und Larbig 1976 (1066) bestätigen dies beim Menschen. Dutta et al. 1977 (889) berichten, daß beim Hund die Infusion einer hohen Dosis von 4,41 mg / 70 kg in einer Stunde bei einem durchschnittlichen Plasma-Spiegel von 119 NanoMol zu einer Konzentration in der Gehirnflüssigkeit von nur 2,9 NanoMol führt.

Erstaunlicherweise konnten Lees und Leong 1996 (890) mit Injektionen von Ouabain in der Konzentration von nur 0,1 NanoMol in bestimmte Gehirnbereiche bei der Ratte neurotoxische Schäden hervorrufen. Da in allen, auch langfristigen Erfahrungen mit der oralen g-Strophanthin-Therapie der Angina pectoris keine derartigen Nebenwirkungen bekannt sind, könnte - Übertragbarkeit auf den Menschen vorausgesetzt - Ouabain möglicherweise nur in äußerst geringen und trotzdem (untoxisch) wirksamen Mengen (438) die Blut-Hirn-Schranke passieren oder nur diesseits der Blut-Hirn-Schranke, also in den Blutgefäßen des Gehirns wirken. Allerdings rief bei Lees und Leong 1995 (891) auch die Injektion der Kontrollflüssigkeit (physiologische Kochsalzlösung) zwar geringere, aber doch immerhin Schäden hervor, sodaß es sich hier um unnatürliche Verhältnisse handeln könnte, die möglicherweise nicht auf eine therapeutische Situation übertragbar sind. Darüberhinaus sind parallel zur von der Injektions-Geschwindigkeit ins Blut abhängigen Toxizität (154) (siehe S. 70 unten) und Wirkung (154) die in der obengenannten Studie beobachteten Schäden im Gehirn möglicherweise ebenso von der Art und Weise der Konzentrations-Zunahme abhängig, sodaß bei langsamem Einstrom über die Blut-Hirn-Schranke höhere Konzentrationen vertragen werden könnten als bei Injektion wie im vorliegenden Versuch von Lees und Leong 1995.

Jedenfalls berichten Golden & Martin 2006 (1654), daß die Injektion von Ouabain in der sehr geringen Konzentration von 0,01 NanoMol ins Gehirn der Ratte die Aktivität der Natrium-Kalium-Pumpen erhält und Nervenzellen vor Gifteinwirkung und Absterben schützt.

*** Alzheimer-Krankheit:

Veränderung der Na-K-Pumpen bei Alzheimer-Patienten
(bzw. der α1- , α2- oder α3-Isoformen, s.Kap. A 14)

Großhirnrinde, and. Bereiche kleine Blutgefäße im Gehirn	Anzahl – 39 % bzw – 23-28 % – 20 %	Harik et al. 1989 (871)
Gehirn (Pyramidenzellen) Kleinhirn + Herz	Anzahl: α1: + 7-12 %, α3: – 35 % +/– 0	Chauhan et al. 1997 (872)
Gehirn	Aktivität: gesamt: –30 % α3: ⇓	Hattori et al. 1998 (873)
Gehirn	Aktivität ⇓ kausale Rolle vermutet	Kairane et al. 2002 (1497)
Erythrozyten	Anzahl +/– 0	Markesbery et al. 1980 (875)
Erythrozyten	Anzahl ⇓	Mc Harg et al. 1983(1020)
Erythrozyten	Aktivität – 93 %	Kurup & Kurup 2003 (1603)
Thrombozyten, Erythrozyten	Aktivität ⇑	Kawamoto et al. 2005 (1628)

Zitat aus Chauhan et al. 1997 (872), S. 151 (Übers.d.Autors): "Die Verminderung der alpha-3 Isoform der Na-K-ATpase als Zeichen des normalen Alterungs-Prozesses könnte die Entwicklung der Alzheimer-Erkrankung begünstigen oder verstärken." Eine kausale Rolle in der Entwicklung der Nervenschädigung bei Alzheimer sehen Mark et al. 1995 (895) darin, daß Amyloid-beta-peptid, welches sich im Gehirn von Alzheimer-Patienten ansammelt, die Aktivität der Na-K-ATPase durch die Entwicklung von Freien Radikalen hemmt. - Jovanova-Nesic et al. 2006 (293) berichten, daß eine Magnetfeld-Therapie (mit 60 MilliTesla) bei Alzheimer-Ratten positiv auf die Na-K-Pumpen wirkt.

*** Demenz:
Schmidt et al. 1996 (876) berichten, daß die Na-K-ATPase-Konzentration in der Großhirnrinde von Demenz-Patienten nur 38 % derjenigen von Gesunden beträgt. Zur Therapie der Demenz mit Strophanthin siehe Anhang 12), Seite 307.

*** Epilepsie:

Veränderung der Aktivität der Na-K-Pumpen im Gehirn von Epilepsie-Patienten

Patient + Tier, Gehirn	„dramatisch gesunken"	Grisar et al.1992 / 1986 (877 / 878)
Gehirn (Glia-Gewebe)	⇓	Renkawek et al.1993 (879), Rapport et al. 1975 (1250)
Gliagewebe	⇓ bei erhöhter Anzahl	Brines et al. 1995 (1251)
Erythrozyten	stark ⇓	Kumar & Kurup 2001/2002 (1295-6)
Erythrozyten	⇓ Serum-Digoxin ⇑	Kurup & Kurup 2003 (1489)
Tier	⇓	Anderson et al.1994 (880), Rapport et al.1981 (1314)
Tier: in + nach akuter Phase	⇓	Lees 1991 (883)
Tier: akute Phase chronische Phase	⇓ ⇑	Fernandes et al. 1996 (1249)

*** Huntington-Chorea (sog.Veitstanz):

Hauger et al. 1985 (881) messen eine um 41 % verminderte Anzahl von Na-K-Pumpen im Nervengewebe von Huntington-Chorea-Patienten mit einer Reduzierung der Na-K-ATPase-Aktivität um 46 %. Eine solche wird von Kurup & Kurup 2003 (1503) für die Erythrozyten von Huntington-Patienten beschrieben, bei erhöhtem Spiegel von Endogenem Digoxin. Calabresi et al. 1995 (882) beschreiben bei Huntington die Rolle einer verminderten Na-K-ATPase-Aktivität als Ursache für eine Herabsetzung des Schwellenwertes für toxische Wirkungen von Glutamat, einer Substanz im Nervenstoffwechsel.

*** Multiple Sklerose:

Veränderung der Aktivität der Na-K-Pumpen bei Multiple Sklerose-Patienten

aktive Plaques	deutlich ⇓	Hirsch & Parks 1983 (1107)
chronische Plaques	⇑	
neutrales Gehirngewebe	+/– 0	Ravikumar et al.2000 (1279), Kumar & Kurup 2001 + 2002 (1295-96)
Erythrozyten	bis zu 94 % ⇓	
Erythrozyten aktive Phase nach aktiver Phase vor aktiver Phase	⇑ ⇓ ⇑	Ierusalimskii et al. 1990 (1109)
Erythrozyten	⇓ Serum-Digoxin ⇑	Kurup & Kurup 2003 (1489)

In der Studie von Kaji & Sumner 1989 (1108) zeigt Ouabain, das an Ratten mit experimenteller Multipler Sklerose ins Bauchfell injiziert wurde (7 bis 42 mg oder 14,7 bis 110,6 mg pro 70 kg Körpergewicht), positive Wirkungen auf die Nerventätigkeit.

*** Parkinson-Syndrom:

Ravikumar et al. 2000 (1279), Kumar & Kurup 2002 / 2003 (1296, 1489) und Kurup & Kurup (1490) berichten von einer drastisch verminderten Aktivität der Na-K-ATPase in Erythrozyten von Parkinson-Patienten, was möglicherweise durch die Produktion von Freien Radikalen und hohem Spiegel von endogenem Digoxin vermittelt wird. Johnson et al. 1992 (870) beschreiben eine unzureichende Funktion der Na-K-ATPase als eine Ursache für Parkinson. Boireau et al. 1998 (866) schreiben der ausreichenden Funktion der Na-K-ATPase eine mögliche Schlüsselrolle bei Parkinson zu. Zitat aus (866), S. 1296, Übersetzung des Autors: "Ein Versagen des Natrium-Haushalts (zum Teil wegen einer Schwäche der Na-K-ATPase) resultiert darin, daß bestimmte Aminosäuren toxisch für Dopamin-Nervenzellen werden. Also stellt eine Schlüsselrolle für die Na-K-ATPase bei Parkinson eine vernünftige Hypothese dar."

In einigen Studien konnten nur sehr hohe im Vergleich zu mittleren Konzentrationen von g-Strophanthin die Dopaminwerte steigern (geringe Konzentrationen wurden nicht untersucht), und zwar in vitro (866, 867) und in vivo mit einer Mikro-Dialyse-Technik, mit der man bei anästhesierten Ratten direkt in die Gehirnflüssigkeit infundieren kann (868, 869). Dies spricht nicht unbedingt gegen eine mögliche Wirkung sehr kleiner Mengen an g-Strophanthin, zumal da mindestens zwei verschiedene Mechanismen zur Dopamin-Freisetzung diskutiert werden (868, 869).

Für die aufgrund der theoretischen Überlegung möglichen positiven Ergebnisse in der Praxis liegt folgender bescheidener Hinweis vor: Dr.med. D.H. Siegel, Professor für biologische Medizin an der Internationalen Akademie für den Frieden in Rom, berichtet: "Sehr gute Erfahrungen auch bei ... Parkinson sowie peripheren, arteriellen Durchblutungsstörungen." (Zitat von S.9 aus "Eine Dokumentation ambulanzkardiologischer Therapie-Ergebnisse nach Anwendung oralen g-Strophanthins", Apotheker A.Herbert GmbH, Wiesbaden 1984, heute MEDA GmbH, Bad Homburg)

Weitere Erkrankungen:

*** Adipositas:
Veränderung der Na-K-Pumpen bei Adipositas-Patienten

Kinder: Erythrozyten	Natrium-Gehalt ⇈ Anzahl Na-K-Pumpen ⇈ Aktivität ↓	Flodmark et al. 1992 (200)
Erythrozyten	alle 3 obigen Parameter + Kalium-Gehalt: +/− 0 Pat. mit bes. hoher Anzahl: Aktivität bes. gering 2 Untergruppen mit erhöhtem bzw. vermindertem Kalium-Transport pro Pumpzyklus	Pasquali et al. 1985 (213)
Erythrozyten	alle drei Parameter: +/− 0	Hawkins et al. 1984 (217)
Erythrozyten	Anzahl + Aktivität +/- 0, Diät: Aktiv.-Abnahme	Pasquali et al. 1988 (238)
Erythrozyten	Aktivität ↓↓	Faloia et al. 2000 (858)
Leukozyten	Anzahl + Aktivität ↓↓, nach 14 Tagen Gew.-Reduzierung moderate Senkung beider Werte	Turaihi et al. 1987 ((211)
Erythrozyten	Aktivität ↓	Kumar & Kurup 2002 (1380)
div.Zellarten	Aktivität ⇊	Martinez & Sancho-Rof 1993 (214)
Leukozyten	Aktivität ⇊, Gehalt an Natrium-, Kalium-, Magnesium ↓	Das & Muddeshwar 1997 (224)

Erythrozyten	je größer das Übergewicht, desto geringer die Aktivität		Ogasawara & Nishikawa 1988 (225)
Erythrozyten 1) Erwachsene 2) Heranwachsende	Anzahl: –26 %, Aktivität: –19 % –25 %, –10 % beide Gruppen: Korrelation mit Gewicht Autoren nehmen kausale Rolle an, da: bei Gew.-Reduzierung keine Veränderung in 2): bei Erkrankg. wg. Hirntumor: +/– 0		DeLuise et al. 1983 (227)
Erythrozyten	Anzahl + Aktivität ⇓ Mahlzeiten, 3-Tage-Fasten, 2 Wochen mit 600 Kal. tgl.: keine gleichsinnigen Veränderungen		
Erythrozyten	Aktivität: ⇓, Korrelation m. Gewicht		Mott et al. 1983 (228)
Mäuse: Leber + Skelettmuskel	Anzahl : ⇓		Lin et al. 1981 (229)
Mäuse mit freiem Zugang zu zusätzl. Zuckerlösung: gesunde Mäuse (+ 30 %Kalorien) adipöse Mäuse (+ >30 % Kal.)	in Leber bzw. Skelettmuskel: Aktivität: + 88 % bzw. + 22 %; Keine Fähigkeit zur Steigerung		Deluise et al. 1983 (227)
Ratte, Niere	Aktivität ⇑, vermutlich durch Leptin (wird im adipösen Fettgewebe produziert)		Beltowski et al. 2004 (1561)

*** Magersucht (Anorexia nervosa) und Bulimie:

Pasquali et al. 1985 (1143) finden bei Patientinnen mit Anorexia nervosa im Vergleich zu den Kontrollpersonen eine gleich hohe Aktivität der Erythrozyten-Na-K-Pumpe bei einer höheren Anzahl derselben. Turaihi et al. 1988 (1144) berichten jedoch von einer verringerten Anzahl und Aktivität der Na-K-Pumpe von Leukozyten bei diesen Patientinnen und Kurup & Kurup 2002 (1504) von einer verminderten Aktivität in Erythrozyten, bei erhöhtem Spiegel von Endogenem Digoxin. Nach Gewichtszunahme erreichten die Werte wieder die der Kontrollgruppe, trotz weiterhin bestehendem Untergewicht. Nach Calderon Guzma et al. 2005 (1418) sinkt die Aktivität der Na-K-ATPase im Gehirn von Ratten mit Eiweißmangel-Diät. Bei Bulimie findet sich jedoch eine erhöhte Aktivität der Erythrozyten-Na-K-ATPase und verminderte Digoxin-Spiegel (1504).

*** Allergien:

Skoner et al. 1990 (278) untersuchen die Na-K-ATPase-Aktivität in Thrombozyten von Allergikern. Diese beträgt nur 24 % des Wertes von gesunden Menschen. Personen mit allergischer Disposition ohne Symptome weisen eine um 31 % verminderte Na-K-ATPase der Thrombozyten auf. Es gibt einen statistisch signifikanten (negativen) Zusammenhang mit den Werten von Immunglobulin E (IgE). Skoner et al. 1991 (279) bestätigen die Werte ihrer ersten Studie und berichten, daß die Thrombozyten der Allergiker durch den Vorgang des Einfrierens und Wiederauftauens erstaunlicherweise eine Erhöhung ihrer Na-K-ATPase-Aktivität um das 6,7-fache erfahren. Bei den potentiell allergischen Patienten handelt es sich um einen dreifach höheren Wert, während der von Gesunden eine leichte Abnahme zeigt. Wenn nun die Flüssigkeit, in der die Thrombozyten eingefroren und aufgetaut wurden, auf ihre Fähigkeit hin untersucht wird, ein Na-K-ATPase-Präparat zu hemmen, ergibt sich für die allergischen und potentiell allergischen Patienten ein 12,5-fach höherer, bzw. 15-fach höherer Wert als für die gesunden

Kontrollpersonen. Dieser ist umso höher, je höher die gefrier-abhängige Zunahme der Thrombozyten-Na-K-ATPase-Aktivität war. Die Autoren vermuten, daß die Na-K-ATPase bei den Patienten durch eine endogenen Substanz gehemmt wird, die durch das Einfrieren von ihrem Rezeptor gelöst wird. Hierfür spricht auch, daß die Na-K-ATPase normaler Thrombozyten durch Plasma von Gesunden um 13 % gehemmt wird, durch Plasma von Allergikern und potentiellen Allergikern jedoch um 70 % bzw. um 40 %, und zwar umso mehr, je niedriger die Na-K-ATPase-Werte der Allergiker vor dem Einfrieren waren. Van Deusen et al. 1997 (1505) bestätigen obige Ergebnisse im Prinzip auch für weiße Blutkörperchen. Dies gesellt sich zur Beobachtung, daß bei allergischen Patienten die Hemmung der Na-K-Pumpe von weißen Blutkörperchen deren Histamin-Produktion steigert, im Gegensatz zu gesunden Kontrollpersonen (1032).

*** Diabetes:

Besonders bei dieser Erkrankung wäre die Frage zu erhellen, ob die Reduktion der Na-K-ATPase eine Ursache des Diabetes und / oder eine sekundäre Erscheinung ist, da Insulin die Anzahl der Na-K-Pumpen und die Aktivität der Na-K-ATPase stimuliert (802, 997-998, 1315) und ein erhöhter Blutzucker diese hemmt (999-1000, 1276); letzteres wird durch die Produktion von Freien Radikalen vermittelt (1277).

Veränderung der Na-K-Pumpen bei Diabetes-Patienten

β-Zellen im Pankreas	Aktivität ⇓	Misler et al. 1992 (1290), Cook & Hales 1984 (1291)
Typ 1, div. Gewebe	Aktivität ⌄	Djemli-Shipkolye et al. 2000 (1315)
Typ 1, Erythrozyten	Aktivität ⇓	Ponomarenko et al. 2001 (1272)
Typ 1 + 2, Erythrozyten	Aktivität ⇓	Kiziltunc et al. 1997 (1005)
Europa: Typ 1 bzw 2, Erys Nordafrika: Gesunde, Erys Nordafrika: Typ 1, Erys	Aktivität −28% bzw −15% Aktivität −25% versus Europäern Aktivität −17% versus Gesunden	Jannot et al. 2002 (1278)
Typ 1: Erythrozyten Erythrozyten v. Gesunden	Aktivität −30%, steigerungs- unfähig bei Zusatz von Insulin Bei Zusatz von ges. Blut: +>100% Bei Zusatz von Diabetiker-Blut: Aktivität −44%, evtl. Hemmfaktor	Issautier et al. 1994 (1001)
Typ 1: Erythrozyten	Anzahl ⌄	Jannot et al. 1999 (1324)
60 Diabetes-Patienten, 60 Kontroll-Personen, Erys	Aktivität ⌄, Na i.d.Zelle erhöht, Na +K im Blut erhöht, Mg ⇓	Shahid et al. 2005 (1488)
Diab. + Neuropathie: Erys	Anzahl ⇓	Noda et al. 1990 (1002)
Erys von Diabetikern ohne mit Retinopathie	Aktivität ⇓ Aktivität stark ⇓ Flexibilität der Erys ⌄	He et al. 1998 (1528)
Typ 1: Skelettmuskel	Bei erhöhtem Insulinspiegel: Anzahl + 17-22 %	Schmidt et al. 1994 (1004)
Typ 1 + 2, peripheres Nervengewebe	mit Neuropathie: Aktivität −59 % Neuropathie ohne Diabetes: −38 %	Scarpini et al. 1993 (1003) Sutherland & Pollock 1984 (1022)
Obwohl bei den Patienten mit diabtischer Neuropathie die Anzahl der Fasern pro Nerv um 33 bzw. 22 % niedriger ist, ist der Verlust an Na-K-ATPase-Aktivität kein hierdurch bestimmtes sekundäres Phänomen (1003). Die Autoren sprechen ihm im Gegenteil eine zentrale Rolle bei der Entwicklung der diabetischen Neuropathie zu.		
Diabetes-Patienten, periphere Nerven	Aktivität ⇓	Yagihashi et al. 2005 (1487) Krishnan & Kiernan 2005 (1626)

1) 30 Pat. mit Hypertonie 2) 30 Pat. ohne Hypertonie	1): Aktivität ⇓ vs. 2) Natrium in den Erys ⇑	Shahid et al. 2005 (1488)	
Typ 2, Erythrozyten	Aktivität –24 %	Rizvi & Zaid (1627)	
Typ-2, 60 Pat. ohne und 60 Pat. mit Mikroangiopathie, 40 Kontrollpersonen	vermindert bzw. stark ⇓ Korrelation mit Gluthation (Freie-Radiakelen-Fänger)	Sampathkumar et al. 2006 (1656)	
Ratte: Herz	Anzahl + Aktivität: ⇓	Kato et al. 1999 (1006)	
Ratte: Herz	Aktivität: ⇓, nicht wegen Energiemangel	Doliba et al. 2000 (1007)	
Ratte	Aktivität: in Niere, Leber, Darm: ⇑ in Erythrozyten, Gehirn, Retina, periph. Nerven: ⇓	Djemli-Shipkolye et al. 2001 (1179)	
Ratte, Erys	Typ 2: Aktivität –35 %, endogenes Marinobufagenin ⇑ * Typ 1: –50 %, endogenes Marinobufagenin stark ⇑ Marinobuagenin-Antikörper verhindern die Akt.-Abnahme	Bagrov et al. 2005 (1625)	

* zu Marinobufagenin siehe Kap. B 6)

Von besonderem Interesse ist die Frage, ob geringe Ouabain-Konzentrationen möglicherweise die Insulin-Produktion der Bauchspeicheldrüse erhöhen. Im MedLine wird bislang nur die Studie von Rodriguez et al. 1997 (1008) aufgeführt. Die Autoren können mit 1 NanoMol Ouabain in B-Zellen der Bauchspeicheldrüse der Kröte die Insulin-Produktion bei 2 und 4 MilliMol Glukose um das Zweieinhalbfache steigern. Auch sowohl niedrigere als auch höhere Ouabain-Konzentrationen zeigen starke Effekte: 0,1 und 10 NanoMol führen zu einer Steigerung von 100 %, 0,01 und 100 NanoMol zu einer Steigerung von 170 %. Wenn die Insulin-Produktion durch Acetylcholin angeregt wird, haben 3 NanoMol Ouabain bei 2 Milli-Mol Glukose keinen zusätzlichen Effekt, wohl aber bei 8 Milli-Mol Glukose (+ über 50 %). Die Autoren teilen mit, daß ähnliche eigene Ergebnisse an der Ratte vorliegen, wobei höhere Konzentrationen als 1 NanoMol die Insulinproduktion wieder senkten. Dem stehen Studien gegenüber, in denen sehr hohe Ouabain-Konzentrationen (1 Million NanoMol = 1 MilliMol) die Insulin-Bildung steigern (1009-10).

*** Entzündliche Darmerkrankungen:

Veränderung der Na-K-Pumpen bei Patienten mit Entzündliche Darmerkrankungen

Morbus Crohn: Erythrozyten	Anzahl ⇓, wahrscheinlich wegen geringem Kaliumspiegel	Lehr et al. 1982 (1352)
Colitis ulcerosa: Erythrozyten, Darmgewebe	Aktivität ⇓ korreliert mit Schwere d. Erkrg.	Allgayer et al. 1988 (1354)
Col. ulcerosa: Erythrozyten	Aktivität: –74 %	Rachmilewitz et al. 1984 (1353)
M. Crohn + Colitis ulcerosa: Darmgewebe	Anzahl + Aktivität: ⇓ Cortison bessert beides + Symptome, bevor antientzündl. Effekt eintritt	Scheurlen et al. 1998 (1355)
Colitis ulcerosa, Kinder, Darmgewebe	Aktivität ⇓, in der Abkling-Phase weniger ⇓	Ejderhamn et al. 1989 (1506)
Colitis ulc., Darm	Anzahl ⇓, kausale Rolle vermutet	Greig et al. 2005 (1632)
Colitis ulcerosa, Blutspiegel	Endogenes Digoxin ⇑ Freie Radikale ⇑	Kurup & Kurup 1991 (1106)
Tier: Darmgewebe	Akivität ⇓	Sundaram et al. 1999 (1357)

Greig & Sandle 2000 (1356) beschreiben eine verminderte Präsenz der alpha-1-Isoform der Na-K-ATPase in der basolateralen, d.h. der dem Darmlumen abgewandten, dem Blutgefäß zugewandten Membran der Darmschleimhautzelle, was die verminderte Natrium- und damit Wasser-Resorption aus dem Darm und die daraus resultierenden Durchfälle erklärt.

*** Erektionsschwierigkeiten:
Gupta et al. 1995 (239) berichten von einer Konstriktion von Zellkulturen des menschlichen Schwellkörpers (Corpus cavernosum) durch hohe Konzentrationen von Ouabain im in-vitro-Versuch. Oh und Kim 1994 (146) bestätigen dies für isolierte Muskelfasern des Schwellkörpers des Kaninchens, während ein in vivo-Versuch am lebenden Hund das Gegenteil bewirkt: eine Relaxation des corpus cavernosum, die zur Erektion führt. Jedenfalls führt eine Stimulation der Na-K-Pumpe zu dieser Relaxation (Senz de Tejada 2003 (1508). Vielleicht ist also Ouabain ein zweites "Viagra" ? Dies ist nicht auszuschließen - auch wenn Gupta et al. 1998 (242) für Digoxin beim Menschen eine Abnahme der Erektion berichten und für dieses Mittel eine Wirkung bei Priapismus (schmerzhafte Dauer-Erektion) vermuten - eingedenk einiger Studien aus Kap. A 8), die eine gegensätzliche Wirkung von Ouabain und Digitalis-Präparaten zeigen.

Übrigens ist nach Saito et al. 1999 (243) die Beweglichkeit der Spermien Na-K-ATPase-abhängig und konnte durch sehr hohe Konzentrationen von Ouabain (10.000 bis 10 Millionen NanoMol) gemindert werden.

*** Grauer Star (Katarakt):
Die Na-K-Pumpe der Augenlinse sorgt für ihre Integrität und Transparenz (144) und wird durch Freie Radikale in ihrer Aktivität behindert (1509). Sen und Pfeiffer 1983 (147) zeigen, daß eine Verminderung der Na-K-ATPase-Moleküle in den Zellmembranen der Augenlinse mit der Entwicklung eines Katarakts bei der Ratte hochsignifikant korreliert und dieser zeitlich vorausgeht. Eine reduzierte Na-K-ATPase-Aktivität wird auch von Tao et al. 1999 (148) und Hedge et al. 2003 (1604) im Zusammenhang mit Grauem Star diskutiert. McGowan et al. 1999 (144) und Lichtstein et al. 2000 (1244) erforschen die Pathogenese, d.h. wie Hemmer der Na-K-ATPase zum Grauen Star führen könnten. 19-Norbufalin, ein endogener Hemmer der Na-K-Pumpe, wird von Lichtstein et al. 1993 (226) in der Augenlinse des Menschen isoliert und könnte beim Katarakt eine vorrangige Rolle spielen (1244).

*** Grüner Star (Glaukom):

Schwartz et al. 1998 (1507) berichten, daß die Anzahl der Natrium-Kalium-Pumpen der roten Blutkörperchen von Patienten mit erhöhtem Augeninnendruck und Glaukom im Vergleich zu Gesunden vermindert ist. Zu Therapie-Erfahrungen mit Strophanthin siehe Kap. A 7).

*** Hypo- und Hyperthyreose:

Hypothyreose: Veränderung der Na-K-Pumpen bei Patienten

Skelettmuskel	Anzahl ⇓ *	Clausen 1998 (61)
Herz- + Skelettmuskel	Anzahl ⇓	Norgaard et al. 1990 (554)
Erythrozyten	Anzahl ⇊	Osagawara & Nishikawa
Leukozyten	+/− 0	1993 (225)
bei T4-Ersatztherapie, Erys	Aktivität +/− 0, bei Natriumgehalt ⇓	Yoon et al. 1989 (555)
Leukozyten	Anzahl + Aktivität ⇓ *, abhängig vom Schweregrad d. Erkrg.	Khan & Baron 1987 (556)
Leukozyten Erythrozyten	Anzahl −29 % +/− 0	Arnott et al. 1982 (597)
Prä-Stadium, Erys	Anzahl + Aktivität ⇑	Nicolini et al. 2004 (1408)
Ratten: best. Gehirn-Areale	Aktivität ⇓, nicht bei Gabe von Thyroid-Hormon	Pacheco-Rosado et al. 2005 (1417)

* bei Thyroid-Therapie Normalisierung

Hyperthyreose: Veränderung der Na-K-Pumpen bei Patienten

Skelettmuskel	Anzahl ⇑	Clausen 1998 (61)
Erythrozyten	Anzahl ⇓	Osagawara & Nishikawa 1993 (225)
Erythrozyten	behandelte + unbeh. Pat.: Natriumgehalt ⇊ nur unbehandelte Patienten: Aktivität ⇊	Yoon et al. 1989 (555)
Erythrozyten Leukozyten	Anzahl + Aktivität ⇓, Na-Gehalt ⇑ Anzahl + Aktivität ⇑* abhängig vom Schweregrad der Erkrg.	Khan & Baron 1987 (556)
Erythrozyten	Anzahl ⇓, aber Aktivität +/− 0	Nicolini et al. 2004 (1408)

*** Krebs:

Veränderung d. Na-K-Pumpen b. Krebs-Patienten bzw. d. diversen alpha-Isoformen (s.S. 140)

Krebszelle Niere	Anzahl −96 %	Rajasekaran et al. 1999 (1174)
Krebszelle Prostata	Anzahl stark ⇓	Blok et al. 1999 (1013)
Krebszelle Eierstock	s.o.	Andrews et al. 1991 (1173)
Krebszelle Pankreas	Anzahl sehr stark ⇓	Yamanaka et al. 1989 (1014)
Krebszelle Magen	Gene für Na-K-Pumpe wenig aktiv	Jung et al. 2000 (1230)
Schilddrüse: Bösartigkeit abhängig v. Na/K-Verhältnis in d. Zelle		Zs-Nagy et al. 1983 (1015)
Diverse Krebsgewebe Erythrozyten	Aktivität stark ⇓ Aktivität −20 %	Borg et al. 1996 (1016) Ponomarenko et al. 2001 (1272)
Krebszellen Pankreas, Niere, Darm, Brust	Anzahl ⇓	Espineda et al. 2004 (1619)
Krebszelle Dickdarm	Aktivität −20 %, Anzahl $\alpha 1$ + $\alpha 2$-Isoform ⇓, $\alpha 3$ ⇑	Sakai et al. 2004 (1480)
Erys von Gesunden Erys von Erkrankten:	Aktivität um 88 % steigerbar Aktivität nicht steigerbar	Ponomarenko et al. 2001 (1272)
Erys (div.Krebsarten)	Aktivität −37 %, bei Überwindung der Erkrg. Normalisierung (sogar 7 % mehr)	Kovacic et al. 1998 (1017)
Erythrozyten von Hirntumor-Patienten	Aktivität ⇓ s.o., Freie Radikale ⇑ s.o., Endogenes Digoxin ⇑	Ravikumar et al. 2000 (1279) Kumar & Kurup 2001/02 (1295-6) Kurup 2001 (1283)
Erys v. Patienten mit Non-Hodgkin-Lymphom	Aktivität ⇓ s.o., Endogenes Digoxin ⇊	Kurup 2001 (1283) Kurup & Kurup 2003 (1503)
Erys von Hirntumor-Patienten	Aktivität vermehrt	Kolanjiappan et al. 2002 (1371)
Erys von Plasmozytom-Pat.	Aktivität ⇓ Enodgenes Digoxin ⇑	Kurup & Kurup 2003 (1502)

Khajuria et al. 1998 (1011) berichten von der Rolle der Freien Radikale, die durch verschiedene karzinogene Substanzen erzeugt werden, bei Beginn und Verlauf der Karzinom-Entwicklung mit gleichzeitiger Reduzierung der Na-K-ATPase-Tätigkeit. Villano et al. 2001 (1172) zeigen den Na-K-Pumpen hemmenden Einfluß von Polyaminen, die von Krebszellen gebildet werden. Der günstige Einfluß von Piperin auf das Karzinom-Gewebe geht mit einer Steigerung der Na-K-ATPase einher

Eine Reihe von Studien beschreiben die Verstärkung der Wirkung radioaktiver Bestrahlung von menschlichen Krebs-Zellen durch g-Strophanthin (z.B. 1361-63) in vitro. Verheye-Dua und Böhm 1998 (1362) berichten, daß schon 10 NanoMol g-Strophanthin, eine Konzentration, die in der Studie von Marchetti et al.1971 (577) durch nur einmalige Gabe von oralem g-Strophanthin erreicht wird, nur die Krebszellen, nicht aber gesunde Zellen der Lunge für die radioaktive Bestrahlung sensitiviert, also deren Wirkung verstärkt (bestätigt Lawrence 1988, 1361). Sie sprechen sich für die klinische Anwendung von g-Strophanthin aus. Laut den Studien-Daten sind möglicherweise auch Konzentrationen zwischen 1 und 10 NanoMol ebenfalls noch wirksam. Huang et al. 2004 (1399) berichten von einer mit der g-Strophanthin-Konzentration steigenden Verminderung der Zellzahl von menschlichen Prostata-Krebszellen, die bereits bei 3 NanoMol beginnt und die jeweils mit einem ebenso konzentrationsabhängigen erhöhten Calcium-Einstrom einhergeht. Die höheren Konzentrationen lösen über die Produktion von Freien Radikalen und eine Verminderung des Mitochondrien-Membran-Potentials eine direkte Apoptosis (Selbstzerstörung der Zelle) aus, während die niedrigeren Konzentrationen die Sensitivität der Zelle auf apoptotische Reize erhöhen. Auch Kometiani et al. 2005 (1659) sehen im Labor eine Reduzierung der Zellzahl schon von 1 NanoMol g-Strophanthin bei Brustkrebszellen des Menschen, minus ca. 30 % nach 48 Stunden, ebensoviel mit 10 NanoMol, und minus ca. 60 % mit 100 NanoMol. McConkey et al. 2000 (1365) sehen bei Kulturen von Prostata-Krebszellen des Menschen (ohne Bestrahlung oder Chemotherapeutika) ein Zellsterben (Apoptosis) ebenfalls bei 100 NanoMol g-Strophanthin. Andererseits berichten Huang et al. 2002 (1364), daß g-Strophanthin die Wirkung von bestimmten Chemotherapeutika bei Prostatakrebs-Zellkulturen des Menschen vermindert, bei einer hohen Konzentration von 100 Nano-Mol.

Andererseits berichten Ramirez-Ortega et al. 2006 (1650), daß 0,01 bis 10 NanoMol g-Strophanthin, Strophanthidin oder Digoxin wachstumsfördernd auf Kulturen von Leberkrebszellen wirken, wobei g-Strophanthin deutlich stärker und auch bei allen Substanzen die niedrigste Konzentration am stärksten wirkt. Alle drei Substanzen in hohen Konzentrationen ab 1000 NanoMol töten Zellen ab (durch Apoptose), Digoxin schon ab 100 Nano-Mol (g-Strophanthin und Strophanthidin bei 100 NanoMol = +/- Null). Dies betrifft eine Versuchsdauer von 48 Stunden. Der Unterschied einer verlängerten Versuchsdauer von 72 Stunden besteht darin, daß g-Strophanthin nun schon bei 10 NanoMol und höher zelltötend wirkt. Der halbmaximale Effekt stellt sich bei 18 NanoMol g-Strophanthin ein.

Auch Digitoxin hatte einen ähnlich wachstumshemmenden, jedoch schwächeren Effekt bei 5 und 25 nanoMol auf Brustkrebszellen des Menschen einer noch therapeutischen Konzentration in vivo (Nebenwirkungen siehe Kap. A 13 f), Digoxin erst bei toxischen 20 NanoMol. Dennoch sprechen epidemiologische Studien an Patienten für einen positiven Einfluß der Digitalis-Therapie auf den Brustkrebs (1401). Haux 1999 (1018) berichtet über gute Wirkungen von Digitoxin als Antikrebs-Mittel in in-vitro-Versuchen und epidemiologischen Studien. (Haux 2002 (1369) vermutet eine Wirkung auf den Rezeptor für den Epidermalen Wachstumsfaktor (EGF).)

*** Malaria
Clark & Cowden 2005 (1514) berichten von einer allgemeinen Inaktivierung der Na-K-Pumpen in Patienten mit Malaria.

*** Migräne
Koenderink et al. 2005 (1407) berichten, daß bei Patienten mit Migräne eine Mutation der alpha2-Isoform der Na-K-Pumpen gefunden wird, die bei unveränderter Anzahl zum kompletten Funktionsverlust führt.

*** Prostata-Hyperplasie:
Der Tonus der Prostata-Muskulatur ist laut Caine 1986 (486) der dynamische Faktor bei der Entwicklung der (gutartigen) Prostata-Hyperplasie. Da das Prostata-Muskel-Gewebe gleichartig wie das der Arterien-Muskeln ist (425), werden von Guh et al. 1996 (425) und Guh et al. 2000 (489) auch die gleichen Mechanismen wie im Kapitel B 3 a) diskutiert: Ouabain in hoher Konzentration (3000 x bis 100.000 NanoMol) verstärkt in vitro die Kontraktion der Prostata-Muskulatur des Menschen durch eine vermehrte Freisetzung von Noradrenalin. Also könnten geringe Ouabain-Konzentration möglicherweise das Gegenteil bewirken und die Entwicklung der Prostata-Hyperplasie günstig beeinflussen. Andererseits berichten Chueh et al. 2001 (1234) in vitro bei Kulturen von Prostata-Zellen des Menschen von einem vermehrten Wachstum durch 0,01 bis 1 Nano-Mol Ouabain und von der gegenteiligen Wirkung stärkerer Konzentrationen, was allerdings natürlich noch kein Beweis für eine entsprechende Wirkung in vivo ist. (Siehe aber oben die gegensätzlichen Ergebnisse bei menschlichen Prostata-Krebszellen.)

***Lungenerkrankungen
Phillip Factor berichtet 2001 (1171) in einem Review, daß "die Hinweise anwachsen, daß bei einigen Formen des Lungenödems die Funktion der Na-K-ATPase der Lungenbläschen reduziert ist", wobei dieser eine kausale Rolle zugesprochen wird. Salomon et al 1998 (1329) sehen dieses Phänomen bei Patienten mit chronisch-obstruktiver Lungenerkrankung.

*** Zystische Fibrose:
Stutts et al. 1986 (432) finden in menschlichen Schleimhautzellen der Nase einen erhöhten Natrium-Gehalt und eine Zunahme der Na-K-Pumpen um 60 %. Peckham et al. 1997 (481) berichten von einer Verdoppelung der Na-K-Pumpen im Lungen-Gewebe der Patienten mit zystischer Fibrose, was sie als sekundären Effekt ansehen. Peckham et al. 1995 (482) verabreichen intranasal 0,4 ml eines Sprays, welches 0,25 mg / ml

Ouabain enthält, was jedoch keinen Effekt auf das elektrische Potential der Nasenschleimhaut hat. Dies trifft auch auf 14 Tage oral gegebenes Digoxin zu.

*** Rheumatoide Arthritis:
Testa et al. 1987 (85) und Rabini et al. 1990 (86) berichten bei Patienten mit Rheumatoider Arthritis von einem erhöhten intrazellulären Natrium-Gehalt der Erythrozyten und einer Abnahme der Aktivität der Na-K-ATPase; letzteres wird auch von Yildirim et al. 2002 (1510) beobachtet und von Maubach et al. 1993 (189) auch bei Leukozyten dieser Patienten, was laut den Autoren einen kausalen Charakter haben könnte.

*** McArdle-Krankheit:
Haller et al. 1998 (748) konnten bei dieser erblichen Muskel-Erkrankung mit angeborenem Enzymmangel im Glykogen-Abbau der Skelettmuskeln zeigen, daß die Anzahl der Na-K-Pumpen im Skelettmuskel um fast 40 % vermindert und die Erhöhung des Kalium-Plasmaspiegels durch leichte körperliche Belastung (bei schneller Erschöpfung) doppelt so hoch ist wie bei gesunden Personen.

*** Myotonische Dystrophie (angeborener Muskelschwund):
Edstrom und Wroblewski 1989 (547) und Gruener et al. 1979 (548) berichten von einem erhöhten Natrium-Gehalt und einer Depolarisation der Zellmembran in Muskelfasern der von Myotonischer Dystrophie betroffenen Patienten. Wevers et al. 1990 (549) sehen einen exzessiv erhöhten Kalium-Plasmaspiegel bei körperlicher Belastung dieser Patienten, was auf eine reduzierte Aktivität der Na-K-Pumpen schließen läßt. Benders et al. 1993 (550) teilen eine um 30 % verminderte Präsenz der Na-K-ATPase und deren Aktivität im Skelettmuskel von Patienten mit Myotonischer Dystrophie mit. Letzteres trifft ebenso auf die Erythrozyten derselben Patienten zu. Darüberhinaus ist ebenfalls die Calcium-ATPase des Skelettmuskels, die Calcium aus dem Zellplasma in das Sarkoplasmatische Retikulum pumpt, in beiden Werten um ca. 40 % vermindert, was zusätzlich zum "calcium overload" beiträgt. Desnuelle et al. 1982 (551) melden eine bis auf ein Sechstel verminderte Anzahl der Na-K-Pumpen bei Patienten mit dieser Erkrankung. Auch Bewegungsmangel führt zu einer Abnahme der Na-K-ATPase (61). Mishra et al. 1980 (1037) hingegen berichten von einer erhöhten Aktivität der NaK-ATPase der Erythrozyten bei Myotonischer Dystrophie.

*** Vergiftungen, Verbrennungen und Röntgenstrahlen:
Die Giftwirkung von Insektiziden (1631), Natrium-Fluorid (1310-12), Metallen wie z.B. Aluminium (1403), Blei (1299-1304, 1378), Cadmium (1301, 1307-09), Quecksilber (1285-87), Kupfer (1304-07), Thallium (1325), Mangan (1301) und Silber (1332), Arsen (1284-85), einigen (nicht allen (1319)) Alkaloiden (1319-21), darunter Nikotin (1336-38), sowie von Acrylamid (1322-23) besteht in einer Hemmung der Na-K-ATPase-Aktivität. Parvez et al. 2005 (1412) sehen bei Fischen, die dem Abwasser einer Papiermühle ausgesetzt werden, eine mit der Zeit wachsende Verminderung der Na-

K-ATPase - ein sensitiver Biomarker für Umwelt-Belastungen. Laut Borghetti et al. 1980 (1409) ist der Natrium-Gehalt der Erythrozyten von Patienten mit schweren Verbrennungen erhöht bei verminderter Aktivität der Na-K-Pumpen. Guzman et al. 2005 (1605) berichten, daß eingeatmetes Ozon bei Ratten in der Wachstumsphase zur Gewichtsverminderung führt. Bei schlecht ernährten Ratten führt Ozon zur Verminderung der Na-K-Pumpen-Aktivität im Gehirn, bei gut ernährten Tieren jedoch zum Gegenteil. Röntgenstrahlung in geringer Dosis erhöht die Aktivität der Na-K-Pumpen in menschlichen Erythrozyten (+ 14%), während eine hohe Dosis diese vermindert (- 6 %), was mit der Entstehung von freien Radikalen erklärt wird (1649).

Palytoxin, eines der stärksten Gifte der Tierwelt, wirkt in äußerst geringen Konzentrationen tödlich und kommt in einigen Anemonen, Korallen und anderen Riff-Bewohnern vor. Sein Angriffspunkt ist die Na-K-ATPase, die in ihrer natürlichen Funktion blokkiert und in einen starren Kanal umgewandelt zu werden scheint, begleitet von einem schnellen und massiven Kalium-Ausstrom und einer Anreicherung von Calcium (40). Dies wird durch g-Strophanthin verhindert, und zwar in hohen, die Na-K-ATPase hemmenden, toxischen Konzentrationen von 1000 bis 100.000 NanoMol, wobei 100 NanoMol keine Wirkung hat (1050). Sehr geringe Konzentrationen wurden leider nicht untersucht. Darüberhinaus verhindert g-Strophanthin die durch Palytoxin induzierte Sekretion von Katecholaminen aus Zellen der Nebenniere (1048-50). Der Mechanismus bleibt zu klären.

*** Verschiedene Erkrankungen innerer Organe:

Veränderung der Na-K-Pumpen bei Patienten mit Erkrankungen innerer Organe

chronisches Nierenversagen Erythrozyten	1) Aktivität ⇓ 2) endogener Digoxin-ähnlicher Faktor erhöht nach Dialyse Normalisierung	Miltenyi et al. 2001 (1347) Kovacic et al. 1997 (1348)
s.o.	1) s.o. Dialyse : kein Einfluß	Prasad et al. 1996 (1410) Gambhir et al. 1998 (1512)
s.o.: rote + weiße Blutzellen, Skelettmuskel	Anzahl + Aktivität ⇓ Natrium-Gehalt erhöht	Kaji & Thomas 1987 (1351)
Nieren-Reflux, Erythrozyten	s.o.	Goonasekera et al. 1996 (1350)
Chron.Glomerulonephritis, Pankreatitis oder chronisch aktive Hepatitis B: Erys	Aktivität ⇓ wegen Immunglobulinen (IgM)	Ponomarenko et al. 2001 (1272), siehe auch (1349)
s.o. Einnahme von Kalium + Magnesium: Normalisierung der Na-K-Pumpen-Aktivität und der Symptome		Ponomarenko et al. 2001 (1316)
Hepatitis B oder C, Erys	Aktivität stark ⇓	Kuralay et al 1996/98 (1343-44)
Leberzirrhose wg. Hep.A,B,C: Erys	Aktivität: +/− 0	Kakimoto et al. 1995 (1339)
Ratte mit Leberzirrhose, Erys	Anzahl −50 %, geht den Symptomen voraus	Mourelle und Franco 1991 (1345)
Ratte m. chron. Nierenversagen, Herzmuskel	Aktivität ⇓	Kennedy et al. 2003 (1513)

*** Sepsis:
Veränderungen der Na-K-Pumpen bei Sepsis

Ratte, Skelettmuskel		Aktivität +46 %	O'Brien et al. 1996 (828)
s.o.		Aktivität +60 %	Jacobs et al. 1991 (838)
s.o.		Aktivität + 75 %	Mitsuo et al. 1996 (1551)
s.o.	Na^+-Gehalt +40% wg. Membran-Durchässigkeit ↑↑ Na-K-Pumpe: Na-Ausstrom x 2, K-Einstrom +/-0		Karlstad & Sayeed 1992 (853)
Hund, Herzmuskel		Aktivität minus 44-70 %	Liu & Ghosh 1986 (897)
Ratte, Herzmuskel		Aktivität zuerst +31%, dann -32% Herzaktion erst ↑↑, dann ⇓	Tang et al. 1998 (898)
Kinder, Erythrozyten		Aktivität ⇓, Gehalt an Na ↑↑, K ⇓ entsprechend Blut: Na ⇓, K ↑↑ bei Gesundung Normalisierung	Suri et al. 1997 (860)
Patienten, Erys Skelettmusklel, Leber		Aktivität ⇓ Aktivität ⇓ nur zuerst, dann +/-0	Liaw et al. 1987 (896)
Erythrozyten		Aktivität ↑↑ wg. Na-Gehalt ↑↑, mit K ↑↑ Korrelation mit Schwere der Erkrankung desweiteren: Blut: Na- und K-Spiegel ⇓ Maximale Aktivität ↑↑, Anzahl ↑↑ bei ♀ alles stärker ausgeprägt als bei ♂	Hsieh et al. 2003 (1548)
s.o.		Na-Gehalt ↑↑	Clarke et al. 1976 (1552)
s.o.		s.o.	Fujita et al. 1978 (1553)

Am Septischen Schock sterben in den USA jährlich etwa 100.000 Menschen!

Nach Hsieh et al. 2003 (1548) könnte die erhöhte Membran-Durchlässigkeit für Natrium bei den roten Blutkörperchen von Patienten mit Sepsis durch verschiedene Faktoren hervorgerufen werden: Streß-Hormone, der Tumor-Nekrosefaktor alpha, der neue Natriumkanäle in die Zellwand bildet, und Freie Radikale. Deren direkte Wirkung auf die Na-K-Pumpe ist zwar eher eine Hemmung, aber über den gestiegenen Natriumgehalt könnten sie evtl. die Na-K-Pumpe stimulieren. Die wiedersprüchlichen Werte könnten eventuell phasenabhängig sein; es wäre denkbar, daß die übermäßige Stimulation der Na-K-Pumpen irgendwann zur Schwächung der Aktivität führt (mit Betonung auf "eventuell").

Es ist aber zunächst naheliegend, eine positive Wirkung von g-Strophanthin bei Sepsis zu vermuten. Da bei dieser Erkrankung eine Milchsäure-Bildung im Skelettmuskel stattfindet, und g-Strophanthin die Milchsäure-Nutzung im Herzmuskel entscheidend verbessert (109,121,154,552-53), könnte orales g-Strophanthin eventuell auch im Skelettmuskel positiv wirken. Zumindest könnte die erhöhte Oxidation der Milchsäure im Herzmuskel durch g-Strophanthin hilfreich bei der Bewältigung der Milchsäureflut im Blut des Sepsis-Patienten sein. Die Studie von Matsumori et al. 1997 (138) (siehe S.54) jedenfalls zeigt bei Mäusen mit Sepsis eine Vervierfachung der Überlebensrate durch g-Strophanthin-Injektionen ins Bauchfell, was auf eine verminderte Bildung von gewissen Zytokinen (Interleukin IL-6 und Tumor-Nekrose-Faktor-alpha) zurückgeführt wird.

...Milchsäure ohne Sauerstoffmangel !!!...

Es gibt neue Erkenntnisse zur Sepsis, die die bisherige Sicht vollkommen verändern. Nicht nur bei Angina pectoris und Herzinfarkt, sondern auch bei Sepsis entsteht im Übermaß Milchsäure (Laktat), und jahrzehntelang galt uneingeschränkt das Dogma vom Sauerstoffmangel in den betroffenen Geweben. Doch dies konnte durch verfeinerte Methoden vielfach eindeutig widerlegt werden. Vom Autor übersetztes Zitat aus einer Studie von James et al. 1996 aus Cincinnati / USA (921), Seite 2388: "Die Sauerstoff-Versorgung von Geweben kann in der späten Phase der Sepsis schwer gestört sein, jedoch berichten viele Studien mit experimenteller Sepsis, daß der Laktat-Gehalt des Skelettmuskels früh ansteigt, bevor ein Sauerstoffmangel eintritt, oder daß er ansteigt trotz Maßnahmen zur Verhinderung des Sauerstoffmangels (922). Darüberhinaus gibt es wenig Anzeichen für einen Defekt im oxidativen Stoffwechsel (923-925). Eine schnelle Laktat-Produktion in Anwesenheit von Sauerstoff wurde in verschiedenen Geweben beobachtet und wird aerobe Glycolyse genannt. ... Die Beobachtung einer gesteigerten Laktat-Produktion ohne eine Verschlechterung der oxidativen Energie-Produktion kann mit den gängigen Theorien der Stoffwechsel-Regulation nicht vereinbart werden."

Die Glykolyse (Abbau von Glukose zu Laktat) ist prinzipiell ein ganz natürlicher Bestandteil des Zellstoffwechsels, wie James weiter ausführt: Die Natrium-Kalium-Pumpen verbrauchen viel Energie, die sie aber nicht aus den Mitochondrien im Zellinneren beziehen. Da hierbei der Tranportweg zu lang wäre, wird durch die Glykolyse in unmittelbarer Nähe der Zellmembran die nötige Energie für die Natrium-Kalium-Pumpen direkt an Ort und Stelle produziert, was in Arterien (926-929), Skelettmuskel (1183) und Herz (319-322) untersucht wurde. Die Glykolyse versorgt auch die Calcium-Pumpen der Zellmembran (996) und des Sarkoplasmatischen Retikulums (319, 141, 1058). (Über eine fundamentale Kritik am theoretischen Konzept der Na-K-Pumpe aufgrund des quantitativen Aspekts der Energie-Versorgung siehe S. 141)

Weitere Forschungen (1273-75) zeigen, daß es nicht Sauerstoff-Mangel, sondern die übermäßige Sympathikus-Aktivität ist, die für die hohe Laktat-Bildung bei Sepsis verantwortlich ist: Bei Ratten mit Sepsis ist die Konzentration von Adrenalin im Blut und von Laktat in Blut und Skelettmuskel erhöht, und die Gabe von ß-Blockern vermindert bei Ratten die Laktatbildung erheblich. Bundgaard et al. 2003 (1368) kommen beim Menschen zu ähnlichen Ergebnissen. Für eine ursächliche Rolle des Sympathikus spricht, daß Adrenalin bekanntermaßen die Na-K-ATPase-Aktivität steigert, die bei abgesunkenem Natrium- und vermehrtem Kalium-Gehalt im Skelettmuskel erhöht vorgefunden wurde, und daß die Laktatbildung bei ausreichendem Sauerstoff-Status durch sehr hohe Gaben von Ouabain (Hemmung der Na-K-ATPase) verhindert wurde.

Ein weiteres Zitat von James et al. 1996 (921), S.2389: "Wenn Glykolyse im Skelettmuskel nicht notwendigerweise ein Zeichen von Sauerstoffmangel ... ist, dann könnte die klinische Interpretation von hohen Laktatwerten im Blut bei Sepsis irrig sein, und Therapien zur Verbesserung der Sauerstoff-Versorgung wären unnütz und irrelevant." Möglicherweise existiert eine zumindest partielle Parallele beim Herzinfarkt (siehe S. 196) Bestätigung kommt auch von anderen Arbeitsgruppen (930, 931). Der Titel einer Studie von Gore et al. 1996 (925) weist ebenfalls in die neue Richtung (Übers.d. Autors): "Milchsäure-Produktion während der Sepsis ist verbunden mit gesteigerter Pyruvat- (= Brenztraubensäure) Produktion, aber nicht mit der Sauerstoff-Versorgung im Gewebe.

Zitat aus Levy et al. 2005 (1643), S.874 Übers.d.Autors): "Tatsächlich, die "Laktat-Shuttle-Theorie" besagt, daß die aerobe Glykolyse dem Stoffwechsel eine erhöhte Flexibilität verleihen könnte, indem sie den Geweben erlaubt, eine gemeinsame Quelle für die Oxidation oder für die Glukoneogenese (Glukose-Synthese, Anm.d.Autors) zu nutzen (1569). Erhöhte Blut-Laktat-Spiegel in Schockzuständen könnten deswegen eine zentrale protektive Maßnahme sein, um in Geweben mit ausreichender Sauerstoff-Versorgung eher Laktat als Glukose oxidieren zu lassen und um so Glukose zu sparen für Gewebe, in denen Sauerstoff knapp ist."

Möglicherweise könnte eine weitere Stimulation der Na-K-Pumpen durch orales g-Strophanthin bei Sepsis kontraproduktiv sein, was zu klären ist. Es ist die Frage, ob die Vervierfachung der Sepsis-Überlebensrate in der Studie von Matsumori et al. 1997 (138) mit der Dosierung von 1 mg subkutanen Ouabains pro kg Körpergewicht bei der relativ herzglykosid-unempfindlichen Maus auf eine Hemmung oder Stimulation der Na-K-ATPase oder auf eine andere Wirkung zurückgeführt werden kann und niedriger konzentriertes Ouabain eventuell auch zu einem positiven Ergebnis führen könnte, z.B. über eine Reduzierung der Katecholamin-Bildung (51, 426), vergleiche S.50 und 150. Andererseits wird gerade Adrenalin und Noradrenalin an Sepsis-Patienten mit bedrohlich niedrigem Blutdruck gegeben (Levy et al. 2005, 1643). Levy et al. 2005 (1643) infundieren Patienten mit Sepsis 100 NanoMol g-Strophanthin durch eine Mikropumpe direkt in einen Skelettmuskel (Oberschenkel), was die Laktatproduktion dort wahrscheinlich über eine Hemmung der Na-K-Pumpen deutlich verminderte.

Jedenfalls erzählte eine deutsche Stationsärztin für Innere Medizin dem Autor, daß sie von 1975 bis 2000 (mehr oder weniger heimlich) bei Sepsis Strophanthin i.v. gespritzt (mit Hemmung oder Stimulation der Na-K-Pumpe ?) und in all den Jahren keinen einzigen Todesfall gehabt hätte, was bei Sepsis sensationell ist. — Der Titel einer Studie von Darlington & Gann 2005 (1633) lautet (Übers.d.Autors): "Purin-Nucleoside stimulieren die Na-K-ATPase und verlängern das Überleben im Hämorrhagischen Schock" (im Tierversuch), was möglicherweise eine Parallele zu Strophanthin bei Sepsis sein könnte, denn auch beim Hämorrhagischen Schock oder bei großflächigen Brandverletzungen gibt es durch den Sympathikus vermittelte hohe Laktat-Spiegel.

B) g-STROPHANTHIN = OUABAIN = EIN NEUENTDECKTES HORMON

Am Ende dieses Kapitels befindet sich eine Zusammenfasssung (S. 259).

B 1) Die Entdeckung des Hormons Ouabain

1949 vermutete Rein (153), daß dem aus Pflanzen gewonnenen Strophanthin eine in der Leber gebildete Substanz entspräche, deren Mangel im Organismus zu Herzschwäche führe und den medikamentösen Ersatz durch Strophanthin nötig mache. Auch Szent-Györgyi vermutete 1953 die Existenz von körpereigenen Herzglykosiden (186). Dies hat seine Parallele in der Entdeckung der körpereigenen Opiate. In den darauffolgenden Jahrzehnten, besonders seit den Achtzigern, fand eine intensive, weltweite Suche nach endogenen Herzglykosiden statt, bis 1991 in den "Proceedings", den Veröffentlichungen der höchstangesehenen Nationalen Akademie der Wissenschaften der USA, eine Studie von Hamlyn, Blaustein und Mitarbeitern (136) erschien, mit Beweisen, daß im Blut des Menschen g-Strophanthin zirkuliert, welches möglicherweise endogen (körpereigen) ist und in den Nebennieren (und /oder im Gehirn) gebildet wird. Der Nachweis der sehr geringen Mengen gelang erst, nachdem 300 Liter Blut mit aufwendigsten Methoden bearbeitet und untersucht wurden, z.B. der Massenspektrographie. 1998 entdecken Komiyama et al. 1998 (1240) im menschlichen Plasma ein Transport-Eiweiß für g-Strophanthin und die Arbeitsgruppe um Prof. Schoner aus Gießen in Blut (1102), Niere, Leber und Skelettmuskel des Rindes (1103), was sich jedoch mittlerweile als Artefakt herausgestellt hat (persönliche Kommunikation mit Frau Weitkamp / Giessen).

Es erscheinen pro Jahr viele Dutzend Studien zum endogenen Strophanthin und anderen Substanzen. Im Englischen heißt g-Strophanthin "Ouabain", und da fast alle Artikel in Englisch erscheinen, und auch die deutschsprachigen Artikel zum Thema "g-Strophanthin als Hormon" diesen Begriff verwenden, soll in diesem Kapitel der Begriff "Ouabain" anstelle von "g-Strophanthin" verwendet werden.

Es wurden mittlerweile weitere endogene Substanzen identifiziert, z.B. Digoxin (244-46), Bufalin (226, 1145), Marinobufagenin (247-48), Telocinobufagin, welches wahrscheinlich oft als Marinobufagenin fehldargestellt wurde, da die Marinobufagenin-Antikörper in hohem Maße auch Telocinobufagin anzeigen (1381), Proscillaridin A (204, 249) und andere, z.T. unbekannte Substanzen (250-51, 1367).

Da die "spezifischen" Ouabain-Antikörper zur Messung der Blutspiegel auch auf andere Substanzen reagieren, wird eine exakte Messung von Ouabain erst durch eine sogenannte HPLC (ein chromatographisches Verfahren) ermöglicht, mit der die Störung der Messung durch andere Stoffe weitgehend unwahrscheinlich wird. (Näheres siehe S.241) Ohne HPLC sollte man nicht von Ouabain, sondern von OLS = ouabain-like substance(s) sprechen, oder ähnlichen Bezeichnungen wie OLF (f = factor) oder OLC (c = compound).

Folgende Blutspiegel des Endogenen Ouabain bei gesunden Versuchspersonen (siehe Tabelle) wurden mittels Antikörper-Reaktion ermittelt (Durchschnitts-Werte, 1 Piko-Mol = 1 Tausendstel NanoMol). (Zur Erklärung der Einheit "Mol" siehe S.149):

			HPLC
Hamlyn et al. 1991 (136):	0,138 NanoMol =	138 PikoMol	ja
Gottlieb et al. 1992 (152):		44 PikoMol	nein
Naruse et al. 1994 (833):		40 PikoMol	ja
Bagrov et al. 1995 (248):		163 PikoMol	ja
Rossi et al. 1995 (277):		530 PikoMol	nein
Ferrandi et al. 1997 (202):		70-100 PikoMol	ja
Komiyama et al. 1997 (1160):		70 PikoMol	ja
Bernini et al. 1998 (215):		88 PikoMol	nein
Gonick et al. 1998 (218):		93 PikoMol	ja
Lopatin et al. 1999 (219):	bei Frauen	190 PikoMol	ja
Manunta et al. 1999 (201):		253 PikoMol	nein
Vakkuri et al. 2000 (222):	bei Männern	13 PikoMol	ja
	bei Frauen	9 PikoMol	ja
Vakkuri et al. 2001 (1110):	bei Männern	12 PikoMol	ja
	bei Frauen	10 PikoMol	ja
Balzan et al. 2001 (1159):		29 PikoMol	nein
Manunta et al. 2001 (1229):			
bei salz-sensitiven Menschen		337 PikoMol	nein
bei salz-resistenten Menschen		340 PikoMol	nein
Wang et al. 2003 (1383):		140 PikoMol	nein
Sophocleous et al. 2003 (1598):		890 PikoMol	nein[3]
Berendes et al. 2003 (1599):		380 PikoMol	nein[4]
Göoz et al. 2004 (1544): Erwachsene		3 PikoMol	ja
Neugeborene		42 PikoMol	ja
Manunta et al. 2005(1586): junge Menschen [1]		180 PikoMol	nein (von 75-325)
junge Menschen [2]		222 PikoMol	nein (von 75-350)
Manunta et al. 2006 (1658):		430 PikoMol	ja[5]

[1]: ohne familiäre Bluthochdruck-Geschichte (mindestens 1 Elternteil mit Hypertonie)
[2]: mit familiärer Bluthochdruck-Geschichte
[3]: Antikörper mit extrem hoher Kreuzreaktion mit anderen Substanzen
[4]: Kreuzreaktionen des Antikörpers nicht angegeben
[5]: seit längerem benutzt diese Arbeitsgruppe wieder eine HPLC, vorher meist keine. Die Werte sind für HPLC-Studien ungewöhnlich hoch. Angeblich waren keine Kreuzreaktionen feststellbar, die sonst oftmals gefunden wurden (siehe Kap. B 4), sogar von der eigenen Arbeitsgruppe - Studie von Pitzalis et al. 2006 (1601), in der nur 1/6 bis 1/4000 des OLS echtes Ouabain war.

Übrigens berichtete Prof. Greeff in seiner Bestimmung der Blutspiegel mit Antikörpern nach oraler Gabe von Ouabain/g-Strophanthin 1974 (564) (siehe S. 92 oben) nur von einem durch das Medikament induzierten Erscheinen von Ouabain im Blut, jedoch vorher und nachher von keinem Ouabain, was man allerdigs nicht als einen (damals nicht bekannten) Nachweis der Unglaubwürdigkeit der Untersuchung werten kann, da die damalige Nachweisgrenze von 100 PikoMol zwar unter den von den meisten Studien gemessenen Werten von OLS liegt (ohne HPLC), aber durchaus von einigen Studien noch unterschritten wird, in denen 88, 44 und 29 PikoMol gefunden wurden, s.o.

Zu Ouabain-Werten bei diversen Erkrankungen siehe Seite 226 u. 245, bei Schwangerschaft S. 240 und 246.

B 2) Die Hypothese vom Ouabain als Hypertonie-Verursacher

Wer meint, daß die einschlägige Forschung die segensreichen Effekte des Strophanthins bei Herzschwäche oder gar bei Angina pectoris / Herzinfarkt im Auge hat, irrt: Ouabain bekommt die Rolle eines Bösewichts zugewiesen, der für die essentielle Hypertonie, den Bluthochdruck verantwortlich sein soll, die kostenintensivste Erkrankung der westlichen Welt. Dies soll nach folgender Hypothese vonstatten gehen, die auf De Wardener 1961 (252) zurückgeht: Bei erhöhter Salzzufuhr (Natrium-Chlorid) bilde der menschliche Organismus vermehrt einen oder mehrere Hemmer der Natrium-Kalium-Pumpe (ab 1991 weitgehend mit Ouabain gleichgesetzt), die durch diese Funktion den Natrium-Gehalt in den Nierenzellen erhöhten und so die Natrium-Rückresorption aus dem Urin verminderten, also Natrium ausscheidend (natriuretisch) wirkten.

In den Muskelzellen der Arterien bewirke die Hemmung der Na-K-Pumpe durch einen erhöhten Calcium-Einstrom über den Natrium-Calcium-Austauscher (siehe S. 142 u. 148) eine verstärkte Kontraktion (506). Diese könne auch indirekt dadurch zustande kommen, daß durch die Hemmung der Na-K-Pumpe in Nervenenden des Sympathikus eine verstärkte Freisetzung von Noradrenalin erfolge, welches dann die Blutgefäße kontrahiere (253). Der durch diese Reaktion der Blutgefäße gestiegene (diastolische) Blutdruck unterstütze die Niere in ihrer Fähigkeit, das überschüssige Salz auszuscheiden. Wenn allerdings der hohe Salzkonsum längere Zeit anhalte, entstehe auf diese Weise der essentielle Bluthochdruck, der auf keine anderen Ursachen (Erkrankungen des Hormon-Systems oder der Niere) zurückzuführen ist.

Gestützt wird diese Hypothese durch auf den ersten Blick überzeugende Argumente: Gottlieb et al. 1992 finden bei 30-45 % der Patienten mit essentiellem Bluthochdruck erhöhte Werte der Ouabain-Immun-Reaktivität im Blut (= OLS, ouabain-like substances), die mit dem Blutdruck korrelieren (152, jedoch ohne HPLC, d.h. der Bestätigung, ob es sich überhaupt um Ouabain handelt, siehe S. 241). Auch Rossi et al. 1995 (277, ohne HPLC) berichten von erhöhten Werten von OLS, einer oder mehrerer Ouabain-ähnlichen Substanzen, bei 45 % dieser Patienten (3,39 NanoMol, Gesunde: 0,53 NanoMol), ebenso Manunta et al. 1999 (201) mit 0,377 NanoMol bei 50 % der Patienten mit essentieller Hypertonie im Vergleich zu 0,253 NanoMol bei Gesunden). Manunta et al. sehen den diastolischen Blutdruck signifikant leicht erhöht bei den Patienten mit hohen OLS-Werten (93,2 mm Hg) im Vergleich zu Patienten mit relativ niedrigen Werten (89,4 mm Hg). Die intravenöse Gabe von Ouabain erhöht den Blutdruck beim Menschen (154) und, subkutan verabreicht, beim Tier (z.B. 185, 191-94, 206, 256-58). Werden Arterienmuskel-Zellen in Kontakt mit Ouabain gebracht, erhöht sich der Calcium-Gehalt der Zellen, der Muskeltonus sowie die Reaktion auf Kontraktionsreize wie z.B. Noradrenalin. - Die Na-K-Pumpen-Aktivität der Erythrozyten von Menschen mit essentiellem Bluthochdruck als leicht zu untersuchender Marker für andere Gewebe (Arterienmuskeln) ist gegenüber Gesunden vermindert (z.B.190, 1313), ebenso die hierdurch bestimmte Membran-Flexibilität (188). Blutplasma von Menschen mit essentieller Hypertonie, die für sieben Tage eine salzreiche Kost aßen und dann sieben Tage eine salzarme Kost, wurde in Kontakt gebracht mit Erythrozyten eines Menschen ohne Bluthochdruck. Die Aktivität der Na-K-ATPase der Erythrozyten, die Kontakt hatten mit Plasma, das während der salzreichen Phase entnommen wurde, war signifikant geringer als die der mit Plasma aus der salzarmen Phase behandelten Erythrozyten (187), wobei die beobachtete Verminderung des mittleren Blutdrucks nach dem Wechsel auf die salzarme Kost mit der Steigerung der Na-K-ATPase korrelierte. Plasma von hypertonen Ratten enthält mehr Ouabain (z.B. 839) und hemmt Natrium-Kalium-Pumpen-Präparate mehr als Blut von Kontrolltieren.

Die Hypothese vom Ouabain als Vermittler der Hypertonie hat (vor-)schnell Einzug gefunden in die allermeisten Forschungsarbeiten und Reviews zum Thema und ist mittlerweile leider die allgemein akzeptierte Meinung.

B 3) Die Widerlegung der Ouabain-macht-Hypertonie-Hypothese

Auf den zweiten Blick fällt die Sicherheit, mit der Ouabain als blutdrucksteigernd dargestellt wird, in sich zusammen. An einigen der belastenden Studien oder an ihrer Interpretation gibt es viel zu kritisieren; und auf der anderen Seite gibt es etliche konträre, entlastende und sogar positive Studien, die von der tonangebenden Arbeitsgruppe um Hamlyn und anderen gerne vernachlässigt werden. Hier kann man die Geburt eines falschen Dogmas hautnah miterleben, welches verhängnisvolle Folgen haben würde, wenn es zur Identifikation von Ouabain / Strophanthin mit Bluthochdruck und deswegen zur Ablehnung des oralen g-Strophanthins bei Angina pectoris und Herzinfarkt käme.

Dabei könnte sich eventuell eine unerwartete Wendung einstellen. Es ist eben die führende Arbeitsgruppe um Hamlyn, die die zwei bislang größten statistischen Untersuchungen beim Menschen durchführte, die eine mit einem repräsentativen Querschnitt der normalen Bevölkerung (Wang et al. 2003 (1383) = 379 Belgier, davon 82 Menschen mit Hypertonie), die andere mit Hypertonie-Patienten (Lanzani et al. 2005 (1384) = 512 Patienten aus Mailand). In der ersten Studie gab es keinen direkten statistischen Zusammenhang zwischen dem Endogenen Ouabain (besser: OLS = ouabain-like substances, da keine HPLC gemacht wurde, siehe S. 241) und den Blutdruckwerten oder der Natrium-Ausscheidung im Urin, wohl aber zwischen der Kombination von OLS und Natrium-Ausscheidung und dem Blutdruck. Waren die OLS-Werte niedriger als 140 PikoMol, dann stieg mit steigender Natrium-Ausscheidung (wohl interpretierbar mit hoher Natrium-Aufnahme) der Blutdruck an, was bei OLS-Werten über 140 PikoMol ausblieb. Deswegen kommen die Autoren zu dem Schluß, Zitat Wang et al. 2003 (1383), Seite 1479 (Übersetzung des Autors): "Während erhöhter Salz-Zufuhr könnte das Endogene Ouabain als kompensatorischer Faktor gegen die Blutdruck-Erhöhung dienen." Zitat Seite 1480: "Das Endogene Ouabain könnte ein den Blutdruck regelndes Hormon sein, das... einerseits den Blutdruck-erhöhenden Effekt einer überhöhten Salz-Einnahme begrenzt oder andererseits dem Blutdruck-senkenden Effekt eines Natrium-Mangels gegensteuert." Hier sind die Autoren ganz nah bei der therapeutischen Wirkung des Ouabains / g-Strophanthins, die ihnen jedoch unbekannt sein dürfte.

In der Studie von Lanzani et al. 2005 (1384) hatten die Hypertonie-Patienten, die eine Mutation des alpha-Adducin-Gens aufweisen (die Niere betreffend: höhere Aktivität der Natrium-Kalium-Pumpen und deswegen höhere Natrium-Rückresorption ins Blut) einen höheren Blutdruck und nicht etwa höhere, sondern niedrigere Blutspiegel an OLS (272

PikoMol) und umgekehrt die Teilnehmer ohne eine Mutation dieses Gens einen niedrigeren Blutdruck und höhere OLS-Spiegel (363 PikoMol), was aber nicht weiter diskutiert wird.

...gegen die vorschnelle Annahme einer Kausalität...

Die Studie von Gottlieb et al. 1992 (152) zeigt bei der leichten und mittelschweren Herzinsuffizienz (NYHA I-III) erhöhte OLS-Werte, während bei schweren Fällen (NYHA IV) die Werte niedriger sind. Wie auch einige andere Autoren sich für einen vorsichtigen Umgang mit Zuweisungen von Ursache-Wirkungs-Beziehungen im Falle Endogenes Ouabain und Bluthochdruck aussprechen, ist auch hier das Endogene Ouabain nicht zwangsläufig als pathogener Faktor zu sehen, sondern die erhöhten Werte in den Anfangsstadien der Erkrankung könnten im Gegenteil eine Reaktion des Körpers sein, um der Erkrankung entgegenzuwirken. In fortgeschrittenen Fällen ist möglicherweise die Produktions-Kapazität des Organismus durch die lange Überproduktion erschöpft, was die niedrigen endogenen OLS-Blutwerte erklären könnte.

Pitzalis et al. 2006 (1601) berichten, daß 140 angeblich optimal (?) behandelte Herzinsuffizienz-Patienten (mit idiopathisch dilatierter Kardiomyopathie) ein umso stärkeres Fortschreiten ihrer Krankheit erfahren, je höher der Blutspiegel von Endogenem Ouabain ist. Gerade diese Studie weist Fragwürdiges auf: Seltsamerweise enthält die doch ziemlich große Patienten-Gruppe keinen einzigen schwer Erkrankten (NYHA IV). Sollte hier ein mögliches Abnehmen der Werte wie in der Studie von Gottlieb et al. (s.o.) ausgeklammert werden ? Darüberhinaus wurde bei (nur) 4 Patienten die Antikörper-Methode durch eine Massenspektometrie ergänzt, die laut Diagramm ergab, daß nur ein Bruchteil des mit Antikörpern gemessenen OLS (Erklärung der Methode auf S. 90) authentisches Ouabain darstellt, bestenfalls 1/6, bis hin zu unter 1/4000, was aber im Text der Studie einfach übergangen wird, obwohl (oder weil ?) durch diese Befunde eine ganze Reihe von Studien dieser Arbeitsgruppe, die das Endogene Ouabain / OLS nur mit Antikörpern nachwiesen, in ihrer Aussage entscheidend geschwächt werden. Naheliegend wäre natürlich auch hier die Sicht, daß eine Substanz, die über Jahrzehnte erfolgreich zur Therapie einer Erkrankung eingesetzt wird, als Reaktion des Körpers auf diese Erkrankung produziert wird und nicht als deren Ursache anzusehen ist. Das läßt sich widerspruchslos auch auf den Vorwurf der Hypertonie-Erzeugung übertragen.

Berendes et al. 2003 (1599) untersuchen die OLS-Spiegel (leider ohne HPLC) bei 401 kritisch kranken Patienten mit diversen, kritisch akuten Erkrankungen. Sie sind durchschnittlich 4,5 mal so hoch wie bei 62 gesunden Kontroll-Personen (1,85 versus 0,38 NanoMol). Die Krankenhaus-Sterblichkeit von Patienten mit OLS-Werten unter 2 NanoMol bzw. über 2 NanoMol betrug 0,6 % bzw. 38,6 %. Die Autoren sehen die hohen OLS-Werte aber keineswegs als Ursache der Erkrankungen an, sondern tendieren eher zu der Erklärung, daß sie als Reaktion des Körpers auf diese sekretiert werden.

Die klinischen Studien am Menschen zeigen jedenfalls stets keine Blutdruck-Steigerung; vielmehr beobachtet man bei Patienten mit Hypertonie eine blutdrucksenkende Wirkung des intravenösen oder oralen g- oder k-Strophanthins, siehe Kap. A 4). Doch diese Studien sind entweder deutschsprachig (9, 274-275; auch 151) und den internationalen Forschern mit großer Sicherheit unbekannt – selbst Prof. Schoner aus Gießen kannte sie nicht – oder sind einfach nicht wahrgenommen, jedenfalls nie zitiert worden (34-35, 1382, auch 162).

Aus diesem Grund sind die folgenden detaillierten Ausführungen notwendig, aus denen die LeserInnen selbst schließen mögen, ob sie die präsentierte Hypothese stützen oder eher für einem Freispruch des Ouabain vom Vorwurf der Blutdruck-Steigerung und im Gegenteil für Ouabain als eine den Blutdruck senkende Substanz sprechen. Wobei allerdings dem Autor auch zwei Patienten berichteten, daß sich ihre Hypotonie durch orales g-Strophanthin besserte. Auch in den 306 Ärzte-Aussagen zu Strodival® finden sich Hinweise zur guten Wirkung sowohl bei Hyper- als auch bei Hypotonie.

...führende Forscher ignorieren eigene entscheidende Ergebnisse...

Die Hypothese vom Ouabain als Hypertonie-Verursacher beruht auf der zentralen Annahme einer Hemmung der Na-K-Pumpe. Die Tatsache, daß Ouabain in geringen Konzentrationen, wie sie im Körper vorkommen, zu einer Stimulation der Natrium-Kalium-Pumpe führt, also genau entgegengesetzt wirkt, als wenn es in größeren, unphysiologischen Konzentrationen verwendet wird (siehe Kap. 15), bedeutet also das Wegbrechen des Haupt-Pfeilers dieser Hypothese. Eigentlich sollte die Stimulation der Na-K-Pumpe durch "low doses" von Ouabain, d.h. von genau den Konzentrationen des Endogenen Ouabains im menschlichen Körper, den führenden Wissenschaftlern Hamlyn und Blaustein (University of Maryland, Baltimore / USA) wohlbekannt sein, weil sie selber darüber geforscht (360-61, 362(!)) und geschrieben haben (504-06). Sheu, Hamlyn und Lederer präsentieren 1983 (362) eindeutige und dauerhafte Stimulations-Ergebnisse und 1992 anerkennen Sheu und Blaustein (505) ausdrücklich und ausführlich die Stimulation der Na-K-Pumpe. Trotzdem identifizieren sie Ouabain stets mit der Hemmung der Na-K-Pumpe. Ihr Dogma wird auf den ersten Blick durch viele Forschungsarbeiten zum Thema "Endogene Herzglykoside" gestützt, in denen immer wieder kleine Konzentrationen von körpereigenen ouabain- oder digoxin-identischen oder -ähnlichen Substanzen als Hemmer von purifizierten, bzw. hochangereicherten Na-K-ATPase-Präparaten wirken. Dabei berichtete Godfraind schon 1981 (325) und 1985 (326), daß die Stimulation der Na-K-Pumpe durch kleine Mengen von Ouabain nur nachzuweisen ist bei Verwendung von intakten oder schonend aufbereiteten frischen Zellen, und daß intakte Zellen nach einiger Zeit, oder hochangereicherte Zellmembran-Präparate, die mit Detergentien behandelt wurden, oder purifizierte Na-K-ATPase-Präparate ihre Fähigkeit, aktiviert zu werden, verloren haben und auf hohe wie auf niedrige Konzentrationen von Herzglykosiden nur noch mit einer Hemmung reagieren (vergleiche S. 162). Die Verwendung purifizierter Na-K-ATPase wird jedoch als Vorteil angesehen und hat sich als Stand der Technik weitgehend durchgesetzt.

Die zwei entgegengesetzten, dosisabhängigen Wirkungen des Ouabains auf die Na-K-Pumpe - Hemmung bzw. Stimulation - wird uns in den drei folgenden Unter-Kapiteln als erklärendes Muster jeweils wieder begegnen.

B 3 a) Labor-Versuche

...die Dosis macht das Gift...

Zur Stützung des Vorwurfs an das Ouabain, den Blutdruck zu steigern, werden oft Labor-Studien - z.B. mit isolierten Arterien - zitiert, die nicht etwa Konzentrationen untersuchen, wie sie für das Endogene Ouabain im Menschen - auch bei solchen mit Hypertonie - berichtet werden (ca. 0,01 bis 1 NanoMol), oder wie sie von Erdle 1979 (574) nach Gabe einer therapeutischen Dosis beim Menschen gemessen werden (ca. 0,2 bis 8 NanoMol), sondern (zu) hohe Dosierungen. Nur einige wenige Beispiele:

Karaki et al. 1978 (168): 500 bis 5000 NanoMol
Sato und Aoki 1991 (169): 300 bis 100.000 NanoMol
Sanchez-Ferrer et al. 1992 (170): 100 bis 10.000 NanoMol
Rodriguez-Manas et al. 1994 (171): 100 bis 100.000 NanoMol Mol
Meyer-Lehnert et al. 2000 (172): 1000 NanoMol

Stewart et al. 1993 (173) sehen erst bei 10000 NanoMol Ouabain eine frühzeitige Kontraktion von isolierten Arterien und bei 100 NanoMol eine verzögerte Kontraktion. Die geringere Dosis von 10 NanoMol, bei der wohl der Übergangsbereich zwischen Hemmung und Stimulation getroffen wurde, hatte keine Wirkung.

Obwohl die von Sorrentino et al. 1996 (174) verwendeten 800 NanoMol um das mindestens 100-fache höher liegen als das Endogene Ouabain bei Menschen mit Hypertonie, schließen sie aus ihren Ergebnissen auf eine blutdruckerhöhende Wirkung eines "ouabain-like factor", ebenso Ando et al. 2001 (1372) mit 100 NanoMol.

Bova et al. (= die Arbeitsgruppe von Hamlyn und Blaustein) 1991 (175) untersuchten neben Ouabain eine aus menschlichem Blutplasma gewonnene OLS = ouabain-like substance, wobei offen bleibt, zu welchem Anteil diese aus Ouabain besteht. Die Wirkung dieser Substanz auf Herz und Arterie des Meerschweinchens bestand in einer starken Kontraktion. Allerdings verwendeten sie OLS in recht hohen Konzentrationen von 85 und 170 NanoMol. Der Effekt war gleich groß wie derjenige von Ouabain in Konzentration von 160 NanoMol.

Auch wenn im Text von Studien, die eine Zusammenziehung von Arterien durch Ouabain zeigen, die Formulierung "geringe Konzentration" verwendet wird, ist dies doch meist eine subjektive Einschätzung von de facto recht hohen Konzentrationen, die die Na-K-ATPase nicht stimulieren können, z.B. Hayashi und Park 1987 (176): 50 NanoMol, Hayashi und Park 1984 (177): 200 NanoMol und Aalkjaer und Mulvany 1985 (178): 1000 und 10.000 NanoMol.

..."kleine Stachel im Fleisch"...

Doch es gibt auch einige wenige Studien, in denen die Untersuchung von geringen Ouabain-Konzentrationen für die Ouabain-Bluthochdruck-Hypothese spricht. Zhu et al. 1996 (179) konnten in Zellkulturen von Arterienmuskeln der Ratte mit der geringen Ouabain-Konzentration von 1 NanoMol Mol eine Erhöhung des intrazellulären Calciums erreichen. Dies konnte auch, allerdings statistisch nicht signifikant, mit 0,01 und sogar mit 0,0001 NanoMol (= 0,1 PikoMol) Ouabain erreicht werden. Allerdings wurde dem Ouabain Dimethylsulphoxid beigemischt, eine Substanz, die der Autor offen gestanden nicht genügend beurteilen kann. Chiou und Vesely 1995 (180) jedenfalls berichten von einer Hemmung der Na-K-ATPase durch Dimethyl-sulphoxid. Könnte es sein, daß diese Substanz die hochaffinen Isoformen der Na-K-Pumpe derart verändert, daß sie durch Ouabain nicht mehr stimuliert werden können ? Die Erhöhung des Calcium-Gehalts scheint laut Zhu et al. hauptsächlich auf einen Calcium-Einstrom durch Calcium-Kanäle zurückzuführen zu sein, was eventuell auch durch die beigemischte Substanz begünstigt wurde.

Zhang et al. 2005 (1592) überraschen mit dem Ergebnis, daß nicht nur 100 NanoMol, sondern auch 10 und sogar 1 NanoMol isolierte Arterien von Mäusen zusammenziehen. Seltsamerweise wurde dies auch mit einer Erhöhung der Kalium-Konzentration in der Umgebungsflüssigkeit erreicht, sodaß allein hieraus schon Zweifel an der Methodik erwachsen, abgesehen abgesehen davon, daß diese Studie von der Arbeitsgruppe um J.M.Hamlyn kommt, die oft ziemlich einseitig berichtet (siehe Kap B 11). Wenigstens schreiben Zhang et al., die unterschiedliche Rezeptor-Sensibilität bei Ratten und Menschen betreffend, Zitat S.253 (Übersetzung des Autors): "Sehr unterschiedliche Wirkungen des Endogenen Ouabains können bei Mensch und Ratten erwartet werden." Warum dann nur die umfangreichen Forschungen an Ratten seit so vielen Jahren ?

Man beobachtet zwar eine vermehrte Bildung von kontraktions-förderndem Endothelin in Arterienzellen des Menschen durch physiologische g-Strophanthin-Konzentrationen von 1 bis 50 NanoMol (1393, Saunders & Scheiner-Bobis 2004). Ein solches Einzelteil eines noch weitgehend unerforschten Puzzles sollte jedoch nicht überbewertet werden, zumal solche Konzentrationen im gleichen Gewebe auch zur Produktions-Steigerung des Na-K-Pumpen-stimulierenden und gefäß-erweiternden Stickstoff-monoxid (NO) führen (1665, Eva et al. 2006) und auch zur Steigerung der Reaktion von Arterien des Menschen auf NO (266, Woolfson & Poston 1991), mit 0,1 und 10 Nano-Mol) und zur NO-Produktion in Arterienzellen der Ratte (1557, Dong et al. 2004) mit 1 bis 10.000 NanoMol). Auch führen 10 NanoMol Ouabain zur Freisetzung eines gefäß-erweiternden Kalium-Kanal-Öffners (1593), andererseits führen sogar nur 1 NanoMol Ouabain zur Produktion von lokalem Angiotensin II in Arterien von Spontan Hypertensiven Ratten (1594), einer speziellen Züchtung. Alles in allem sind dies recht widersprüchliche Befunde, deren Wertung sich der therapeutischen Wirkung unterordnen sollte.

Allgemein bekannt und anerkannt ist, daß Laborversuche an Zellen oder einzelnen Geweben oder Organen in der Wertigkeit hinter den Versuchen am lebenden Tier und noch mehr hinter den klinischen Erfahrungen am Menschen zurückstehen. Da letztere eine eindeutige Senkung der Hypertonie zeigen, haben vereinzelte Studien wie die eben genannten nur relativ wenig Gewicht.

...Wechselwirkungen mit anderen Hormonen...

Mancherorten kann man lesen, daß Ouabain die Reaktion der Blutgefäße auf blutdrucksteigernde Substanzen wie Noradrenalin, Angiotensin II, Phenylephrin und anderen steigern soll. Für Laborversuche unter Verwendung von hohen Ouabain-Konzentrationen ist dies sicherlich oft der Fall. So berichten z.B. Songu-Mize et al. 1995 (263) von diesem Effekt (auf die Wirkung von Phenylephrin auf isolierte Arterien der Ratte) bei 100.000 NanoMol Ouabain - eine mindestens 10.000 bis 100.000-fach höhere Konzentration als diejenige des Endogenen Ouabains, die bei Menschen mit Hypertonie gemessen wurde. Trotzdem schließen sie aus ihren Versuchsergebnissen, Zitat aus (263) Seite 309: "Endogenes Ouabain könnte durch die Erhöhung des Gefäßtonus zur Entwicklung des Bluthochdrucks beitragen."

In der Studie von Weiss et al. 1993 (265) erhöhte allerdings Ouabain auch in einer Konzentration von 1 NanoMol die Kontraktions-Reaktion von isolierten Darm-Arterien der Ratte auf zugesetztes Koffein. (Koffein bewirkt eine Verschiebung von Calcium innerhalb der Zelle aus dem Sarkoplasmatischen Retikulum in den freien Zellraum.) Wenn zusätzlich Phenylephrin zugesetzt wurde, konnte dieser Effekt auch mit 0,1 NanoMol Ouabain erreicht werden.

In der Studie von Woolfson und Poston 1991 (266) hat Ouabain gegensätzliche Effekte: 0,1 und 10 NanoMol Ouabain vermindert die Reaktion von kleinen Arterien des Menschen auf Acetylcholin, nämlich eine Entspannung, wenn Acetylcholin wiederholt gegeben wird. Die Entspannungs-Reaktion der Arterien auf Natrium-Nitroprussid, einer Substanz, die zur Bildung von Stickoxid (NO) führt, einem potenten, vom Endothel gebildeten Arterienmuskel-Entspanner, ist laut abstract und Text der Studie durch 10 NanoMol, die hier nur untersucht wurden, unverändert. Doch durch die detaillierte Abbildung in der Studie erfährt man von einer statistisch signifikanten Steigerung der Relaxation.

... in keiner anderen Studie berücksichtigt...

Woolfson und Poston 1991 (267) finden bei 1 NanoMol Ouabain keine Veränderung der Reaktion von isolierten kleinen Arterien des Menschen auf Noradrenalin, wohl aber eine Verstärkung des Gefäßtonus bei 11 NanoMol und darüber. Die Studie von Woolfson 1991 (268) zeigt, daß Ouabain die Zusammenziehung von Arterienmuskel-Zellen des Menschen als Reaktion auf z.B. Noradrenalin nur dann steigert, wenn man zuerst Noradrenalin und dann Ouabain zusetzt, wie in einigen Studien mit hoher Ouabain-Konzentration beobachtet. Bei umgekehrter Reihenfolge, die in dieser Studie auch untersucht wurde, tritt jedoch der entgegengesetzte Effekt ein. Solch ein Detail ist in keiner anderen Studie berücksichtigt worden. Die Autoren betonen ausdrücklich, daß ihre Ergebnisse der Hypothese vom Endogenen Ouabain als Hypertonie-Verursacher widersprechen. Unter dem Aspekt des körpereigenen Ouabain sind wohl beide Substanzen als ständig gleichzeitig anwesend anzusehen. Außerdem ist es möglich, daß nach oraler Einnahme von Ouabain oder der Sekretion des Endogenen Ouabains eine langsame Steigerung der Konzentration im menschlichen Blut bis auf die Maximal-Konzentration anders wirkt als der plötzliche Kontakt einer Zelle oder Arterie mit der End-Konzentration, wie es in Laborversuchen wohl üblich ist.

Sogar bei sehr hohen Ouabain-Konzentrationen gibt es der Ouabain-Bluthochdruck-Hypothese widersprechende Ergebnisse: In der Studie von Armsworth et al. 1985 (365) führen 10 bis 1000 NanoMol Ouabain zu einer Verminderung des gefäßverengenden Effekts von Phenylephrin auf isolierte Arterien der Ratte, während erst 10.000 Nano-Mol Ouabain eine Verstärkung des gefäßverengenden Effektes von Phenylepiphrin,

Clonidin und Serotonin bewirken. Die Autoren diskutieren eine Stimulation der Na-K-Pumpe.

...in-vitro Studien prinzipiell mit Vorbehalt...

Rossoni et al. 1999 (264) riefen in vitro mit 10 NanoMol Ouabain, einer noch nicht unbedingt gering zu nennenden Konzentration, eine verstärkte Kontraktion von isolierten Arterien der Ratte als Reaktion auf Phenylephrin hervor, was durch Entfernung des Endothels, der inneren Zellschicht der Arterien, verstärkt wurde. In vivo jedoch berichtet die gleiche Arbeitsgruppe 2001 (1157) bei Ratten von einer unveränderten Reaktion auf Phenylephrin bzw. Norepinephrin nach intravenösem Ouabain (1,26 bzw. 0,42 mg / 70 kg), Dosierungen, die (abhängig von der Injektions-Geschwindigkeit) wahrscheinlich auch zu einem Blutspiegel von um die 10 NanoMol führen könnten. Ergebnisse aus in-vitro-Studien ohne Einfluß des Nervensystems sind insbesondere bei erregbaren Zellen wie Muskel- und Nervenzellen sind eben prinzipiell mit Vorbehalt zu werten.

Shimizu und Toda 1986 (167) führen den Effekt von hohen Ouabain-Konzentrationen (50 bis 1000 NanoMol) auf die Koronar-Arterien hauptsächlich auf eine vermehrte Freisetzung von Noradrenalin zurück.

...die Stimulation der Na-K-Pumpe.......eine schlüssige Interpretation...

Dies betont die Bedeutung der Studie von Branco und Osswald 1986 (155), die noch am ehesten eine schlüssige Interpretation zuläßt. Sie zeigt, daß die Freisetzung von Noradrenalin aus Nervenenden von Arterien des Hundes nur durch höherkonzentriertes Ouabain (10.000 bis 1 Million NanoMol) über die Hemmung der Na-K-ATPase gesteigert wird, während niedriger konzentriertes Ouabain (eigentlich recht hohe 1000 NanoMol) genau das Gegenteil, nämlich eine Verminderung des Noradrenalin-Ausstoßes und des Gefäßtonus bewirkt. Die Autoren stellen folgerichtig die Frage nach einer Stimulation der Na-K-ATPase. Ebenso können Broekart und Godfraind 1973 (367) zeigen, daß 1 NanoMol Ouabain eine Relaxation und 100.000 NanoMol eine Zusammenziehung von isolierten Arterien von Ratten und Meerschweinchen bewirken. Dieses dosisabhängige Prinzip wird von Sharma et al. 1980 (426) für die Noradrenalin-Freisetzung bzw.-Zurückhaltung durch Ouabain im Herzmuskel bestätigt, siehe S. 150/151. Auch in den Nebennieren wird die Bildung der Streßhormone Noradrenalin und Adrenalin durch geringe im Gegensatz zu sehr hohen Konzentrationen von Ouabain um immerhin fast ein Drittel vermindert (51). Also ist auch über diesen Mechanismus mit einer Blutdruck-Senkung durch körpereigenes oder orales bzw. niedrig dosiertes i.v. Ouabain zu rechnen.

B 3 b) <u>Versuche an Ratten und anderen Tieren</u>

Generationen von Pharmakologen war / ist bekannt, daß Ratten (und auch die seltener erforschten Mäuse) auf Herzglykoside anders reagieren als alle anderen Spezies, darunter der Mensch. Dies beruht auf einer wesentlich niedrigeren Empfindlichkeit ihrer Na-K-Pumpen und einer schnellen Ausscheidung über die Galle (597). Daß gerade Ratten nicht in allen, aber in den meisten Studien auf relativ geringe Mengen an Ouabain mit der Entwicklung eines Bluthochdrucks reagieren, ist seltsam. Andere Tierarten entwickeln unter Ouabain jedenfalls keine Hypertonie, und die klinischen Erfahrungen am Menschen weisen Ouabain als eindeutig blutdrucksenkend aus, siehe Kap. A 4) weiter unten. Letzteres als hauptsächlich "deutsche Spezialität" dürfte der internationalen Forschergemeinde bis eventuell auf die von k-Strophanthin handelnden Studien von Agostoni et al. 1994 (34,35) und Qi et al. 2001 (1382), die englischsprachig im MedLine (Internet) verfügbar sind, unbekannt sein, und so kursiert die Bluthochdruck-Erzeugung bei Ratten durch Ouabain, die eigentlich eine Ausnahme darstellt, als starker "Beweis" für Ouabain als pathogener Faktor. Allein daraus einen Vorbehalt gegen orales Ouabain beim Menschen abzuleiten, wäre absurd. (Zu möglichen physiologischen Funktionen sieh Kap. B 8)

Bei einmaliger bzw. kurzfristiger Gabe von Ouabain erhöht sich der Blutdruck bei Ratten nicht:

Wistar-Ratten SHR-Ratten*	140 mg /70 kg** ins Bauchfell	systolischer Blutdruck ⇓	Ayachi & Brown 1980 (158)
Wistar-Ratten + diverse Arten mit angezüchtetem Bluthochdruck	10,5 mg /70 kg i.v.	systol u. diastol. : +/-0	Abreu et al. 1999 (1182)
Sprague-Dawley-Ratten	6 Tage Infusion 84 mg / 70 kg tgl.	systol. Blutdruck +/-0	Yasujima et al. 1986 (259)

* SHR = spontaneously hypertensive rats (spezielle Züchtung von Ratten mit Bluthochdruck)

**Die Dosisangaben wurden auf das Körpergewicht von 70 kg umgerechnet, um sie im Vergleich zu aus der Therapie bekannten Angaben bewertbar zu machen. Warum in vielen Studien nur der systolische Blutdruck gemessen wird bzw. mitgeteilt wird, und nicht der diastolische, der die Beteiligung der peripheren Arterien betrifft, bleibt offen.

Erst bei langfristiger Gabe von Ouabain über mehrere Wochen steht eine Hypertonieerzeugende Wirkung von Ouabain zur Debatte. Folgende zwei Studien zeigen exemplarisch die Widersprüchlichkeit der Studien trotz fast identischer Methodik (beide an Sprague-Dawley-Ratten, Laufzeit jeweils 4 Wochen)

Ouabain subkutan	0,21mg; 0,7mg; 2,1mg jeweils pro 70 kg	Blutdruck ⇑	Manunta et al. 1994 (206)
Ouabain subkutan	0,7mg und 7 mg / 70 kg	Blutdruck +/-0 trotz Blutspiegel von 0,6 bzw. 7,2 NanoMol	Li et al. 1995 (254)

Auch Cargnelli et al. 2000 (255) und Wang et al. 1999 (182) berichten von einem unveränderten systolischen Blutdruck bei Ratten nach 4 Wochen Ouabain-Gabe. (Cargnelli: Sprague-Dawley-Ratten, 3,5 mg Ouabain /70 kg subkutane Infusion täglich, Wang: Long-Evans-Ratten, 10,5 mg Ouabain /70 kg i.v.-Infusion täglich)

Andererseits gibt es wie gesagt eine mittlerweile schwer (und auch offen gestanden ungern) zu überblickende Anzahl von Studien, die ähnlich wie die oben dargestellte von

Manunta et al. 1994 mit Ouabain einen Bluthochdruck bei Ratten erzeugen können, jeweils mit speziellen erforschten Details (zu diesen siehe weiter unten). Diese Studien alle aufzählen hieße die LeserInnen wie den Autor ermüden.

...ein besseres Fell und lebhafter...

Eine typische dieser Studien ist die von Yuan et al. 1993 (193) aus der Arbeitsgruppe von J.M. Hamlyn, die berichtet, daß ins Bauchfell injiziertes Strophanthin (ca. 1 mg / 70 kg für die Wochen 1-4, für die Wochen 5-9 ca. 2 mg / 70 kg) bei Wistar-Ratten zwar den Blutdruck steigert. Was jedoch niemals zitiert wurde, ist ein auffälliger positiver Aspekt: Ouabain verhindert gleichzeitig die Bildung einer sonst üblichen Herz-Hypertrophie. Zitat S.185, Übersetzung des Autors: "Es gab keine Anzeichen einer Hypertrophie der Herzkammer bei Tieren, die g-Strophanthin bekamen, trotz erwiesenem Bluthochdruck." Zitat S. 186: "Ouabain may actually be cardioprotective." = "g-Strophanthin könnte tatsächlich herzschützend wirken." Das Fehlen der Herzhypertrophie trotz Bluthochdruck wird von Rossoni et al. 2006 bestätigt (1634, ca. 2 mg/70 kg tgl., 5 Wochen), bei erhöhter Anzahl von Natrium-Kalium-Pumpen im Herzmuskel.

Auffällig war, daß die Tiere, die durch Strophanthin einen höheren Blutdruck bekamen, ein besseres Fell hatten und lebhafter wirkten als die Kontrolltiere (181). Eventuell ist es irrig, bei diesen Ratten einen erhöhten Blutdruck als negativ zu interpretieren. Interessant wäre ein Langzeit-Versuch zum Gesundheits-Status und Lebensdauer der Strophanthin-Tiere.

Es gibt also recht widersprüchliche Ergebnisse zu "Blutdruck der Ratte und Ouabain". Man sollte jedoch nicht vorschnell allein von der zahlenmäßigen Überlegenheit der Contra-Ouabain-Studien auf eine Entscheidung schließen, ob Ouabain den Blutdruck bei der Ratte definitiv erhöht. Dies könnte auch an der Verteilung der Forschungsgelder liegen, die vermutlich den Contra-Studien, die dabei sind, die Ursache der essentiellen Hypertonie zu erforschen, mehr zuteil werden als den Pro-Ouabain-Studien, zumal wenn sich bereits ein deutliches Übergewicht eingestellt hat. Gegen einen anwachsenden Strom zu schwimmen, entspricht auch nicht jedes Forschers Naturell, sodaß die Pro-Studien auch aus diesem Grund zunehmend ins Hintertreffen geraten könnten. Ansonsten hielten sich möglicherweise beide Seiten die Waage. Wenn es bekannter wäre, daß Ouabain nur bei Ratten den Blutdruck erhöht im Gegensatz zu anderen Spezies, und daß insbesondere die klinischen Erfahrungen von einer ausgesprochen blutdrucksenkenden Wirkung sprechen, dann würde es nicht mehr um das Thema "Essentielle Hypertonie des Menschen" gehen, sondern nur noch um das Thema "Hypertonie der Ratte", zu dessen Erforschung wahrscheinlich keine Gelder mehr bereitgestellt würden.

...Details zu Pro-Ouabain-Studien...

Nelissen-Vrancken et al. 1997 (159) berichten, daß Ouabain bei Ratten mit Herzschwäche die Herzleistung beträchtlich verbessert und den peripheren Widerstand vermindert, der ja den diastolischen Blutdruck bestimmt. Dies war der Fall, wenn es kontinuierlich in den Körper einströmte, was in dieser Studie durch kleine, subkutan implantierte Minipumpen erreicht wird, die ständig genau dosierte kleinste Mengen abgeben (14,4 mg pro kg Körpergewicht und Tag). Dieser langsame Einstrom entspricht den Resorptionsverhältnissen bei Aufnahme über die Schleimhäute des Verdauungstraktes. Ouabain, welches in gleicher Dosierung einmal täglich subkutan gespritzt wird, verfehlt diese Wirkung und verstärkt den peripheren Widerstand. Dies löst allerdings den Widerspruch nicht auf, daß das Ouabain auch in den meisten der Contra-Studien mit den Minipumpen kontinuierlich gegeben wurde.

Der Aspekt der Blutdruckmessung wird von Wang und Mitarbeitern diskutiert. In ihrer Studie von 1999 (182) infundieren sie Ouabain intravenös (8,4 mg / 70 kg) in Long-Evans-Ratten und messen den Blutdruck ständig (24-Stunden täglich) und nicht nur einmal wöchentlich, was laut den Autoren für die Ratten stressfreier ist. Auch nach 4 Wochen ist der Blutdruck nicht erhöht. Die Studie von Manunta et al. 1994 (s.o.) wird von Nelissen-Vrancken et al. 1997 (159) dahingehend kritisiert, daß auch in der Kontrollgruppe der Blutdruck (schwächer, aber immerhin) anstieg. Der Faktor Stress während der nur einmalig wöchentlichen Blutdruck-Messung mag hier eine Fehlerquelle gewesen sein. Aber es gibt auch einige Studien, die ebenfalls kontinuierlich messen und dennoch eine Hypertonie-Erzeugung durch Ouabain melden.

In der Studie von Yasujima et al. 1986 (259, s.o.) zeigt sich, daß eine Infusion von Noradrenalin über 6 Tage bei Ratten schon am ersten Tag zur erwarteten Blutdruck-Steigerung führt, während diese bei einer Infusion von Noradrenalin zusammen mit Ouabain in allen sechs Tagen des Versuchszeitraums ausbleibt. Und wenn zuerst Noradrenalin allein gegeben den Blutdruck erhöht, wird dieser durch anschliessende Infusion von Noradrenalin zusammen mit Ouabain wieder gesenkt !

Sekihara et al. 1992 (271) berichten, daß Ratten, die wöchentlich entweder eine die Salzauscheidung hemmende Substanz (DOCA =Deoxycorticosteron-acetat) oder Ouabain (ca. 350 mg (!!) / 70 kg) subkutan injiziert bekamen, nach 6 Wochen nur eine nicht signifikante Blutdruck-Erhöhung zeigten, während die Kombination aus beiden nach 6 Wochen den Blutdruck signifikant steigert - bei Hypertrophie von Herz und Nieren und pathologischen Gewebeveränderungen. Die minimale blutdrucksteigernde Ouabain-Dosis in Verbindung mit DOCA war ca. 90 mg / 70 kg wöchentlich.

...Details zu Contra-Ouabain-Studien...

Yamada et al. 1994 (1624) berichten, daß Ratten mit Entfernung des größten Teils der Nieren und erhöhter Salzaufnahme einen erhöhten systolischen Blutdruck hatten. Bei einem Teil dieser Ratten, der vorher gegen Ouabain immunisiert worden war, war die Hypertonie weniger ausgeprägt.

In der Studie von Veerasingham and Leenen 1999 (191) lag nach drei Wochen täglicher Ouabain-Gabe von kontinuierlich subkutanen ca. 17,5 mg / 70 kg an Wistar-Ratten der mittlere Blutdruck mit 121 mm Hg um 17 % höher als bei den Kontrolltieren (103 mm Hg). Die spezielle Erkenntnis dieser Studie ist die, daß die Blutdruck-Erhöhung über einen zentralnervösen Mechanismus zustande kommt, da die Zerstörung eines bestimmten Gehirnbereiches vor dem Versuch die Blutdruck-Erhöhung durch Ouabain verhinderte. Diese wurde von Huang et al. 1994 (258) auch durch die Gabe von Ouabain und eine Reihe anderer Herzglykoside bindenden Antikörpern in die Gehirnflüssigkeit unterbunden. Bei Teruya et al. 1997 (260) sank der mittlere Blutdruck der Ratte, wenn digoxin-"spezifische" Antikörper in einen bestimmten Gehirnbereich injiziert wurden. Diese Antikörper binden allerdings auch andere Substanzen, z.B. Ouabain und Marinobufagenin, letzteres sogar um ein Vielfaches mehr als Digoxin selbst (800), siehe S.246.

Huang et al. 2001 (1153) berichten, daß die Erhöhung des Blutdrucks nach Gabe von Ouabain in die Gehirnflüssigkeit bei Ratten mit gentechnisch bedingtem 90-prozentig vermindertem Angiotensinogen-Gehalt im Gehirn bedeutend schwächer ausfiel als bei den Kontrolltieren. Auch in der Studie von Aileru et al. 2001 (1231) war Angiotensinogen der Vermittler zwischen Ouabain und einer Erhöhung der Sympathikus-Aktivität und des Blutdrucks bei der Ratte.

Eine weitere interessante Studie, die eine Blutdruckerhöhung durch Ouabain bei Ratten zeigt, ist die von Ferrari et al. 1998 (192). Über 4 Wochen an Wistar-Ratten subkutan infundiertes Ouabain (3,5 mg / 70 kg und Tag) erhöhte bei 70-80 % der Tiere den systolischen Blutdruck (Blutspiegel: 1,85 NanoMol). Erstaunlicherweise war die Aktivität der Na-K-ATPase der Niere am Ende des Versuches bei den Strophanthin-Tieren erhöht, entgegen der ursprünglichen Hypothese (siehe S. 224). Andere Organe wurden leider nicht untersucht. Dieser Widerspruch ist auch in etlichen Folge-Publikationen nicht geklärt worden, im Gegenteil, in Ferrari et al. 2006 (1620) wird die ess. Hypertonie u.a. auch mit einer Erhöhung der Na-K-Pumpen der Gefäßmuskulatur erklärt.

...der Gegensatz zwischen Ouabain und Digoxin bei der Ratte...

Erstaunlicherweise ruft in einigen Studien Ouabain, jedoch nicht Digitalis einen Bluthochdruck hervor, die sich sowohl nach Stopp der Ouabain-Gabe wieder normalisiert als auch nach zusätzlicher Gabe von Digitalis:

O = Ouabain, Dg= Digoxin, Dt: Digitoxin, alle Substanzen wurden subkutan infundiert

O: 5 mg /70 kg D: vergleichbare Dosis Sprague-Dawley-Ratten	nach 1 Woche: systol Blutdruck ⇑ nach 5 Wochen: systol Blutdruck +/-0 Stopp der O-Gabe bzw zusätzl. D: nach 5 Wochen	Wang et al. 1997 (256)
O: 1,05 u. 2,1 mg/70 kg Dg u. Dt: 2,1 mg/70 kg	nach 5 Wochen: systol Blutdruck ⇑ nach 5 Wochen: systol Blutdruck +/-0 trotz erhöhter Blutspiegel	Manunta et al. 2000 (1134)
O: 7-9 mg /70 kg Dg: 14 mg /70 kg	nach 12 Tagen (nicht nach 5): mittl.Blutdruck ⇑ zusätzl. Dg verhindert den Blutdruckanstieg alles an Ratten mit hoher Salzaufnahme	Huang et al. 2000 (185)
O: 1 x tgl 1,4 mg /70 kg Dg: 1 x tgl 2,2 mg /70 kg Sprague-Dawley-Ratten	nach 6 Wochen systol Blutdruck ⇑ nach 6 Wochen systol Blutdruck +/-0	Wang et al 2001 (1232)

Wang et al 2001 (1232, siehe Tabelle) berichten, daß sowohl Ouabain als auch Digoxin im Herzkammer-Gewebe zu einer Vermehrung der alpha-3-Isoform der Na-K-Pumpe (siehe Kap. A 14) führten, bei unveränderter alpha-2-Isoform. Auf die Anzahl der alpha-1-Isoform hatte Digoxin keinen Einfluß; Ouabain hingegen führte zu einer Verminderung.

Die placebo-kontrollierten Doppelblind-Crossover-Studien von Agostoni et al. 1994 (34, 35) mit Herzinsuffizienz-Patienten über drei Monate berichten jedoch von einer bedeutenden Senkung des zu hohen diastolischen Blutdrucks durch k-Strophanthin im Gegensatz zu Digoxin mit neutraler Wirkung, bestätigt von Qi et al. 2001 (1382).

...auch über das Nervensystem...

Ouabain hat nicht nur einen direkten Einfluß auf die Blutgefäße, sondern reguliert den Blutdruck auch über das Nervensystem: In der Studie von Lopez et al. 1988 (156) werden beim Hund verschiedene Konzentrationen von Ouabain in die Carotis-Arterie gespritzt, in der sich viele Rezeptoren des Nervensystems befinden. Dies hat folgende Wirkung über das Nervensystem auf einen (Skelett-) Muskel, der in diesem Experiment isoliert durchblutet wird und somit garantiert keinen direkten Kontakt mit dem Ouabain hat: Eine kleine Menge von g-Strophanthin senkt den Widerstand der Blutgefäße im Muskel - gleichbedeutend mit gesenktem Blutdruck -, eine mittlere Menge führt zu keiner Veränderung, und eine große Menge steigert den Blutgefäß-Widerstand (in diesem Fall über eine von den Carotis-Rezeptoren unabhängigen, zentralnervösen Effekt).

Diese Studie zeigt besonders deutlich den altbekannten Parasympathikus-stimulierenden (155-58, 607-08, 149, 1142, 1387) und Sympathikus-regulierenden Effekt des Strophanthins (51, 426). Der überschießende Sympathikus ist auch beteiligt bei der Angina pectoris und dem Herzinfarkt (2, 7, 603) und ist eine Ursache auch für die Entwicklung der Herzhypertrophie und -insuffizienz (sehr gute Reviews in (45-46)).

...Ouabain im Trinkwasser...

Tamura et al. 2000 (779) berichten, daß Sprague-Dawley-Ratten, die eine synthetische Diät erhalten, in der keine Herzglykoside enthalten sind wie in natürlicher Nahrung (siehe auch (783), Seite 163), nach 6 Wochen eine Hypertonie entwickeln. Der Zusatz von 10 Mikrogramm Ouabain oder Convallatoxin pro ml Trinkwasser vermindert den durch die synthetische Diät erhöhten Natrium-Spiegel (und den Hämatokrit) trotz höherem Aldosteron-Spiegel und verzögert den Beginn des Bluthochdrucks um 4 Wochen. Diese Studie bezeugt übrigens en passant eine ausreichende Resorption von Ouabain, ohne die natürlich keine Wirkung beobachtbar gewesen wäre.

Cargnelli et al. 2000 (255) berichten im ex-vivo-Teil ihrer Studie, daß die isolierten Arterien von Sprague-Dawley-Ratten, denen über vier Wochen täglich 3,5 mg/70 kg Ouabain subkutan verabreicht wurde, auf Phenylephrin und Endothelin-1 mit einer schwächeren Konstriktion als die Arterien der Kontrollgruppe reagieren, wenn das Endothel entfernt wurde. Die intakten Arterien der Strophanthin-Tiere zeigten auf Endothelin-1 eine verstärkte und auf Phenylephrin eine schwächere Reaktion als diejenigen der Kontrolltiere, zwei sich ausbalancierende Effekte. Der Calcium-Gehalt des Sarkoplasmatischen Retikulums der Arterienmuskel-Zellen ist unter allen getesteten Bedingungen unverändert. Dementsprechend war auch der Blutdruck selbst nach 4 Wochen unverändert (s.o.).

...andere Tierarten...

Ouabain-Versuche an anderen Spezies als der Ratte zeigen keine Blutdruckerhöhung, sondern entweder das Gegenteil oder keine Veränderung. So ergibt eine balancierte, randomisierte und placebo-kontrollierte Crossover-Blind-Studie von Pidgeon et al. 1997

(261), daß eine 2-stündige Infusion von insgesamt ca. 1,6 mg Ouabain / 70 kg Körpergewicht bei Schafen mit hoher Salzaufnahme den mittleren Blutdruck sowie das Urin-Volumen und die Ausscheidung von Natrium und Kalium nicht beeinflußt und die Herzfrequenz und den Hämatokrit senkt.

Auch die langfristige Wirkung wurde untersucht: Die kontinuierliche i.v.-Infusion von 0,25 mg Ouabain (= ca. 0,34 bis 0,43 mg / 70 kg Körpergewicht) bei Schafen mit kontrollierter Aufnahme von Natrium und Kalium durch das Futter führt in einer weiteren aufwendigen Studie von Pidgeon et al. 1996 (262) zu einer Senkung des ständig gemessenen mittleren Blutdrucks im gesamten Versuchszeitraum von drei Wochen (nicht signifikant in den ersten beiden Wochen und signifikant in der dritten Woche) bei einer mittleren Plasma-Konzentration von 1,37 NanoMol. Es zeigte sich eine kleinere, jedoch statistisch signifikante Verminderung des Urin-Volumens und der Natrium-Ausscheidung im gesamten Zeitraum (!), der Plasma-Konzentrationen von Renin und Angiotensin II (Wirkung wie ein ACE-Hemmer) nach einer Woche sowie eine Erhöhung von Aldosteron und Cortison nach einer Woche. Es fand sich keine Erhöhung der blutdrucksteigernden Wirkung von Angiotensin II, wenn dies zusätzlich gegeben wurde.

Vatner und Baig 1978 (49a) und Vatner et al. 1978 (49b) berichten von einem durch intravenöses Ouabain (1,4 mg / 70 kg) unveränderten Blutdruck bei Hunden mit Koronarverschluß, ebenso Newman & Ellison 1980 mit 2,1 mg / 70 kg (1161), was von Lim et al. 2000 (1137) für den Hasen bestätigt wird (0,7 mg / 70kg).

B 3 c) **Klinische Erfahrungen an Patienten**

Die umfangreichen und jahrzehntelangen klinischen Erfahrungen der blutdrucksenkenden Wirkung des Strophanthins, die den Erforschern des Hormons Ouabain unbekannt sein dürften, wurden bereits im Kapitel A 4) mitgeteilt. Es könnte sich nicht nur um eine direkte Wirkung auf die Arterien, sondern auch um eine Wirkung auf das Herz handeln, womit eine kausale Komponente der Hypertonie wegfiele (siehe S. 193: Die Erklärung des essentiellen Bluthochdrucks). Hier nur Weiteres, was für eine Erweiterung der Arterien und Verbesserung der Durchblutung spricht.

Unter intravenöser Gabe von g-Strophanthin (1 mg / Tag, Injektions-Geschwindigkeit unbekannt) kam es in der Studie von Michalik et al. 1979 (160) bei herzgesunden Patienten mit endogener Depression, die mit einer verminderten Durchblutung von Händen und Füßen einhergeht, zu einer schnelleren Wiedererwärmung der Finger nach experimenteller Abkühlung, was für eine Senkung des diastolischen Blutdrucks (Erweiterung der Blutgefäße) durch Ouabain spricht. Intravenöses g-Strophanthin (0,25 mg) steigert die Durchblutung des Gehirns bei Patienten mit Durchblutungs-Störungen des Gehirns, jedoch ohne Herzinsuffizienz (884, auch 885), vergleiche S. 40/41, ebenso die des Herzmuskels, siehe S. 48-50.

...oft falsch zitiert...

Ein starkes Indiz für die Stimulation der Na-K-Pumpe wird von der Studie von DeMots und Mitarbeitern (154) erbracht, die bei der Fehlbeurteilung des Strophanthins als Bluthochdruck-Verursacher oft und gerne falsch zitiert wird, und laut der intravenöses

Strophanthin angeblich den Blutdruck steigern soll. Hier handelt es sich um den klassischen Fall einer gefährlichen Halbwahrheit, denn DeMots et al. hatten den 36 Versuchspersonen - die meisten Angina pectoris-Patienten - die hohe Dosis von 15 Mikrogramm / kg Körpergewicht (1,05 mg für 70 kg) in den drei Gruppen der Studie jeweils verschieden schnell injiziert, nämlich in 10 Sekunden, in 2 Minuten und in 15 Minuten. Doch nur in den ersten beiden Versuchsreihen kommt es zur Kontraktion der Blutgefäße sowohl in der Peripherie des Körpers als auch in den Herzkranzgefäßen und zur Erhöhung des mittleren Blutdrucks. In der dritten Gruppe, in der mit 15 Minuten sehr langsam injiziert wird, wie es dem Einstrom vom Darm ins Blut bei der Einnahme oralen g-Strophanthins eher entspricht, bleibt der Blutdruck und der koronare Widerstand jedoch unverändert, und der Widerstand der peripheren Blutgefäße ist sogar deutlich vermindert, was für eine Stimulation der Natrium-Kalium-ATPase in den Blutgefäßen sprechen könnte. Darüberhinaus ergibt sich für die 15-Minuten-Gruppe eine verstärkte Laktat-Nutzung des Herzens (+16%), während diese in der 10-Sekunden-Gruppe vermindert war (-8 %). Die Ergebnisse der dritten Gruppe wurden beim Zitieren der Studie jedoch mehrfach nicht erwähnt, sodaß sich hierbei die Aussage der Studie in ihr Gegenteil verkehrt. Bereits 1976 hatten DeMots et al. (1062) berichtet, daß die gleiche Dosis Ouabain (1,05 mg / 70 kg) über 15 min i.v. den mittleren Blutdruck bei Patienten mit koronarer Herzkrankheit senkt.

...weitere Studien mit einmaliger i.v.-Gabe...

Auswirkung von einmaligem i.v. g-Strophanthin auf den Blutdruck

0,5-0,6 mg (in 10 min injiziert)	Ges. Insuff.	diastol + venöser Tonus ⇑, mittl.Bl.druck ⇑ Blutfluß im Arm ⇓ beides ⇓, mittlerer Blutdruck +/– 0 Blutfluß im Arm ⇃⇂	Mason & Braunwald 1964 (273)
1,05 mg/70 kg (10 min)	KHK	systol. in Ruhe ⇃⇂, Belastung +/– 0 diastol in Ruhe + Belastung +/– 0	Loeb et al. 1979 (1519)
0,35 mg/70kg k-Strophanthin	Ges. KHK	+/– 0 Gruppe 1 ⇑, Gruppe 2 ⇓	Di Donato et al. 1981 (1520)
0,5 mg (2 min)	Ges.	mittlerer Blutdruck +/– 0	Pidgeon et al. 1994b (161)
1,05 mg/70kg (10 min)	Infarkt	s.o.	Rahimtoola et al. 1971 (1069)
0,7 mg (5 min)	A.p.	s.o.	Glancy 1971 (1072)
0,35 mg/70kg (2 min)	KHK+ A.p.	s.o., in Ruhe + Belastung	Niederberger et al. 1974 (1518)
0,7 mg/70 kg	A.p.	+/– 0	Sharma et al. 1978 (48b)
0,1 mg / m² *	Ges. ess.Hypert.	s.o. (nicht signifikant: ⇣) s.o.	Yamaji et al. 1990 (1181)
0,7 mg/70 kg (15 min)	KHK	systol. u. diastol. in Ruhe und Belastung +/– 0	Vogel et al. 1977 (1068)
0,5 mg (30 sec)	KHK	s.o.	Parker et al. 1969 (1070)
0,25 u. 0,125 mg k-Strophanthin	KHK	s.o.	Matos et al. 1975 (1390)
0,5 mg (2 min)	Gesunde	systol. +/– 0, diastol. ⇣	Pidgeon et al. 1994a (162)

Ges. = Gesunde, Insuff = Patienten mit Herzinsuffizienz, ess.Hypert = Patienten mit essentieller Hypertonie, A.p. = Patienten mit Angina pectoris, KHK = Patienten mit Koronarer Herzkrankheit

* 0,1 mg / m² Körperoberfläche

Glover et al. 1967 (163) sehen bei einer langsamen i.v.-Injektion von 0,5 mg Ouabain (in 10 Minuten) eine statistisch nicht signifikante Steigerung des Blutflusses und keine Veränderung des venösen Tonus im Unterarm und der Hand des gesunden Menschen. Erst bei Injektion einer höheren Dosis in die Arterie stellt sich eine Verminderung des Blutflusses ein. Pedrinelli et al. 1986 (164) beobachten, daß der Blutfluß im Unterarm von Menschen mit Hypertonie durch Infusion von Ouabain direkt in die Arterie (0,36 und 0,72 Mikrogramm pro 100 ml Gewebe und Minute für 20 Minuten) signifikant abnimmt, da durch diese Methode lokal recht hohe Konzentrationen erreicht werden. Durch die Vermischung im Gesamt-Blut gibt es jedoch keinen Effekt im anderen Unterarm oder auf den Blutdruck. Da alle Patienten, mit verschiedenen Arten der Hypertonie, nämlich solche mit hohem und niedrigem Renin-Spiegel, gleichartig reagieren, zweifeln die Autoren an der Hypothese der Bluthochdruck-Entstehung durch Endogenes Ouabain, die ja nur für Patienten mit niedrigem Renin-Spiegel gelten soll, da bei ihnen eine abweichende Reaktion zu erwarten wäre.

...Ouabain und Noradrenalin & Co....

Ein gängiger Vorwurf an das Ouabain ist der, daß es die gefäßverengende Wirkung entsprechender Hormone verstärke. Hier einiges zur Relativierung:

Taddei et al. 1988 (165) zeigen bei gleichartigem Versuchsaufbau und Ergebnis bei leicht bis mittelschwer hypertonen Patienten, daß der gefäßverengende Effekt von Ouabain verschwindet, wenn Phentolamin, ein Blocker der Alpha-Rezeptoren, mit infundiert wird. Dies deutet auf eine Rolle von Noradrenalin hin, das auch an die Alpha-Rezeptoren bindet. Pedrinelli et al. 1989 (166) machen folgende Beobachtung: Wenn Bluthochdruck-Patienten Noradrenalin infundiert wird, das den Blutfluß im betreffenden Unterarm senkt, während die Freisetzung von körpereigenem Noradrenalin aus Nervenenden blockiert wird, hat Ouabain keinen Effekt. Sie schließen daraus, daß der beobachtete gefäßverengende Effekt des Ouabain auf einer lokalen Freisetzung von Noradrenalin beruht und daß, wenn eine endogene Ouabain-ähnliche Substanz zur essentiellen Hypertonie beiträgt, dies wahrscheinlich über den erwähnten Mechanismus zustandekommt.

Woolfson und Poston 1991 (269) infundieren Ouabain intra-arteriell (100 Mikrogramm in 50 Minuten) in den Unterarm von gesunden Versuchspersonen und berichten von einer unveränderten Zunahme des Blutflusses durch verschiedene gefäß-relaxende Substanzen (Carbachol, dem Acetylcholin vergleichbar, Sodium-Nitroprussid (s.o.) und Bradykinin), die in Intervallen zusätzlich infundiert werden. Es ist sogar eine statistisch nicht signifikante zusätzliche Erhöhung des Blutflusses durch Ouabain bei allen drei Substanzen zu verzeichnen. Dies betrifft ebenso den anderen Unterarm; hier zeigt sich auch in allen Zwischen-Intervallen, in denen nur Strophanthin gegeben wird, im Trend ein gesteigerter Blutfluß. Pedrinelli et al. 1989 (166) zeigen, daß eine arterielle Ouabain-Infusion in den Unterarm von Bluthochdruck-Patienten die gefäßverengende Reaktion auf infundiertes Noradrenalin nicht verändert. Yamaji et al. 1990 (1181) verabreichen Ouabain i.v. an Gesunde sowie an Patienten mit essentieller Hypertonie (0,1 mg / m^2 Körperoberfläche) und sehen, daß dies bei den Patienten die Reaktion auf darauffolgendes Noradrenalin abschwächt, der Blutdruck also weniger steigt als bei den Kontrollpersonen ohne Ouabain-Gabe.

Pidgeon et al. 1994 (161) berichten bei gesunden Versuchspersonen nach i.v.-Injektion von 0,5 mg Ouabain von unveränderten Plasma-Spiegeln unter anderem von Angiotensin II, Aldosteron, Renin, Adrenalin und Noradrenalin sowie von einer statistisch nicht signifikanten Senkung der Reaktion auf infundiertes Angiotensin II und einer unveränderten Reaktion auf infundiertes Noradrenalin, bei gesunkenem diastolischen Blutdruck.

Es sei an dieser Stelle an die Studien von Sharma et al. 1980 (426) und Gutman & Boonyaviroj (51) erinnert, die mit geringen Konzentrationen von Ouabain eine Reduzierung der Freisetzung von Noradrenalin im Herzmuskel bzw. aus der Nebenniere erreichten (vergleiche S.50 und 150/151), sowie an die Doppelblind-Crossover-Studien von Agostoni et al. 1994 (34, 35) mit einer Reduzierung des Noradrenalin-Spiegels auf die Hälfte (!) durch k-Strophanthin bei Patienten mit Herzinsuffizienz, vergleiche S. 38.

...Endogenes Ouabain und Blutdruck bei Schwangeren...

Die Studie von Vakkuri et al. 2000 (222) zeigt, daß der Plasma-Spiegel von Endogenem Ouabain bei schwangeren Frauen höher ist als bei Nicht-Schwangeren, obwohl der Blutdruck der Schwangeren in den beiden ersten Dritteln der Schwangerschaft niedriger und im letzten Drittel gleich hoch ist wie derjenige der Nicht-Schwangeren, siehe folgende Tabelle:

Plasma-Spiegel Endogenes Ouabain in NanoMol		Blutdruck in mm Hg systolisch
Nicht-Schwangere	0,0094	127
Schwangere 1.Drittel	0,0163	110
2.Drittel	0,0188	118
3.Drittel	0,0243	124
Nach der Geburt	0,0136	125

Obwohl der Plasma-Spiegel des Endogenen Ouabain nach der Geburt wesentlich absinkt, bleibt der Blutdruck unverändert. Zwischen dem diastolischen Blutdruck, deren Werte für die Schwangerschaft in dieser Studie leider nicht mitgeteilt werden, und dem Endogenen Ouabain gibt es laut den Autoren keine Korrelation. Bei Nicht-Schwangeren beträgt der diastolische Blutdruck 82 mm Hg und bei Schwangeren nach der Geburt nur 69 mm Hg, obwohl letztere höhere Ouabain-Spiegel aufweisen.

Zu weiteren Ouabain-Werten bei Schwangerschaft siehe S. 246.

...Resumé...

Daß das Endogene Ouabain die Ursache des essentiellen Bluthochdrucks des Menschen (nicht der Ratte !) sein soll, scheint nach Wertung von Pro und Contra widerlegt zu sein.

Da in der Entstehung der akuten koronaren Ereignisse (instabile Angina pectoris, Herzinfarkt) auch die Kontraktion der Herzkranzgefäße eine bedeutende Rolle zu spielen scheint (500), spricht einiges daür, daß das orale g-Strophanthin auch über eine Erweiterung der kontrahierten Herzkranzgefäße und Harmonisierung der sehr unterschiedlichen regionalen Blutverteilung (49) (vergleiche S. 48-50) seine therapeutische Wirkung entfalten könnte. Die Stimulation der Na-K-ATPase durch geringe Konzentrationen von g-Strophanthin mag vor allem bei älteren Menschen relevant sein, da laut Marin und Rodriguez-Martinez 1999 die Aktivität der Na-K-Pumpe der Arterien-Muskeln während des Alterns abnimmt (276).

B 4) Rätselhafte Kreuzreaktionen

Die Beobachtung, daß verschiedene Labors trotz einwandfreier Methodik kein Endogenes Ouabain im Blut des Menschen (787-789), der Ratte (790) und des Schafs (261-62) finden können, bleibt ein ungelöstes Rätsel. Die hierbei eingesetzten Antikörper gegen Ouabain reagierten zwar wie erwartet (s.S.90), aber nur vor einem speziellen chromatographischen Verfahren, der sog. HPLC. Bei einer Chromatographie werden die einzelnen Substanzen, die in der zu untersuchenden Flüssigkeit enthalten sind, aufgrund ihrer unterschiedlichen Fließ-Eigenschaften aufgeteilt. Sie legen in einem Fließmedium unterschiedliche Wegstrecken zurück und können auf diese Weise ziemlich genau identifiziert werden. In der gleichen Fraktion, in der im Vortest zugesetztes Ouabain zu finden war, wird die enthaltene Menge Ouabain wiederum mit Antikörpern gemessen. In der Studie von Lewis zeigten die Antikörper nach der Anwendung dieses anerkannten Verfahrens keine Reaktion, d.h. daß die Ouabain-Antikörper vor der HPLC auf andere Substanzen als Ouabain ansprachen. Diese sind in der HPLC in anderen Fraktionen als der Ouabain-Fraktion zu finden und mit den Ouabain-Antikörpern meßbar - allerdings nicht genau identifizierbar. Dem stehen Studien gegenüber, die auch mit der HPLC Ouabain nachweisen. Ohne HPLC sollte man also nur von "OLS" sprechen.

Die sogenannten Kreuzreaktionen der Antikörper mit anderen Substanzen werden bei der Herstellung der Antikörper getestet, was natürlich nur in Bezug auf eine begrenzte Anzahl von Substanzen möglich ist. Meist reagieren die Antikörper nicht oder nur zu Bruchteilen von Prozenten; aber wenn sie auch nur zu wenigen Prozenten reagieren - was immer wieder dokumentiert wird - kann das bei Verwendung einer Messung mit Antikörpern ohne HPLC zu erheblichen falsch positiven Ergebnissen führen, abhängig von der (unbekannt) hohen Konzentration der kreuzreagierenden (unbekannten) Substanz im untersuchten Medium (Blut, Urin u.a.). Auf das Herzglykosid Convallatoxin reagierten die Ouabain-Antikörper sogar doppelt so stark wie auf Ouabain selbst (204).

..."spezifische" (?) Ouabain-Antikörper...

Peter A.Doris 1994 (Texas / USA) untersucht das Blutplasma von SHR-Ratten (mit Hypertonie) (790). Vor ihm hatten Studien mit "spezifischen" Ouabain-Antikörpern immer wieder ergeben, daß diese Ratten einen hohen Ouabain-Spiegel hatten, was die Ouabain-Bluthochdruck-Hypothese natürlich bestätigte. Aber es ist nie chromatographisch untersucht worden. Doris ist der erste: Auch er kann vor der Chromatographie

(HPLC) viel und nach der HPLC so gut wie kein Ouabain mehr entdecken. Yamada et al. 1997 (791) berichten, daß bei dem HPLC-Check des Urins von Ratten der "major peak", der größte Einzel-Anteil an der Ouabain-Antikörper-Reaktion, zwar mit dem von authentischem Ouabain übereinstimmt. Es sind jedoch in weiteren 11 Fraktionen Ouabain-Immun-Reaktionen vorhanden, die nicht von Ouabain herrühren und insgesamt das Dreifache des Ouabain-Anteils ausmachen. Butt et al. 1997 aus London (203) berichten jedoch, daß das Blut von Sprague-Dawley-Ratten in der HPLC fast nur "richtiges" Ouabain enthält.

Leider wird die HPLC in vielen Studien nicht angewendet. Ohne HPLC sollte man also nicht von Ouabain, sondern von OLS (ouabain-like substances) sprechen, wobei offen bleibt, ob und in welchem Maß es sich um Ouabain selbst handelt.

Daß eine nur mit Antikörpern gemessene Konzentration von Ouabain auch die Präsenz anderer Stoffe anzeigt, zeigt z.B. auch die Studie von Li et al. 1998 (204) des Gießener Arbeitskreises um Prof. Wolfgang Schoner. Die Untersuchung von Nebennierenrinden-Gewebe des Rindes ergab eine starke Reaktion der Ouabain-Antikörper. Die Prüfung des auf diese Weise gefundenen Material mit der HPLC-Methode zeigte, daß Ouabain nur etwas weniger als ein Viertel zur Antikörper-Reaktion beiträgt, während eine ganze Reihe anderer undefinierter Substanzen entdeckt wurden, auf die die Ouabain-Antikörper ansprachen. Zu einem ähnlichen Ergebnis kommen Komiyama et al. 1997 (1160), und bei Lichtstein et al. 1998 (792) beträgt der Ouabain-Anteil unter 10 %. Peter A. Doris et al. 1994 (793) aus Texas berichtet, daß nur bei fünf von sechs gesunden Personen und bei drei von zehn Patienten mit diversen Erkrankungen eine geringe Immun-Aktivität von Antikörpern gegen Ouabain vorhanden ist. Von diesen konnte nur bei jeweils zwei Personen aus den beiden Gruppen authentisches Ouabain als kleinerer Teil der gesamten Antikörper-Reaktion mittels HPLC nachgewiesen werden.

Daß die Ouabain -"spezifischen" Antikörper nicht spezifisch sein können, zeigt die Studie von Goldstein et al. 2006 (1648), in der sowohl die Gabe von Ouabain als auch von Ouabain-Antikörpern bei Ratten depressions-ähnliche Symptome verminderte, was sich nur dadurch erklären läßt, daß die Ouabain-Antikörper andere Stoffe gebunden haben, die mehr Schaden anrichten als Ouabain positiv wirkt.

...die gleichen Antikörper wie die Hamlyn-Gruppe...

Lynley K.Lewis et al. 1994 berichten, sie hätten in ihrer Studie (787), in der sie Ouabain im Blut des Menschen nur vor, jedoch nicht nach einer HPLC hatten finden können, den gleichen Antikörper wie die führende Hamlyn-Gruppe in der Studie von 1991 (136) verwendet: Auf ihre vorherige Anfrage nach Zusendung von Original-Antikörpern zwecks Überprüfung der Ergebnisse reagierte die Hamlyn-Gruppe ablehnend, sodaß Lewis auf die damals kommerziell erhältlichen Antikörpern der Firma NEN, die identisch mit denen der Hamlyn-Gruppe sind (794-95), zurückgriff. Das besonders Erstaunliche an der "Geschichte" ist, daß Hamlyn die gravierende Kritik von Lewis in seinem darauffolgenden großen Review weitgehend übergeht (796), indem er das Ergebnis der Lewis-Studie zusammen mit dem von anderen knapp und pauschal abtut mit dem Hinweis, die betreffenden Arbeitsgruppen hätten wohl andere, für diesen Zweck minderwertigere Antikörper verwendet, die nicht auf das Endogene Ouabain ansprächen. Diese unzutreffende Version konnte man in etlichen anderen Studien und Reviews lesen (z.B. 202-03). Eine zweite Kritik, daß Lewis et al. zuwenig Substanz (1 ml) in die HPLC-Vorrichtung eingebracht hätten (202-03), wird bei genauem Lesen der Lewis-Studie durch die Beschreibung von eingebrachten 20 ml entkräftet. Außerdem konnte im Vortest Original-Ouabain sogar in 0,5 ml-Proben wiedergefunden werden.

Eine späte Bestätigung von Lewis kommt von der Hamlyn-Arbeitsgruppe selbst. Pitzalis et al. 2006 (1601) überprüfen die OLS-Werte bei 4 Patienten mit Massenspektrometrie, einer der HPLC sogar überlegenen Methode. Aus einem Diagramm ist zu entnehmen, daß bestenfalls 1/6 des OLS aus echtem Ouabain besteht. Der niedrigste Wert war unter 1/4000, also quasi gleich Null, was dem Ergebnis der Lewis-Studie gleichkommt, aber im Text von Pitzalis et al. nicht erwähnt wird, siehe S. 256.

Ferrandi et al. 1997 (202) (Arbeitsgruppe von Hamlyn) fanden nach der HPLC (nur / immerhin) ein Drittel des vorher gemessenen Ouabains im Plasma des Menschen wieder. Eine Erklärung für die Widersprüche ist nicht in Sicht.

Noch eine weitere Arbeitsgruppe bestätigt die Präsenz einer Substanz, auf die die Ouabain-Antikörper "anspringen" und konnte sie sogar identifizieren. H.J.Kramer und Mitarbeiter aus Bonn berichteten schon 1969 von einer Substanz im Blut von Tieren mit hoher Salzzufuhr, die natriuretisch wirkt und die Na-K-Pumpe hemmt (797). Fast dreißig Jahre später können sie aus dem Urin von gesunden Versuchspersonen, die für einige Tage 30 g Salz zu sich genommen haben, neben Ouabain und einem weiteren nicht näher definierten Stoff eine Substanz isolieren, die sich durch aufwendige spektroskopische Untersuchungen als ein Ableger des Vitamin C herausstellt (797-99): Vanadium-Diascorbat hemmt die Na-K-Pumpe, wirkt natriuretisch und führt zur Kontraktion von Blutgefäßen und wird von Ouabain-Antikörpern angezeigt.

B 5) Welche Rolle spielt Ouabain im Salzhaushalt ?

Eine zentrale Frage ist, ob das Endogene Ouabain überhaupt eine Rolle bei der Salzausscheidung spielt. In diesem Punkt gibt mittlerweile im Jahr 1997 selbst DeWardener, der Urheber der Hypothese, zu, daß Ouabain nicht natriuretisch wirkt (862, Bestätigung in 162,201,863,1035,1137,1579), und andere Substanzen hierfür verantwortlich sein müßten (862), über die in (803, 1057) referiert wird. Die Kalium-Ausscheidung hingegen wird durch hohe Dosen von Ouabain erhöht, verständlich durch eine angenommene Hemmung der Na-K-Pumpe in verschiedenen Organen und resultierender Erhöhung des Kalium-Blutspiegels (863). Versuchspersonen (Bagrov et al. 1995, 370) und Ratten (Fedorova et al. 2001, 1156) mit erhöhter Salzaufnahme über zwei Wochen zeigen keine Veränderung der Ausscheidung von OLS (ouabain-like substances) im Urin. Bernini et al. 1998 (215) zeigen, daß eine Kochsalz-Infusion vor und nach 15 Tagen hoher Kochsalzaufnahme die Basiswerte des endogenen Ouabainspiegels im Menschen nicht verändert. Dies wird von Balzan et al. 2005 (1413) bestätigt, die bei Hypertonie-Patienten (mit niedrigen Renin-Werten) nach Salzinfusion eine Abnahme der OLS-Spiegel von 0,94 auf 0,78 NanoMol sehen (dennoch nicht signifikant bei nur 13 Patienten).

Das überraschende Aus kommt von den führenden Befürwortern der "Ouabain macht Bluthochdruck"-Hypothese selbst: Manunta et al 2001 (1229) (mit J.M.Hamlyn) berichten von einer Erhöhung des OLS-Spiegels im Blutplasma von Patienten mit essentieller Hypertonie nicht etwa nach akut und chronisch (2 Wochen) erhöhter Salzaufnahme, sondern sogar im Gegenteil nur in der Phase des Salzentzuges. Die Autoren ziehen demnach die Konsequenz, Zitat S.198, Übersetzung des Autors: "Zusammengenommen besagen diese neuen Ergebnisse, daß OLS bei der Reaktion des Menschen auf Salzentzug beteiligt ist, und sprechen gegen die Hypothese, daß OLS ein natriuretisch wirkendes Hormon ist." Zu wünschen wäre eine ebenso kritische Haltung der Autoren bezüglich der angeblichen Bluthochdruck und Herzhypertrophie verursachenden Rolle des Ouabains (zu letzterem siehe S.248). Mittlerweile jedoch berichten Manunta et al. 2006 (1658), daß gesunde männliche Versuchspersonen sowohl nach 5 Tagen von Salzentzug als auch von hoher Salzzufuhr höhere Blutspiegel von Ouabain haben als vorher (1,7 NanoMol bzw. 5,8 NanoMol bzw. 0,43 NanoMol). Schon die Grundwerte sind für Untersuchungen mit HPLC ungewöhnlich hoch, bei angeblich keinen Kreuzreaktionen, die jedoch von anderen Arbeitsgruppen und sogar der eigenen in hohem Maß gefunden wurden (siehe voriges Kapitel.) In seiner Studie von 2001 (s.o.) berichten Manunta et al. noch von unveränderten OLS-Werten, was dann auch eine Erhöhung von Ouabain sehr wahrscheinlich ausschließt. Der Versuchszeitraum war mit 2 Wochen sogar noch länger als der von 5 Tagen in der Studie von 2006 – ein offensichtlicher Widerspruch. Es ist üblich, daß widersprüchliche Studien-Ergebnisse diskutiert werden, zumal wenn sie von der eigenen Arbeitsgruppe, ja sogar vom gleichen Autor gefunden werden. Der krasse Widerspruch zur Studie von 2001 wird jedoch mit keinem Wort erwähnt.

B 6) Marinobufagenin, der eigentliche "Übeltäter"

Durch die Studien von Bagrov aus St.Petersburg (heute auch Baltimore / USA) ist gesichert, daß es eine Substanz gibt, die wesentlich präsenter und auch potenter ist als Ouabain und als Ursache des essentiellen Bluthochdrucks weit eher in Frage kommt als dieses. Die Arbeitsgruppe von Bagrov fand im Blut und im Urin des Menschen Marinobufagenin, eine Substanz, die den sog. Bufadienoliden zugeordnet wird, eine Substanzgruppe, von der vorher nur bekannt war, daß sie in der Haut von Amphibien, z.B. der Kröte abhängig vom Salzgehalt der Umgebung vorkommt und die Salzausscheidung regelt. Marinobufagenin wurde im Menschen durch Reaktion mit Marinobufagenin-Antikörpern, Chromatographie und Massen-Spektroskopie identifiziert (247) und wird von Nebennieren-Zellen wie viele andere Stoffe aus Cholesterin produziert (1246). Marinobufagenin reagiert im Gegensatz zu Ouabain vorrangig mit der Na-K-ATPase-Isoform alpha-1, die in der Niere vorherrscht (1154-56), und führt wesentlich stärker zur Kontraktion von Blutgefäßen als Ouabain (800-01) - auch bei menschlichen Arterien (1245), und zwar im Gegensatz zu Ouabain (267) in Konzentrationen (0,5 - 10 NanoMol), die auch im Blut des Menschen gefunden werden (218). Marinobufagenin ist im Blutplasma von Hunden unter Normalbedingungen mehr als fünfzehnmal soviel wie Ouabain vorhanden (804). Unter Belastung durch Infusion einer Kochsalzlösung steigt zwar die Konzentration des körpereigenen Ouabain auf das siebenfache, diejenige des Marinobufagenins jedoch auf mehr als das Vierzigfache das Ausgangswertes und beträgt nunmehr das Fünfundachtzigfache derjenigen des Ouabains.

Da Ouabain-Antikörper in geringem Maß auch auf Marinobufagenin ansprechen (Kreuzreaktion zu 3,5 Prozent in (247, 804)), ist es bei den eben berichteten Verhältnissen denkbar, daß für einige Differenzen bei den Ouabain-Messungen vor und nach der HPLC (s.o.) möglicherweise Marinobufagenin verantwortlich gewesen sein mag.

Nach erhöhter Salzaufnahme zeigt sich beim Mensch (370) und der Ratte (1156) keine vermehrte Ausscheidung von OLS im Urin, wohl aber von Marinobufagenin, dessen Basiswerte sind schon doppelt so hoch sind. Marinobufagenin ist nach akuter und chronischer Kochsalz-Gabe sowohl bei salz-resistenten als auch bei hypertonie-anfälligen salz-sensitiven Ratten in Blut und Urin im Gegensatz zur kurzfristigen Erhöhung des OLS anhaltend vervielfacht (1155, 1261). Dieser Effekt ist bei den salz-sensitiven Ratten drei- bis viermal so hoch wie bei den salz-resistenten Ratten. Erstere haben anscheinend einen Defekt in der Salzausscheidung, den die Erhöhung des Marinobufagenins nicht überwinden kann. Die Gabe von Marinobufagenin-Antikörpern im Gegensatz zu Ouabain-Antikörpern an salz-sensitive Ratten steigert die reduzierte Na-K-ATPase-Aktivität der Erythrozyten, senkt die Natrium-Ausscheidung und den Blutdruck (1261). Die Ouabain-Antikörper senken zwar auch die Natrium-Ausscheidung, dies wird aber durch den überraschenden Effekt der Reduzierung von Marinobufagenin im Urin und Blut (in letzterem nur leicht und nicht signifikant) erklärt. Diese Reduzierung ist nicht so groß wie die durch Marinobufagenin-Antikörper direkt erzielte und reicht für einen Effekt auf die Na-K-ATPase und den Blutdruck nicht aus. Marinobufagenin erfüllt im Gegensatz zu Ouabain alle Kriterien der ursprünglichen "Endogenes Herzglykosid-Natriurese-Hypertonie"-Hypothese.

Bagrov et al. 1995 (248) berichten, daß bei Menschen mit im Experiment herabgesetzter Atmung der Blutdruck ansteigt. Ebenso steigt der Marinobufagenin-Spiegel (mit HPLC) innerhalb von 30 Minuten von 1,2 NanoMol auf 6,7 NanoMol, der Ouabain-Spiegel jedoch bleibt unverändert bei nur 0,16 bzw. 0,19 NanoMol. In den ersten Tagen nach einem Herzinfarkt ist der Marinobufagenin-Spiegel drei- bis viermal so hoch (1,85 NanoMol) wie bei Patienten mit instabiler Angina pectoris ohne Infarkt (0,5 NanoMol) (247, mit HPLC). 1998 messen amerikanische und russische Forscher simultan Marinobufagenin und Ouabain in Gesunden und in verschiedenen Patientengruppen (218, ohne HPLC). Der Gehalt von Marinobufagenin im Blut ist bei Gesunden im Vergleich zu Ouabain schon mehr als doppelt so hoch. Der Ouabain-Spiegel ist nur leicht erhöht bei essentiellem Bluthochdruck, Herzinsuffizienz und chronischem Nierenversagen, und verdoppelt bei Conn-Syndrom (erhöhtes Aldosteron im Blut aufgrund eines Tumors der Nebenniere). Der Marinobufagenin-Spiegel hingegen zeigt Steigerungen um ein Vielfaches in allen Patientengruppen, siehe folgende Tabelle:

	Marinobufagenin	Ouabain bzw. OLS
Gesunde unter 50 Jahre (n= 25)	0,203	0,097 (Blutspiegel in NanoMol)
Gesunde über 50 Jahre (n= 13)	0,268	0,083
Gesunde insgesamt (n= 38)	0,225	0,093
essentieller Bluthochdruck (n= 27)	1,74	0,128
Herzinsuffizienz (n= 7)	1,69	0,102
Chron. Nierenversagen (n= 24)	16,6	0,144
Conn-Syndrom (n= 5)	13,5	0,226

(n= Anzahl der Patienten) aus: (218) = H.C.Gonick et al. 1998 Clin Exp Hypertens 20: 617-627

Lopatin et al. 1999 (219) berichten von folgenden Plasma-Spiegeln von Ouabain und Marinobufagenin:

	Ouabain	Marinobufagenin	
Nicht-Schwangere	0,190 NanoMol	0,297 NanoMol	
Schwangere	0,320 NanoMol *	0,625 NanoMol	(* = nicht signifikant)
Schwangere mit Hypertonie (Gestose)	0,697 NanoMol	2,630 NanoMol	

Bei schwangeren Ratten mit Bluthochdruck und hohen Marinobufagenin-Spiegeln verhindern Antikörper gegen Marinobufagenin die Hypertonie. Isolierte Blutgefäße der schwangeren Ratten ziehen sich zusammen durch 0,5 NanoMol Marinobufagenin, nicht aber durch die gleiche Konzentration von Digoxin oder Ouabain (1291).

Fedorova et al. 2005 (1590) berichten überraschenderweise, daß in Salz-sensitiven Ratten (eine spezielle Züchtung) eine Salz-Injektion eine Erhöhung des Endogenen Ouabains im Gehirn (Hypophyse) und Blut hervorruft, die dann die Sekretion von Endogenem Marinobufagenin aus der Nebenniere bewirkt (über einen Angiotensin II-Mechanismus). Wurde vor der Injektion Antikörper gegen Ouabain gegeben, verminderte dies stark die Erhöhung der Marinobufagenin-Ausscheidung im Urin, der Salzausscheidung und des Blutdrucks; umgekehrt hatten die Marinobufagenin-Antikörper keinen Einfluß auf das Endogene Ouabain. Seltsam ist nur, warum keine Informationen über den Einfluß der Antikörper auf die Blutspiegel der Substanzen gegeben werden, die einfach zu messen gewesen wären. Wie auch immer, vielleicht ist der mögliche Zusammenhang von Ouabain und Marinobufagenin nur bei der Ratte vorhanden und dann auch eine Erklärung, warum ausschließlich die Ratte (und die Maus) eine Blutdruck-Erhöhung durch Ouabain zeigt und keine andere Tierart. Die umfangreichen, jahrzehntelangen klinischen Erfahrungen der Blutdruck-Senkung bei Patienten mit Hypertonie werden hiervon sowieso nicht in Frage gestellt.

Um die Sache wiederum zu komplizieren, sei mitgeteilt, daß Bagrov et al. 1998 (247) berichten, daß auch Marinobufagenin in geriner Konzentration in der Lage ist, die Natriu-Kalium-Pumpe zu stimulieren.

B 7) **Andere endogene Substanzen**

Marinobufagenin zeigt eine starke Kreuzreaktion mit "spezifischen" Digoxin-Antikörpern. Digoxin-Antikörper zeigen mindestens 12 verschiedene Substanzen an, wovon der um ein Vielfaches höchste Einzelanteil nicht auf Digoxin, sondern auf Marinobufagenin fällt (800). Die Gabe von Digoxin-Antikörpern senkt die Urin-Ausscheidung des endogenen Marinobufagenin bei Hunden auf bis zu ca. ein Siebtel des Kontrollwertes, während die des körpereigenen Ouabain nicht beeinflußt wird (804). Daß Digoxin-Antikörper den Bluthochdruck bei Schwangeren senken, läßt sich also dahingehend interpretieren, daß in diesem Fall eventuell der Marinobufagenin-Spiegel für die Hypertonie verantwortlich war und durch die Antikörper-Gabe verändert wurde (803). Digoxin-

Antikörper senken den Blutdruck bei experimentell hypertonen Ratten schon 160 Minuten nach Verabreichung fast vollständig auf das Niveau der Kontrolltiere (1318).

Endogenes Digoxin selbst ist laut Kumar & Kurup 2000 (1331) in erhöhten Werten bei Patienten mit Angina pectoris und Herzinfarkt als auch Endomyokardfibrose zu finden, mit gleichzeitiger Aktivitäts-Minderung der Na-K-Pumpe der Erythrozyten. Gleiches berichten Kumar und Kurup 2002 (1296) von Patienten mit folgenden Erkrankungen: Epilepsie, Parkinson, Schizophrenie, Multiple Sklerose, Demenz, systemischer Lupus erythematodes, Bogaert-Encephalitis (vergleiche auch 1282, 1295). Kurup et al. 2001 (1283) sehen das gleiche Phänomen bei Patienten mit Hirntumor oder Non-Hodgkin-Lymphom sowie Kurup & Kurup 2001 (1292) bei Patienten mit AIDS. Von einem erhöhten Spiegel endogenen Digoxins berichten Kumar & Kurup 2000 (1346) bei Patienten mit Koronarer Herzkrankheit, Schlaganfall und essentieller Hypertonie. Bei Patienten mit familiärer Hypotonie ist der Digoxin-Spiegel vermindert.

In noch wesentlich höheren Konzentrationen als Marinobufagenin wird von Oda et al. 2001 (1145) Bufalin, wie jenes ein potentes Bufadienolid, im Blut gefunden, beim gesunden Menschen zu 2,5 bis 13 NanoMol. Bufalin wirkt auf Blutgefäße wesentlich stärker verengend als Ouabain (1255) und korreliert mit dem Blutdruck (1145). Auch auf Bufalin (und Oleandrin u.a.) reagieren Antikörper gegen Digoxin (1263-65) und Digitoxin stark (1263-64), erstere (Digibind) wirken z.B. bei Vergiftungen mit diesen Substanzen (1267).

Auch die ehrenwerte Harvard-Universität hat im Menschen eine Substanz ausfindig gemacht, die wesentlich potenter als Ouabain ist. Sie ist so labil, daß sie noch nicht genau identifiziert werden konnte (250, 1111). Ihre Kontraktions-Wirkung am Gefäßmuskel ist mehr als 1000-mal so stark wie die von Ouabain. Daß heißt, daß man eine ziemlich hohe, unphysiologische Konzentration von Ouabain (50 NanoMol) benötigt, um überhaupt eine Kontraktion am Gefäßmuskel zu bewirken, daß aber die gleiche Wirkung schon von weniger als dem Tausendstel des labilen Faktors erreicht wird.

Ein Faktor, der bei hohem Salzkonsum - unabhängig von jeder endogenen Substanz - zu hohem Blutdruck führen mag, ist der der Osmolarität (Menge der gelösten Teilchen pro Liter Flüssigkeit). Hypoosmolare Flüssigkeiten mit wenig Teilchen stimulieren die Na-K-Pumpe, wohingegen hyperosmolare Flüssigkeiten (z.B. Blut nach hohem Salzkonsum und eventuell zu geringer Trinkmenge) die Na-K-Pumpe hemmen (806). Darüberhinaus scheinen die Freien Radikale auch beim Bluthochdruck eine die Na-K-ATPase hemmende Rolle zu spielen (807, 1041).

All diese Erkenntnisse werden von den Verfechtern der "Ouabain verursacht Bluthochdruck"-Theorie nicht berücksichtigt.

B 8) Weitere mögliche Funktionen des Endogenen Ouabains

Neuerdings wird dem Endogenen Ouabain nicht nur die Verursachung der Hypertonie vorgeworfen, sondern auch die der Herzhypertrophie. Manunta et al. 1999 (201 = führende Arbeitsgruppe um J.M. Hamlyn) finden bei Hypertonie-Patienten mit hohen OLS-Werten ein höheres Herzgewicht als bei solchen mit niedrigeren Werten und verweisen auf in vitro-Studien, die eine Herzhypertrophie durch hohe Ouabain-Konzentrationen erkennen lassen (183, 1019). Sie teilen jedoch das Ergebnis der Studie von Yuan et al. 1993 (193) nicht mit, an der Manunta selbst beteiligt war und die für Ouabain in vivo das genaue Gegenteil, nämlich die Verhinderung der Herzhypertrophie bei Ratten belegt, was schon Kuschinsky 1947 (52) beobachtete, s.S. 59) und 2006 von Rossoni et al. (1634) bestätigt wird. Erneutes Zitat Yuan et al. 1993 (193), S. 186: "Ouabain may actually be cardio-protective." Aus statistischen Befunden lassen sich eben keine Kausal-Beziehungen ableiten (ebensowenig wie im bekannten Beispiel der Rückgang der Anzahl von Störchen die Ursache des gleichzeitigen Rückgangs der Geburtenzahl ist). Da Manunta et al. leider keine HPLC durchführten, könnten die hohen OLS-Werte durchaus von anderen Substanzen hervorgerufen worden sein. Auch Manunta et al. 2005 (1586) führen leider diese einseitige und auch in anderen Aspekten irreführende Argumentation fort. Eine wachstumsfördernde Wirkung von Ouabain bei Zellkulturen (S.61 unten, 150 u. 216 Mitte, auch 60/61) hat ebenso keine Beweiskraft.

Darüberhinaus wurde leider nicht auf Marinobufagenin untersucht, das im Blut von Menschen mit Bluthochdruck oder Herzinsuffizienz stark vermehrt ist (218-219, 248). Bei Ratten mit erhöhter Salzzufuhr steigt der Marinobufagenin-Spiegel, nicht jedoch der von OLS, und es kommt zu einem erhöhten Herzgewicht (Fedorova et al. 2001, 1238). Eine Studie aus der Arbeitsgruppe von Bagrov, Fridman et al. 2002 (1341), zeigt bei Patienten mit Herzinsuffizienz, daß der Marinobufagenin-Spiegel mit der Größe der linken Herzkammer und der Schwere der Insuffizienz steigt und mit dem ANP (atriales natriuretisches Peptid) korreliert, einer Substanz, die zur verstärkten Ausscheidung von Natrium und Erweiterung von Blutgefäßen führt. Anscheinend addieren sich diese beiden Substanzen in ihrer Wirkung auf die Niere und begrenzen sich gegenseitig in ihrer Wirkung auf die Gefäße. OLS zeigt mit keiner der genannten Meßgrößen einen statistischen Zusammenhang, sondern mit dem systolischen Blutdruck.

...Ouabain wird im Herzen mit Sauerstoffmangel gebildet...

Daß das Endogene Ouabain kein pathogener Faktor, sondern im Gegenteil ein kurativer Faktor sein könnte, legen folgende Beobachtungen nahe: Das Endogene Ouabain könnte möglicherweise eine Funktion im Bereich Gegenregulierung eines Sauerstoffmangels (bei Angina pectoris und bei Herzhypertrophie) haben. In der Studie von De Angelis und Haupert 1998 (810) ist bei Ratten mit Sauerstoff-Mangelbeatmung der Blutspiegel an Endogenem Ouabain (mit HPLC gemessen) höher als bei den Kontroll-Tieren. Darüberhinaus erhöhen Gewebe von Gehirn und Nebenniere in vitro die Produktion von Endogenem Ouabain, wenn sie einer geringen Sauerstoff-Konzentration ausgesetzt sind. Dies würde der therapeutischen Wirkung des oralen Ouabain entsprechen, wie sie in den Studien von Sarre, Sharma sowie von Kubicek und Reisner dokumentiert wird (vergl. Kap. A 2). D´Urso et al. 2004 (1578) berichten, daß das Herz der Ratte Ouabain produziert (0,54 Pikomol in 30 Min.), was sich während einer 15-minütigen experimentellen Ischämie steigert, sodaß der Gehalt an Ouabain auf fast das Doppelte ansteigt - von 4,58 auf 8,59 Pikomol / Gramm. Dies ist eine eindeutige Parallele zur therapeutischen Anwendung beim Menschen und könnte eine "heiße Spur" werden für die Erforschung der physiologischen Funktion des Endogenen Ouabain.

...Ouabain und körperliche Belastung / Sport...

Eine Studie des Teams um Prof. Schoner (Giessen), Bauer et al. 2005 (1618) weist deutlich auf eine physiologische Rolle des endogenen Ouabains hin: Unmittelbar nach 15 Min. körperlicher (maximaler) Belastung steigt der OLS-Blutspiegel bei Sportlern deutlich an (von 2,5 auf 86 NanoMol) und bei nicht trainierten gesunden Versuchspersonen noch mehr von 2,5 auf 176 NanoMol und fällt danach schnell wieder ab (Untersuchungen leider ohne HPLC, siehe S. 222 u. 241). Bei Hunden findet eine Zunahme von 3,7 auf 166 NanoMol statt. Auch Goto et al. 1995 (1098) berichten, daß 10-minütiges Schwimmen bei Ratten den OLS-Gehalt im Blut erhöht (10 und 40 Min. hinterher, nach 70 Min. Normalisierung). Komiyama et al. 1997 (1160) sehen allerdings beim Menschen während und nach körperlicher Belastung einen nicht signifikanten Abfall des Endogenen Ouabains (Messungen mit HPLC). Dreimonatige leichte körperliche Übungen bewirken einen Abfall des Ouabain-Spiegels.

Muskelzellen der Ratte zeigen 30 Minuten nach körperlich belastenden Übungen eine Zunahme der Na-K-ATPase-Moleküle und späteren Wieder-Abfall (1243, auch 1248). Overgaard et al. 2002 (1326) berichten von einem höheren Gehalt an Na-K-Pumpen im Skelettmuskel des Menschen nach einem 100 km-Lauf. Laut Petersen et al. 2005 (1406) bleibt bei körperlicher Belastung bis zur Erschöpfung die Anzahl der Na-K-Pumpen im menschlichen Skelettmuskel gleich, jedoch nimmt deren Aktivität um 11 % ab, was sich nach 3 Stunden wieder normalisiert. Auch nach einem Sprint ist die Na-K-Pumpen-Aktivität bei Sportlern um 13 % niedriger, bei gleicher Anzahl, laut Aughey et al. 2006 (1662).

...Beta-Blocker und ACE-Hemmer verhindern die Ouabain-Sekretion...

In der Studie von Bauer et al. 2005 (s.o.) haben Hunde unter Medikation mit einem Beta-Blocker oder ACE-Hemmer die Fähigkeit, auf körperliche Belastung das körpereigene OLS zu steigern, jedoch fast vollständig verloren (1618). Wenn dies auch beim Menschen stattfindet, könnte dies langfristig einen schweren Nachteil bedeuten.

...Ouabain verhindert Alkoholismus bei Ratten...

Bagrov et al. 2000 (1004) berichten von einem interessanten Phänomen: Die Verabreichung von Ethanol-Alkohol an Ratten führt zu einer Erhöhung der Immun-Reaktivität von Ouabain im Blut, Gehirn und Urin sowie von Marinobufagenin im Blut und Urin. Die Immunisierung der Tiere gegen die beiden Substanzen führt jeweils zu einer Erhöhung des Alkohol-Konsums um 60 %, wenn dieser frei wählbar ist. Die Verabreichung von Alkohol in einem bestimmten Raum führt bei den mit Placebo behandelten Ratten zu einer Verdoppelung des späteren Aufenthalts-Zeitraums in diesem Raum, während dies durch die Gabe von Digoxin bzw. Marinobufagenin verhindert wird (1333). Ouabain wurde leider nicht untersucht.

Die oben dargestellten Erkenntnisse, besonders die der Bildung von Ouabain im Herzmuskel mit Sauerstoff-Mangel, und die grundsätzlichen Überlegungen zur Kausalität anhand der Studie von Gottlieb et al 1992 (152, siehe S. 226) sprechen gegen eine kausale pathologische Rolle des Endogenen Ouabains, sondern im Gegenteil für eine physiologische Rolle, eine positiv regulierende Wirkung des bei Belastung des Körpers vermehrt ausgeschütteten Ouabains. Diese könnte im Falle von Erkrankungen jedoch eventuell nicht ausreichend sein und durch Einsatz von medikamentösem Ouabain verstärkt werden müssen. Diese Sichtweise wird durch die jahrzehntelange therapeutische Anwendung des oralen g-Strophanthins in Deutschland mehr als plausibel.

B 9) Ouabain: ein Isomer oder nicht?

Ungelöst war einige Jahre die Frage, ob es sich beim Endogenen Ouabain tatsächlich um authentisches Ouabain handelt, wie es in Pflanzen vorkommt, oder ob es sich um ein sogenanntes Isomer handelt, d.h. ob im ansonsten gleichartigen Molekül an einer oder mehreren Stellen zwei Molekülgruppen in ihrer räumlichen Ausrichtung vertauscht sind, wie es z.B. bei der rechts- und linksdrehenden Milchsäure der Fall ist. Tymiak et al. 1993 (811) und Zhao et al. 1995 (812) (beide Harvard-University) berichteten, daß die Substanz, die im Blut des Menschen gefunden wurde, identisch mit derjenigen aus dem Hypothalamus, einer Gehirn-Region des Rindes sei, aber nicht authentisches Ouabain darstelle, sondern ein Isomer des Ouabain sei müsse. In den meisten Artikeln wurde diese Erkenntnis übernommen, auch nach 1998, nachdem die Giessener Arbeitsgruppe von Schoner (Schneider et al. 1998, 813) mit der Kern-Magnet-Resonanz-Spektrometrie, der führenden Methode, nachwies, daß es sich bei der Substanz in den Nebennieren des Rindes nicht um ein Isomer des Ouabains, sondern um authentisches Ouabain handelt. Die jeweils durch modernste Methoden gewonnenen eindeutigen Ergebnisse konnten konträrer nicht sein und sorgten für nicht wenig Verwirrung. Die Harvard-Arbeitsgruppe, die in ihren obigen Studien das Isomer noch nicht genau identifizieren konnten, begannen in den darauffolgenden Jahren, alle möglichen Isomer-Versionen synthetisch herzustellen, um deren Daten mit denen des Endogenen Ouabains zu vergleichen. Doch mit diesen stimmten keine der bislang hergestellten Ouabain-Isomere überein, wie Dong et al. 1999 (814) berichten, und so wurden die Studien von 1993 und 1995 einer eingehenden Überprüfung unterzogen, deren verblüffendes Ergebnis von Kawamura et al. 1999 (815) mitgeteilt wird: Die unglaublich kleinen Mengen des Endogenen Ouabain waren mit winzigen Spuren von Glycerol kontaminiert gewesen. Doch noch immer blieben Ungereimtheiten, bis die Forscher herausfanden, daß das Ouabain, das chemisch sehr stabil ist und mit Magensäure, zerkleinerten Körpergeweben und Kot keine Reaktion eingeht, tatsächlich aus dem Glas des Reagenzglases, in dem es über Nacht aufbewahrt wurde, das Element Bor herausgelöst hat und mit ihm einen Komplex eingegangen ist. Eine Mischung aus unverändertem Ouabain, Glycerol und dem Ouabain-Bor-Komplex war für die irrtümliche Annahme eines Ouabain-Isomers verantwortlich. Eine Untersuchung mit der Kern-Magnet-Resonanz-Spektrometrie (1H-NMR), wie sie auch die Giessener Arbeitsgruppe 1998 durchführte, führte nun zu dem Ergebnis, daß es sich beim Endogenen Ouabain tatsächlich um authentisches Ouabain handelt, wie es in Pflanzen vorkommt, was durch Komiyama et al. 2000 (1105), einer führenden japanischen Arbeitsgruppe, mit anderer Methodik bestätigt wird. Trotzdem spricht z.B. selbst eine Studie mit dem Wortführer J.M.Hamlyn aus 2001 (1146) noch vom Ouabain-Isomer.

Nach der derzeitigen Lage des veröffentlichten Wissens war dies unverständlich, jedoch gibt es neuerdings einen Hinweis aus der Forschung zur Bio-Synthese des Ouabains, der darauf hindeutet, daß das körpereigene Ouabain doch ein Isomer sein könnte (1385, Hamlyn et al. 2003) - mit 11-ß-Hydroxylierung, was eine nur extrem geringe strukturelle Abweichung darstellt, die wahrscheinlich auch funktional nicht ins Gewicht fällt. Daraufhin unterzogen Hamlyn und Mitarbeiter die 2 bestehenden Studien mit Kern-Magnet-Resonanz-Spektrometrie (Schneider et al. 1998, Kawamura et al. 1999) einer Reanalyse (1385). Selbst in den laut Hamlyn vorzüglich exakten Messungen der Giessener Arbeitsgruppe konnten minimale und nur sehr schwer zu entdeckenden Abweichungen festgestellt werden, die es möglich machen, daß die Ergebnisse eben nicht nur durch authentisches Ouabain, sondern eben auch tatsächlich durch das 11-ß-Isomer des Ouabains hervorgerufen sein konnten.

B 10) Die Bildung des Endogenen Ouabains: in der Nebenniere oder im Hypothalamus oder doch aus der Nahrung ?

Nicht ganz geklärt ist die Frage, ob das körpereigene Ouabain wie andere Hormone, z.B. Cortison und Aldosteron, in der Nebenniere gebildet wird oder nicht, oder in einem bestimmten Gehirnbereich (Hypothalamus). Dieses Kapitel ist sehr detailliert, wahrscheinlich nicht für jedermann interessant. Bemerkenswert sind jedoch die extremen Widersprüche der Forschungsergebnisse, die die jeweilige Position als genauso definitiv gesichert erscheinen lassen wie ihr Gegenteil.

...pro Nebenniere...

Für die Bildung von Ouabain an diesem Ort sprechen folgende Beobachtungen: Das Ouabain-Molekül ist ebenso wie einige andere Hormone der Nebenniere ein sogenanntes Steroid. OLS wurde in den Nebennieren von Ratte, Rind und Schwein gefunden (203-210). Der OLS-Gehalt der Nebenniere der Ratte ist 500-fach höher als der im Plasma (136). Die Nebennieren-Rinde (NNR) (und der Hypothalamus) des Rindes enthalten ein Mehrfaches an Ouabain im Vergleich zu anderen Geweben (204). Durch HPLC und Massenspektrometrie wird die Existenz von Ouabain in den Nebennieren des Rindes und in deren Zellkulturen (818) sowie in Nebennieren-Zellkulturen der Ratte (1138) nachgewiesen. Nach der Entfernung der Nebennieren sinkt der OLS-Plasma-Spiegel (136, 205-06). Ouabain ist in der NNR des Rindes 2,5 mal mehr enthalten als im Nebennieren-Mark. Der Ouabain-Gehalt im zerkleinerten Nebennieren-Gewebe steigt mit der Zeit an (792). Kulturen von Zellen der NNR sekretieren Ouabain in einer Menge, die ihren Gesamtgehalt zu Beginn des Experiments an Ouabain um das drei- bis fünffache übersteigt (207). Also handelt es sich tatsächlich um eine Neu-Produktion und nicht nur um eine Freisetzung von andernorts gebildetem und nur gespeichertem Ouabain. Zur Speicherung von Ouabain ist die Nebenniere sehr wahrscheinlich auch fähig; Ward et al. 2002 (1252) berichten von hochaffinen spezifischen Rezeptoren in der Zellmembran für Ouabain, die nicht Na-K-Pumpen sind und in der Nebenniere, nicht aber im Skelettmuskel und der Leber gefunden werden.

Das die Nebenniere stimulierende Hormon ACTH und Angiotensin II erhöhen die Ouabain-Sekretion in Zellkulturen (207). Nach Gabe von ACTH an Wistar-Ratten ist neben dem systolischen Blutdruck der OLS-Spiegel im Blut erhöht (791), von 0,076 auf 0,202 NanoMol. Eine bestimmte Schicht der NNR, die Zona glomerulosa (des Rindes) enthält sechs mal mehr OLS als die Zona fasciculata (212); ihre Zellkulturen bilden drei mal mehr Ouabain als die der anderen Zone (817), bzw. viermal mehr OLS (212), und steigern im Gegensatz zu jenen ihre Ouabain-Produktion (817), bzw. OLS-Produktion (212) durch ACTH um ein Vielfaches. Dies gilt ebenfalls für die Wirkung von Angiotensin II auf die Ouabain- (816) bzw. OLS-Produktion (212). Auch die isolierte Nebenniere des Rindes sekretiert Ouabain, was durch ACTH auf das 2-4-fache gesteigert wird (819). Perrin et al. 1997 (818) finden die Bildung von Ouabain erhöht durch Zusatz von Progesteron und Pregnelonon, die wahrscheinlich Vorstufen von Ouabain sind (siehe auch 137). Komiyama et al 2001 (1138) bestätigen dies für Progesteron in der Nebenniere der Ratte. Lichtstein et al. (792) hingegen schließen die Bildung von Ouabain aus Pregnenolon oder Hydroxycholesterin in der Nebenniere der Ratte aus. Göoz et al. 2004 (1543) berichten von einer Steigerung der OLS-Produktion in der Zona glomerulosa der Ratte durch niedrige Acetylcholin-Konzentrationen und von einer Hemmung durch hohe.

Rhamnose, der Zucker-Baustein des Ouabain-Moleküls, gilt als nur in Pflanzen vorkommend, wurde aber schon in der Haut, im Hypothalamus und als ein Teil von Mucopolysacchariden im Gehirn gefunden und erhöht in Zellkulturen der Nebenniere die Produktion von Ouabain. Die Bildung von Cortison wird hierbei nicht beeinflußt, was einen unspezifischen, die allgemeine Steroid-Produktion stimulierenden Effekt ausschließt (818). Darüberhinaus findet sich im in-vivo-Versuch bei gleichzeitiger Messung in der Nebenieren-Vene des Hundes ein sechs mal höherer Ouabain-Gehalt als im arteriellen Blut (820). Patienten mit einem Tumor der NNR zeigen einen erhöhten Blutspiegel an Aldosteron und OLS, der sich nach Entfernung des Tumors wieder normalisiert (821-23). Die Untersuchung eines solchen Patienten ergibt, daß der Ouabain-Gehalt in der Vene derjenigen Nebenniere, die einen Tumor gebildet hat, um das Hundertfache größer ist als im arteriellen Blut. Die Vene der anderen Nebenniere enthält das 15-fache an Ouabain. Der Gehalt an Ouabain im entfernten Tumor beträgt das Neunfache des Normalen (823).

...contra Nebenniere...

Doch auch die Argumente der Gegenseite haben ihr Gewicht: Peter A.Doris et al. finden in Zellkulturen der NNR nur geringe Mengen an Ouabain-Immun-Aktivität, wozu jedoch durch die HPLC als echt ausgewiesenes Ouabain nur den kleineren Teil beisteuert. In Kulturen von Nebennieren-Tumorzellen ist dieser Anteil nach Doris et al. 1994 (793) sogar gleich Null. In einem Langzeitversuch (824) untermauern Doris et al. 1996 ihre obigen Beobachtungen: NNR-Zellkulturen sekretieren einiges an Material, das die Na-K-ATPase hemmt. Jedoch handelt es sich nicht um Ouabain, da eine Ouabain-Antikörper-Reaktion nur in verschwindend geringer Menge vorhanden ist, die sich dazu in der HPLC nicht als echtes Ouabain darstellt. Fedorova et al. 1998 (825) berichten, daß die Gabe von ACTH an Ratten für 8 Tage den OLS-Plasma-Spiegel unverändert läßt (0,1 NanoMol, vorher 0,09 NanoMol, jedoch den von Marinobufagenin steigerte (von 0,21 auf 0,44 NanoMol), bei erhöhtem systolischen Blutdruck und verminderter Aktivität der Na-K-ATPase der Aorta.

Auch Leenen et al. 1993 (830) stehen im Widerspruch zur Hamlyn-Gruppe. Sie untersuchen die Auswirkungen der Entfernung beider Nebennieren bei Ratten auf den Blutdruck und den Blutspiegel von OLS. In den Studien von Hamlyn et al. (136, 205-06) ist bei den Tieren ohne Nebennieren sowohl Blutdruck als auch OLS im Blut deutlich abgesunken, was so interpretiert wurde, daß die Nebenniere blutdrucksteigerndes OLS produziere. Doch scheint hier unberücksichtigt geblieben zu sein, daß die Nebenniere Hormone produziert, die auch den Blutdruck beeinflussen. Aus diesem Grund ersetzen Leenen et al. nach der Entfernung der Nebenniere Aldosteron und Cortison und finden so den Blutdruck nur mäßig vermindert, was sie mit einer evtl. zu geringen Zuführung dieser Stoffe erklären. Auch ist der Gehalt an OLS im Blut zweieinhalb Wochen nach der Entfernung der Nebennieren nur wenig beeinflußt (minus 15 %). Und auf eine Diät mit hohem Salzgehalt reagieren die Tiere ohne Nebenniere genauso wie die Kontrolltiere mit einem geringen Blutdruckanstieg und einer Verdoppelung der OLS-Blutwerte. Dies spricht nicht gerade für die Nebenniere als Haupt-Bildungsort für Ouabain, sondern für eine oder mehrere weitere Produktionsstätten.

Ähnliche Beobachtungen an Patienten liegen vor: Bernini et al. 1998 (215) berichten, daß Patienten nach operativer Entfernung jeweils beider Nebennieren langfristig gleich hohe Werte an OLS haben wie die Kontrollpersonen (gemessen mit NEN-Antikörpern der Hamlyn-Gruppe, s.o.). In einer früheren Publikation dieser Arbeitsgruppe (832) ist der OLS-Spiegel bei den Operierten langfristig sogar (nicht signifikant) erhöht. Auch die Gesamt-Konzentration der herzglykosid-ähnlichen Stoffe (Messung der Verdrängung von radioaktiv markiertem und an ein Na-K-Pumpen-Präparat gebundenem Ouabain) war in keiner Weise vermindert. Zwei weitere Studien bestätigen diese Befunde: Naruse et al. 1994 (833) finden zwar die Blutwerte von OLS erhöht bei Patienten mit Tumoren der Nebenniere (Phäochromozytom, Cushing- oder Conn-Syndrom) oder der Hypophyse (Cushing-Syndrom, Akromegalie) und vermindert bei Patienten mit Conn-Syndrom nach Entfernung einer Nebenniere oder bei Akromegalie nach Entfernung der Hypophyse; doch Patienten mit operativem Verlust beider Nebennieren weisen gleich hohe OLS-Spiegel wie gesunde Personen auf. Patienten mit Bluthochdruck und einem Tumor der Nebenniere (jedoch ohne exzessive Hormon-Produktion) haben keine erhöhten OLS-Blutwerte. Bei dreien von ihnen wird die Konzentration von OLS direkt in den Venen der Nebennieren gemessen. Hier ist im Gegensatz zu den Beobachtungen der Hamlyn-Gruppe beim Hund (820, s.o.) kein höherer Gehalt als im übrigen Blut zu finden. Im Gegenteil ist in jedem Fall der OLS-Gehalt der Hauptvene, in die die Venen der Nebennieren einfließen, hinter dieser Einmündung sogar geringer als vor dieser.

Auch Butt et al. 1998 (834) berichten von gleich hohen Ouabain-Werten (Studie mit HPLC) bei Patienten mit beidseitigem Verlust der Nebennieren-Funktion durch Operation oder Addison-Krankheit und bei gesunden Kontrollpersonen. Die Untersuchung der Nebennieren-Venen (bei Gesunden) auf ihre Ouabain-Konzentration ergibt keinen Unterschied zur Hauptvene. Weitere Versuche ergeben, daß sowohl die medikamentöse Unterdrückung als auch die Stimulation von ACTH die Cortison-Produktion der Nebenniere deutlich vermindert, bzw. erhöht, jedoch das Ouabain im Blut unverändert läßt.

Des weiteren findet sich kein erhöhter Ouabain-Gehalt in den Nebennieren des Rindes im Vergleich zu anderen Organen (Leber, Niere, Herz) und menschlicher Plazenta.

Dies alles läßt die Nebenniere als Bildungsstätte des Ouabain, zumindest im Menschen, als zweifelhaft erscheinen. Allerdings wird man in den Reviews der tonangebenden Hamlyn-Gruppe über diese Gegenargumente nicht informiert (z.B.137).

...pro Hypothalamus...

Die Hinweise auf eine Bildung von endogenen Herzglykosiden (835) bzw. Ouabain (204, 837) bzw. OLS (839-40) im Hypothalamus sind auch nicht ohne Widerspruch. Für eine Bildung von Ouabain in dieser Gehirnregion spricht Folgendes: Nach Yamada et al. 1995 (859) vermindert die Zerstörung der Sympathikus-Nerven im Gehirn der Ratte den OLS-Gehalt im Hypothalamus auf ein Zehntel und im Plasma auf unter ein Drittel, während eine Zerstörung der peripheren Sympathikus-Nerven zu keiner Veränderung des OLS-Gehalts im Plasma, den Nebennieren, der Nieren und des Herzens führt. Auch in der Hypophyse, über die der Hypothalamus Substanzen ins Blut ausschüttet, sind höchste Werte von OLS gefunden worden (839). Leenen et al. 1993 (840) berichten, daß SHR-Ratten (mit spontaner Hypertonie) im Gegensatz zu Wistar-Kyoto-Ratten in der 4. und 6. Lebenswoche neben der Entwicklung von Bluthochdruck erhöhte Werte von OLS im Hypothalamus und in der Hypophyse zeigen, während dies in den Nebennieren und im Herzmuskel erst in der 8. Woche auftritt. Wenn die Ratten eine hohe Salzaufnahme haben, ist bei SHR-Ratten nach 2 Wochen nur im Hypothalamus und der Hypophyse ein höherer Gehalt an OLS als bei Wistar-Kyoto-Ratten zu finden, während nach 4 Wochen dies auch in Nebennieren, Herz und Blut der Fall ist. Wang & Leenen 2002 (1359) sehen bei salzsensitiven Dahl-Ratten nach 2 und 4 Wochen hoher Salzzufuhr eine Erhöhung des OLS im Hypothalamus und in der Hypophyse, nicht jedoch in der Nebenniere und im Blut. Murrell et al. 2005 (1600) identifizieren das Gen, das für die Produktion von OLS im Hypothalamus von (Milan-hypertensiven) Ratten zuständig ist. Nach dessen Ausschaltung sinkt der Gehalt an OLS im Gehirn deutlich.

...contra Hypothalamus...

Die Ergebnisse von Goto et al. 1995 (1098) sprechen jedoch gegen das Gehirn als Produktionsstätte des Endogenen Ouabain: Ein zehnminütiges Schwimmen - für Ratten ein akuter Stress - erhöht den OLS-Gehalt im Blut, und zwar 10 Minuten nach Beendigung des Stresses nur leicht und nach 40 Minuten auf fast das Doppelte, während nach 70 Minuten die Werte wieder auf das Kontroll-Niveau abfallen. Der Hypothalamus und die Hypophyse enthalten zu allen drei gemessenen Meßzeiten nicht etwa mehr, sondern weniger OLS, wohingegen der OLS-Gehalte der Nebennieren schon nach 10 Minuten um die Hälfte höher als vorher ist und später unter dem Normal-Wert liegt. Die Daten sprechen für die Interpretation, daß die Nebennieren auf den Stress mit einer Erhöhung der Produktion von OLS reagieren, und dieses ins Blut abgeben, während das Gehirn nur etwas OLS abzugeben scheint. Allerdings ist aufgrund der begrenzten Anzahl der Meßzeitpunkte auch eine sehr frühzeitige OLS-Produktion im Gehirn denkbar, die den Messungen entgangen ist. Dies erinnert an die Versuche von Kuschinsky 1947 (27) und Moskopf & Dietz 1955 (52) (siehe Kapitel A 8), bei denen sowohl die intramuskuläre als auch die orale Gabe von Ouabain zu einer beträchtlichen Mehrleistung bei schwimmenden Meerschweinchen bzw. laufenden Ratten führt. Ouabain scheint also kein pathogener Faktor zu sein, sondern eher aufgrund seiner positiven Funktion vom Körper mobilisiert zu werden.

Auch andere Substanzen scheinen im Hypothalamus gebildet zu werden. Takahashi et al. 1988 (861) berichten, daß die Entfernung beider Nebennieren bei Ratten zwar zu keiner Veränderung des Gehalts von Digitalis-ähnlichen Substanzen (DLS) im Blut und Urin über 6 Tage führt (gemessen mit Digoxin-Antikörpern, die aber auch andere Stoffe binden, z.B. Marinobufagenin und Bufalin, vergleiche S. 246 u. 247), wohl aber zu deren Vermehrung im Hypothalamus. Nur zum Zeitpunkt von 16 Stunden nach der Operation gibt es bei hoher Salzaufnahme eine Vermehrung von DLS sowohl im Hypothalamus als auch im Blut, wobei beide Werte korrelieren.

...Ouabain in der Nahrung ?...

Doch es gibt noch eine ganz andere mögliche Quelle für das im Körper des Menschen gefundene Ouabain: die Nahrung ! Kitano et al. 1998 (783) untersuchen zwei Sorten von Fertignahrung für ihre Laborratten und finden OLS (leider nicht näher identifiziert) in der Konzentration von 0,88 und 0,94 Nanomol / Gramm (= 0,5 bzw. 0,55 Mikrogramm / kg). Auch in verschiedenen Gemüsen ist folgende Ouabain-Immuno-Reaktivität enthalten: Alfalfa (0,24 Nanomol / g), Spinat (0,033 Nanomol / g), Möhren (0,028 Nanomol / g), Gurke (0,022 Nanomol / g), Kohl (0,015 Nanomol / g). In Radieschen, Irischer Kartoffel und Süßkartoffel konnte kein OLS entdeckt werden. Harlan und Mann 1982 (836), Sagnella und MacGregor 1984 (1053) sowie Longerich et al. 1993 (1054) finden in vielen Lebens-mitteln nicht näher definierte Substanzen, die ein Na-K-ATPase-Präparat hemmen, bzw. auf Digoxin-Antikörper reagieren (836). Diese scheinen besonders in Tee enthalten zu sein. Tamura et al. 1994 (1101) berichten von zwei im Urin von Ratten gefundenen Strophanthin-Metaboliten (identifiziert als Neoconvallosid und Periplogenin-mono-rhamnosid), als deren Herkunft die Nahrung identifiziert wird. Tamura et al. 2000 (779) berichten, daß die in natürlicher Nahrung enthaltenen nicht näher definierten Herzglykoside die Entwicklung der Hypertonie verhindern, die sich bei Fütterung einer synthetischen, Herzglykosid-freien Diät bei Ratten entwickelt. Diese Version der Herkunft des Endogenen Ouabain wäre ein weiterer Beweis für eine gute Resorption des Ouabains / g-Strophanthins. Allerdings finden Ferrandi et al. 1995 (1247), daß die Verfütterung von Nahrung mit niedrigem (0,09 Mikrogramm / kg) bzw. hohem (0,7 Mikrogramm / kg) Gehalt an OLS an Ratten keinen Einfluß auf den Gehalt an OLS im Hypothalamus hat. Die Menge an täglich zugeführtem OLS ist schätzungsweise ungefähr gleich groß der Menge an radioaktiv markiertem Ouabain, die Kitano et al. 1998 (783) gegeben haben, wobei es ja einen signifikanten Anstieg der Ouabain-Menge im Körper der Ratte sehr wohl gab. Bei Ferrandi et al. 1995 (1247) scheint zwar das OLS in der Nahrung mit dem OLS im Körper identisch zu sein, jedoch nicht identisch mit Ouabain, denn die Fähigkeit des OLS, ein Na-K-ATPase-Präparat zu hemmen, ist 1000 mal so groß wie die von Ouabain.

Weitere Forschungsansätze sind: das Zusammenwirken mit anderen Hormonen und der "Zoo" von den verschiedensten anderen ähnlichen oder ähnlich wirkenden Substanzen, die möglicherweise für die dem Ouabain angelasteten negativen Wirkungen verantwortlich sein könnten. Erschwerend für das Verständnis der zum Teil widersprüchlichen Studien-Ergebnisse ist die grundlegende Problematik der unterschiedlichen Analyse-Methoden und die uneinheitliche, teilweise verwirrende Verwendung der Begriffe, hauptsächlich die Gleichsetzung von OLS mit Ouabain.

Aufgrund des Wirkmechanismus des Ouabain, der Stimulation der Natrium-Kalium-Pumpen, die in allen Geweben wichtige Funktionen ausüben und deren Aktivität bei vielen Erkrankungen vermindert ist (siehe Kap. A 18), ist es wahrscheinlich, daß das Endogene Ouabain eine Bedeutung im Organismus hat, die wir noch gar nicht ermessen können und möglicherweise stark unterschätzen. Die Zukunft wird uns hoffentlich mit vielen neuen Forschungs-Ergebnissen überraschen !

B 11) **Eine eigenwillig einseitige Darstellung der Fakten**

In den vorigen Kapiteln wurde schon deutlich, daß die tonangebende Arbeitsgruppe um John M. Hamlyn in manchen Punkten ziemlich einseitig berichtet. Sie teilen ihre eigenen Studienergebnisse nicht mit, daß Ouabain die Entwicklung der Herz-Hypertrophie verhindert (S.58/59 u. 248 oben), die Natrium-Kalium-Pumpe nicht hemmt (S. 171), sondern stimuliert, und die Blutspiegel von Endogenem Ouabain bei auch langfristiger Salzzufuhr nicht steigen (S.244). Auch werden die LeserInnen ihrer Studien und Reviews nicht darüber informiert, daß Ouabain-Antikörper auch auf andere Substanzen als Ouabain reagieren, z.T. sogar mehr als auf Ouabain selbst, s. Kap. B 4). Und es wird regelmäßig nur von der Bildung des Endogenen Ouabains in der Nebenniere berichtet, die dagegen sprechenden Studien-Ergebnisse und diejenigen zur Bildung im Gehirn jedoch gewohnheitsmäßig nicht mitgeteilt (siehe Kap. B 10).

Die Studie von Pitzalis et al. 2006 (1601, siehe S. 256) aus der Arbeitsgruppe von Hamlyn zeigt den Hang zur selektiven Wahrnehmung / Darstellung besonders deutlich. Abgesehen davon, daß Strophanthin viel zu schnell nicht nur als Marker, sondern als Verursacher der Herzinsuffizienz gewertet wird, ist zu vermerken, daß die Überprüfung der mit Antikörpern ermittelten OLS-Werte bei Patienten mit Herzinsuffizienz durch eine Massenspektrometrie ergibt, daß nur ein sehr kleiner und extrem schwankender Anteil des OLS aus echtem Ouabain besteht, was aus einem Diagramm hervorgeht (s.u., von unter 1/8 (rechter Punkt) bis zu unter 1/100 (linker Punkt)). Auffällig ist, daß dies nicht diskutiert wird, sondern sogar noch eine Linearität der Daten (von nur 4 Patienten) behauptet wird, die aber nur dadurch zustande kommt, daß die beiden Meßachsen des Diagramms ungewöhnlicherweise aus logarithmischen Skalen mit unterschiedlichen Größenordnungen bestehen. In einem wie üblich linearen Koordinatensystem wäre eine Linearität nicht zu behaupten gewesen, sondern das Gegenteil wäre deutlich aufgefallen, siehe Abbildung rechts:

(EO = Endogenes Ouabain,
nmoles/L = NanoMol,
RIA = Antikörper-Methode,
LC-MS-MS = Massenspektrometrie)

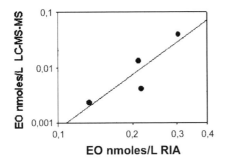

aus Pitzalis et al. 2006 (1601)
Seite 184

Dies ist alles andere als die in der Studie behauptete Bestätigung der vorangegangenen Studien dieser Arbeitsgruppe, in der im Gegensatz zu anderen Arbeitsgruppen stets auf eine (relativ einfach durchzuführende) HPLC, also eine chromatographische Überprüfung der Antikörper-Methode, verzichtet wurde. Im Gegenteil, mit der Pitzalis et al. 2006-Studie wird allen Arbeiten dieser Arbeitsguppe der Boden entzogen, auch weil letztlich vollkommen unklar bleibt, welche Substanzen eigentlich gemessen wurden, wenn es sich nicht um Ouabain selbst handelt. Von weiteren Unstimmigkeiten dieser Studie hier nur die deutlichste: Es wird behauptet, daß Ouabain die Produktion von (entzündungsfördernden) Zytokinen fördert, und hierfür eine Quelle angegeben, die jedoch das genaue Gegenteil aussagt, was auch schon im Titel erkennbar wird (Matsumori et al. 1997 (138), siehe S. 54). Auf eine e-mail des Autors, in der dieser auf die Widersprüche hinwies, gab es keine Reaktion. Daß die e-mail nicht angekommen oder nicht gelesen worden sein könnte, ist unwahrscheinlich, da der Autor die Studie ja per e-mail nach einer vorherigen e-mail-Anfrage von der Autorin der Studie zugesendet bekam.

Hier weitere Zweifelhaftigkeiten:

Hamlyn und Mitarbeiter als führende Vertreter der "Ouabain macht Bluthochdruck-These" geben in ihrem großen Review von 1996 (272) als Beweis für ihre Aussage, daß Herzglykoside den Blutdruck akut erhöhten (zwar nur gering und vorübergehend, aber immerhin), unter anderen eine klinische Studie von G.B.Pidgeon et al.1994 (162) beim Menschen an. Doch was sagt diese Studie selbst ? Zitat aus dem abstract, S. 391 (vom Autor übersetzt)?: "Der diastolische Blutdruck fiel sofort nach Ouabain-Gabe, ohne eine signifikante Veränderung des systolischen Blutdrucks." (!)

Ein weiterer Fehlgriff von Hamlyn et al. (272) ist die Nennung der Studie von Cappuccio et al. 1986 (385). Zitat aus dieser Quelle, 1.Seite (vom Autor übersetzt), nach dem Hinweis, daß sich der durchschnittliche Serum-Digoxin-Spiegel in einem relativ hohen Bereich befindet und der Natrium-Gehalt der roten Blutkörperchen aufgrund der Hemmung der Na-K-Pumpe stark angestiegen ist: "Es gab keine erkennbare Veränderung der Natrium-Ausscheidung, des Blutdrucks, des Plasma-Renin- und des Aldosteron-Spiegels."

Daß der Blutdruck bei einigen wenigen Patienten durch intravenöses Ouabain dramatisch ansteigen soll, wie Hamlyn et al. als nächstes behaupten, wird nur durch eine von drei angegebenen Quellen bestätigt: Ein Patient mit jahrelangem schwerem Bluthochdruck (210 / 120 mm Hg) und anderen Erkrankungen (Herzhypertrophie, schwere Herzrhythmus-Störungen, operative Entfernung eines lumbo-sakralen Nerven sowie der Prostata, halbseitige Lähmung mit Sprachstörungen (Schlaganfall), Herzinsuffizienz mit Ödemen, sehr große Erweiterung der Aorta, Lungenstauung) zeigte im Hospital während einer Untersuchung der Hämodynamik mittels einer großen Dosis g-Strophanthin (0,75 mg i.v.) plötzlich Anzeichen eines zweiten Schlaganfalls und in den nächsten Stunden einen bis auf 230 / 150 mm Hg ansteigenden Blutdruck (danach 210 / 120 mm Hg) und verstirbt 48 Stunden nach Untersuchungsbeginn. Die Aussagekraft eines solch extremen Einzelfalles ist natürlich nur sehr begrenzt.

Die zweite angegebene Quelle handelt von Versuchen mit hohen Dosierungen bei Hunden, und die Studie von Mason und Braunwald 1964 (273) besagt zwar, daß nach innerhalb 10 Minuten infundierten 0,6 mg / 70 kg Ouabain der periphere Widerstand im Unterarm von gesunden Versuchspersonen leicht anstieg und der Blutfluss entsprechend abnahm, was einen gewissen Widerspruch zur Studie von DeMots (siehe S. 237/238) darstellt; aber bei Patienten mit Herzinsuffizienz gab es einen genau gegenteiligen Effekt, es sank der periphere Widerstand, und der Blutfluss stieg an. Für die Wirkung bei den Gesunden vermuten die Autoren, da der Output des Herzens nach Ouabain gleichblieb, daß der Widerstand der Blutgefäße in anderen Regionen des Körpers nicht, wie im Unterarm gemessen, anstieg, sondern absank und der Blutfluss dorthin umdirigiert wurde. Da Ouabain den parasympathischen Teil des vegetativen Nervensystems stärkt, wäre dies keine allzu große Überraschung. Einen dramatischen Blutdruckanstieg gibt diese Studie jedenalls nicht her.

Im weiteren Text des Reviews (272) erfährt man dann noch, daß die langjährige Erfahrung mit Digitalis-Glykosiden bei Mensch und Tier keine Blutdruck-Erhöhung zeigt, und daß es in der dritten Welt sogar weitverbreitet, jedoch wenig dokumentiert ist, daß Herzglykoside als Mittel gegen Bluthochdruck verwendet werden. Die Autoren zitieren ein abstract von Manunta et al 1993 (257), in der bei Ratten ein Bluthochdruck nicht durch Digoxin, aber durch Ouabain hervorgerufen werden konnte und zusätzliches Digoxin diesen Ouabain-induzierten Bluthochdruck senkte (257), siehe S. 235. Hamlyn et al. kommen zu der Schlußfolgerung, daß Digitalis und Ouabain funktionelle Antagonisten (Gegenspieler) seien, jedenfalls bei der Ratte. Der wichtigere Gegensatz, daß Ouabain als das "Insulin des Linksherzkranken" bei Angina pectoris und Herzinfarkt sehr gute Therapie-Erfolge zeigt, wohingegen Digitalis "die Sache" verschlimmert (siehe Kap A 2), ist den Autoren sehr wahrscheinlich unbekannt.

...eine Verwicklung mit finanziellen Interessen ?...

Eine Arbeitsgruppe aus Mailand, die mit derjenigen von Hamlyn zusammenarbeitet, propagiert die Anwendung einer synthetischen Substanz, PST 2238, die bei Ratten nach Ouabain-Gabe den Anstieg des Blutdrucks und der Na-K-ATPase-Aktivität verhindert (192, 1620, vergleiche letzter Abschnitt des Unterkapitels "...Details zu Contra-Ouabain-Studien..."). Mittlerweile wird PST 2238 auch Rostafuroxin genannt, und eine

Studie mit Patienten beginnt gerade (1620). Obwohl Ouabain sich anscheinend bei Ratten oft genau anders verhält als beim Menschen, verbietet sich die Schlußfolgerung, dies müsse auch auf Rostafuroxin zutreffen. Vielleicht erweist es sich erstaunlicherweise tatsächlich auch beim Menschen als hypertoniesenkende Substanz. Möglicherweise öffnet sich hier ein Milliardenmarkt. Gibt es da eventuell einen Zusammenhang zur Falschdarstellung des Ouabains als Bluthochdruck-Verursacher ? Ouabain wäre eine nebenwirkungsfreie körpereigene Substanz mit der gleichen Funktion wie PST 2238 (s. Kap. A 4), jedoch schon lange ohne Patentrechte, d.h. also mit reduzierter Gewinnspanne. Der Autor will damit nichts suggerieren, sondern diese Frage ganz neutral in den Raum stellen.

Es gibt weitere kostengünstige Möglichkeiten: Laut Haddy et al. 2006 (1621) führt ein Mangel an Kalium zu Bluthochdruck, und Kaliumzufuhr vermag den Bluthochdruck (und auch Schlaganfälle) und den Bedarf an weiteren blutdrucksenkenden Medikamenten nach 10 Tagen bis 6 Wochen zu reduzieren (1621).

Zusammenfassung:

Nach jahrzehntelanger Suche nach einem digitalisartigen Hormon wurde dies 1991 als g-Strophanthin (engl. = Ouabain) identifiziert (136). Zuerst aufgrund von Laborfehlern als Isomer des Pflanzen-Ouabain beschrieben, wurde es einige Zeit als vollkommen identisch mit Pflanzen-Ouabain gehalten, was sich seit neuerem jedoch auch als Artefakt herausstellte. Das Endogene Ouabain scheint (vorläufig?) letztlich ein extrem schwer zu entdeckendes Isomer des Pflanzen-Ouabains zu sein (1385), was aber wahrscheinlich funktionell kaum Auswirkungen hat. Da Ouabain-Antikörper auch auf andere Substanzen ansprechen, sollte die Identität des endogenen Ouabains stets chromatographisch bestätigt werden. Alle auf Ouabain-Antikörper reagierenden Substanzen (inklusive Ouabain selbst) bezeichnet man z.B. als *ouabain-like substances* (OLS). In menschlichem Plasma wurden Ouabain-Konzentrationen von 9–190 Pikomol / L gemessen. Zur Bildung in den Nebennieren und/oder im Gehirn von Mensch und Tier gibt es sehr kontroverse Beobachtungen. D´Urso et al. 2004 (1578) berichten, daß das Herz der Ratte Ouabain produziert, und dies während einer experimentellen Ischämie (Abklemmen einer Koronar-Arterie) stark vermehrt. Inzwischen wurden weitere endogene Herzglykoside entdeckt, z.B. Digoxin und Marinobufagenin. Hunde unter Medikation mit einem ß-Blocker oder ACE-Hemmer haben die Fähigkeit, auf körperliche Belastung das körpereigene OLS zu steigern, fast vollständig verloren (1618).

Ursprünglich wurde für Ouabain eine Wirkung als natriuretisches Hormon postuliert, das über die Hemmung der Na-K-ATPase in der Niere wirken sollte. Die gleichzeitige Hemmung der Na-K-ATPase in den Arterien sollte als Nebeneffekt zu Bluthochdruck führen. Seither konnte aber gezeigt werden, dass Ouabain nicht natriuretisch wirksam ist, sondern im Gegenteil in Bluthochdruck-Patienten bei Salzentzug vermehrt im Blut gefunden wird. Marinobufagenin hingegen erfüllt beide genannten Kriterien.

Der Verdacht einer blutdrucksteigernden Wirkung gründete sich auch auf beobachtete widersprüchliche In-vitro-Studien, Untersuchungen an Ratten und statistische Zusammenhänge. So beobachtet man z. B. eine vermehrte Produktion von kontraktionsförderndem Endothelin in Arterienzellen des Menschen durch physiologische Ouabain-Konzentrationen, andererseits führen solche Konzentrationen aber auch zur Steigerung der Reaktion von menschlichen Arterien auf das gefäßerweiternde Stickstoffmonoxid (NO) und zur Produktion von NO in Arterienzellen der Ratte. Die meisten Studien mit Ratten berichten von einer durch Ouabain hervorgerufenen Hypertonie; eine Reihe methodisch z. T. sehr ähnlicher Studien bestätigt dies jedoch nicht. Studien an anderen Tierarten als der Ratte zeigen keine Blutdrucksteigerung oder sogar eine Blutdrucksenkung (262). Die neueren und bislang größten statistischen Untersuchungen beim Menschen berichten, daß sowohl Gesunde (1383) als auch Patienten mit Hypertonie (1384) mit einer Mutation des alpha-Adducin-Gens einen höheren Blutdruck und niedrigere Ouabain-Spiegel aufwiesen und umgekehrt die Menschen ohne eine Mutation dieses Gens einen niedrigeren Blutdruck und höhere Ouabain-Spiegel haben.

Klinische Studien am Menschen zeigen keine Blutdrucksteigerung, vielmehr beobachtet man bei Patienten mit Hypertonie eine blutdrucksenkende Wirkung des intravenösen oder oralen g- oder k-Strophanthins (9,34-35,274-75,1382; auch 151,162), was den meisten der internationalen Forschergemeinde unbekannt sein dürfte, da es sich meist um deutsche Studien handelt, die außer Agostoni et al. 1994 (34) und Qi et al. 2001 (1382) nicht mit englischer Zusammenfassung im Internet (www.pubmed.com) zu lesen sind. Auch die Ansicht, Ouabain führe zur Herzhypertrophie, beruht nur auf In-vitro-Studien und Statistik. Angesichts der Tatsache, daß Ouabain jahrzehntelang bei allen Herzerkrankungen, und gerade auch bei Herzhypertrophie als Heilmittel eingesetzt wurde, könnte dem Endogenen Ouabain eher eine physiologische Funktion zukommen. In in-vivo-Studien jedenfalls verhindert Ouabain die Hypertrophie des Myokards (52, 193), was jedoch nicht weiterzitiert wird, obwohl selbst die führende Arbeitsgruppe zu diesem Ergebnis kam (193): Zitat Yuan et al. 1993, S. 186: "Ouabain may actually be cardio-protective." (= "g-Strophanthin könnte tatsächlich herzschützend wirken.") Dies wird durch Rossoni et al. 2006 (1634) bestätigt.

Auffällig ist, daß Ouabain durchgängig als Hemmer der Na-K-Pumpe dargestellt wird, obwohl gerade die endogenen Konzentrationen stimulierend auf die Na-K-ATPase wirken. Dies betrifft insbesondere die führende Arbeitsgruppe um J.M.Hamlyn, der selbst die Stimulation der Na-K-Pumpe durch Strophanthin erforscht und publiziert hat. Auch die Bildung in der Nebenniere wird von ihr aufffällig einseitig favorisiert. Seltsamerweise wird ein Ouabain-Antagonist, der bei Ratten die durch Ouabain hervorgerufene Hypertonie verhinderte (PSt 2238 = Rostafuroxin), als blutdrucksenkendes Mittel beim Menschen klinisch erforscht, was jedoch an der umfangreichen Erfahrung und Dokumentation des Ouabains/g-Strophanthins als blutdrucksenkend nichts ändert, selbst wenn auch diese neue Substanz (Nebenwirkungen ??) die Erwartungen erfüllen sollte.

C) Historische Entwicklung

1) Von den Anfängen 1859 bis 1971

– ein führendes Medikament der deutschen Medizin

Zitat aus Werner Christian Simonis: "Heilpflanzen und Mysterienpflanzen", S.251: "Der Wuchs einer Strophanthus-Liane ist an sich schon eine auffallende Erscheinung. Wenn sie sich durch das Bodendunkel des Urwaldes bis in die höchsten Baumwipfel hinaufwindet, dort ihre Blätter, Zweige und dann als Abschluß derselben ihre Blütenstände entfaltet, so zeigt sie überall die ihr eigene Spiraltendenz ..." Die ausgereiften, spindelförmigen Samen von Strophanthus gratus (sehr selten verwendetes Synonym: Roupellia grata) sind 11-19 mm lang und 3-5 mm breit, im Gegensatz zu den Samen der meisten anderen Strophanthus-Arten kahl, von leuchtend goldgelber bis gelbbrauner Farbe, der Geschmack ist ganz außerordentlich und langanhaltend bitter (1169). Das in ihnen - wie auch in den Samen des Ouabaio-Baumes (Acokanthera ouabaio) – enthaltene g-Strophanthin oder Ouabain ist das stärkste Pfeilgift Afrikas, das die Eingeborenen sogar zur Elefanten-Jagd verwendet haben (1170).

...das unfreiwillige Zahnbürsten-Experiment...

Im Jahre 1859 machte der schottische Botaniker Dr.Kirk als Begleiter Livingstones auf einer Expedition im Sambesi-Bebiet in Süd-Ost-Afrika eine Entdeckung: Er hatte seine Zahnbürste versehentlich in eine Tasche gesteckt, die mit pulverisierten Samen des Kletterstrauches Strophanthus kombé verunreinigt war, die von den Eingeborenen ebenfalls als Pfeilgift verwendet wurden. Als er diese beim Zähneputzen unbemerkt mitbenutzte, spürte er erst einen bitteren Geschmack im Mund und anschließend eine wohltuende Wirkung an seinem Herzen, eine deutliche Senkung seiner Pulsfrequenz, die vorher infolge einer fieberhaften Erkältung erhöht gewesen war. Dies stellt eigentlich das von den Kritikern verdrängte Ur-Experiment zum Beweis der oralen Resorption von Strophanthin dar.

Der Edinburgher Pharmakologe und Kliniker Fraser isolierte 1862 aus diesem Pulver als wirksame Substanz das k-Strophanthin, der französische Chemiker Arnaud 1888 aus Strophanthus gratus und aus Acokanthera ouabaio das g-Strophanthin. Strophanthus gratus-Samen enthalten 4-5 % Herzglykoside, das Gemisch besteht zu 90-95 % aus g-Strophanthin, das sich leicht gewinnen läßt. Die zerquetschten Samen werden mit CCl_4 entfettet, anschließend wird mit Äthanol extrahiert, und es entstehen mit je 8 Molekülen Wasser umgebene g-Strophanthin-Kristalle. Erst seit neuestem ist es möglich, g-Strophanthin auch synthetisch herzustellen (1374-75). Der deutsche Pharmakologe Schmiedeberg ordnete diese Substanzen der Stoffgruppe "Herzglykoside" zu, die damals allgemein mit "Digitalis" bezeichnet wurden, so daß bei der Lektüre des älteren und mitunter auch des neueren Schrifttums Verwirrung herrscht darüber, ob jetzt tatsächlich Digitalis gemeint ist oder Herzglykoside allgemein oder gar, wie öfters vorgekommen, Strophanthin selbst.

...die Tinctura strophanthia...

1887 beschäftigte sich bereits eine ganze Reihe deutscher Autoren mit den therapeutischen Möglichkeiten des Strophanthins, das seit 1865 überwiegend als k-Strophanthin in alkoholischer Lösung als "Tinctura strophanthia" in häufigem Gebrauch war. Doch in die Stimmen der Begeisterung mischte sich auch Kritik: Zitat aus Berthold Kern, "Deutsche Medizinische Wochenschrift" 1949, S.1017: "Ein schwerwiegender Mangel der Strophanthus-Tinktur war jedoch (neben dem ekelhaft bitteren Geschmack) ihre toxische Darmwirkung durch Begleitstoffe, die ... aus der giftigen Rohdroge extrahiert wurden und in ihrer durchfallerregenden Darmreizung noch das Krotonöl übertreffen. Schon in kleineren bis mittleren Mengen ... wirkt die Tinktur so 'drastisch', daß mit Rücksicht auf den Darm ihre Tagesmaximaldosis auf 1,5 g (= 5 bis 6 mg Strophanthin) festgesetzt werden mußte, obwohl toxische Herzwirkungen bei solchen Dosen nicht vorkommen können. Schwere Herzinsuffizienzen, die oft 10 bis 20 mg peroralen Strophanthins brauchen (bei Ödemen noch mehr), waren mit der Tinktur in der Regel also nicht mehr anzugehen."

Und es gab noch einen Grund, der den größeren Einsatz der „Tinctura" verhinderte: Zitat aus Aschenbrenner und Foth in "Deutsche Medizinische Wochenschrift" 1951, S.1057: "Langgaard bemängelte schon 1888 an der Strophanthus-Tinktur, es sei ganz unglaublich, von wie verschiedener Wirksamkeit sie angetroffen würde; man müsse den eingeführten Drogen gegenüber sehr skeptisch sein, denn es würde jetzt in Afrika eben alles abgerissen, was äußerlich nur einigermaßen an Strophanthus erinnere. Noch 1902 waren im Deutschen Arzneibuch alle Strophanthus-Samen zugelassen. A.Fraenkel fand damals bei der pharmakologischen Auswertung ..., daß Strophanthus-Tinkturen aus verschiedenen süddeutschen Apotheken Wirkungsunterschiede bis zum 60-fachen aufwiesen. Ein ähnliches Durcheinander herrschte hinsichtlich der Dosierung, zumal, da sowohl die englische 5-%ige, als auch die deutsche 10-%ige und darüber hinaus eine 1-%ige Tinktur Verwendung fanden. Im allgemeinen ist damals fast durchweg erheblich unterdosiert worden." Kein Wunder also, daß sich auf der einen Seite zuweilen Nebenwirkungen wie Erbrechen und Diarrhoen zeigten, auf der anderen Seite häufiger eine fehlende Regelmäßigkeit und Sicherheit der Wirkung beobachtet wurde.

Seitdem seit 1904 das "g-Strophanthin Thoms" zur Verfügung stand, das eine genormte Konzentration aufwies, waren die Erfahrungen mit oralem Strophanthin deutlich bessere. Jedoch wurde dies durch den bereits ab 1905 einsetzenden Siegeszug der intravenösen Strophanthin-Therapie kaum bekannt.

...wie ein Lauffeuer: intravenöses Strophanthin...

Die Verhältnisse um die „Tinctura strophanthia" führten Dr. Albert Fraenkel aus dem Badener Land dazu, Tierversuche mit Strophanthin i.v. zu unternehmen. Nachdem diese erfolgversprechend verlaufen waren, wandte er sich 1905, damals noch ein einfacher Landarzt, an Ludolf von Krehl, den Leiter der Medizinischen Universitätsklinik Straßburg und Anwender der oralen Strophanthin-Therapie, mit der Bitte, ihm eine Station zur klinischen Erprobung der intravenösen Strophanthin-Therapie zur Verfügung zu stellen. von Krehl hatte mit der Tinktur "oft ausgezeichnete Erfolge" bei verschiedensten Herzerkrankungen gesehen. Zitat von Georg Weissl aus "Albert Fraenkel, Arzt und

Forscher" (751): S.22: "Und Krehl sagte Ja ! Fraenkel hat diese Bereitwilligkeit mit Recht sein ganzes Leben lang hindurch gepriesen. Um sie richtig zu würdigen, stelle man sich vor, was es auch heute noch bedeuten würde, wenn ein praktischer Arzt aus einem kleinen Badeort zu dem Chef einer großen Klinik käme und ihn bäte, eine neue Therapie auf einer seiner Stationen zu erproben! Und man bedenke, was das Ja-Wort Krehls bedeutete, nachdem Schmiedeberg, der unbestrittene Papst unter den Pharmakologen seiner Zeit und Fakultätskollege Krehls, nachdrücklich vor dem intravenösen Einverleibungsweg beim Menschen gewarnt hatte."

Zitat aus Peter Schmidsberger: "gesünder leben" (235), Seite 230: "Der Dorfarzt Dr.Albert Fraenkel - später ein berühmter Universitätskliniker - berichtete 1906 auf dem Kongreß für Innere Medizin über seine Behandlungserfolge mit der Strophanthin-Spritze. Er hatte diese neue Therapie bei schwer Herzkranken angewandt, die alle voll 'ausdigitalisiert' waren. ... Erst als sie Strophanthin verabreicht bekamen, traten so erstaunliche Besserungen ein, daß die Behandlung von da an für lange Zeit zur Standardtherapie jeder Herzstation gehörte." Die intravenöse Strophanthin-Therapie verbreitete sich wie ein Lauffeuer in Deutschland, sodaß es bereits 1906 keine Universität oder Klinik gab, die sie nicht lehrte oder anwandte bei verschiedenen Herzerkrankungen, insbesondere bei Insuffizienz, jedoch nicht bei der damals ohnehin noch sehr seltenen Krankheitsbildern der Angina pectoris und des Herzinfarkts.

So kam es, daß das orale g-Strophanthin von Thoms nicht allzu häufig verwendet wurde, und vorwiegend die alten Erfahrungen mit der in der Tat unzuverlässigen "Tinctura strophanthia" im Gedächtnis blieben. Die Anwendung des oralen Strophanthins bei schwerer Rechtsherz-Insuffizienz mußte zwangsläufig zu häufigen Mißerfolgen führen, da diese nicht zu den Indikationen des Mittels gehören. Letztere erfordert zur vollständigen Kompensation wohl höhere Blutkonzentrationen, die mit oraler Verabreichung wahrscheinlich nicht erreichbar sind. Zitat aus H. Zimmermann in Medizinische Klinik 46: 1049-1052, 1951 (600), von S. 1050: "In ähnlicher Weise lehrt die klinische Erfahrung, daß die schwere dynamische Herzinsuffizienz, etwa bei Hochdruck oder Mitral-Insuffizienz, eine hohe Dosierung verlangt, während bei den koronarbedingten Herzinsuffizienzen eine vergleichsweise niedere Dosierung, wenigstens in den Einzelgaben, geboten erscheint. Dies ist durch Oettel und Schimert (1140) bestätigt, die nachweisen konnten, daß die mittelbar koronarwirksamen Dosen niedriger liegen als die dynamisch wirksamen, und daß bei arteriellem Sauerstoff-Defizit schon kleinste Gaben wirksam sind, die den Abstufungen von 0,05 mg bei der Dosierung am Menschen entsprechen." Auch Gremels (599) hält für die therapeutische Wirkung bei Sauerstoffmangel eine niedrige Dosierung für entscheidend.

Das unglückliche und recht bekannt gewordene Experiment von Eggleston and White (664) (siehe S.77), in dem ein positiv inotroper Effekt von sublingualem k-Strophanthins vermißt wurde, der gar nicht zu erwarten war, jedoch als Beweis der Nicht-Resorption gewertet wurde, tat sein Übriges. Da außerdem in etlichen Tierexperimenten zur Tötung der Versuchstiere wesentlich höhere und auch unterschiedliche Dosierungen des oralen Strophanthins erforderlich waren, entstand das falsche Bild einer geringen und unregelmäßigen Resorption. So wurde das Mittel schon damals fehlbeurteilt und seine Qualitäten nicht erkannt. Daß dieses Fehlurteil bis heute Bestand hat, haben die vorigen Kapitel gezeigt.

...der Beginn der Strophanthin-Therapie bei Angina pectoris und Herzinfarkt...

Mit Ernst Edens, einem führenden deutschen Mediziner und Nobelpreisträger aus Düsseldorf, begann ein weiteres Kapitel der Strophanthin-Therapie. Zitat von Plügge und Birk aus den Städtischen Krankenanstalten Bad Nauheim, in "Deutsche Medizinische Wochenschrift" 1937, S.427: "Seitdem Edens 1931 (636) zum ersten Mal die Frage der Behandlung der Angina pectoris mit Strophanthin erwähnt hatte, und 1932 (635) und 1934 (637) seine Erfahrungen mit dieser Behandlung bei einer großen Anzahl von Patienten veröffentlichte, ist das Problem der Behandlung der Angina pectoris in ein entscheidendes Stadium eingetreten. Die Behandlung der Angina pectoris hatte sich vor 1931 im wesentlichen auf eine symptomatische Beeinflussung der Anfälle mit Nitrokörpern, Theophyllin-Präparaten, Traubenzucker usw. beschränkt; vor Digitalisanwendung war im wesentlichen stets gewarnt worden, und Strophanthinmedikation schien vermessen zu sein." Zitat aus Prof. Ernst Edens, Leiter der Universitäts-Klinik Düsseldorf, "Münchener Medizinische Wochenschrift" vom 14.9.1934, S.1426: Edens berichtet von "32 ausgesprochenen Infarkten, von denen wiederum 10 Fälle frisch in die Behandlung traten oder während des Krankenhaus-Aufenthaltes einen Infarkt bekamen. ... Die Infarkte haben alle Strophanthin erhalten, und zwar sobald sie in Behandlung kamen. ... Die durchschnittliche Gabe war 0,3 mg k-Strophanthin Böhringer i.v. täglich, nach 3 Tagen ein Tag Pause. In schweren Fällen haben wir auch zweimal täglich 0,3 mg gegeben und damit, wie wir glauben, nicht nur die Beschwerden des Kranken, sondern auch die Kreislaufschwäche soweit gebessert, wie es nach Lage des Falles möglich war. ...Auch in den übrigen Fällen haben wir nach dem Strophanthin stets eine überzeugende Besserung gesehen, d.h. die Anfälle wurden leichter und seltener und hörten vielfach ganz auf. Dabei ist zu berücksichtigen - und ich möchte besonderen Wert darauf legen -, daß wir das Strophanthin gerade in den schweren Fällen gegeben haben."

Weiteres Zitat von H.Plügge und E.Birk 1937 (668), S.427: "Es ist auffällig, daß bisher ausschließlich Berichte der Edens-Schule (Edens, Zimmermann, Wagenfeld) über die Strophanthin-Therapie bei Angina pectoris und des Herzinfarkts vorliegen. Und es ist bei der Einzigartigkeit der Erfolge verwunderlich, daß eine Nachprüfung dieser Ergebnisse größeren Stils von anderer Seite bisher anscheinend nicht stattgefunden hat. Zum großen Teile liegt dies wahrscheinlich daran, daß es nicht an Stimmen gefehlt hat, die sich gegen die Edenssche Anschauung und Edenssche Behandlung wandten."

Edens hatte die Heilwirkung des Strophanthins bei der Angina pectoris mit einer angenommenen Verbesserung der Koronardurchblutung erklärt, womit er sogar in dem Sinne recht hatte, als die Studien von u.a. Prof. Vatner (Harvard) 1978 (49) eine immense Steigerung der Koronardurchblutung in den kritischen, ischämischen Gewebebereich des Herzens hinein zeigt, s.S. 48-50. Aber die damals aktuellen Tierversuche am isolierten, d.h am herausoperierten und von seiner Verbindung mit dem Nervensystem beraubten Herzen zeigten eine Verengerung der Koronargefäße nach hohen Dosen von Strophanthin. Versuche am innervierten Herzen und am lebenden Tier zeigten diesen Effekt nicht, wurden aber erst in späteren Jahren unternommen. So versuchten viele Kliniker zuerst gar nicht, die bahnbrechenden Erkenntnisse Edens zu überprüfen, da leider schon damals der mitunter irrigen Laborforschung mehr Bedeutung beigemessen wurde als den konkreten Therapie-Ergebnissen am Patienten.

In die gleiche Richtung weist ein weiteres Zitat von Plügge und Birk aus (668) über ein mißinterpretiertes, doch viel beachtetes Experiment, S.427: "Besonders haben in letzter Zeit Büchner (752) und sein Schüler Remé (753) auf Grund von Tierexperimenten vor Strophanthin bei Koronarinsuffizienz gewarnt. Büchner und Remé glauben sich zu dieser Warnung berechtigt, weil sie nach hohen intravenösen Strophanthingaben bei durch Aderlaß anämisch gemachten Tieren eine Senkung des Zwischenstücks (S-T-Strecke, Anm. d.Autors) ... im EKG gesehen haben. Je stoßweiser und je hochkonzentrierter das Strophanthin gegeben wurde, je stärker die Anämie des Tieres war, desto deutlicher die Negativität des Zwischenstücks." Wie wenig realistisch eine Warnung vor der Strophanthin-Therapie aufgrund dieser Tierversuchs-Ergebnisse war, die den vorhandenen Unterschied zwischen hoher und therapeutischer Dosierung nicht berücksichtigen, zeigt das Zitat von Plügge und Birk (668) S.428: "... Sehen wir die praktischen Ergebnisse an (635-37,754-57), die bisher von der Edens-Schule veröffentlicht wurden, so ist der Effekt, der an 260 bisher so behandelten Patienten erzielt worden ist, ein grundsätzlich und imponierend anderer als vor der Ära der Strophanthintherapie der Angina pectoris."

Mediziner, die den von Edens gebahnten therapeutischen Weg gegangen sind, haben das Ziel auch erreicht, siehe Plügge und Birk (668), Zitat S.428: "Diese Erfolge haben uns bewogen, seit Anfang 1935 die überwiegende Mehrzahl unserer Patienten mit Angina pectoris und Herzinfarkt mit Strophanthin zu behandeln. ...Sie waren fast ausschließlich schwerkrank, bekamen die Anfälle fast täglich, bei kleinster Anstrengung, bei 100-m-Gehen auf ebener Erde, waren völlig arbeitsunfähig. ... Von 60 Patienten mit Angina pectoris und Infarkt, die wir im Laufe des letzten Jahres mit Strophanthin behandelten, wurden 56 in frühestens 5, spätestens 15 Tagen anfallsfrei; und sie blieben es bis zur Beendigung der Behandlung bei uns, auch wenn sie vorher täglich Anfälle schwerster Art gehabt hatten. Von den Strophanthin-behandelten frischen Infarkten haben wir keinen verloren, sondern alle ohne Anfälle, zum großen Teil für leichte Arbeit arbeitsfähig entlassen können. ... Die Kranken äußern spontan nach jeder Injektion, daß sie sich auf unbestimmbare Weise erleichtert fühlen. Sie verlieren allmählich ihre Angst vor den Anfällen, bewegen sich freier, sind aufgeschlossener, die verkrampfte Haltung ihrer peripheren Muskeln läßt nach.

Wir können also nach unserer Erfahrung die Berichte Edens und seiner Schüler vollauf bestätigen. Wir sind davon überzeugt, daß ganz generell bei der überwiegenden Mehrzahl der Kranken mit Angina pectoris mit Strophanthin Anfallsfreiheit zu erzielen ist. Wir können ohne Einschränkung der Bemerkung Edens, daß die Angina pectoris durch die Einführung der Strophanthintherapie viel von ihrem Schrecken verloren hat, zustimmen. Wir fügen hinzu, daß es für den mit den Gesetzmäßigkeiten und Möglichkeiten der Strophanthintherapie vertrauten Arzt kaum eine größere Freude geben kann, als die Behandlung der Kranken mit Angina pectoris mit Strophanthin.

... Besonders rasch bleiben die Angst und das elementare Untergangserlebnis fort. Das ist das Wesentliche, und das wird von den Kranken auch durchgehend als das Wesentliche empfunden. Mit einem leichten Druck über dem Sternum, mit ab und zu auftretenden Stichen, sogar mit einem wehen Gefühl in der Herzgegend kann man leben, man ist belästigt, gehindert, aber es geht. Das ist etwas ganz wesentlich anderes als das Erlebnis der Anfälle. ... Die einzelnen Patienten brauchen natürlich verschiedene Dosierung. Man erfährt - jedesmal erst während der Behandlung des einzelnen Patienten - wieviel in diesem Einzelfall an täglichen Strophanthingaben nötig ist.

... Ein späteres Umsetzen von Strophanthin auf Digitalis hat sich noch in jedem einzelnen Falle als Fehlschlag erwiesen. Die Anfälle treten dann meist sofort wieder auf. Diese Erfahrung war bei allen derartigen Versuchen zu machen. Sie bestätigt in vollem Umfang die Erfahrung der Edensschen Schule und die Auffassung von der Sonderstellung des Strophanthins gegenüber der Digitalis im engeren Sinne.

... In allen Fällen, in denen es möglich war, die eingeleitete Strophanthintherapie durch den Hausarzt fortsetzen zu lassen, war es auch möglich, den vollen während der Behandlung erreichten Effekt zu erhalten. Diese Patienten, die das Strophanthin, wenn auch in ganz seltenen Injektionen, laufend nach der klinischen Behandlung vom Hausarzt weiter erhielten, blieben ausschließlich anfallsfrei, gleichviel welche Art Arbeit sie leisteten. Wir hatten in diesen Fällen angeregt, daß den Patienten wöchentlich 1-2 mal 0,4 mg Strophanthin gegeben würde. Wir haben gesehen, daß diese Methode vollen Erolg hat." (Ende des Zitats)

Im Laufe der Zeit hatte sich damals die medizinische Vernunft doch noch zumindest teilweise durchsetzen können. Zitat aus Dr.med.H.Zimmermann "Die klinische Strophanthinlehre von Edens im Lichte neuer Forschungsergebnisse" in "Medizinische Klinik" 1951, S.1030: "Edens hat bekanntlich empfohlen, wie die Angina pectoris, so auch den Herzinfarkt mit Strophanthin zu behandeln. Die Klinik hat sich ihm heute fast allgemein angeschlossen, daß beim Infarkt mit beginnender Herzschwäche das Strophanthin das einzig und allein lebensrettende Mittel sein kann. ... Beim frischen Infarkt dagegen sind die Meinungen noch geteilt. ... Es ist vielmehr gerade die von Edens angenommene 'Verbesserung der Systole', von der man mechanische Gefahren - Rupturen, Mobilisierung von Thromben - befürchtet. An diesem Punkt haben nun wiederum Untersuchungen von Schimert (21) grundlegende Änderungen unserer Vorstellungen erbracht: ... aber in dieser Situation (beim frischen Infarkt, Anm.d.Autors) wirkt das Strophanthin offenbar anders, als Edens sowohl als seine Gegner bis jetzt annahmen: Es tritt keine 'Verbesserung der Systole' ein, vielmehr bleibt das Minutenvolumen niedrig, wird sogar noch weiter gesenkt, und gleichzeitig tritt gegensinnig dazu ein starker Anstieg der Koronardurchblutung ein. Also ein - mit Schimerts eigenen Worten - 'in seiner Zweckmäßigkeit geradezu faszinierender Effekt' (21). Bei dieser ausnahmsweisen Gegensinnigkeit ... muß es sich um eine übergeordnete aktive Steuerung der Koronardurchblutung durch das vegetative System handeln (216)."

Alle bekannten Größen der Medizin wandten das intravenöse Strophanthin mit Vorliebe an, so z.B. v.Romberg, Schellong, Strümpell, Volhard, Liebermeister und andere. Auch Albert Schweitzer war ein Freund des Strophanthins, stand mit Albert Fraenkel in Briefkontakt und schickte ihm Fotos und Berichte der Eingeborenen über die Strophanthus-Arten. Zitat aus Georg Weissl: "Albert Fraenkel, Arzt und Forscher" (751), S.40: Schweitzer an Fraenkel: "Wie oft denke ich an Sie als den Vater der Strophanthin-Therapie, dem wir hier so manche schöne Erfolge zu verdanken haben. ... Wenn Sie uns Litteratur, neuere, über die Strophanthus-Tinktur schicken, machen Sie uns Freude." Fraenkel an Schweitzer, Zitat S.41: "Was mich auch noch erfreut, ist, daß Sie sich des Strophanthins bedienen. Damit ist der Ring geschlossen. Das Ausgangsprodukt hat seinen Weg durch die schottischen, französischen, amerikanischen Laboratorien und durch die deutsche Klinik gehen müssen, ehe es an seine Heimstätte zurückkehrt." - Auch Huneke wußte um seine Vorzüge, Zitat aus "Therapiewoche" 1952/53, S.226: "Auf Grund meiner Beobachtungen fasse ich das Strophanthin ... auf ... als die Zufuhr eines fehlenden Bausteins und somit als die Behebung einer Mangelerkrankung."

Edens hat aufgrund des schnellen Wirkungsbeginns des Strophanthins 5-10 Minuten nach Injektion des öfteren von einer "Stoßwirkung" gesprochen. Ein weiteres Zitat von Dr.med.H.Zimmermann aus "Medizinische Klinik" 1951, S.1049: "Das Wort von der Stoßwirkung hat zu Mißverständnissen Anlaß gegeben. Man hat es allzu mechanistisch verstanden und jene mechanisch ausgelösten Gefahren befürchtet. Nun spielt sich aber der rasche Wirkungseintritt, die mechanisch faßbare 'Verstärkung' und Verkürzung der Systole in ihrer isometrischen Phase ab: Es ist die Anspannungszeit, die nach Blumberger (758), Sarre (759-60) durch Strophanthin verkürzt wird, während die Austreibungszeit eher verlängert wird. Es kann also keine Rede davon sein, daß die Förderleistung stoßartig gesteigert wird. ... Vielmehr handelt es sich um eine Verbesserung der Arbeitsbedingungen des Herzens, ... eine Umstellung auf den Schongang, ... und diese tritt hier stoßartig rasch ein (761-63)."

Zitat aus Ernst Wagenfeld, "Klinische Wochenschrift" 33 (1936), S.1157: "Ebenso unbegründet ist auch die Ansicht, es gebe eine Gewöhnung an ... das Strophanthin. Darüber ist nichts bekannt, die klinischen Erfahrungen sprechen nicht dafür. Die 50. Strophanthinspritze wirkt noch geradeso wie die erste."

Weiter mit Dr.Zimmermann, S.1049: "Die Überlegenheit des Strophanthins gegenüber der ... Digitalis (purpurea) wurde von Edens nicht nur für die Angina pectoris nachgewiesen. Diese Indikation bildete für ihn nur gleichsam die Bresche, durch die er den bis dahin zu engen Rahmen der Strophanthin-Indikation nach Fraenkel (764) sprengte. Wenn er diese auch auf die Myocarditis im Gefolge von Koronarsklerose, auf Arrhythmien infolge von Durchblutungsstörungen, auf Herzschwäche infolge akuter Überanstrengung oder von operativen Eingriffen mit Erfolg ausdehnte, Indikationen, bei denen sich die ... Digitalis (purpurea) so gut wie wirkungslos erweist, so verstehen wir die überlegene Wirkung des Strophanthins auch hier aus seiner energetischen Stoßwirkung, die dem Myokard unmittelbar durch Verbesserung seines Stoffwechsels unmittelbar durch Verbesserung der koronaren Versorgung zu Hilfe kommte. Auch die von ihm empfohlene und heute fast allgemein anerkannte vorbeugende Anwendung (52, 645, 765-68) ist nur aus einer die Energetik umstellenden Wirkung verständlich. Wenn Edens außerdem die Überlegenheit des Strophanthins für alle die Fälle nachweist, bei denen sich die Anwendung der Digitalis wegen ihrer pulsverlangsamenden Wirkung verbietet, so ist damit der ganze Umfang des Anwendungsgebietes des Strophanthins auf Grund seiner überwiegend systolischen Wirkung aufgezeigt."

Strophanthin war als "Milch der alten Leute" (Edens) in Deutschland weit verbreitet. Zitat von Gustav Schimert jr. (21), S.486: "Von den Herzglykosiden, die zur Behandlung der Folgeerscheinungen des Herzinfarktes angewendet werden, hat sich zweifellos das von Fraenkel eingeführte Strophanthin den ersten Platz erobert und auch behauptet." Laut Hans Kaegelmann in seiner Schrift "Strophanthin - Segen der Menschheit" (128) vollführte das Mittel in Deutschland "einen Siegeszug, in dem das intravenös verabfolgte Strophanthin mehr gespritzt wurde als alle anderen Arzneien zusammen." Zitat von Prof. Udo Köhler aus "Angina pectoris und Herzinfarkt-Prophylaxe - ein dankbares Feld der Allgemeinmedizin" (22b), S.16: "Sein (des Strophanthins, Anm.d.Autors) antianginöser Effekt war früher nicht nur Allgemeingut der international führenden deutschen Klinik, sondern aller kardiologisch erfahrenen Ärzte." Zitat von Prof. Kroetz, Leiter des Allgemeinen Krankenhauses Hamburg-Harburg, in "Therapiewoche" 1950/51: 93-100, Zitat S.99: "Es scheint auch am besten, wenn sich jeder von der eigenen Erfahrung leiten läßt. Wer Strophanthin gut beherrscht, und das gilt für die meisten deutschen Ärzte, fühlt sich am sichersten mit Strophanthin. ... Es ist gar nicht zu übertreiben, welchen Vorteil unsere Kranken haben von diesem großen Erfahrungsgut mit Strophanthin. ... wenn ich in einen Urlaub fahre, bitte ich meine Mitarbeiter, in unbekannten und schwierigen Lagen das intravenöse Strophanthin zu verwenden, weil es in der bei uns üblichen Dosierung leichter als die anderen Glykosid-Behandlungen zu beherrschen ist."

...Dr. Berthold Kern und die Anfänge der oralen Strophanthin-Therapie...

Nach dem Zweiten Weltkrieg beginnt ein neues Kapitel der Strophanthin-Geschichte mit Dr.Berthold Kern. Längeres Zitat aus "Skandal Herzinfarkt" von Peter Schmidsberger (5), S.31: "Es war empfindlich kalt in der Dachkammer, aber er merkte nichts davon. Er hatte zwei Pferdedecken so zugeschnitten und zusammengenäht, daß für den Kopf und für die Arme drei Löcher freiblieben. Der einzigen Sitzgelegenheit - einem ausrangierten Holzstuhl aus einer Kaserne - hatte er kurzerhand die Lehne abgesägt, weil die selbstgeschneiderte Kutte sonst nicht bis auf den Boden herabhängen konnte. Auf diese Weise erreichte er, daß ihn das verwaschen-braune Gewand vom Hals bis zu den Füßen einhüllte.

Weil der Wind durch die mit Zellwollstreifen und Rollglas notdürftig abgedichteten Fensteröffnungen pfiff, trug er unter dem Umhang sämtliche Militärklamotten, die er aus dem Kriege mitgebracht hatte. In den hohen Marschstiefeln steckten die Füße in mehreren Paar Socken. Seinen Kopf bedeckte ein verblichener Ohrenschützer. Unter der Kutte kam ein Kabel hervor. Dadurch wurde ein Heizöfchen unter dem Hocker mit Strom gespeist, jeden Tag für einige Stunden.

Berthold Kern, Doktor der Medizin, 34 Jahre alt, Rußland-Heimkehrer, ausgebombt, verbrachte den Winter 1945/46 in einer fremden, bombengeschädigten Dachkammer auf dem Killesberg in Stuttgart. Am grünen Tisch in der Dachkammer entstand als Auftragsarbeit sein Lehrbuch 'Grundlagen der Inneren Medizin'.

In jenen trostlosen Tagen des ersten Nachkriegswinters beschäftigte er sich mit den Krankheiten des Herzens - 'dem königlichen Thema der Inneren Medizin', wie er hervorzuheben nicht müde wurde. Ihn beeindruckte wohl die Fülle der Einzeltatsachen, die auf diesem Gebiet erforscht und in den Fachbüchern zusammengetragen waren. Weniger befriedigte ihn allerdings, wie er in seinen damaligen Briefen anmerkte, 'die geistige Verarbeitung dieser Fakten zur Lehre'.

... Dankbar äußerte er sich darüber, daß er 'das unwahrscheinliche Glück' habe, 'hier ein Gebiet vorzufinden, auf dem seit Generationen ein riesiger Schatz an Einzelwissen unverarbeitet zusammengetragen ist'. Berthold Kern gelangte bei seiner Arbeit immer mehr zu der Überzeugung, auf eine Goldmine gestoßen zu sein:'ich hatte niemals das Gefühl, etwas neuzuschaffen, sondern nur etwas freizulegen, was bisher unter einem Wust von Gedankenlosigkeit verborgen lag.'

Zwar erntete jenes Erstlingswerk von 1946, die 'Grundlagen der Inneren Medizin' in Fachkreisen noch viel Lob. Aber dann traf ihn der Bannstrahl der Autoritäten. Anlaß war das Erscheinen seines zweiten Werkes von 1948, eines schmalen Buches mit dem Titel 'Die Herzinsuffizienz'. Darin hatte er die im Herzkapitel seines Lehrbuchs dargestellten Erkenntnisse weiter ausgeführt und ergänzt und konsequent weitergedacht. Es ist der Schlüssel zu allen späteren Arbeiten Kerns. Herzinsuffizienz heißt Funktionsschwäche des Herzens. Und diese Funktionsschwäche ist das klassische Gebiet der Herzforscher. Nun wagte es ein unbekannter Assistenzarzt, ein Anfänger noch, an den Säulen dieses Lehrgebäudes zu rütteln, ja es sogar zum Einsturz bringen zu wollen. Denn die Kardiologen der ganzen Welt, so heißt es in dieser Schrift, hätten übersehen, daß es nicht nur eine, sondern insgesamt drei Insuffizienzformen des Herzens gebe. Und von der wichtigsten, der sogenannten Linksinsuffizienz, hätten sie bislang nicht einmal die Symptome beachtet. (Siehe Anhang 6), Anm.d.Autors)

Der Autor hatte sich damit selber von einer etwaigen akademischen Karriere ausgeschlossen. Zwar war er, um nicht allzu verletzend zu wirken, vorsichtig gewesen, etwa indem er beim Widerlegen irrtümlicher Lehren die Namen ihrer prominenten Vertreter ungenannt ließ. Aber die Fachwelt erkannte sofort, welche Throne wackelten. Dem Autor war es auch klar: Solche Versuche der Abmilderung konnten nicht verhindern, 'daß dieses Werk unangenehm aufstößt'."

Dr.Kern hatte aber noch etwas anderes in Gang gesetzt: In seiner Internistenpraxis spritzte er wie allgemein üblich Strophanthin. Da die häufigen Injektionen den Patienten schwer zuzumuten waren und auch aus zeitlichen Gründen gar nicht mehr durchführbar waren, entwickelte Dr.Kern zusammen mit der Firma Boehringer / Mannheim ein orales Strophanthinpräparat in Tabletten- und Tropfenform, das Strophoral®. In den Jahren ab 1947 beobachtete Dr.Kern, daß seine Patienten so gut wie frei von Angina pectoris wurden, und die Anzahl der Herzinfarkte, die überall sprunghaft anstieg, in seiner Praxis sehr klein blieb, ebenso wie bei Kollegen, die auch Strophoral® einsetzten. Zitat aus "Skandal Herzinfarkt" von Peter Schmidsberger (5), S.38: "Die Erfolge mit Strophanthin-Pillen und -Tropfen waren erstaunlich gut. Es zeigte sich, daß damit noch geringere Nebenwirkungen auftraten als bei intravenöser Verabreichung. Kern nahm an, daß das langsame Anfluten des Medikaments mit dem Blut zum Herzen - im Gegensatz zu der stoßartigen Wirkung bei der Injektion - sich besonders günstig auswirkte. 1951 erschien Kerns Buch 'Die orale Strophanthin-Behandlung', in dem er seine Erfahrungen an 150 Fällen umfassend darstellte."

Der ganze verletzte Stolz und die verdrängte Wut der Hochschul-Kardiologen, die sich durch die Erkenntnisse des Buches "Die Herzinsuffizienz" von Dr.Kern gedemütigt fühlten, wenn sie überhaupt die Wahrheit in ihm erkennen konnten, richtete sich nun gegen seine orale Strophanthin-Therapie, was den erbitterten, sich über Jahre und Jahrzehnte hinziehenden "Strophoral®-Streit" auslöste:

...der große Strophanthin-Streit der 50er Jahre...

Dr.Berthold Kern schreibt in seinem Buch "Der Myokardinfarkt" (1) auf Seite 165: "... dann brach plötzlich um 1950 ein Streit um dieses hundertjährige klinische orale Strophanthin aus: der 'Strophoral®-Streit', wie Heilmeyer ihn nannte und mitkämpfte. Seither gilt orales Strophanthin im Kliniksektor als 'Irrtum' (v.Boros), 'Karikatur' (Kroetz), 'Katastrophe' (Schmidt-Voigt), 'Dialektik' (Hegglin), 'Rummel' (Reindell), 'Täuschung für den Patienten und Arzt' (Schwiegk), 'klassisches Placebo' (Budelmann) usw. ... Das Unikum, dessentwegen dieser Streit so unabänderlich weitergeht, liegt in seiner Inkongruenz zwischen Ziel und Zielscheibe, zwischen Motiv und Argumentatiosvorwand. Der Widerstand gilt in seiner Substanz gar nicht dem Objekt, nach dem Heilmeyer ihn genannt hat, sondern der sog 'neuen Kardiologie' (Sons), d.h. der in diesem Report skizzierten Links-Myokardiologie. Aber der Form nach richtete er sich gegen das altgebräuchliche Strophanthin; das innerliche, unausgesprochene, oft auch nicht bewußt genug begriffene Motiv des Streites ist also das Herz, nur der äußerlich vorgetragene Streitvorwand zu diesem Motiv ist ein Herz-Mittel..."

Nicht alle Mediziner ergriff diese "Massenhysterie": die Universitäts-Kliniken Freiburg unter Prof. Sarre (29, 39, 595-96), München unter Prof. Bingold (30), Innsbruck unter Prof. Hittmair (28) und Straßburg zum Beispiel verwendeten das Strophoral® mit Erfolg. Die deutschen Medizinzeitschriften der Fünfziger Jahre sind voll von positiven Berichten über das Strophoral®. So zum Beispiel die "Münchener Med.Wochenschrift" von 1951, in der Dr.med. Ahringsmann aus Hamburg auf S.2247 berichtet: "Strophoral® wurde mir von einem Kliniker empfohlen: Prof Stein, zuletzt Straßburg, vordem Heidelberg. ... Ich gehöre also auch zu den vielen, die dem 'therapeutischen Irrtum' des Strophoral® erlegen sind. Bei der immer wieder vernommenen Ablehnung des Strophoral® von der Klinik muß man sich aber doch die Frage vorlegen, wie die erstaunliche Diskrepanz zustandekommt zwischen der Behauptung, die Strophoral®-Behandlung sei ein therapeutischer Irrtum auf der einen Seite und der Tatsache auf der anderen, daß das Strophoral® das am meisten verordnete Herzpräparat der letzten Zeit ist. Betreiben wir wirklich nur eine Scheintherapie ?"

Zitat S. 2254: „Zusammenfassung: Bei Kranken, bei denen die feuchte Dekompensation (die schwere Verlaufsform der Herz-Insuffizienz mit Ödemen, Anm.d.Autors) nicht im Vordergrund des Krankheitsbildes steht, kommt Strophoral® genauso zur Wirkung wie die anderen Glykoside. Genau wie nach der intravenösen Strophanthin-Therapie bilden sich nicht nur die subjektiven Beschwerden einer Anoxämie des Herzmuskels zurück, sondern als objektiv feststellbare Effekte auch die Zeichen ... im EKG. Bei Dekompensation mit Wassersucht und Stauungskatharren ist die i.v.-Strophanthintherapie neben der Digitalis die Methode der Wahl. Da die erste Gruppe in der Sprechstunde behandelt zu werden pflegt, die letztere in der Klinik, erklärt sich zwanglos die verschiedene Bewertung des Strophoral® durch Klinik und Praxis."

Einige Autoren schreiben, daß der Einfluß der Amerikanisierung der gesamten deutschen Gesellschaft, also auch der Medizin, entscheidend war für die Ablehnung des Strophanthins. In den USA sei das Strophanthin mit 1 mg pro Spritze bei möglicherweise zu schneller Injektion stark überdosiert worden, sodaß es dort zu Todesfällen gekommen und das Strophanthin aus diesem Grund in Verruf geraten und nur noch Digitalis verwendet worden sei. Doch so eindeutig kann dies der Autor dieses Buches nicht bestätigen. Es hat einerseits Todesfälle in den USA auch mit unsensibel hochdosiertem intravenösen Digitalis gegeben, andererseits ist beides auch in Deutschland vorgekommen. Ohne daß der Autor behaupten könnte, alle Publikationen zu kennen, gibt es eine ganze Reihe von US-amerikanischen Artikeln, die zeigen, daß durchaus Strophanthin verwendet wurde, therapeutisch z.B. bei akuter Herzinsuffizienz und auch in etlichen pharmako-dynamischen Studien (z.B. 1419-20). Es war wohl eher die Einführung der leichter zu ver-wendenden oralen Digitalis-Präparate bei der Herzinsuffizienz nach dem 2.Weltkrieg, die zur Abkehr vom intravenösen Strophanthin führten. Die Herzinfarkt-Problematik fing ja gerade erst an, bedeutend zu werden.

Es darf auch nicht übersehen werden, daß Berthold Kern durchaus selbst dazu beigetragen hat, die Fronten zu verhärten: Er war mitunter ein rechter "Poltergeist", der die Emotionen der Gegen+ durch manch scharfe Formulierung hochpuschte, wenn er z.B. den Unterschied zwischen Strophanthin und Digitalis mit dem von edlem Sekt und schlechtem Fuselschnaps verglich. Auch interessierte Ärzte, die zu Besuch kamen, um sich über seine Therapie unvoreingenommen zu informieren, und hierbei etwa eine verständlicherweise "dumme" Frage stellten, bekamen seinen überschießenden beißenden Spott zu spüren, so daß sie sich wie vor den Kopf geschlagen fühlten, verstimmt und verletzt abreisten und das Strophanthin nicht anwendeten.

Zitat aus Dr.med.Ahringsmann: "Bemerkungen zum sogenannten Strophoral-Streit", Münchner Med.Wochenschrift 1952, S.1085: "Wenn man die Arbeiten von Kern ... liest, so ist man stellenweise in Verlegenheit der kämpferischen Einstellung gegenüber. ...Es ist das bedauerlich, weil Kern bestimmt gute und positive Gedanken hat und therapeutisch Pionierarbeit geleistet hat, die Anerkennung verdient. ...Auf der anderen Seite kann man Kerns offensive Defensive verstehen, wenn man manche Publikationen aus der Klinik liest. So, wenn in dieser Zeitschrift von Heilmeyer behauptet wird, daß bisher Zeichen einer Herzglykosidwirkung durch Strophoral® nicht erbracht worden seien. ... Nur wenn man anerkannte Tatsachen aus der praktisch erprobten elektro-kardiographischen Diagnostik umzustoßen gedenkt, kann man angesichts dieser Tatsachen behaupten, es seien keine Glykosidwirkungen nach Strophoral® erbracht worden."

Berthold Kern in "Der Myokardinfarkt" (1), S.165: "Psychologiegeschichtlich paßt die Entwicklung also nicht in das übliche Schema vom 'Widerstand einer Hierarchie gegen Reformationen von außen', obwohl Schwiegk sie so angesehen, daher geäußert hatte, sie trete, von einem 'Außenseiter' stammend, in Gegensatz 'gegen so ziemlich alles, was von Generationen von Forschern auf diesem Gebiet gearbeitet' bzw. in Lehr- und Handbüchern dargestellt worden ist. Sondern hier ist umgekehrt gerade das vermeintlich 'Neue' durch Generationen von Hochschulforschern, also 'Innenseitern' erarbeitet worden; die Praxis hat es sich nur geordnet und nutzbar gemacht, weil für sie und allein für sie so nötig. Dank dieser seriösen Herkunft konnte der exakt gesicherte 'neue' Stoff auch in keiner einzigen Einzelheit widerlegt werden, geschweige denn in seiner Ganzheit, obwohl er 'auf jeder Seite zum Widerspruch reizt' (Schwiegk) und Wesentliches von dem widerlegt, was eine heutige Klinikergeneration hierzu in der Literatur ihres

Sektors dargestellt hat. ... Schon aus ihrer Berufsstruktur kann die Klinik nicht mehr den täglichen Massenkontakt mit ambulanz-kardiologischen Problemen haben, der zu ihrer Bearbeitung notwendig ist. ... So konnten viele Kliniker von diesem Neuland kaum noch etwas anderes wahrnehmen als sein geistig unwichtigstes Detail: die Wiederverwendung des Strophanthins in seiner klassischen oralen Form."

Zitat aus Berthold Kern: "Der Myokardinfarkt" (1), S.170: "In diese ... Situation platzte plötzlich der 'Resorptionsstreit' westdeutscher Kliniker der 1950er Jahre. Digitalis-Anhänger wie v.Boros, dann Heilmeyer und zahlreiche andere Autoren erklärten, orales Strophanthin werde 'überhaupt nicht resorbiert', oder doch nur 'ganz wenig', vielleicht 1 % oder 5 %, keinesfalls mehr als 10 %, und 1958 einigte man sich auf eine Quote von 2,6 %. Die restlichen 90-100 % (97,4 %) oralen Strophanthins sollten 'irgendwo bleiben', doch nicht resorbiert, d.h. nicht ins Blut aufgenommen werden. ...Einerlei, ob Null oder 5 % oder 10 % Resorption, einerlei wie hoch die applizierte Absolutdosis. ... auf keinen Fall könne auch nur die geringste Herzwirksamkeit zugestanden werden. Alle Erfolge, die mit oralem Strophanthin seit fast 100 Jahren über die gegenwärtigen kardiologischen Auffassungen hinaus erzielt wurden, seien als Irrtum zu ignorieren; selbst dann, wenn sie (wie stets möglich) auch mit intravenösem Strophanthin ebenso erzielt werden. ... Seither gab es kaum noch eine Publikation, Fortbildungs-Veranstaltung usw. über herztherapeutische Fragen, in der nicht orales Strophanthin bekämpft wurde, oft in aufgelockertem akademischen Stil: vollkommen unsinnig, Karikatur ärztlichen Wirkens, die Strophanthin-Handelspräparate könne man literweise trinken, sie seien eine Katastrophe, ebenso könne man Baldrian oder Zuckerwasser rezeptieren, und in dieser Art mehr. Nur Digitalis sei zu verwenden. Jede Therapie könne bei Patienten Placebo-Effekte machen; folglich seien Digitaliswirkungen echt pharmakologisch, Strophanthinwirkungen rein suggestiv, auch mit ihren Pulskurven, EKGs usw. ... Über jede Therapie könne die Forschung falsche Urteile abgeben, das sei schon oft genug vorgekommen; folglich seien die Urteile zur Universalverwendung der Digitalis zutreffend, die Indikationen für Strophanthin irrig. Und so viele weitere Stimmen. Schwiegk hat einige davon im Handbuch der Inneren Medizin als Literatur zur hundertjährigen Strophanthintherapie zusammengestellt.

Es gibt zwar manche Therapieformen, nicht nur der homöopathischen Schule, von der andere Medizinschulen nichts halten. Aber keiner von ihnen wird ein solcher Affekt entgegengebracht wie dieser hochschulklinischen oralen Arzneitherapie. Und auch das erst, seit sich diese klassische Therapie für neue kardiologische Erkenntnisse und Erfolge bewährt hat. Und keiner von ihnen wird eine so einfache, scheinbar so rationale Argumentation so einförmig entgegengesetzt: Es sei immer nur die niedrige Resorptionsquote ..., die jedes Tolerieren oder gar Verwenden dieser kardiologischen Arbeitsrichtung ausschließe. Dieser beharrliche Bezug auf eine Niederprozent-Resorption, 'daher Wirkungslosigkeit', ließ viele Forscher kontrollieren, wie solche Vermutungen - so konträr zu aller exakten Wissenschaft - zustandegekommen seien. Es ergab sich, daß kein einziger dieser Autoren je die Resorptionsfrage auch nur ein einziges Mal geprüft hatte: Weder durch Ermittlung unresorbierter Reste im Digestionstrakt, noch durch Ermittlung der ins Blut übergegangenen Strophanthinmengen, noch durch Lektüre der wissenschaftlichen Faktizität dieses Gebietes. ... Die meisten Strophanthin-Gegner haben auch nie selbst mit oralem Strophanthin gearbeitet. Andere haben nur einzelne Stichproben gemacht (weniger als 10 Fälle) und gaben dann an, bei ihrer Indikationswahl, Dosierung, Kriterienbeurteilung usw. 'nur Mißerfolge' erzielt zu haben. Keiner von ihnen war also in der Lage, aus eigener Sachkenntnis zur Resorptions- und Wirkungsfrage zu urteilen. Aber alle 'schlossen' daraus auf Nicht-Resorption oder auf Niederprozent-Resorption.

Merkwürdig, oft auch wissenschaftlich deprimierend, war der Fortgang des Disputs. Er wurde von Strophanthinkennern oft mit dem Gedanken geführt: Wenn wirklich Widerstand gegen jene alte Therapie redlich nur aus der Resorptionsquote und Wirksamkeitsfrage motiviert ist, dann müsse eine redliche Sachklärung doch alsbald eine Rückkehr zu gemeinsamer gesicherter Wissenschaftlichkeit bewirken - hieran sei dann die Kongruenz von Motiv und Argumentation erkennbar.

So trat Kroetz schon auf dem Lübecker Fortbildungstag 1951 dem 'Unwirksamkeits-Gerede' entgegen: Er selbst habe in seiner Klinik durch Strophoral® echte Herzintoxikationen mit Bradykardie, toxischem EKG usw. erzeugt; zwar erst mit riesigen Dosen bis 60 mg täglich, die nirgends sonst üblich sind; aber es sei kein seriös diskutierbarer Zweifel mehr möglich an einer therapeutisch ausreichenden Resorption, erkennbar an solcher je nach Dosis beliebig steuerbaren Herzwirkung. - Eine Herzwirkung sei mit 2,6 % Resorption auch in solchen Dosen nicht möglich, hieß es unbeirrt weiter.

K.Hansen hat im Anschluß an Kroetz in Lübeck 1951 ausgeführt: Strophanthin sei doch so wichtig und zu begrüßen, um dem Arzt statt dem damals aufkommenden Digitoxingebrauch mit seinen vielen Glykosidschäden Besseres in die Hand zu geben. Dafür sei die orale Form unerläßlich und offensichtlich auch brauchbar. Denn wenn Strophoral® überdosiert solche Intoxikationen wie von Kroetz verursacht, Tiere sogar tötet; wenn es unterdosiert wirkungslos bleibt - dann sei es doch nur Frage wissenschaftlicher Sachkenntnis, ärztlicher Intelligenz, kritisch geschulter Beobachtungskunst und therapeutischer Bemühtheit, zwischen solchen Extremen die richtige Dosis herauszufinden und anzuwenden; - dann sei es doch nicht mehr ernstlich vertretbar, bloß wegen eines Resorptionsirrtums aus dem Arzneischatz die wichtigste Form eines guten Mittels zu verbannen. - 'Tut nichts, das Gute wird verbannt', paraphrasierte v.Winterfeld das Lessing-Wort zur weiteren Ablehnung, auf die Interessen-Motivation solcher 'Glaubens'-Fragen anspielend.

Hingewiesen wurde auch darauf, daß viele Medikamente wirklich nur zu kleinem Anteil resorbiert werden; zwar nicht Phytotherapeutika, doch z.B. Kalk oder Eisen. Man gibt sie seit alters her in so hohen Dosen, daß die resorbierten Anteile zum empirisch gesicherten Erfolg ausreichen. So hat zum Beispiel die Eisen-Resorptionsquote von ca. 0,5 % noch nie begründet, orale Eisen-Behandlungen affektgespannt zu bekämpfen. Würde Strophanthin wirklich nur zu 2,6 % resorbiert, ... so gäbe die gebräuchlichere höhere orale Dosis ja schon den Ausgleich, wie die von Kroetz, Storz u.a. bestätigte Empirie seit 1859 zeigt. Gerade die übliche Argumentation aus einer Prozentquote zur Resorption impliziere also doch beliebige Steuerbarkeit der Wirkung durch Wahl der Absolutdosis, bestätige also die Effektivität und widerlege jeden Zweifel. - Selbst das wurde abgelehnt: Das sei logisch und faktisch wohl richtig, gelte aber nicht für die Anerkennung von Strophanthin."

Zitat aus Berthold Kern: "Zum Nachweis der Strophanthin-Resorption" (663), S. 373:
„v.Boros folgerte ein völliges Unresorbiertbleiben jeglichen oralen Strophanthins daraus, daß seine 7 (sieben) eigenen Strophoralversuche nach 'völlig aussichtslosem Experimentieren' als 'völlige Versager' geendet hatten, womit er freilich außerdem noch in

Widerspruch geriet zu millionenfachen außerklinischen Strophoralresultaten. ...Die Gründe für dieses Versagen der 7 v.Boros-Experimente ...: v.Boros hat um das Vielfache unterdosiert, hat dann auch nicht nach Erfolg und Bedarf zu steigern versucht, wie es doch bei jeder unbefriedigenden Arzneitherapie ärztliches Gebot ist; er hat lediglich terminale ödematöse Rechts-Insuffizienzen ausgewählt, die seit Generationen den Erfahrenen als wenig dankbare Objekte oraler Strophanthintherapie bekannt sind; er hat alle altbewährten Indikationsgebiete oralen Strophanthins unberührt gelassen, insbesondere die ihm noch nicht bekannte ödematöse Linksinsuffizienz; er hat jenen 7 hochfrequenten Flimmerarrhythmien auch noch die unerläßliche Digitalisbremse vorenthalten, und hat dann sogar die therapeutische Wirkung des Mittels auf das Triebmyokard an seiner toxischen Wirkung des Mittels auf das Reizmyokard abmessen wollen, was Fraenkel schon gegen Sutherland 1919 als 'Verirrung' bezeichnet hatte, d.h. v.Boros hat alle wesentlichen, seit Jahrzehnten bekannten, von uns erneut herausgearbeiteten kardiologischen und pharmakologischen Prinzipien dieser Therapie in schwer verständlicher Weise vernachlässigt. Daß nach den vorhersehbar notwendigen Mißerfolgen dieser 7 Fehlversuche Prof. v.Boros ex cathedra die 80jährigen klinischen und außerklinischen Erfolge oralen Strophanthins kurz als 'Irrtum' bezeichnet und von den zahlreichen oralen Formen und Fabrikaten des ...Strophanthins allein das meistverwendete, erfolgreichste Präparat wiedre aus dem Handel gezogen sehen möchte, sei hier als weiterer Beitrag zu dieser methodenkritischen Studie der Gegenwartswissenschaft einer allgemeineren Aufmerksamkeit unterbreitet."

Zitat aus Berthold Kern: "Der Myokardinfarkt" (1) S.175: "Seit 1949 liegen in großer Zahl Erfolgsberichte über das seither wieder viel gebräuchliche orale Strophanthin vor, aus Kliniken, Ambulanzen und Praxen, aus der BRD, der DDR und dem Ausland. Mit ihrer wachsenden Zahl wuchs in aller Welt das Bemühen, orales Strophanthin zu Gunsten von Digitalis aus Krankenkassenlisten, Handelskonzessionen, Pharmakopoen usw. streichen zu lassen - in einzelnen Ländern auch zum Teil mit Erfolg. Gleichsinniger starker Druck westdeutscher Kliniker auf Behörden, Kassenärztliche Bundesvereinigung usw. blieb ohne Erfolg wegen zu starken Widerstands der beträchtlichenteils sachkundigen Ärzteschaft."

C 2) Das "Heidelberger Tribunal" 1971 :
Der Kampf von Prof. Schettler gegen Dr.Berthold Kern
a) Ein Wolf im Schafspelz und die Vernichtung eines Ketzers

Der Mann, der das alte Wissen um das einzigartige Strophanthin über die Jahre hinweg bewahrte und der viele andere Ärzte und Forscher, z.B. Prof. Manfred von Ardenne, inspiriert hatte, war der Stuttgarter Internist Dr. Berthold Kern (siehe S. 11 u. 268).

Nachdem seine Angebote zum Dialog an die Vertreter der Schulmedizin unbefriedigend verlaufen waren, wurde ab Ende der Sechziger Jahre das Thema Strophanthin für die breite Öffentlichkeit recht publik, durch Veröffentlichungen in Illustrierten ("Bunte" und "Quick"), dann auch in der Tagespresse und am 13.9.1976 sogar im Fernsehen ("Report").

Dr. Berthold Kerns mächtigster Gegner war als ein überaus dogmatischer und kompromißloser Verteidiger der medizinischen Lehrmeinung der damalige Präsident der "Deutschen Gesellschaft für Innere Medizin", Prof. Dr.med.Dr.h.c.mult.Gotthard Friedrich Schettler, eine Koryphäe auf dem Gebiet der Arteriosklerose, dessen Einfluß bis zu seinem Tod im April 1996 ungebrochen maßgebend war. Kurz einige Stichworte zu seiner Biographie: Staatsexamen über Cholesterin-Stoffwechsel, Entwicklung einer Methode zur Bestimmung von Cholesterin bei der Maus, Autor von über 800 Publikationen, darunter Bücher über Arteriosklerose und Thrombosen als Herzinfarktursache, Autor des bekannten und bedeutenden Lehrbuchs "Innere Medizin" (571), langjähriger Präsident sowohl der "Europäischen" als auch der "Internationalen Arteriosklerosegesellschaft", ebenso "Chairman" des "Scientific Council on Arteriosclerosis", Leiter der Universitätsklinik Heidelberg, Mitglied in wichtigen medizinischen Beiräten, unter anderem "Deutschen Ärzteblattes" der Deutschen Bundesärztekammer, fast dreißig Jahre Präsident der "Kongreßgesellschaft für ärztliche Fortbildung", Empfänger etlicher Ehrungen, Preise und Medaillen, z.B. der Margarine-Industrie.

Die Bundesärztekammer verkündete 1978, gestützt auf ein Gutachten von Prof. Schettler: "Margarine ist gesünder als Butter!". Nachdem sie dies zwei Jahre später peinlicherweise öffentlich zurücknehmen mußte, da dieses ungeprüft übernommene Gutachten zugegebenerweise nicht mehr haltbar war, sagte selbst diese eher konservative Standesorganisation: "... daß eine wissenschaftliche Auseinandersetzung über die Bedeutung der Nahrungsfette ... durch die Einflußnahme kommerzieller Interessen erschwert wird" (494). Der Widerruf der Bundesärztekammer wurde jedoch von den inzwischen in die Irre geführten Verbrauchern weniger beachtet als das Gutachten selbst (494).

Zitat aus Dr.med.M.O.Bruker: "Cholesterin" (494), Seite 48 : "In den 1970er Jahren wurde mir als Chefarzt ein umfassendes wissenschaftliches Werk von Professor Schettler über die Fett-Theorie zugestellt. Wie überrascht war ich, als ich darin blätterte und feststellte, daß Prof. Schettler das Buch im Auftrag der Margarine-Industrie verfaßt hatte! Als ich dies später auf einer Tagung erwähnte, wurde mir gesagt, daß ich versehentlich eine Ausgabe erhalten habe, die nicht für Ärzte bestimmt war."

Zitat Seite 51: "Derber drückte sich seinerzeit DER SPIEGEL aus (23.4.1979): 'Der ordentliche Professor Edmund Renner, ... hält die Margarine-Fürsprecher unter seinen Medizinkollegen schlicht für käuflich.' " - Ein Zitat aus "Prost Mahlzeit!" von Pollmer, Fock, Gonder, Haug (768), Seite 87: "Und die Süddeutsche Zeitung schrieb am 7./8.März 1987 zur Glaubwürdigkeit dieser Wissenschaft: 'Die Margarine-Industrie muß sich heute nachsagen lassen, sie habe weite Teile der etablierten Ernährungswissenschaft schlicht gekauft.' "

Zitat aus Dr.med.M.O.Bruker: "Cholesterin" (494), Seite 52: "Den Gewinn aus den Aussagen Prof. Schettlers kann sich die Margarine-Industrie noch lange aufs Brot schmieren, bis sich mal wieder ein Gutachter findet, der Gutes über die Margarine und Schlechtes über die Butter zu berichten weiß. So hat sie ihrem Fett-Papst denn auch einen Orden umgehängt. Die Ärzte-Zeitung berichtete am 28./29.7.1989: Prof.Dr.Dr.h.c.mult. Gotthard Schettler, Direktor emeritus der Medizinischen Klinik der Universität Heidelberg und Mitglied im Wissenschaftlichen Beirat der Ärzte-Zeitung, ist für seine 24jährige Mitarbeit im Kuratorium mit der Verleihung des Heinrich-Wieland-Preises in Gold ausgezeichnet worden. In Heidelberg hat Schettler die Medaille von Prof. Dr.Karl-Friedrich Gander, dem Vorsitzenden des Margarine-Instituts für gesunde Ernährung, erhalten. Das Institut ist der Stifter des Heinrich-Wieland-Preises."

Peter Schmidsberger berichtet in seinem Buch "Skandal Herzinfarkt" (5) auf S.144, daß es nach Auskunft des Bundesgesundheitsministeriums Prof. Schettler gewesen sei, der dort interveniert hatte, um die offizielle Förderung der oralen g-Strophanthin-Therapie zu unterbinden.

Prof. Manfred von Ardenne machte "Schettler und seine geistige Umgebung dafür verantwortlich, daß für die Dauer von Jahrzehnten durch die Nichtanerkennung des g-Strophanthins perlingual Tausenden von Menschen das Leben nicht gerettet werden konnte." (490).

Zitat aus Peter Schmidsberger: "Skandal Herzinfarkt" (5), Seite 147: "... ich begann mich jetzt nach Professor Schettler zu erkundigen, und die Auskünfte waren interessant genug. Zumindest konnte ich Dr.Kern in Hinkunft nicht mehr widersprechen, wenn er seine Überzeugung äußerte, daß dieser Mann der Drahtzieher hinter den Kulissen gegen ihn war."

Zitat aus Peter Schmidsberger: "Skandal Herzinfarkt" (5), Seite 151: "Wie sehr er seinen Einfluß zum Boykott dieser Arznei geltend gemacht hatte, erläuterte Professor Spang in einem Interview mit einer Tageszeitung: 'Die Meinung von Schettler hat seit Jahren alle Klinikärzte bewogen, Strophanthin beim Herzinfarkt nicht anzuwenden.'
In einem Fachblatt schrieb dieser selbst: 'Über die prophylaktische Wirkung oraler Strophanthingaben (Kern) ist eine ernsthafte Diskussion nicht möglich, es sei denn, man benützt die Droge als Placebo.' ... Doch was als witziger Verriß gedacht ist, kann schnell zum Bumerang werden. Denn Professor Schettler hat selbst ein Medikament

propagiert. Es soll den Fettspiegel im Blut senken und auf diese Weise der Ausbildung einer Arteriosklerose und damit dem Herzinfarkt vorbeugen.

Dieses 'Lipostabil' erzielte in einem Jahr einen Umsatz von 16 Millionen Mark und ist (war, Anm d.Autors) marktbeherrschend auf diesem Gebiet. Umso überraschender war es, als die Ärzte mit folgender Meldung konfrontiert wurden:

'Lipostabil-Kapseln - in Belgien mangels Wirksamkeits-Nachweis aus dem Verkehr gezogen', berichtete das 'Arznei-Telegramm'. Es wurde im Regierungsanzeiger verkündet: '..existieren Gründe dafür, daß die Wirkungen der Arzneispezialität Lipostabil-Kapseln ungenügend gesichert sind.' Auch in anderen Staaten wie Schweden und den USA, deren Arzneimittel-Gesetzgebung nur das Inverkehrbringen wirksamer Medikamente gestattet, ist Lipostabil nicht im Handel.

Ungenügend gesichert. ... Mit dieser Begründung hatte Professor Schettler eine klinische Prüfung des oralen Strophanthins beim Gesundheitsministerium vereitelt."
In dieser damaligen Situation, Anfang der Siebziger Jahre, als die Informationen über Strophanthin ans Licht der breiten Öffentlichkeit kamen, wurden sie von den führenden Medizin-Funktionären alles andere als unbefangen und wissenschaftlich neutral nach Wahrheit und Nutzen für den Patienten geprüft.
Zum 19.November 1971 lud Prof. Schettler sowohl dem Strophanthin gegenüber kritisch eingestellte Kardiologen und Pharmakologen als auch Dr. Berthold Kern und einige andere Strophanthin-Befürworter, darunter international renommierte Ärzte und Professoren - z.B. Prof. Pischinger (Wien) - zu einem wissenschaftlichen Austausch, einem Kolloqium ins Restaurant "Molkenkur" nach Heidelberg ein.

Dr. Berthold Kern reiste in gutem Glauben an eine lang ersehnte und oft geforderte Bereitschaft der Lehrbuch-Medizin zum Dialog, zur Anhörung der beeindruckenden Therapie-Ergebnisse an. Gemäß der Einladung erwartete er ein Treffen in relativ kleinem Rahmen; doch er sah sich dann im Saal des Restaurants mit ca. 150 wohlvorbereiteten, konservativen Medizinern und großem journalistischem Publikum konfrontiert (488).

Vorher war vereinbart worden, daß die Moderation abwechselnd von je einem Vertreter der beiden Lager ausgeübt werden sollte. Bei Beginn der Veranstaltung, die Prof. Schettler einleitete, war hiervon keine Rede mehr. Dr. Wollheim aus dem Lager der Lehrbuch-Kardiologen war nicht bereit, seine Funktion als Moderator zu teilen. Hier hätte der Kreis um Dr.Kern möglicherweise besser daran getan, darauf zu bestehen oder die Veranstaltung zu verlassen, denn was sich in den nächsten Stunden abspielte, war alles andere als eine neutrale wissenschaftliche Diskussion. Allem Anschein nach schien Dr.Berthold Kern von vornherein nicht die geringste Chance zu haben.

Zitat aus Walter Dürsch: "Ausschaltung des mitbürgerschädigenden Einflusses führender Schulmediziner" (773), S.18: "Besonders unfair, undemokratisch und ... verheerend wirkte sich die einseitige Diskussionsführung durch Prof. Wollheim aus: Pro-Strophanthin-Wortmeldungen wurden von ihm entweder absichtlich übersehen oder dann unterbrochen, wenn der Pro-Strophanthin-Diskutant Relevantes ..., also für Wollheim und Schettler sehr Unangenehmes vorbringen wollte. Es war stets zu merken, daß Prof. Wollheim als ständiger Diskussionsleiter beauftragt war, das Tagungsprogramm im Sinne des 'Drahtziehers' Prof. Schettler durchzupeitschen."

Zitat aus dem Stenographischen Protokoll der Veranstaltung; Seite 53:
"Heyde (der Vorsitzene der IGI (Internationale Gesellschaft für Infarktbekämpfung), des Arbeitskreises um Dr.Kern, Anm.d.Autors): Ich habe mich vor ungefähr 20 Minuten zu Wort gemeldet und bin noch nicht berücksichtigt worden.
Wollheim: Sie waren vorhin dran, Herr Kollege.
Heyde: Ich habe mich, bevor ich dran war, eine Viertelstunde vorher ...
Wollheim: Herr Heyde, Verzeihung, Sie haben doch hier gesprochen.
Heyde: Na ja, aber spontan, weil ich direkt Antwort geben konnte. Ich hatte mich aber vorher zu Wort gemeldet, und ich bin nicht berücksichtigt worden.
Wollheim: Sie kommen dann nachher dran, wenn Herr Lichtlen (Strophanthin-Kritiker, Anm.d.Autors) gesprochen hat.
Heyde: Damit bin ich nicht einverstanden.
Wollheim: Ich bedaure sehr, aber es kann ja nur einer moderieren."

Aus dem Stenographischen Protokoll ist ersichtlich, daß seitens der Strophanthin-Kritiker eine starke Tendenz zu einer von Vorurteilen bestimmten mangelnden Diskussions-Bereitschaft vorhanden war. Zitat aus Peter Schmidsberger: "Skandal Herzinfarkt", S.192: "Es war nichts abwegig genug, um nicht Stimmung gegen den Außenseiter zu machen. Zum Beispiel hatte Professor Wollheim das runde Dutzend Kollegen, das mit Dr.Kern gekommen war und für ihn eintreten wollte, gar nicht erst zu Wort kommen lassen. Gegen 18 Uhr gaben diese Ärzte ihre Stimm-Meldung geschlossen schriftlich ab, jedoch vergeblich. Vermutlich war es die Absicht der Erfinder dieses Tribunals, daß sich Dr.Kern allein um Kopf und Kragen redete."

So war es denn auch. Die Redezeit war wesentlich zugunsten der Strophanthin-Kritiker verteilt. Von ihnen kamen 39 verschiedene Redner zu Wort, teilweise mit Diavorführungen, von der Pro-Strophanthin-Seite mit kürzeren Beiträgen nur sieben. Von ihnen redete meistens nur Dr.Kern, der in seiner Internisten-Praxis in Stuttgart die segensreichen Wirkungen des Strophanthins täglich vor Augen sah und in einer anderen Erfahrungs-Welt lebte als die Professoren der Schulmedizin, die mehr als Dr. Kern von den theoretischen Inhalten der medizinischen Lehre beeinflußt waren und in der Klinik mit grundsätzlich anderen Patienten zu tun hatten. Dr.Kern hatte während der sieben Stunden dauernden Tragödie die Hauptlast zu tragen und war gegen Ende sichtlich erschöpft. Der rhetorischen Übermacht und dem emotionalen Druck seiner Gegner konnte er nicht gewachsen sein. Es wurde alles getan, um Dr.Kern und seine Mitstreiter willkürlich zu benachteiligen, zu stören, anzugreifen und sogar lächerlich zu machen. Viele wichtige Punkte wurden autoritär ausgeklammert, dafür Nebensächliches und allzu Detailliertes von Dr.Kerns Standpunkt auf das Ausführlichste behandelt, am Ende gar Dr.Kern kollektiv lautstark angegangen. Bei dem enormen Arbeitspensum und Lebenswerk, das Dr.Kern geleistet hat, ist es verständlich, wenn ihm in seinen Schriften in nebensächlichen Aspekten Fehler, z.B. Verwechslung von Quellen, unterlaufen sind. Diese wurden pharisäerhaft detailliert ausgewalzt und dazu benutzt, um Dr.Kern und mit ihm die gesammelten Therapie-Erfahrun-gen mit Strophanthin als unglaubwürdig und unwissenschaftlich erscheinen zu lassen.

Seine Angebote zur Zusammenarbeit, zur praktischen Überprüfung seiner Aussagen wurden wie schon in den gesamten letzten Jahren von Prof. Schettler kategorisch abgelehnt, obwohl die Fähigkeit, Zuständigkeit und Verantwortlichkeit der Schulmedizin zwingend gebot, solch eine einmalige und begründete therapeutische Chance zu prüfen. Nur die offizielle, universitäre Medizin hat die Möglichkeit, eine aufwendige und teure klinische Doppelblind-Studie durchzuführen, die sie jetzt Dr.Berthold Kern als nicht vorhanden anlastete und zur Begründung ihrer Ablehnung des oralen g-Strophanthins verwendete.

Es war zu erkennen, daß Prof. Schettler der entscheidende Mann war, der alle Fäden in der Hand hielt. In seinem Schlußwort sagte er: "Bitte fassen sie das nicht, wie es sein könnte, als ein Tribunal oder eine Jury auf." Doch genau das war es, und so ist diese Veranstaltung bei Insidern nur als "Heidelberger Tribunal" bekannt.

Es redeten in der Reihenfolge der jeweils ersten Wortmeldung: die Strophanthin-Befürworter Kern, Heyde, Pischinger, Nieper, Frau Brückler, Gelbke und Rothmund,

die Vertreter der Schulmedizin: Schettler, Doerr, Liebegott, Sinapius, Hort, Gillmann, Hinkemann, Kaltenbach, Bahrmeyer, Wolff, Lichtlen, Lowen, Keul, Gottstein, Halhuber, Donath, Koller, Überla, Spang, Neuhaus, Beyer, Nüssel, Schäde, Heinecker, Aschenbrenner, Grosse-Brockhoff, Holzmann, Knoche, Jokel, Hollmann, Kuschinsky, van Zwieten, Forth, Frau Weber, Greeff, Schaumann, Frau Meier, Loogen.

Dr.med. Hans Nieper / Hannover, der selbst Teilnehmer und Redner auf dem Heidelberger Tribunal war und dort vergeblich versuchte, das argumentative Niveau auf eine akzeptable Höhe zu bringen, berichtet in seinem Buch "Revolution in Medizin und Gesundheit" (487) von dieser Veranstaltung. Zitat Seite 169: Es handelte sich um "eine mit großer Verve, ja mit Bösartigkeit vorgetragene Aggression der orthodoxen Medizin gegen Andersdenkende." Zitat Seite 168: "Nur drei Kardiologen mit bekannten Namen hatten sich nicht verleiten lassen, in diese Sache verwickelt zu werden: Erich Lang, damals bereits in Erlangen, war nicht erschienen, ebensowenig Kay Blumberger, der von seinem überragenden Lehrer Edens bereits auf die mögliche infarktverhütende Wirkung von Strophanthin aufmerksam gemacht worden war. ... Der Münsteraner W.H.Hauss hatte sich bei Beginn der 'Veranstaltung' ganz vorne in die Mitte gesetzt (der Mittelgang war fast zugestellt). Der Kenner der Verhältnisse wußte sehr genau, daß Hauss sehr starke Sympathien für eine Revision der orthodoxen mechanistischen Vorstellungen des Herzinfarkts hatte. ... Als er erkannte, was hier gespielt werden sollte, zog er sich, etwa 20 Minuten nach Beginn der Veranstaltung, still und kopfschüttelnd, ohne sich gemeldet zu haben, zurück."

Prof. Siegfried Rilling (Tübingen), der wie ursprünglich vorgesehen für die Pro-Strophanthin-Seite moderieren sollte (s.o.), also Zeitzeuge ist, erzählte dem Autor, welche unselige Athmosphäre in Heidelberg an diesem Tag herrschte. Dr. Kern wäre als "Angeklagter Kern" angesprochen worden. Und als Prof. Wollheim sich seine Zigarre anzünden wollte, und nicht sogleich das Feuer fand, reichte ihm Prof. Rilling seines hin. Doch Wollheim wich zurück und schmetterte: "Von Ihnen nicht – von Ihnen nicht !" ...

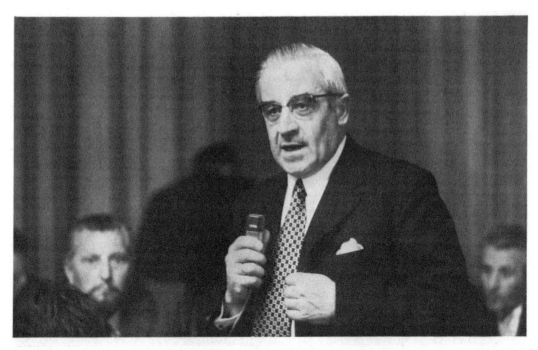

Dr. Berthold Kern vor dem Heidelberger Tribunal

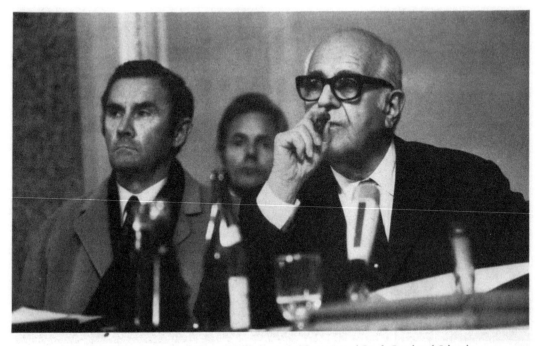

Am Präsidiumstisch: Prof. Ernst Wollheim (mit Zigarre) und Prof. Gotthard Schettler

aus Peter Schmidsberger: "Skandal Herzinfarkt" (5)

In den Medienberichten über das Spektakel wurde Dr. Berthold Kern als Scharlatan und seine Strophanthin-Therapie als unwissenschaftlich, widerlegt und gescheitert dargestellt. Prof. Hans Schaefer schreibt in dem Buch "Herzinfarkt-Report 2000" (2), S.8: "In einem nur als ungeheuerlich zu bezeichnenden Tribunal auf der Heidelberger 'Molkenkur' wurde Kern buchstäblich exekutiert."

Durch das 'Heidelberger Tribunal' wurde eine mögliche Reform des schulmedizinischen Status quo nachhaltig verhindert. So ist es danach wieder relativ ruhig um das Strophanthin geworden. Es war offiziell zum Tabu geworden, denn kaum ein Mediziner oder Journalist wollte mit in den Strudel des Vorwurfs der angeblichen Unwissenschaftlichkeit gerissen werden. Zur heutigen Situation der Ärzte siehe S. A 12).

Zitat aus einem Brief von Willi Maus an Dr. Walter Dürsch, in (6), S.428: "Aber unter top-secret behandeln prominente Schulmediziner ihre eigene Angina pectoris mit oralem Strophanthin. ... Erst kürzlich brachte ich mit Dr. Kern einen Professor zur Bahn, der sich schon länger für Strophanthin interessierte. Auf der Straße griff er plötzlich in seine Rocktasche, holte einige lose Strophanthin-Kapseln heraus, steckte sie in den Mund, sammelte Speichel an und schluckte diese dann. Zu Dr.Kern gewandt meinte er: 'Ist doch gut, Herr Kollege, daß es ein so hervorragendes Mittel gibt, nur schade, daß wir es unseren Patienten nicht geben dürfen!' Auf die Rückfrage von Dr.Kern, ob er denn das Mittel nicht verordne, sagte er: 'Wo käme ich denn hin, ich wäre doch erledigt, aber verraten Sie das nirgends.' "

C 2 b) **Verpaßte Chancen**

Auffällig ist, daß während des "Heidelberger Tribunals" Professoren zu Wort kamen, die von eindeutig positiven Aspekten des oralen Strophanthins wußten, es aber unterließen, hiervon zu berichten. War die traditionell ablehnende Haltung der Pharmakologen gegen das orale g-Strophanthin und speziell die stark negative Stimmung gegen Dr.Kern und das Strophanthin während des "Heidelberger Tribunals" allein schon ausreichend, oder gab es möglicherweise eine direkte Einflußnahme von Prof. Schettler?

Zum Beispiel führte Prof. van Zwieten u.a. die Studie von Marchetti (577) als Beleg für die "außerordentlich geringe" Resorption von oralem g-Strophanthin an (Stenographisches Protokoll S.216 ff), wohingegen die außerordentlich hohen und über 24 Stunden konstanten und streuungsarmen Blutspiegel der Versuchspersonen in dieser Studie, die Prof. van Zwieten nicht mitteilte, ein deutlicher Hinweis für eine gute und regelmäßige Resorption sind.

Danach kam Prof. Forth zu Wort, der in den Jahren zuvor in einigen Veröffentlichungen von einer hohen Resorption im Tierversuch berichten konnte, z.B. beim Mehrschweinchen von 48 Prozent nach nur einer Stunde ! Doch auf dem "Heidelberger Tribunal" sagte er, Zitat aus dem Stenographischen Protokoll S. 220: "Es ist ein reiner Glücksfall, daß das Strophoral® so schlecht resorbiert wird; denn weil es so schlecht resorbiert wird, sind bislang offensichtlich ernsthafte Zwischenfälle ausgeblieben." In seinen weiteren Ausführungen erwähnt er zwar kurz eine über 20-prozentige Resorption bei Ratten nach einer Stunde, aber nur um eine hypothetische Gefährdung der Patienten durch die orale g-Strophanthin-Therapie darzustellen, die jedoch schon damals durch die vielzähligen Patienten-Erfahrungen praktisch ausgeschlossen werden konnte. Diese wurden jedoch von der Schulmedizin prinzipiell angezweifelt, wenn überhaupt wahrgenommen.

Leider hat Dr. Berthold Kern, obwohl das Thema der Resorption ausführlich diskutiert wurde, nicht von sich aus die eben genannten positiven Belege für eine ausreichende Resorption präsentiert.

Prof. Halhuber hatte 1954 seine Innsbrucker Studie (28) mit 30 Koronarsklerotikern veröffentlicht, bei der er in den meisten Fällen positive Resultate mit oralem g-Strophanthin erzielte, mit ausdrücklichem Bezug auf die Angaben Dr.Kerns und in ausdrücklicher Befürwortung dieser Therapie, s.S.18. Als er in Heidelberg zu Wort kam, war dies für ihn jedoch kein Thema mehr, er reihte sich nahtlos in die Herde der Schulkardiologen ein. Drei Jahre vorher unterstützte er laut Peter Schmidsberger in "Skandal Herzinfarkt" (5) noch die Forderungen von Dr.Kern an die Schulmedizin nach Zusammenarbeit und Überprüfung seiner Ergebnisse. Doch bald schon machte Prof. Halhuber schrittweise Rückzieher, bis in einem seiner Briefe an Dr.Kern zu lesen war, Zitat aus "Skandal Herzinfarkt" (5), S.197: "Ich bitte Sie dringend, nichts zu unternehmen, wovon ich mich öffentlich distanzieren müßte, und meinen Namen in Ihren Veröffentlichungen nicht zu nennen." Auf dem Heidelberger Tribunal drehte er den Spieß herum und unterstellte Dr.Kern, dieser hätte sich einer Überprüfung nicht stellen wollen. Dabei hatte Dr.Kern im Sinne aller Herzpatienten doch kein dringenderes Anliegen als dieses.

Anscheinend hatte auf beiden Seiten in einem gewissen Zeitraum die prinzipielle Bereitschaft zur gemeinsamen Überprüfung des oralen Strophanthin bestanden, man schien sich jedoch nicht auf die Studienbedingungen einigen zu können. Nach Peter Schmidsberger (5) hatte Prof. Halhuber die charakteristische Eigenart des Strophanthins, individuell dosiert werden zu müssen, abgelehnt und eine nicht variable, starre, "objektive" Dosierung nach einem gewissen Arznei-Schematismus gefordert, die aber auf Strophanthin nur schlecht anwendbar ist. Ansonsten sehe er "keine Möglichkeit einer Nachprüfbarkeit." Dr.Kerns Behandlungsmethode müsse unter solchen Umständen eine "Geheimlehre" bleiben. Zitat aus Peter Schmidsberger: "Skandal Herzinfarkt" (5), Seite 195: "Aber hatte nicht gerade Halhuber schon einen tieferen Einblick in diese 'Geheimlehre' gewonnen als mancher andere? Hatte er doch schon 14 Jahre zuvor geschrieben: 'Im allgemeinen halten wir aber nicht eine schematische Dosierung, wie sie für unsere wissenschaftliche Fragestellung notwendig war, sondern eine individuelle Medikamentation nach Erfolg und Bedarf für richtig.' (richtig zitiert aus (28), S.1442, Anm. d.Autors)"

Man kann natürlich auch den umgekehrten Standpunkt einnehmen, daß Dr. Kern unbedingt den (evtl. notwendigen) Kompromiß hätte eingehen müssen, einer Studie zuzustimmen, in der alle Patienten eben eine bestimmte, festgelegte Dosis von oralem Strophanthin bekommen hätten, wie in Prof. Halhubers eigener Studie (28) (siehe obiges Zitat). Der Erfolg wäre wahrscheinlich immer noch überzeugend genug ausgefallen. So werden auch folgende Worte von Herrn Heyde, einem Mitstreiter Dr.Kerns, auf dem

'Heidelberger Tribunal' verständlich, Zitat aus dem Stenographischen Protokoll, S. 91: "Herr Prof. Halhuber, ich glaube, ich kann ein bißchen beurteilen, was in der Korrespondenz zwischen Ihnen und Herrn Kern abgelaufen ist. Es ist gut, wenn wir nicht darauf eingehen..., weil ich meine, daß dann unnötig Emotionen angeheizt werden, und weil ich den Verdacht habe, daß da beide Seiten nicht ganz unbeteiligt waren. Beide Seiten." Hierzu paßt auch die folgende Aussage Prof. Halhubers aus einem Brief an den Internisten und Pro-Strophanthin-Streiter Hans Kaegelmann 1996: "Warum ist später die Zusammenarbeit mit B.Kern, den ich als eigensinnig schwierigen, aber mir sympathischen Partner kennengelernt habe, nicht mehr möglich gewesen? Weil er für weitere vergleichende Studien keine gleichartigen Versuchsbedingungen anerkennen konnte. So kam es zur Konfrontation in der 'Molkenkur' in Heidelberg zu Beginn der 70er Jahre, an der die Sturheit aller Beteiligten Schuld hatte."

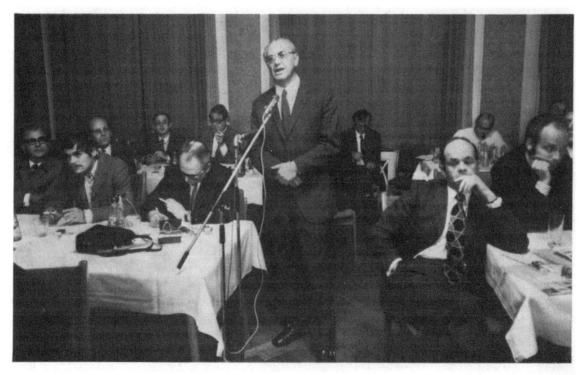

Kronzeuge der Anklage: Prof. Max J. Halhuber

aus: Peter Schmidsberger: "Skandal Herzinfarkt" (5)

Leider hat es Berthold Kern auf dem "Heidelberger Tribunal" unverständlicherweise auch versäumt, das positive Ergebnis der Studie von Prof. Halhuber von 1954 zur Sprache zu bringen. Er hätte hiermit einen großen Trumpf ausspielen können. - Übrigens schreibt Prof. Halhuber über seine eigene Studie in einem Brief an Hans Kaegelmann: "Ich habe diese Veröffentlichung von mir aus dem Jahr 54 (9 Jahre nach Kriegsende) total verdrängt und nun mit Bauchgrimmen neu gelesen. Aber auch nach mehrmaliger Lektüre meine ich, zu den Aussagen stehen zu können." - So fielen wichtige, substantielle Argumente für das orale Strophanthin "unter den Tisch".

Trotzdem Prof. Doerr, der damalige Präsident der Deutschen Gesellschaft für Pathologie, Sympathien mit der Position Dr.Kerns hatte, konnte er auf dieser Veranstaltung nicht verhindern, daß Dr. Kern gerade wegen dieses Themas intensiven "Gegenwind" erfuhr. Mit Prof. Schettler als einem der führenden Forscher und Vertreter der Lehre der Koronar-Theorie war es unmöglich, abweichende Erkenntnisse in diesen Fragen zu diskutieren.

Auf dem "Heidelberger Tribunal" ging es zum größeren Teil nicht nur um Strophanthin, sondern auch um den Herzinfarkt als solchen. Wahrscheinlich hat sich die leidenschaftliche und zum Teil übers Ziel hinausschießende Kritik von Dr. Berthold Kern an der damals sicherlich mehr als heute kritikwürdigen Koronar-Theorie der "Schulmedizin" und die enge Verknüpfung ders Themas "Strophanthin" mit eben dieser Kritik (siehe Kap. A 17) äußerst ungünstig auf die Akzeptanz des Strophanthins ausgewirkt, indem gerade dieses auch nach dem "Heidelberger Tribunal" umstrittene Thema der anderen Herzinfarkt-Lehre bei vielen Medizinern zusätzliche unüberwindliche Widerstände auslöste, die sich dann auch gegen das Strophanthin richteten.

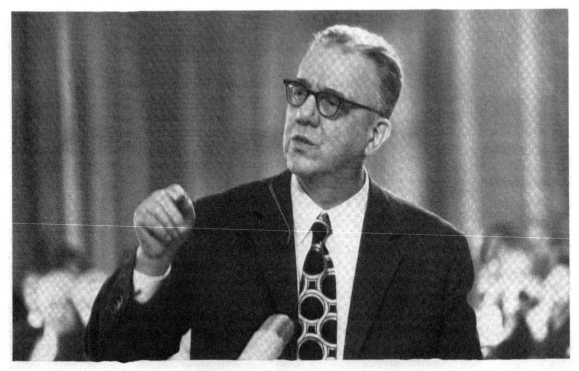

Wortführer der Pathologen: Prof. Wilhelm Doerr

aus: Peter Schmidsberger: "Skandal Herzinfarkt" (5)

Bemerkenswert ist Folgendes: Das offizielle Abschlußkommunique des "Heidelberger Tribunals" war in der Veröffentlichung unterzeichnet von der Deutschen sowie der Schweizerischen Gesellschaft für Innere Medizin und der Deutschen Gesellschaft für Intensivtherapie. Dieser Abschlußbericht wurde auch Prof. Doerr vorgelegt, der jedoch seine Unterschrift verweigerte, sodaß die Deutsche Gesellschaft für Pathologie unter dem Kommunique nicht in Erscheinung trat (495).

War es dem Anführer Prof. Schettler bewußt, daß er mit diesem Heidelberger Konzil den dringend gesuchten Ausweg aus der Sackgasse der Herzmedizin leichtfertig oder gar willkürlich verbaute? Warum hat er in seiner immerhin 424-seitigen Autobiographie "Erlebtes und Erdachtes" das "Heidelberger Tribunal" vollkommen verschwiegen ?

Übrigens ist die heutige Klinik für Innere Medizin der Universitätsklinik Heidelberg nach dem großen Strophanthin-Förderer Ludolf von Krehl benannt (siehe S.262/263). Genau diese Klinik ist langjährig von Prof. Schettler geführt worden.

Prof. Schettler, dessen Unwahrheiten zum Strophanthin schon im Kapitel A 11) besproche wurden, schreibt in der "Ärztlichen Praxis" vom 27.12. 1988, also 17 Jahre nach dem "Heidelberger Tribunal" und nach all den ernstzunehmenden Veröffentlichungen beeindruckender Therapie-Erfolge, z.B. der pharmako-dynamischen Doppelblind-Studie von Prof. Kubicek und Reisner, der Doppelblind-Praxis-Studie von Salz und Schneider, der Studien von Prof. Dohrmann oder der Werkärzte des Gelsenkirchener Bergwerks Dr.Grabka und Dr.Brembach und weiterer Arbeiten, die im Kapitel A 2) vorgestellt wurden - gegen eine Studie von Prof. Dohrmann und die von Kubicek und Reisner hatte Prof. Schettler Unwahrheiten publiziert - von alledem ungerührt schreibt Prof. Schettler, Zitat S.3249: "Unter der Leitung von Prof. Dr. Ernst Wollheim, Würzburg, fand 1971 in Heidelberg ein Gespräch mit Vertretern des Arbeitskreises Haubersbronn statt. (= der Kreis um Dr.Kern, Anm.d.Autors) ... Nach ausgedehnten Diskussionen kamen die Vertreter der sog. Schulmedizin, u.a. die Professoren Grosse-Brockhoff, Spang, Lichtlen, auch unter Auswertung des vorgelegten Materials zu dem Urteil, daß die orale Anwendung von Strophanthin weder empirisch noch wissenschaftlich zu begründen ist. <u>In der Zwischenzeit sind mir neue Daten nicht bekannt geworden.</u> Die behaupteten akuten oder Langzeitwirkungen des oralen Strophanthins bei Angina pectoris, den Symptomen der koronaren Herzkrankheit oder beim Herzinfarkt sind <u>in keiner Weise</u> belegt." (Hervorhebung durch den Autor)

In diesem Zusammenhang ist ein Zitat aus der Autobiographie Schettlers "Erlebtes und Erdachtes" interessant, S.364: "Der Arzt muß sich sein Vertrauen immer von neuem erwerben und erhalten. Aber er muß sich hierbei von der Wahrhaftigkeit leiten lassen."

Ein weiteres Zitat Prof. Schettlers aus seinem Vorwort zum Buch "Herzinfarkt" von Prof. H.Mörl über die "... vielen fragwürdigen und unbewiesenen Empfehlungen zur Prophylaxe und Therapie des Herzinfarkts, wie sie immer wieder, auch in der Laienpresse, gegeben werden. Wenn es ein Wundermittel, eine Wunderdroge gegen den Infarkt gäbe, so würde die Zahl der Infarkterkrankungen und der Infarkttodesfälle bei uns rapide abnehmen."

Zitat aus "Deutsches Ärzteblatt" 88, Heft 19 vom 9.5.1991: "Der Vorstand der Bundesärztekammer verleiht kraft dieser Urkunde dem um die deutsche Ärzteschaft hochverdienten Gotthard Friedrich Schettler in Heidelberg, Dr.med Dr.h.c.mult., Arzt für Innere Medizin, emeritierter ordentlicher Professor der Universität Heidelberg, ehemaliger Direktor der Medizinischen Universitätsklinik Heidelberg, Präsident der Heidelberger Akademie der Wissenschaften, die Paracelsus-Medaille der deutschen Ärzteschaft.
... Die zahlreichen nationalen und internationalen Aufgaben sind ein weiterer Beleg für seinen Bildungs- und Erkenntnishorizont. Gotthard Friedrich Schettler erhielt die Ehrendoktorwürde der Universitäten München, Edinburgh, Padua, Berlin, Budapest sowie die Ehrenmitgliedschaft zahlreicher internationaler Fachgesellschaften. Die Universität Hiroshima ernannte ihn zum Ehrenbürger. Gotthard Friedrich Schettler hat sich durch unermüdliches ideenreiches wissenschaftliches Engagement, als akademischer Lehrer, durch zielstrebigen Einsatz für die ärztliche Aus-, Weiter- und Fortbildung um die Ärzteschaft und die deutsche Medizin sowie um das Gesundheitswesen in der Bundesrepublik Deutschland in vorbildlicher Weise verdient gemacht."

Jährlich sterben weltweit mehrere Millionen Menschen am Herzinfarkt, allein seit dem Heidelberger Tribunal sind dies wesentlich mehr Menschen als vergleichsweise die Opfer des Zweiten Weltkrieges.

C 3) Warum die Menschheit nicht weiterkommt

"Heidelberger Tribunale" hat es immer schon gegeben: Längeres Zitat aus "Skandal Herzinfarkt" von Peter Schmidsberger (5), S.260: "Carl Ludwig Schleich, als Erfinder der örtlichen Betäubung bedeutender Vertreter der deutschen Chirurgie, hatte in seinen Lebenserinnerungen zu diesem Thema geschrieben: 'Ein Kritiker hat mich einmal einen Feind der Wissenschaft genannt; ja das bin ich auch geworden, nämlich jener Wissenschaft, die mit dogmatischer Engherzigkeit einfach alles befehdet, was außerhalb des Geheges ihres selbst umzäunten, methodischen Gartens liegt, der nur jene Gemüse trägt, die ihren Mann ernähren, vom schönen freien Urwald aller Möglichkeiten aber nichts wissen will...'

Er wies besonders darauf hin, daß alle bedeutenden medizinischen Entdeckungen 'außerhalb der Hochburg der Großsiegelbewahrer der Wissenschaft' gemacht wurden. Schleich ist selbst das beste Beispiel dafür. 1892 trug er auf dem Chirurgen-Kongreß in Berlin vor, daß er schon Hunderte von Operationen 'ohne Narkose, bei vollendeter Schmerzlosigkeit' vorgenommen habe. ... Als der Sturm der Entrüstung abgeklungen war, fragte der Vorsitzende das Auditorium: 'Ist jemand von der Wahrheit dessen, was uns hier eben entgegengeschleudert worden ist, überzeugt? Dann bitte ich die Hand zu heben.' Es war das gleiche, auch heute noch in der Medizin übliche Verfahren: Zum Urteil über neue Forschung werden die Anhänger alter Lehren als Richter berufen, und zwar noch, bevor sie auf dem Neuland Sachkenntnis erwerben konnten.

Kurz zuvor hatte eine Massenrundfrage in der Medizinerschaft ergeben, die von Robert Koch entdeckten Tuberkelbazillen könnten keineswegs als Erreger angesehen werden, weil man über die Ursache der Schwindsucht ja längst anders informiert sei. Keiner der 'Richter' über Koch hatte seine Ergebnisse nachgeprüft oder nur gekannt.

So kam, was bei dieser Art von Wahrheitsfindung kommen mußte: Kein einziger der 800 anwesenden Kongreßteilnehmer in Berlin hob die Hand. Das hatte zur Folge, daß die neue Methode fünfzehn Jahre lang den Kranken vorenthalten wurde. Schleich beklagte sich bitter darüber, daß zu seinen Lebzeiten niemand für den ihm 'angetanen Schimpf' ein 'Wort der Sühne' gefunden habe: 'Ist das eine wissenschaftliche Gesellschaft zu nennen, welche eine angebliche Verletzung ihrer eingebildeten Würde so viel höher stellt als den Wert eines Segens der Menschheit ..., daß sie es mit allen Mitteln zu ignorieren und zu unterdrücken sich entschlossen hat ?' fragte er in seinen Lebenserinnerungen. 'Immer wieder wiederholt sich derselbe Kampf auf Leben und Tod. Nur niemand vorlassen, eher totschweigen als sich überspringen lassen! Ein Konkurrenzkampf, heiß wie das Pferderennen, nur um so ekler, als es sich um das Heil der Menschen handelt, dessen Wahrung angeblich doch immer das höchste Interesse der Verwalter der medizinischen Machtstellungen sein soll.'

Für Schleich war die Hohe Schule fortan ein 'Hochwall der Reaktion jeder Art', ... die 'Lindwurmhöhle des Ungeheuers Clique'. Wozu dieses 'Ungeheuer' fähig ist, zeigte sich besonders eindringlich bei Sir Joseph Lister. Er begründete die Antisepsis, die heute selbstverständliche Abtötung von Krankheitserregern des Patienten vor Operationen; ohne diese Leistung wäre die gesamte moderne Chirurgie nicht möglich.

Zu seiner Zeit, als noch ein Großteil der Operierten in den Betten verfaulte, gelang es ihm, seine Stationen frei von Wundbrand zu halten. Doch statt diese Methode zu akzeptieren, fielen die Kollegen über ihn her und inszenierten 1869 auf einem Kongreß in Leeds seine wissenschaftliche Hinrichtung. Die Sprachregelung dabei will uns bekannt erscheinen: Sie qualifizierten den antiseptischen Gedanken als 'schädlich' ab, es sei an der Zeit, mit dem Wahnsinn aufzuhören. Und Ärzte, die Listers Methode nie selbst ausprobiert hatten, bezeichneten sie als 'verbrecherischen Kunstfehler'. ...

Die Zwangsjacke von Betriebsblindheit und Prestige

Worin liegen eigentlich die Ursachen für das starrsinnige Behindern wissenschaftlichen Fortschritts? Aus Thomas Kuhns kritischer Studie 'Die Struktur wissenschaftlicher Revolutionen' geht hervor, daß der Grundstein für das Fehlverhalten schon im harten 'Ausbildungsritual' gelegt wird. Der Studierende, erst recht der Nachwuchsdozent, durchläuft die in einer strengen Hierarchie übliche 'Rückgratmühle', wie es im Fachjargon heißt.

Von Anfang an werden ihm die genormten Anschauungen, die Spielregeln des Lehrdogmas so gründlich eingetrichtert, daß es ihm später aus psychologischen Gründen kaum noch möglich ist, diese Spielregeln in Frage zu stellen. ... Er hat, wie Kuhn es ausdrückt, in seiner Fachausbildung Schubladen geliefert bekommen, in die er die Natur hineinzuzwängen hat. Was da nicht hineinpassen will, dem schenkt er keine weitere Aufmerksamkeit.

... Gegen Überzeugungen helfen keine vernünftigen Argumente. Schon der Student akzeptiert das Dogma nur 'wegen der Autorität des Lehrers und des Lehrbuchs, nicht aufgrund von Beweisen', wie Kuhn feststellt. Höchste Norm für die Gültigkeit eines Lehrsatzes ist für den dogmatisch erzogenen jungen Wissenschaftler deshalb 'niemals' die kritische Prüfung anhand der Wirklichkeit, sondern allein die 'Billigung' durch seine

Gemeinschaft. ... Goethe hat es so formuliert: 'Eine Schule ist als ein einziger Mensch anzusehen, der hundert Jahre mit sich selbst spricht und sich in seinem eigenen Wesen, und wenn es noch so albern wäre, ganz außerordentlich gefällt.'

Dazu kommt das hohe Sozialprestige des Hochschul-Professors, das seine Autorität untermauert. Titel, Ämter, Würden schmücken ihn, so mancher hat ein fürstliches Einkommen. Hat er erst einmal diese Stufe erklommen, dann wird er besorgt darauf achten, daß sein Ruf makellos bleibt. Wie sollte er da Fehler eingestehen?

Hat er doch Tausende von Studenten belehrt, seine wissenschaftlichen Vorstellungen in vielen Büchern verbreitet, als Gutachter vor Gericht oft die Schwurhand gehoben. Und plötzlich soll er all das abschütteln wie ein paar Tropfen Wasser?

Allein schon deshalb lehnt es die akademische Gemeinschaft ab, eine 'altehrwürdige Theorie' zurückzuweisen zugunsten eines neuen Lösungsversuchs. Sie glaubt, sie setze ihr Prestige aufs Spiel, sobald sie für überholt und unbrauchbar erklärt, was Jahrzehnte ihre Billigung gefunden hat.

Erst im Licht solcher Gestzmäßigkeiten wird das Verhalten von Hochschullehrern wie Halhuber, Schettler, Wollheim und der anderen im Infarktstreit begreiflich: 'Selbst wenn ein Engel aus dem Himmel euch anders offenbare, als wir euch lehren - er sei verflucht!' " (Paulus an die Galater) Ende des Zitats.

Doch überlassen wir das letzte Wort Herrn Prof. Schettler selbst, der in seinem Schlußwort auf dem "Heidelberger Tribunal" Berthold Kern kritisch zitierte: "Wenn ..." festgestellt "... wird, daß ein deutscher Arzt, wenn er nur einmal Ordinarius ist, heute behaupten könne. was er wolle, ... er würde nie dafür zur Rechenschaft gestellt; wenn weiter hineingeschrieben wird, daß die Gutachten, die von uns erstellt werden, zum Nachteil der Patienten aus Arroganz und Nichtwissen der Schulmedizin heraus gefertigt würden, und wenn diese Dinge dann als Beweis für eine miserable Leistung dieser Schulmedizin zitiert werden, ..."

... dann kann dem nach exakter Analyse aller in diesem Buch vorgetragenen Fakten nur voll und ganz zugestimmt werden!!

Siehe auch Anhang A 11)

C 4) Nach "Heidelberg" - der gewonnene Prozeß gegen den Stern

Ab 1971 publizierte der bekannte Leipziger Wissenschaftler und Erfinder Prof. Manfred von Ardenne, den Dr. Berthold Kern zu einer engen Zusammenarbeit bewegen konnte, umfangreiche Forschungen zum Thema (105-123). Diese beruhten jedoch zum Teil auf neuartigen, ungewohnten Methoden, und die gemessenen Ergebnisse waren mit Hypothesen oft derart vermischt, daß man beides einfach nicht auseinanderhalten konnte. Dies geschah in einer schwer verständlichen, verwirrenden Sprache, einem unglücklichen wissenschaftlichen "Dialekt" sozusagen, der nicht definierte Wort-Neuschöpfungen enthielt, sodaß trotz aller interessanter Details für die schulmedizinischen Skeptiker ein unbefriedigender Gesamteindruck entstand, der die Ablehnung des oralen Strophanthin möglicherweise eher noch verstärkte. Dies alles im Zusammenhang mit dem zum Teil überschießenden, im Prinzip sicherlich berechtigten Enthusiasmus von Dr. Berthold Kern und seiner daraus resultierenden stellenweise nicht hundertprozentigen wissenschaftlichen Präzision bildet eine Grundlage, auf der man die Gegenseite, die Vertreter der offiziellen Medizin, zum Teil verstehen kann, zumal die Anwendung der giftigen Digitalis-Glykoside recht schwierig und heikel war und ist, was ein besonders intensives Festhalten am starren Dogmatismus auch beim Strophanthin förderte.

...die "internationale Gesellschaft für Infarktverhütung"...

Von 1966 bis 1990 existierte ein größerer Zusammenschluß informierter und engagierter Wissenschaftler, Professoren und Ärzte, darunter Prof. v.Ardenne und Prof. Hans Schaefer, die sich für die Aufklärung über orales g-Strophanthin und eine andere Herzinfarkt-Theorie einsetzten: Die "Internationale Gesellschaft für Infarktbekämpfung e.V.", zuletzt umbenannt in "Gesellschaft für Infarktverhütung e.V." in Schorndorf-Haubersbronn. Die veröffentlichten insgesamt 87 Rundbriefe sind eine interessante Informationsquelle, die über Büchereien (Fernleihe) erhältlich ist.

Im Lauf der siebziger und achtziger Jahre wurde trotz "Heidelberg" von den verschiedensten Wissenschaftlern weiteres Material pro orales g-Strophanthin veröffentlicht, unter anderem die Doppelblind-Studie von Prof. Kubicek und Reisner mit ihren günstigen Auswirkungen des oralen g-Strophanthins auf das EKG 1973, die Therapie-Erfolge von Prof. Dohrmann 1977, 1984 und 1987, die fehlenden Herzinfarkte im Gelsenkirchener Bergwerk 1981 und 1984, die Umfrage des Herstellers von oralem g-Strophanthin bei über 3600 Ärzten 1984 und viele andere mehr. (siehe Kap. A 2 bis A 8)

Neben der Doppelblind-Studie von Prof. Belz (und Mitarbeitern) (41), einem renommierten Wissenschaftler, die 1984 in "European Journal of Clinical Pharmacology" publiziert wurde (siehe S. 55), hatte auch die Entdeckung der hochsensiblen Herzglykosid-Rezeptoren (alpha2- und alpha3-Isoformen der Natrium-Kalium-Pumpe), die 1982 in "Nature", einer der international bekanntesten Wissenschafts-Zeitschriften, veröffentlicht wurde (66), einige Bedeutung, die die Ablehnung des oralen g-Strophanthins eventuell hätte in Frage stellen können. Der aufgrund vielzähliger Tierversuche (siehe Kap. A 13 d) und der Studien von Marchetti 1971 (577) und Erdle 1979 (575, auch 574) mit ihren ausgesprochen hohen Blutwerten beim Menschen (siehe S. 92 unten) sowieso unhaltbare Vorwurf einer zu geringen Resorption wurde durch die Entdeckung der hochsensiblen Strophanthin-Rezeptoren weiter relativiert. Trotzdem wurden die seit

Jahrzehnten stereotypen Angriffe der Lehrbuch-Medizin gegen positive Meldungen über die orale g-Strophanthin-Therapie auch mit dem Argument einer zu geringen Resorption fortgeführt; das Thema orales g-Strophanthin wurde ansonsten meist weiterhin totgeschwiegen. Mit der Entdeckung der Stimulation der Natrium-Kalium-Pumpe und ihrer beginnenden internationalen Anerkennung ist der Vorwurf einer Gering-Resorption sowieso hinfällig, da es nur die kleinen Mengen an Strophanthin sind, die die Stimulation des Rezeptors auslösen.

Prof. Erdmann veröffentlichte 1985 die stark voreingenommen anmutende sogenannte "Erdmann-Studie", die in Kap. A 11 b) eingehend analysiert wurde, eventuell als Antwort auf die Studie von Belz et al. 1984. Sie wurde von der Schulmedizin neben den häufiger zitierten Ergebnissen der Greeff-Studie (564), nämlich einer vermeintlich geringen und einer aufgrund eindeutiger Fehlbeurteilung als angeblich zu stark schwankend angegebenen Resorption, als angeblicher "Beweis" einer Unwirksamkeit des oralen / perlingualen g-Strophanthins präsentiert.

Lud die "Internationale Gesellschaft für Infarktbekämpfung" zu ihren Jahrestagungen noch Ende der Achtziger Jahre in die Kongreßhalle Baden-Baden ein, so ist in den letzten Jahren die Reihe der Pro-Strophanthin-Kämpfer durch den Tod der meisten treibenden Kräfte recht klein geworden, zum Beispiel Prof. Glatzel, Heinz Herbert Schöffler, Dr.Salz, Dr.Ellinger, Willi Maus, Peter Schmidsberger. Am 16.10.1995 verstarb 84-jährig Dr.Berthold Kern, Begründer der modernen oralen Strophanthin-Therapie, der den Nobelpreis verdient gehabt hätte, am 26.5.1997 der Forscher und Erfinder Manfred von Ardenne, der viel mit Strophanthin experimentiert hat. Am 13.5. 1998 verstarb Prof. Rolf Erich Dohrmann, der im Ev.Waldkrankenhaus in Berlin-Spandau über ein Jahrzehnt lang orales g-Strophanthin mit hervorragendem Erfolg einsetzte.

Dr. Walter Dürsch, ehemaliger Chemiker in der Zentralforschung der Hoechst AG, erleidet im März 1986 einen Herzinfarkt. Trotz Bypass-Operation im Juli ist er im Oktober nach Bypass-Verschluß einem zweiten Infarkt und dem Ableben nahe. Nach Einnahme von oralem g-Strophanthin bessert sich sein Zustand erheblich und ist bis heute gut. Seitdem setzt er sich für dieses Mittel ein und betreibt Aufklärung über "Dogmosen": dies sind alle durch falsche und dennoch die Medizin beherrschenden Dogmen zu verantwortenden Erkrankungen. Dr. Dürschs erschöpfend ausführliches Buch "Sind die meisten Infarkte verhütbar?" (6) behandelt auf über 860 Seiten nicht nur das Thema Herzinfarkt, sondern auch Schlaganfälle und Peripherie-Infarkte und ist eine vorzügliche Fundgrube unzähliger wichtiger und detaillierter Informationen.

Auf Strophanthin aufmerksam gemacht wurde er vom Internisten Hans Kaegelmann aus Windeck, Gründer des "Verlags Kritische Wissenschaft", der "VVV" = "Vereinigung für Vernunft und Verantwortung" und der "Interdis" = "Internationale Gesellschaft für interdisziplinäre Wissenschaften".

Mit beispiellosem Einsatz versucht er nun wirklich alles nur Menschenmögliche. Er schreibt unzählige Briefe, verschickt umfangreiches Info-Material und bemüht sich jahrelang unermüdlich um eine diskrete und harmonische Angleichung der konträren Auffassungen: Er versuchte, den Medizin-Funktionären "goldene Brücken zu bauen", auf denen sie ihr "Gesicht nicht hätten verlieren" müssen, um sie zum Dialog zu bewegen. Doch in der Regel werden seine Versuche durch die von ihm so genannte "TAT" abgewehrt: Totschweige-Abwimmel-Taktik! Die wichtige Bundesärztekammer z.B. antwortet nicht. Ursache der allgemeinen Ablehnung des oralen g-Strophanthins in Politik und Medien sind laut Dr.Dürsch vor allem die falschen, das orale g-Strophanthin abwertenden Behauptungen eines Gutachtens der "Deutschen Gesellschaft für Herz- und Kreislauf-Forschung" (heute "Dtsch.Ges.f.Kardiologie") für das Bundesministerium für Gesundheit, auf das sich mehrfach bezogen wird. Es wird jedoch trotz Bitten um Einsicht geheim gehalten. Alle eindringlichen, doch damals noch stets diplomatischen Versuche von Dr.Dürsch bei den verschiedensten Vertretern der Medizin, der Medien, bei Krankenkassen und beim Bundesgesundheitsministerium "verlaufen im Sande".

Daraufhin reichen Hans Kaegelmann und Dr.Dürsch 1993 nacheinander Petitionen beim Petitions-Ausschuß des Deutschen Bundestages ein. Ziel ist die politische Durchsetzung einer neutralen Untersuchung vor allem des oralen g-Strophanthins zum Schutz vor den zahlreichen nachweisbar verhütbaren Erkrankungen und Todesfällen. Mehrmals wird brieflich die Thematik der Petitionen und deren Dringlichkeit besonders Minister Seehofer, aber auch dem gesundheitspolitischen Ausschuß, Bundeskanzler Dr.Helmut Kohl und Bundestagspräsidentin Prof. Rita Süssmuth nahegelegt. Beide Petitionen werden 1994 abgelehnt. Die Klage von Dr.Dürsch vor dem Bundesverfassungsgericht wurde ebenfalls abgelehnt.

...der gewonnene Prozeß gegen den "Stern"...

Sehr interessant ist ein brillanter Artikel von Peter Schmidsberger von 1992 (826) über seinen Prozeß vor dem Oberlandesgericht München gegen den "Stern", der fälschlicherweise u.a. die Gefährlichkeit von oralem g-Strophanthin behauptet hatte, Zitat S.11: "Der Ratschlag, bei einem akuten Herzinfarkt Strophanthin in 'Zerbeißkapseln' einzunehmen, sei gefährlich. Durch Strophanthin würde, wenn es wirksam wäre, der Sauerstoff-Verbrauch des Herzens erhöht und dadurch das Gegenteil des gewünschten Effektes erzielt; der Infarkt würde sich vergrößern."

Der zuerst berufene Gutachter war Prof. H.P.Wolff, der damalige Vorsitzende des Wissenschaftlichen Beirates der Bundesärztekammer, der unter Hinzuziehung von weiteren Sachverständigen, die Professoren G.Riecker, E.Erdmann, W.Forth, K.Ewe und E.Ungeheuer ein Gutachten erstellte. Nachdem aufgrund der begründeten Kritik an diesem Gutachten vom Gericht ein weiterer Gutachter gefordert wurde und nachdem nach Ablehnung der vom "Stern" gewünschten Frau Prof. I.Oepen und der Berufung von Frau Dr.G.Draczynski vom Zentralverband für Naturheilverfahren das von letzterer vorgelegte Gutachten, welches Peter Schmidsberger in allen Punkten recht geben mußte, zur Anhörung vorlag, bat Prof. Wolff zwei Tage vor dem Termin den Vorsitzenden des Senats, "ihn von seinem Auftrag zu entbinden. Der Grund: fehlende Kompetenz." (Zitat S.14) Der nun berufene Gutachter Prof P.T.Ammon bestätigte das Gutachten von Dr.G.Draczynski, und das Gericht erkannte nach 8 Jahren, daß die vom "Stern" aufgestellte Behauptung "unrichtig ist". (Bei Verstoß gegen das Unterlassungs-Verbot 500.000 DM Ordnungsgeld). Ein Revisions-Antrag des "Stern" wurde vom Bundesgerichtshof nicht zugelassen.

C 5) AKTUELLE SITUATION

a) Die Reaktionen auf die erste Auflage dieses Buches

Der Autor hat nach Erscheinen des Buches im Juni 2003 zwanzig (schul-)medizinische Fachzeitschriften kontaktiert für einen Artikel oder zumindest eine Buchrezension. Der Autor ging dabei so vor, daß er zuerst telefonisch das Thema möglichst ausführlich angekündigt hatte, wenn möglich beim leitenden Redakteur, den er ca. in der Hälfte der Fälle erreichte, bevor er das Buch schickte mitsamt einem Anschreiben und einem knappen Text, der eine stufenweisen Einstieg in das Themas ermöglichten sollte. Das Vorwort von Prof. Hans Schaefer, immerhin über Jahrzehnte der führende Physiologe mit Weltruhm, verhalf noch nicht einmal dazu, daß sich die Redaktionen dazu bequemten, wenigstens eine Absage zu erteilen zu einem Buch mit starken Indizien (und 1380 Quellenangaben) für eine weitgehende Lösung für eines der größten medizinischen Problemen. Nur zwei sagten ab, die anderen meldeten sich gar nicht. Ebenso verlief es mit einer ganzen Reihe von Professoren und nicht-medizinischen Zeitschriften, die alle entweder das Buch mit Absage zurückschickten oder sich gar nicht mehr meldeten und auch keinen telefonischen Kontakt wollten, so z.B. ein Vorstandsmitglied der "Deutschen Gesellschaft für Kardiologie".

Erfreulich hingegen war, daß es neben umfangreichen Internet-Reaktionen eine ganze Reihe von naturheilkundlich orientierten Zeitschriften gab - u.a. "Naturheilpraxis", "CoMed", "Zeitschrift für Naturheilkunde, "Natur und Heilen", "Matrix 3000", "Zeitenschrift", "Das grüne Haus" (Österreich), "Heilpraxis Magazin" (Schweiz), die einen Artikel oder eine ausführliche Rezension abdruckten. Besonders hervorzuheben sind die medizinischen Fachartikel in "Erfahrungsheilkunde" (Haug Verlag, Februar 2004) und in "Naturheilverfahren" (Lose Blatt-Sammlung, vom Berliner Lehrstuhl für Naturheilverfahren herausgegeben, im renommierten Springer Verlag erschienen, Juni 2005).

b) Die **Notwendigkeit einer politischen Lösung für Strophanthin**

Im Fall Strophanthin versagen anscheinend die herkömmlichen Prinzipien des medizinischen Apparats: Therapiefreiheit und Selbstverwaltung. Da die Medizin seit Jahrzehnten alleine nicht in der Lage ist, die längst vorhandene Lösung des Problems zu installieren, ja trotz der erdrückenden Indizien noch nicht einmal zu prüfen, bedarf dieses äußerst wichtige Anliegen einer politischen Lösung.

Die Politik und die Krankenkassen sollten an dem Thema Strophanthin großes Interesse haben, da sich realistisch abzeichnet, daß man die meisten anderen Medikamente und viele Bypässe und Ballon-Dilatationen einsparen könnte, was **Einsparungen in Milliardenhöhe** bringen würde.

Nun ist es so, daß der Gesetzgeber eine Nachzulassung für alle Altpräparate fordert, so auch für das orale g-Strophanthin-Präparat Strodival® in allen drei Varianten. Über den Wirksamkeits-Nachweis hat das zuständige "Bundesamt für Arzneimittelsicherheit und Medizinprodukte" (BfArM) zu entscheiden. Die Situation war / ist für das Strodival® aus folgendem Grund problematisch: So beeindruckend die Studienergebnisse zur Wirksamkeit des oralen Strophanthins aus den Kapiteln A 2) bis A 7) von ihrem Inhalt auch sind, so genügen sie dennoch nicht den mittlerweile immens gestiegenen formalen

Ansprüchen an Arzneimittel-Studien. Da die Kosten für die Durchführung einer heutzutage nomalerweise erwarteten prospektiven, randomisierten Langzeit-Doppelblind-Studie mit einer größeren Anzahl von Patienten zu g-Strophanthin und Placebo bzw. einem oder mehreren etablierten Medikamenten sehr hoch sind, ist hiervon jede kleinere und mittlere Pharmafirma zweifellos überfordert, was eine Begünstigung der bekanntlich auf die Politik Einfluß nehmenden großen Pharma-Konzerne darstellt, denn eine große Studie kann nur noch von einem solchen bewerkstelligt werden. Doch da im Falle des g-Strophanthins die Patentrechte längst abgelaufen sind, wäre ein Engagement eines solchen Konzerns unwahrscheinlich, weil dieser hohe Kosten in ein Mittel investieren müßte, welches dann von jeder anderen Firma sofort als Generikum kopiert werden könnte.

Zwar genügen die vorliegenden Daten zu Strophanthin der Form nach tatsächlich nicht den heutigen Anforderungen einer "evidence based medicine", jedoch sind die Inhalte so bedeutsam, daß ein starres Festhalten nur an den formalen Kriterien für den unvoreingenommenen Beobachter als großer Fehler erkennbar wird. Denn durch die überwältigende Fülle von Studien und Berichten über die einmaligen und selbst bei nüchterner Betrachtung nicht anders als sensationell zu bezeichnenden therapeutischen Erfolge - vor allem in ihrer Gesamt-Schau (Meta-Analyse) - ist die Wirksamkeit von oralem g-Strophanthin auch ohne eine große Doppelblind-Studie erdrückend offensichtlich und kann nur mit einem hohen Maß an Zynismus geleugnet werden.

Eine weitere Schwierigkeit liegt auf der Hand: Welcher Arzt, der das Strophanthin als offensichtlich entscheidend wirksames Medikament kennt, wird bereit sein, für eine Studie seine Patienten der 50:50-Gefahr der Placebo-Verabreichung auszusetzen ? Auch die Patienten werden von dieser Möglichkeit nicht gerade begeistert sein. Und neue Ärzte für die Studie zu finden, dürfte sich wahrscheinlich auch als schwierig gestalten. Im Falle einer Placebo-Gabe würden die betroffenen Patienten aber wohl meist bald an ihrem sich verschlechternden Befinden merken, daß sie das Placebo erhalten, und die Studie abbrechen, um wieder ihr Strophanthin als Verum zu bekommen. Insofern wäre die Gefahr doch nicht allzu groß. Nebenbei könnte dieser Effekt auch ein die Studien-Kosten minimierender Faktor sein.

Seit dem Herbst 2004 gab es aber Licht am Ende des Tunnels: Einige Pro-Strophanthin-Handelnde, die Herren Kaegelmann, Melhorn, Moser, Völkner und Petry, haben die Bundestagsabgeordneten im Gesundheits-Ausschuß über die Existenz des Strophanthins mit seinen ungeahnten Möglichkeiten und seine aktuelle Bedrängnis informiert. Etliche von ihnen haben sich daraufhin an das Bundes-Gesundheitsministerium gewandt, das die Aufsicht über das BfArM hat. In einem Schreiben vom 18.10.2004 nimmt die Parlamentarische Staatssekretärin Marion Caspers-Merk MdB gegenüber Herrn Hubert Hüppe MdB folgendermaßen Stellung: "...findet sich eine große Zahl von positiven Berichten über die Wirkungen oralen Strophanthins..." ..."Zugunsten des oralen Strophanthins spricht, daß offenbar bisher keine unerwünschten Wirkungen aus seiner Anwendung bekannt geworden sind." ..."Falls eine Zulassung erteilt werden kann, wäre sie ggf. mit der Auflage an den pharmazeutischen Unternehmer zu verbinden, in den nächsten Jahren nach wissenschaftlichen Kriterien stärker belastbare Erkenntnisse zu sammeln und dem BfArM zu gegebener Zeit vorzulegen."

Am 25.November 2005 fand im Gesundheitsministerium Bonn ein Fachgespräch statt, an dem Vertreter des Ministeriums und Beamte des BfArMs sowie zwei Strophanthin verschreibende Ärzte und der Autor teilnahmen. Die Ärzte berichteten von ihren aktuellen wie üblich sehr positiven Erfahrungen mit jeweils Hunderten von Patienten und übergaben 40 Briefe von Patienten, die ihre große Angst zum Ausruck brachten, ihr Strodival® zu verlieren und deswegen evtl. Herzinfarkte zu erleiden. Das Fachgespräch hat dazu beigetragen, dass das BfArM Anfang des Jahres 2006 dem Strodival® die vorläufige Nachzulassung unter Auflage einer durchzuführenden Studie / Anwendungsbeobachtung erteilt hat, ein Vorgang, der die medizinischen Qualitäten des Strophanthins widerspiegelt. Damit wurde die offensichtliche Lösung für eines der größten medizinischen Probleme vor dem Untergang bewahrt.

Leider wurde die Zulassung der intravenösen Strodival®-Ampullen (g-Strophanthin) nicht verlängert, was die historischen Verhältnisse auf den Kopf stellt. In Italien ist jedenfalls das altbewährte Kombetin® (k-Strophanthin) noch erhältlich und auch importierbar. Siehe Anhang 10).

Diese vorläufige Zulassung und De-facto-Fristverlängerung soll der neuen Herstellerfirma MEDA GmbH die Möglichkeit geben, angesichts der bereits vorliegenden Studien und Berichte und der bereits seit Jahrzehnten ohne Zwischenfälle verlaufenden Anwendung eine zumutbar umfangreiche Studie oder Anwendungsbeobachtung durchzuführen. Dennoch bleibt eine Unsicherheit, wie (teuer) die vom BfArM zu konkretisierenden Anforderungen an die MEDA GmbH ausfallen werden. Nach Regelung dieses Punktes ist es natürlich erforderlich, daß die Firma MEDA GmbH die notwendigen Untersuchungen erfolgreich durchführt. Mitte Oktober 2006 hatte das BfArM noch keine Auflagen mitgeteilt. Mit einer erfolgreichen Studie / Anwendungsbeobachtung, in der quasi als "Nebeneffekt" auch eine Wirksamkeit bei Angina pectoris und Herzinfarkt dokumentiert würde, könnte man eventuell weitere Studien bei diesen Indikationen anregen, was dann letztlich zum dringend benötigten "Dammbruch" für eine breite Strophanthin-Anwendung führen könnte.

Näheres zur Herstellerfirma: Nachdem der Geschäftsführer der alten kleinen und aktiven Herstellerfirma "Herbert Pharma" Anfang der 1990er Jahre in den Ruhestand trat und es mit der Firma danach durch Mißwirtschaft bergab ging, wurde sie 1996 von der "BRAHMS Arzneimittel GmbH" gekauft, die auch weitere Medikamente vertreibt und somit nicht mehr ausschließlich auf Strophanthin fokussiert ist, und in "Herbert Arzneimittel GmbH Wiesbaden" umbenannt. Der Geschäftsführer der Mutterfirma BRAHMS AG ist Dr. Bernd Wegener, der 1.Vorstands-Vorsitzende des Bundesverbandes Deutscher Pharmazeutischer Industrie. Die neue Firma war relativ inaktiv: Es gab keine Präsenz auf den Baden-Badener Ärztetagen mehr, und das Thema "Strophanthin" suchte man vergeblich auf der Internet-Homepage der BRAHMS AG. 2003 wurde die Wiesbadener Tochterfirma an den schwedischen (expandierenden) Konzern MEDA verkauft (seit Frühjahr 2006 in Bad Homburg nach der Übernahme der Viatris GmbH, vorher in Wiesbaden), unter Beibehaltung des relativ niedrigen Aktionsniveaus sowie der Null-Information über Strophanthin im Internet.

Auch wenn das orale g-Strophanthin nicht nachzugelassen werden müßte, stellt die Nichtbehandlung der meisten Herzinfarkt-Patienten einen großen Mißstand dar, der behoben werden muß. Es ist doch ein Unding, daß es ein so gut wie nebenwirkungsfreies Medikament gibt, das auch noch ein körpereigenes Hormon ist, mit dem fast alle Herzinfarkte verhindert werden könnten – und es wird nur von ca. 1000 Insider-Ärzten regelmäßig angewendet. Schätzungsweise 10.000 Patienten werden mit Strodival versorgt. Es ist aus aus medizinischen, ethischen und volkswirtschaftlichen Gründen dringend notwendig, daß diese Therapie endlich allgemein bekannt und angewendet wird.

Und ein "Haken" bleibt vorerst bestehen: Die bisherige und auch jetzt beantragte und erteilte Zulassung für Strodival® läuft auf die Indikation "Linksmyokard-Schaden". Natürlich kann man den Zustand der Angina pectoris und den nach einem Herzinfarkt auch als Linksmyokard-Schaden interpretieren, jedoch wären die verschreibenden Ärzte rechtlich besser abgesichert, wenn es eine Indikationserweiterung auf "Angina pectoris" und "Herzinfarkt" gäbe, was jedoch einer kompletten (teuren!) Neuzulassung gleichkäme. Leider ist es nicht erlaubt, daß der Staat eine Firma gründet oder fördert, die das orale Strophanthin neuzuläßt. Eine Investition, die sich direkt über den Firmen-Gewinn, den man für Aufklärung nutzen könnte, auszahlen würde - und indirekt über den großen gesamtgesellschaftlichen Nutzen – abgesehen vom ethisch-medizinischen Standpunkt !

Auch wäre generell an eine Gesetzesänderung zu denken, die dazu führt, daß eine Firma, die hohe Kosten in eine nicht patentgeschützte Substanz investiert, gerade hierdurch einen neuerlichen Patentschutz erwirbt. Außerdem wäre zu prüfen, ob die Rezeptpflicht für orales g-Strophanthin nicht aufgehoben werden kann, deren Einführung mit einer potentiellen Gefahr aufgrund von angeblichen Resorptions-Schwankungen bei einem anderen Medikament als Strodival® begründet wurde, was allerdings auf eine Doktorarbeit mit sehr zweifelhafter Methodik zurückgeht (siehe Kap A 13 g9).

<u>Das Strophanthin als pflanzlicher Extrakt, der einst führend in der deutschen Medizin war, hat eine enzigartige Sonderstellung inne als der genaue Berührungspunkt der offiziellen Schulmedizin und der Naturheilkunde und könnte die langersehnte Wende zum Guten einleiten bzw. entscheidend unterstützen.</u>

Sinnvoll erscheint vorab auch die Bildung von Patienten-Selbsthilfegruppen oder einer Ärztegesellschaft oder eines gemeinnützigen Vereins, um das orale g-Strophanthin und eine wirklich befriedigende Prophylaxe und Therapie der Angina pectoris und des Herzinfarktes beim nötigen Durchbruch zu unterstützen. - Siehe auch Kap. A 12): "Situation der Patienten und Ärzte"

Zum Abschluß des gesamten Buches ein Wort von Rückert: "Das sind die Weisen, die durch Irrtum zur Wahrheit reisen. Die beim Irren verharren, das sind die Narren."

ANHÄNGE

Anhang 1 : Digitalis-Wirkung, bzw. Wirkung aller Herzglykoside im höheren Dosisbereich, d.h. auch des intravenösen Strophanthins:

1) positiv inotrop: Verstärkung der Kontraktionskraft (Schlagkraft) und der Kontraktionsgeschwindigkeit

2) negativ chronotrop: die Schlagfrequenz vermindernd; wirkt ökonomisierend auf den Herzstoffwechsel; die Mikrozirkulation und die Versorgung der Herzzellen werden dadurch verbessert, bessere diastolische Füllung der Herzkammer.

3) negativ dromotrop: Verlangsamung der Reizüberleitung von den Vorhöfen auf die Kammern, im toxischen Bereich: AV-Block.

4) positiv bathmotrop: die Reizschwelle des Herzens herabsetzend, d.h. die Erregbarkeit steigernd, im toxischen Bereich: Extrasystolen, Tachykardie.

Die therapeutische Wirkung ist begrenzt durch das Auftreten von Herz-Rhythmus-Störungen. Sie wird erst bei Dosierungen erzielt, die - besonders im Fall der Digitalis-Präparate - nur knapp unterhalb der toxischen Dosis liegen.

Anhang 2) Zur Widerlegung der Einwände gegen die "Stuttgart-Studie"

Zitat aus Berthold Kern "Der Myokardinfarkt", S.200: "Das wichtigste, auffallendste, auch statistisch exaktest faßbare Ergebnis unserer Myokard-Euthetisierung (=Stärkung, Behandlung zur Gesundung, hauptsächlich Strophanthin-Therapie, Anm.d.Autors) ist das bisher vollständige Ausbleiben tödlicher Herzinfarkte. Solange die 15000 Herzkranken unter dieser Euthetisierung standen, ist kein einziger von ihnen in diesen 21 Jahren einem tödlichen Infarkt erlegen.
Diese Tatsache hat in kardiologischen Fachkreisen verstimmte Zweifel ausgelöst, ja erregten Widerspruch als 'völlig unmöglich'. Darin spiegelt sich zwar, mit welcher Häufigkeit und trostloser Unabwendbarkeit man unter dem heutigen Koronarregime Infarkt-Todesfälle sieht, auch wie fremd und unverständlich der heutigen Kardiologie-Generation die 40-jährige Infarktprophylaxe seit Edens schon geworden ist. Dennoch lassen sich alle ... Einwände, die bisher gegen dieses Prophylaxe-Ergebnis vorgebracht werden ..., leicht entkräften.
Zunächst die Vermutung, die am Leben gebliebenen Herzkranken seien gar nicht herz- oder koronarkrank gewesen, hätten nur mit funktionellen, klimakterischen, vasoneurotischen usw. Mißgefühlen bei voller Herz- und Gefäßgesundheit unnötig Ärzte behelligt, unnötig Arzneien bekommen und wären ohnehin nie am Infarkt erkrankt oder gestorben. Diese Erwägung - die ohne Befragung des Referenten oder seiner Patienten, ohne Kenntnis der Literatur hierüber zustandekam - steht die Tatsache entgegen, daß viele dieser Kranken ja vor Beginn der Euthetisierung schon mit 'echten' Stenokardien oder Infarkten erkrankt waren, dann in all den Jahren ihrer Euthetisierung stenokardie-

und infarktfrei blieben, schließlich aber nach Wegzug an anderem Wohnort unter anderer Therapie wieder an Stenokardien litten, auch an Herzinfarkten starben."

Zitat aus Berthold Kern "Der Myokardinfarkt", S.199: "Die meisten dieser Herzkranken - großenteils Hypertoniker mit Überlastungsschäden des linken Ventrikels - kamen wegen Stenokardien oder sonstigen Dyskardien (Linksherzbeschwerden) als der häufigsten Gründe, die Herzkranke zum Arzt führen. Viele hatten schon Angina pectoris-Anfälle, auch nekrotisierende Kardiopathien oder echte Infarkte durchgemacht, waren berechtigterweise ebenso in Sorge vor Rezidiven wie beunruhigt durch die übliche Nutzlosigkeit der üblichen Koronar- und Antikoagulantien-Therapie zahlreich konsultierter Koryphäen und suchten bessere Hilfe bei 'Herzspezialisten', noch ohne zu wissen, welche Therapie ihrer wartet. Umgekehrt kamen andere Herzkranke gerade des Strophanthins wegen: meist ältere Hypertoniker mit den zugehörigen Linksmyokard-Symptomen, auch Stenokardien seit Jahrzehnten, die früher unter Strophanthin beschwerdefrei, leistungsfähig und glücklich gewesen waren, dann aber unter der neuen Therapie mit Digitalis und Koronarmitteln sich laufend verschlechterten, auf ihrem Wunsch nach dem 'veralteten' Strophanthin überall nur mit Lächeln abgewiesen wurden und sich schließlich zu einer 'Strophanthinquelle' durchgefragt hatten. ... Insgesamt also nach den üblichen, berechtigten Kriterien ein weit überdurchschnittlich infarktgefährdetes Krankengut.

... wurde die 'Unmöglichkeit' von klinischer Seite auch damit begründet, daß die Herzkranken, wenn nicht am Infarkt gestorben, ja unsterblich seien, was doch nicht angehe; so in kardiologischen Leser-Erwiderungen zu holländischen Presse-Nachrichten über myokardiale Infarkt-Prophylaxe. (Und ebenso auf dem "Heidelberger Tribunal", Anm.d.Autors)

... wurde auf den Hinweis, es gebe doch außer Infarkten noch andere Todesursachen, erwidert, dies seien dann wohl Fehldiagnosen mißdeuteter Infarkt-Todesfälle gewesen, womit sich Unterschiede im Erfolg myokardialer und koronarer Infarkt-Prophylaxe aufhöben.

Allerdings waren die realen Sachverhalte unserer Klientel jenen Opponenten noch nicht bekannt. Wir teilen sie deshalb hier mit für Leser, denen an echter Diskussion, nicht nur Ablehnung gelegen ist.

... In den 21 Jahren sind von unseren Herzkranken während der Euthetisierung insgesamt 179 verstorben. ...:

	Herztod	Nichtherztod	zusammen
a) Tod daheim	44 = 24,6%(70,4)	38 = 21,2%(72,3)	82 = 45,8%(71,3)
b) in Klinik	42 = 23,5%(72,1)	55 = 30,7%(67,6)	97 = 54,2%(69,6)
zusammen	86 = 48,1%(71,2)	93 = 51,9%(69,5)	179 = 100%(70,4)

In Klammern sind die Durchschnitts-Sterbealter angegeben. Das durchschnittliche Sterbealter der BRD lag im gleichen Zeitraum bei 68,6 Jahren für die Gesamtbevölkerung einschließlich Gesunden. Die in Holland geäußerte Ansicht, Strophanthin verkürze das Leben (Vroom), wird durch die Zahlen nicht gestützt.

Die Aufgliederung nach Gruppen und Todesursachen ergibt:
1a) Die 44 daheim an Herztod verstorbenen Kranken sind zur Hälfte (22 Fälle) an finaler ödematöser Rechtsherzinsuffizienz verstorben: infolge dekompensierter Vitien, Cor

pulmonale bei Emphysem oder Asthma, schwerer seniler Myokardschäden usw., mit Erlöschen meist unter Grippen, Pneumonien und dergleichen. Die zweitgrößte Gruppe (19 Fälle) starb ohne Stauungserscheinungen an finalem Herzkreislaufversagen schwer geschädigter, meist seniler Herzen bei Infekten, Malignomkachexie, nach Unfall und dergleichen. Nur in zwei Fällen trat der Tod im Lungenödem ein (je ein Fall von Vitium und exzessiver Hypertonie im Senium, s.u.) In der Seltenheit dieses Ausgangs spiegelt sich die Linksspezifität dieser Therapie. Ein Patient von 70 Jahren starb an schweren Adam-Stokes-Anfällen, die auch in der Klinik nicht hatten beeinflußt werden können.

Für fast alle dieser Kranken war das finale Herzversagen nicht nur erwartet und meist schon mit den Angehörigen vorbereitend besprochen, sondern auch als Nicht-Infarkt-Herztod erwartet. Dementsprechend rechtfertigen die Umstände des Sterbens auch keine begründbaren Vermutungen auf koronarthrombotisches Geschehen oder dergleichen.

1b) 42 Herzkranke verstarben am Herztod im Krankenhaus, das auch die Todesursache feststellte. 35 von ihnen verstarben an gleichartigen Todesursachen wie in der vorigen Gruppe. ... Dazu in 7 Fällen Herzkreislauf-Versagen nach Operationen, Frakturen usw., falls die kardiale Komponente im Todesursachen-Komplex überwog und die Einordnung unter "Herztod" rechtfertigte. Ein Infarkt oder Infarkttod wurde in keinem Fall festgestellt, auch nicht in den obduzierten Fällen.

2a und b) Unter den 93 Nicht-Herz-Todesfällen war das Spektrum ... daheim und im Krankenhaus im wesentlichen gleichartig: 54 mal Zerebraltod (Apoplexie oder enzephalo-malazisches Erlöschen), 20 mal maligne Neubildungen, je dreimal Lungen-Embolie ..., Urämie und Lungentuberkulose, je zweimal intestinale Blutung, Coma hepaticum und Suizid, je einmal Ileus; Ruptur eines Aortenaneurismas ..., Leukämie und Panmyelophthesie. In keinem Fall bestand auch nur die entfernteste Ähnlichkeit mit einem infarktartigen Verlauf, auch in den sezierten Fällen wurde nichts derart gefunden."

Zitat aus Berthold Kern "Der Myokardinfarkt", S.200: "Nicht wenige dieser Kranken stehen seit den Anfangsjahren noch in laufender Herzversorgung: nach Behebung der anfänglich oft beträchtlichen Beschwerden, Schlafstörungen, Leistungsschwächen usw. in ordentlichem Zustand trotz z.T. hohem Alter. Andere Kranke sind zwischenzeitlich nach auswärts verzogen oder gestorben, andere sind - wie so oft in solchen Großstadt-Praxen mit relativ hoher Patienten-Fluktuation - konsiliarisch anbehandelt worden und stehen nach Ausarbeitung ihrer individuellen Optimal-Therapie wieder in hausärztlicher Weiterbehandlung, sind also aus unserer Statistik ausgeschieden. Bei wieder anderen Herzkranken konnte eine Circukus-Hypertonie mit bedrohlicher Progredienz auch sonstiger Linksherz-Symptomatik (z.B. mit Stenokardien) durch euthetisierende Intensivbehandlung wieder so gut redressiert werden, daß auch ohne Herztherapie Wohlbefinden weiterbesteht; die Patienten kommen zwar bisweilen aus anderem Anlaß wieder, werden aber nicht mehr in der Herzstatistik geführt. So betrug die durchschnittliche Herzbehandlungsdauer dieser 15000 Herzpatienten 3,5 Jahre. Einfachheitshalber wurden Behandlungen, die noch im gleichen Jahr beendet waren, mit der Behandlungsdauer Null in die Statistik einbezogen. Genauere Berechnung hätte also einen höheren Behandlungsdurchschnitt ergeben."

Zitat aus Berthold Kern "Der Myokardinfarkt", S.202: "Das Ergebnis ist signifikant: Gemessen an der schärfsten Bedingung, am exaktest meßbaren Kriterium, am aktuellsten Gesundheitsproblem der Gegenwart: An der Verhütung tödlicher Herzinfarkte hat die Myokard-Euthetisierung ihre Überlegenheit über koronare Prophylaxe-Bemühungen erwiesen. Das Ergebnis der bis heute 100-prozentigen Infarkttod-Verhütung ist nicht nur 'signifikant' (Bereichsgrenze der Wahrscheinlichkeitsmasse 95%), sondern sogar 'hochsignifikant' (99%), ja es würde noch weit höhere Sicherheitsgrenzen erfüllen (Ziegenbalg), selbst unter der unbegründbaren Vermutung etwa, es hätten sich mehrere unerkannte Infarkt-Todesfälle unter den 179 Verstorbenen befunden (Prof. Häusler / Graz). Diese Signifikanz erhöht sich noch weiter dadurch, daß die Ergebnisse denen der Edens-Schule und mehrerer unserer Arbeitskreis-Praxen entsprechen, obwohl die Verhältnisse dort nicht immer so übersichtlich aufgearbeitet worden sind wie hier.

Den Herren J.Kaiser (elektronische Datenverarbeitung), und J.Ziegenbalg (statistische Mathematik) sei für die Kontrolle der Zahlenverarbeitung und die Signifikanzberechnung auch an dieser Stelle gedankt, ebenso Herrn Prof. Häusler / Graz für die Signifikanz-Bestätigung."

Anhang 3) <u>Bemerkungen über die seltsame Differenz bei den Ergebnissen zur g-Strophanthin-Ausscheidung im Urin nach i.v.-Gabe</u>

Der Durchschnittswert der Ausscheidung von g-Strophanthin im Urin nach i.v.Gabe wird von Rojsathaporn mit 33,2 % angegeben. Greeff 1974 (564) hatte aber durchschnittliche 66 % angegeben (siehe S. 103 u. 109). Wenn Prof. Greeff in seiner Studie bei der Berechnung der Resorptionswerte des oralen / perlingualen Strophanthins die "i.v.-Urin-Werte" einer ganz anderen Untersuchung verwendet (Doktorarbeit von Verspohl, siehe S. 133 oben), warum sollte man dann dieser Berechnung nicht ebensogut die i.v.-Werte von 33 % bei Rojsathaporn zugrundelegen können? Die in der Greeff-Studie angegebenen Resorptionswerte würden sich dann verdoppeln, z.B. die des Purostrophan® ohne Frühstück auf 6,2 - 8,6 %, denn auch Verspohl hat die i.v.- und die Purostrophan®-Untersuchungen jeweils an anderen Versuchsteilnehmern unternommen, wie aus seinen Angaben zu schließen ist. Auch Erdle hätte keine eigene Bestimmung der i.v.-Werte vornehmen brauchen, sondern hätte ebenso auf die Arbeit von Verspohl zurückgreifen können. Die Umrechnung nach der 33 %-Quote von Rojsathaporn würde bei Erdle auch eine doppelt höhere Resorption ergeben. Natürlich wäre das alles Unsinn, denn das Fundament wissenschaftlicher Korrektheit darf einfach nicht verlassen werden. Im Gegensatz zu Greeff, Verspohl und Rojsathaporn hat nur Erdle der Notwendigkeit der Gruppenkonstanz beim i.v.- und perlingualem Versuch entsprochen. Unverständlich ist es jedoch, daß keiner der Untersucher, wie es methodisch korrekt wäre, jeden Einzelwert nach dem individuell entsprechenden i.v.-Wert umgerechnet hat, was ohne weiteres durchführbar gewesen wäre.

Anhang 4) Wetere Details zur Purostrophan®-Untersuchung in der Doktorarbeit von Verspohl

Bei der Versuchsbeschreibung wird nicht mitgeteilt, wieviel Zeit zwischen Medikament-Einnahme und Frühstück lag. Wenn sie zu kurz gewesen wäre, wäre die Konstanz der Resorptions-Bedingungen durch Vermischung mit dem Speisebrei behindert. Die Herstellerfirma des Strodival mr® (= magensaftresistent) gibt als Richtmaß mindestens eine halbe Stunde vor der Mahlzeit an. Es ist also als weiterer möglicher Unsicherheitsfaktor bei dieser Untersuchung denkbar, daß bei manchen Menschen das Medikament eine etwas längere Zeit benötigt, um den Magen bis in den Dünndarm zu passieren. Wenn dann das Frühstück innerhalb dieser Zeitspanne erfolgt, so könnte durch eine Vermischung mit dem Speisebrei als weiteres hinreichendes, doch bei weitem nicht notwendiges Kriterium eine verminderte Resorption zwanglos erklärt werden.

Zur Verteidigung des Resorptions-Schwankungs-Dogmas könnte man auch einwenden: "Ja, aber in der Gruppe, die das Mittel nach dem Frühstück einnahm, befindet sich der höchste Blutwert." - Abgesehen davon, daß die gesamte Untersuchung nach dem Frühstück nicht zählt, da das Purostrophan® vor der Mahlzeit einzunehmen war, könnte auch dieser Wert dem Resorptions-Verstärker Natriumlaury-Sulfat zugeschrieben werden. Darüberhinaus gibt es viele Umstände und Gründe, warum ein einzelner Wert "aus der Reihe tanzen" kann. Mit einem solchen kann niemand ein Urteil fällen, zumal nicht ein so folgenschweres wie in diesem Fall. Es ist in diesem Fall zum Beispiel denkbar, daß die Person mit dem hohen Blutwert z.B. eine eingeschränkte Nierenfunktion hatte, denn hierbei sind die Blutwerte höher, wie Untersuchungen nach intravenöser Injektion ergaben (649-50). Diese Erkenntnis ist allgemein anerkannt.

Letzteres wurde nur deshalb besonders erwähnt, da es in der Verspohl-Studie eine weitere Sonderbarkeit gibt: Zitat S.86, die Untersuchung der Ausscheidung von g-Strophanthin im Harn nach intravenöser Injektion betreffend: "Versuchsperson F besitzt nur eine Niere; die Werte liegen wohl aus diesem Grund niedriger und können bei der Berechnung der Mittelwerte nicht berücksichtigt werden." Nach vier Tagen betrug hier die Ausscheidung tatsächlich nur ungefähr die Hälfte derjenigen der anderen Personen. Nun sollte man aber nach den Erkenntnissen der einschlägigen Studien bei dieser Person nicht nur niedrigere Urinwerte, sondern auch höhere Blutwerte erwarten; sonderbar ist, daß diese jedoch bei jedem gemessenen Zeitpunkt auch die jeweils niedrigsten der Gruppe sind. Gab es eventuell eine Verwechslung der Meßdaten? Wäre eine solche auch für die abweichenden Meßwerte in den bereinigten Diagrammen der Urin- und Blutwerte des Purostrophan® denkbar ? Diese Möglichkeit unterstreicht jedoch die Absurdität einer eventuellen Ablehnung der heutigen oralen g-Strophanthin-Therapie mit seinen dokumentierten therapeutischen Erfolgen nur aufgrund eines abweichenden Meßwertes.

Zur sehr hohen Fehlerdichte in den Arbeiten von Greeff siehe Anhang 9).

Wer übrigens den entscheidenden Anstoß gegeben hatte, die Doktorarbeit von Verspohl endlich doch noch zur Recherche heranzuziehen, war niemand anderes als Prof. Schettler. Auf S. 76 wurde seine unhaltbare Ablehnung der Studie von Kubicek und Reisner behandelt, die er u.a. mit einer fehlenden Konstanz der Personen in den verschiedenen Versuchsgruppen begründete. Während bei Kubicek und Reisner eine Gruppenkonstanz so gut wie unmöglich herzustellen und gar nicht notwendig war, sollten die Versuche mit i.v.-Strophanthin und die Versuche mit oralem Strophanthin durchaus mit denselben Versuchspersonen durchgeführt werden, da anhand der i.v.- Ausscheidungsquote im Urin ja die Umrechnung der oralen Urinwerte auf die "Resorption" geschieht. Wenn nun Prof. Greeff den i.v.-Versuch aus einer anderen Studie entnimmt und mit ihr die Urin-Ausscheidungswerte des oralen Strophanthins umrechnet, dann wäre diese offensichtlich fehlende Gruppenkonstanz bei Greeff ein schöner "Bumerang" gewesen. Zumal ein Beweis für die fehlende Gruppenkonstanz schon in der Arbeit von Rojsathaporn zu finden war. Denn hier besteht die Hälfte der Versuchsgruppe, die orales g-Strophanthin bekam, aus Personen, die nicht Teilnehmer am Versuch mit intravenösem g-Strophanthin waren. Das Auffinden der viel gewichtigeren Unterschiedlichkeit der Versuchsbedingungen in den zwei Gruppen mit und ohne Frühstück war unerwartet und läßt den anderen Kritikpunkt verblassen.

Anhang 5) <u>Alkohol und Natrium-Kalium-Pumpe</u>

Foley und Linnoila 1995 (1112) berichten von einem Pänomen, das nicht verschwiegen werden soll: Sowohl Äthanol (der in alkoholischen Getränken enthaltene Alkohol) in den Konzentrationen von 1 bis 50 Milli-Mol als auch g-Strophanthin im Bereich von 0,1 bis 10 NanoMol stimulieren die Na-K-ATPase im Gehirn der Ratte. Beide Substanzen gleichzeitig (Äthanol: 25 MilliMol, g-Strophanthin: 0,01 bis 1 NanoMol) stimulieren jedoch die Na-K-ATPase weniger als Äthanol alleine. Im Vergleich zu den allein durch g-Strophanthin bewirkten Stimulations-Werten liegen die Werte für die Kombination beider Substanzen zum Teil höher (bei den niedrigeren Strophanthin-Konzentrationen), zum Teil niedriger (für die höheren Strophanthin-Konzentrationen). Schlußfolgerungen in Bezug auf den Effekt eines Konsums geringer Mengen Alkohol auf die therapeutische Wirkung des Strophanthins beim Menschen sind hieraus kaum möglich. Zum einen handelt es sich in dieser Studie um Gehirngewebe der Ratte. Zum anderen entspricht die verwendete Konzentration von 25 Milli-Mol einem Blutalkohol-Gehalt von umgerechnet ca. 1,4 Promille, ein schon relativ beträchtlicher Wert, dem durch diese Studie keinesfalls eine positive Wirkung beim Menschen zugesprochen werden kann, zumal auch noch die vierfache Menge an Äthanol in dieser und anderen in vitro-Studien die Na-K-Pumpe stimuliert. Nach Katz 1982 (1148) und Puddey et al. 1986 (1130) findet bei 100 MilliMol jedoch eine Hemmung statt, in Israel und Kalant 1963 (1150) wird diese bereits bei 44 Milli-Mol gesehen.

Wie sieht nun die Situation bei den in vivo-Studien aus? Nach langfristiger Gabe von Äthanol findet sich die Anzahl der Na-K-Pumpen im Gehirn der Maus (1120), in einigen, nicht in allen Gehirn-Regionen der Katze (1116) sowie der Rattenniere (1121) erhöht, im Skelettmuskel und Erythrozyten der Ratte jedoch unverändert (1126), während die Na-K-ATPase im Dünndarm der Ratte vermindert ist (1117). Die Aktivität der Na-K-Pumpe ist im Gehirn der Ratte nach langfristiger Alkoholeinnahme unverändert (1115, 1118) oder gesteigert (1119) und ebenfalls gesteigert im Gehirn der Maus (1120), der Niere der Ratte (1121-1123) und im Skelettmuskel der Ratte (1126) und des Hundes (1124). Bei letzterem war jedoch der Gehalt an Kalium, Phosphor und Magnesium im Muskelgewebe vermindert und der von Calcium erhöht, was den Verhältnissen beim Menschen entspricht (1124). Äthanol scheint die Na-K-Pumpe nicht direkt zu stimulieren; dies könnte vielmehr eine Reaktion auf ein gestiegenes innerzelluläres Verhältnis von Natrium zu Kalium sein (1125), oder die Folge einer durch Alkohol verursachten Freisetzung von Noradrenalin (1151) oder Insulin nach Glycogenolyse (1152). Im Gehirn der Ratte führt Äthanol (2 g / kg Körpergewicht) zu einer vermehrten Einlagerung von Cadmium (1132).

Beim Menschen gibt es folgende Ergebnisse: Green und Baron 1986 (1127) berichten, daß bei gesunden Versuchspersonen Äthanol-Konzentrationen ab 20 MilliMol in vitro die Na-K-ATPase (gemessen als ^{86}Rubidium-Einstrom) von Erythrozyten hemmen, bei Leukozyten ab 80 MilliMol. 20 Milli-Mol entsprechen einer Blutkonzentration von 1,15 Promille. 8 MilliMol hatten bei Erythrozyten und 8, 20 und 40 MilliMol bei Leukozyten keine Wirkung. Die Autoren vermuten keine direkte Wirkung auf die Na-K-Pumpe, sondern einen indirekten Effekt über die Membran-Struktur. Die Untersuchungen der Na-K-ATPase-Aktivität der Erythrozyten von Alkoholikern zeigen widersprüchliche Ergebnisse: Stibler et al. 1984 (1128) finden eine reduzierte Aktivität, die mit der konsumierten Alkoholmenge korreliert. Johnson und Crider 1989 (1126) messen nach chronischem Alkoholkonsum bei (im Trend) vermehrter Anzahl die Aktivität der Na-K-Pumpe in Erythrozyten unverändert und konstatieren eine reduzierte Effizienz der Na-K-Pumpe, zumal die Bildung von Milchsäure, aus der die Na-K-Pumpe ihre Energie bezieht, für die gleiche Leistung erhöht ist. Coca et al. 1992 (1129) finden die Na-K-ATPase-Aktivität in Erythrozyten von Alkoholikern in Abhängigkeit der konsumierten Menge erhöht, die 3 Monate nach Beginn eines Alkohol-Entzuges wieder niedriger ist. Der bei Alkoholikern zu beobachtende Mangel an Vitamin B1 wird von Hoyumpa 1980 (1133) mit einem Abfall der Na-K-ATPase-Aktivität in der Darmschleimhaut erklärt, der zur Resorptions-Verminderung führt.

Bei der Untersuchung der Na-K-ATPase-Aktivität in Erythrozyten von gesunden Versuchspersonen nach akutem Alkohol-Konsum ergibt sich Folgendes: Puddey et al. 1986 (1130) berichten, daß der einmalige Konsum von 1 ml Äthanol pro kg Köpergewicht (Blutkonzentration von Äthanol 16,7 MilliMol = ca. 0,95 Promille) zu keiner Veränderung führt. In der Studie von Dudek et al. 1995 (1131) ist die Aktivität der Na-K-Pumpe nach Konsum von 0,6 g Äthanol pro kg Körpergewicht (nicht signifikant) vermindert.

Anhang 6) Angaben zur Herzinsuffizienz nach Kern

Zitat aus Dr.Berthold Kerns Buch "Der Myokardinfarkt", S.107: "Weil es zwei Herzen in Ringschaltung gibt, gibt es drei Formen von Herzinsuffizienzen, die völlig verschiedene Symptombilder bieten müssen und auch bieten (Wenckebach 1942, Edens 1941, Kern 1945):
a) Die Rechtsinsuffizienz mit Stauung nur im Körper-Teilkreislauf, nur sie mit Beinödemen, Zyanose, Leberschwellung, Tachykardie usw. Sie ist mit 1-2 % die seltenste aller Herzinsuffizienzen, ist aber die auffälligste und hieß daher bis zur Entdeckung

der übrigen 98-99 % in den 1940er Jahren noch 'die' Insuffizienz (oder 'Dekompensation') 'des' Herzens. ...

b) Die chronisch ambulante Linksinsuffizienz, mit über 80 % aller Herzinsuffizienzen die häufigste, aber auch sonst die wichtigste, formen- und folgenreichste Insuffizienzform, mit Stauung nur im Lungen-Teilkreislauf.

c) Die Doppelinsuffizienz, mit ca. 15 % wesentlich seltener. Sie kommt fast nur als myogene Doppelinsuffizienz vor, ohne Stauungen, ohne Dilatationen, auch sonst sehr symptomarm (Typ Greisenherz, falls Leistungen wie von Jugendlichen gefordert werden.)

Die Prozentquoten der drei Insuffizienzformen wechseln freilich je nach Autor und Klientel. Wo z.B. stauungslose Doppelinsuffizienzen unbekannt sind und chronisch-ambulante Linksinsuffizienzen nur für die kurze Dauer einer Herzasthma-Exazerbation (= neuerliche Verschlimmerung, Anm.d.Autors) erkannt werden, überwiegen die Rechtsinsuffizienzen mit nahezu 100 %. Oder wo viele indolente Patienten ihre chronisch-ambulante Linksinsuffizienz klaglos ertragen, bis erst Beinödeme einer sekundären Rechtsinsuffizienz auffallen und zum Arzt führen, können selbst gute Linksherz-Kenner bis zu 20 % oder mehr Rechtsinsuffizienzen unter ihrem Herzinsuffizienz-Krankengut sehen. Die obengenannten Zahlen beziehen sich auf kritische, vorwiegend großstädtische Herzkranke, die z.B. schon wegen Leistungsabfall, Herzschmerzen usw. ihrer Linksinsuffizienz zum Arzt gehen und dann unter Dauer-Strophanthinisierung fast stets vor sekundärer Rechtsinsuffizienz bewahrt werden können. Rechtsinsuffizienzen sieht man dann fast nur noch in den Endstadien von Vitienleiden (= Herzklappenfehler, Anm.d.Autors) ."

Berthold Kern beschrieb das Erscheinungsbild der chronisch-ambulanten Linksinsuffizienz: Zum "kleinen Standard-Syndrom" zählen a) die Minderung der kardialen und damit allgemeinen Leistungsfähigkeit, b) Angina pectoris c) Kardiogene Hypertonien, d.h. reflektorische Blutdrucksteigerungen infolge der Innenschicht-Anomalien, d) Kardiale Schlafstörungen. Sonstige Symptome nach Kern sind die Dilatation, die Akzentuierung des zweiten Pulmonaltones, neurale Fernwirkungen, Unverträglichkeit des Linksliegens, präapoplektische Syndrome, kardiale Dysphorie als Gefühl der Bangigkeit, Bedrohtheit der physischen Existenz ohne rationalen Angstgrund, nachts in Form kardialer Angst- und Schreckträume, und andere Symptome.

Anhang 7) Nähere Angaben zur Strophanthin-Therapie von Prof. Dohrmann, siehe Seite 9

k-Strophanthin (Kombetin) anfänglich 0,25 mg i.v., danach in 24 stündl. Abstand je 0,25 mg über 10 Tage; Cortison (Solu-Decortin H) anfangs 1 x 1000 mg Prednisolon i.v., dann in 6-stündl. Abständen 4 mal 250 mg, dann 2 mal 125 mg (Gesamt-Dosis 2,25 g); initiale Infusion von 200 mg Carbocromen-HCl (Intensain®) in 250 ml 5-%iger Laevulose + 100 mg Pentoxyfyllin über 4 Stunden, tägliche Wiederholung über 10 Tage, initial ebenfalls Beginn einer Behandlung mit Marcumar. Bei anhaltenden Stenokardien Pethidin-Lorfan (Dolanthin spezial) bis zur Beschwerde-Freiheit, bei Bedarf Sedierung durch Diazepam (Valium®).

Vorteile dieser Behandlung: bemerkenswerte Verkürzung der Schmerzperiode, frühe elektrokardiographische Reversibilität, seltenes Auftreten von Arrhythmien, Herzinsuffizienz und kardiogenem Schock, niedrigste Spitzen der quantifizierten Enzymreaktionen und schneller Rückgang zu Normalwerten, niedrige Sterblichkeitsraten. k-Strophanthin wurde deswegen gewählt, weil ein i.v. g-Strophanthin-Präparat zu der Zeit nicht auf dem deutschen Markt war.

Anhang 8) Cymarin

Ein Zitat aus Berthold Kerns Buch "Der Myokardinfarkt" (1), S.182 über ein weiteres Herzglykosid: "Alvonal® MR enthält nicht Strophanthin, sondern Cymarin, ein Sekundärglykosid aus verschiedenen herzwirksamen Pflanzen, das sich zum Original-Strophanthin verhält wie Digoxin zum Lanatosid C; d.h. durch gleichartig denaturierenden Verlust wirkungsspezifischer Strophanthin-Seitenketten wirkt es weniger euthetisierend (= stärkend, Anm.d.Autors) , stärker dystethisierend (= schädigend, Anm.d. Autors). Viele Herzkranke empfinden den Qualitätsunterschied gegen Strophanthin sehr stark, und wo irreführende Werbung das Cymarin mit Strophanthin verwechseln ließ, entstand aus enttäuschender Cymarinwirkung schon manche Mißstimmung gegen die Strophanthin-Therapie. Anfragen von Kollegen nötigen immer wieder zur Richtigstellung von Industrieangaben. Doch gilt wie für alle Glykoside: Je besser ein Myokard noch imstand ist, desto weniger wirken sich Qualitätsunterschiede von Glykosiden aus. Und in jedem Fall ist Cymarin als ein kleiner Fortschritt gegenüber Digoxin oder gar Digitoxin für die Linksmyokardiologie zu begrüßen." Cymarin ist der Hauptbestandteil im "Oleum strophanthii", einem (anthroposophischen) oralen k-Strophanthin-Präparat.

Anhang 9) Die hohe Fehlerdichte in den Publikationen von Prof. Greeff u. Mitarbeitern

Bei der folgenden Aufzählung der konkreten Einzelfälle geht es nicht um das relativ geringfügige Maß der Abweichungen in den Publikationen der Arbeitsgruppe um Prof.Greeff, sondern einfach darum, daß diese Fehler in dieser sonst nicht beobachteten Häufung geschehen. (Kein Anspuch auf Vollständigkeit) Wer kann bei einer solchen Fehlerdichte in einer überschaubaren Anzahl von Publikationen garantieren, daß der jeweilige "Ausreißer" bei den Daten der Verspohl-Studie (vor dem Frühstück) nicht einfach auf einem Fehler oder einer Verwechslung beruht ? (siehe Kap. A 13 g, S. 134)

So ist z.B. in der Verspohl-Arbeit (583) der Mittelwert der Strophanthin-Ausscheidung im Urin für 4 Tage nach Injektion in der Tabelle mit 56 % und einem Absolutwert von 280 Mikrogramm beziffert, zwei Seiten weiter im Text aber mit 58 % und einem Absolutwert von 288 Mikrogramm angegeben, was dann in (683) von Greeff weiterzitiert wird; in Greeffs Artikel von 1977 (567) sind es dann 260 Mikrogramm und 52 %. Im "Handbook of Experimental Pharmacology" (586) von Greeff stehen dann wieder 56%. In (564) und (565) gibt Greeff für die 3-Tages-Ausscheidung "etwa 250 Mikrogramm, d.h. etwa 50 %" an, in (566) werden genau diese Angaben aber der 4-Tages-Ausscheidung zugeschrieben. Die Verspohl-Studie (583) belegt für Purostrophan® oral einen Resorptions-Höchstwert von 4,3 %. Bei Greeff in (564-567) sind diese 4,3 % aber 4,4 %, die sich dann in (683) auf 4,0 % verändern. Der Resorptions-Mittelwert des oralen Strophorals von 1,9 % in (564) und (565) verwandelt sich in (566) und (567) in 2,2 %.

In (683) steht im Text, daß in (583) 8 mg Purostrophan® verabreicht wurden, in der dazugehörigen Abbildung werden aber fälschlicherweise nur 6 mg angegeben. Außerdem werden in (683) die den Abbildungen 1 und 2 zugehörigen Texte verwechselt, und wenn man sich in dieser Publikation das Diagramm zum beta-Methyl-Digoxin anschaut, fällt auf, daß es sich um die exakt identischen Kurven handelt, die in (564) abgebildet sind (siehe S.126) - seltsamerweise sind aber die Werte der senkrechten Skala (y-Achse) unterschiedlich: die des Diagramms in (683) betragen jeweils das Doppelte des Diagramms aus (564). In (566) wird die i.v.-Strophanthin-Ausscheidung nach einem Tag mit 29,6 % beziffert, aber laut den Original-Angaben der Verspohl-Studie sind es 29,4 %. In einer Liste der Doktorarbeit von Rojsathaporn (Doktorvater Greeff) (570) stehen dann folgende Angaben auf S.57: "Verspohl i.v. 0,5 mg: 24 Stunden: 29 %", und dann: "Greeff i.v. 0,5 mg: 24 Stunden: 30 %", was durch Auf- und Abrunden der obengenannten Daten (sowohl 29,6 % als auch 29,4 %) zustandekommt und die Existenz von zwei verschiedenen Studien suggeriert.

Ein weiterer Doktorschüler von Prof. Greeff, Hans Merk (750) darf von Prof.Greeff unkorrigiert eine Reihe von Untersuchungen, die Richard Selden machte, der Arbeit von Erdle ausführlich zuordnen. Selden gab in (585) die Nachweisgrenze seiner RIA-Methode mit 0,05 ng/ml an, Greeff (566) schreibt ihm nur 0,1 ng/ml zu, der Höhe der Verspohlschen RIA-Nachweisgrenze entsprechend. Im Text des "Handbook of Experimental Pharmacology" (586), gibt Prof.Greeff in Band II auf S.75 für die Daten des oralen Purostrophans sowohl Verspohl als aber auch Greeff 1977 (567) als Quelle an, und für den i.v.- Versuch macht er gleich drei Quellenangaben: Verspohl und zweimal Greeff (567, 683). In der auf S.76 abgedruckten Liste aller Versuche, die zur Ausscheidung von Strophanthin im Urin beim Menschen gemacht wurden, teilt er für Verspohl nur das intravenöse Ergebnis mit. Die Untersuchung des Purostrophans aber verbucht er neben den Versuchen mit den anderen oralen Strophanthin-Mitteln unter seiner Studie von 1974. Für Erdle fehlt die Angabe der intravenösen Untersuchung; es wird nur diejenige des perlingualen Strophanthins genannt.

Anhang 10 a) Die Rezeptur der Strophanthin-Tropfen

Jede Apoheke kann prinzipiell selber eine Strophanthin-Tinktur herstellen.

Hier nur grobe Hinweise zur Herstellung, nähere Informationen bei untengenannter Apotheke:

Mengen für 1000 ml Wirkstofflösung (evtl. auf kleinere Mengen umzurechnen):

2.07 g von: g-Strophanthin-8-Hydrat = 1,66 g Reinwirkstoff (wasserfrei)

850 ml entionisiertes Wasser, steril

150 ml Ethanol (> 99,8 %), (auch möglich: Ethanol 96%, 156 ml, Wasser 844 ml)

Über Apotheken kann g-Strophanthin (Ouabain) von der Firma Sigma-Aldrich weltweit in 109 Ländern bezogen werden. Siehe dazu www.sigmaaldrich.com - Für Deutschland: www.sigmaaldrich.com/Area_of_Interest/Europe_Home/germany.html
SIGMA-ALDRICH Chemie GmbH, Eschenstrasse 5, 82024 Taufkirchen, Tel.: 0800 / 51 55 000, Fax: 0800 / 64 90 000, oder Tel.: 089 6513 1130, Fax: 089 6513 1169

Artikel: Ouabain = g-Strophanthin x 8 H2O, Fluka-Bestell-No.: 75640 (Deutschland)

Nach der Lieferung an eine Apotheke ist zusätzlich gegebenenfalls eine analytische Prüfung notwendig (z.B. Identitätsprüfung mittels IR, Schmelzpunkt., spez. Drehwert).

Auch diese Rezeptur ist voll kassenerstattungsfähig. Auf dem Kassen-Rezept sollte stehen: "g-Strophanthin-Tinktur 2 mg / ml", und die Menge in ml (Milliliter).

Die Apotheke am Markt in Ellwangen hat sich auf dieses Thema spezialisiert und gibt zu weiteren Fragen Auskunft. Tel. 07961-2582, Fax -2052 oder e-mail: Apotheke-am-Markt-Ellwangen@t-online.de

Anhang 10 b) Die Rezeptur des basischen Salzes nach Dr. Kern

Dr. Kern, der Entwickler der oralen g-Strophanthin-Therapie, befürwortete auch stets eine Entsäuerung des Organismus. 1 kg Original-Entsäuerungssalz nach Dr. Kern ist in feiner Körnung bei der obengenannten Apotheke bestellbar auf Rechnung zum Preis von ca. 20 € inkl. Versand - m. E. sehr günstig (keine Gewähr, Stand: Juli 2006).

Rezeptur: Natrium bicarbonicum 700,0 g, Kalium bicarbonicum 100, 0 g. Calcium citricum (x 4 H2O) 50,0 g, Magnesium citricum (x 9 H2O) 150,0 g

Zur reinen Mineralstoff-Ergänzung scheint Magnesium-Aspartat und Kalium-Aspartat überlegen zu sein (auch Magnesium-Orotat), da diese Zusammensetzungen den Transport der betreffenden Mineralien direkt in die Zellen hinein begünstigen.

Anhang 10 c) Intravenöses Strophanthin

Das traditionsreiche intravenöse k-Strophanthin-Präparat Kombetin® ist mittlerweile in Deutschland vom Markt, kann aber vom italienischen Hersteller importiert werden, mit einem ärztlichen Rezept. Dosis pro Ampulle 0,125 mg.

PHARMAFAR SRL
Corso Vittorio Emanuele II, n°82
I - 10121 Torino
ITALIEN
fax 0039 - 011 - 563 75 76

Die Schloss-Apotheke in Koblenz (Tel. 0261 - 18439) stellt eigene k-Strophanthin-Ampullen her (0,125 mg und 0,25 mg) und beliefert z.B. Dr. von Rosen, siehe S. 38 u., aber auch einige andere Ärzte, auch jüngere, die dieses Mittel neu anwenden, was auch auf Kassenrezept möglich ist.

Anhang 11) Querdenker haben in der repressiven Wissenschaft keine Chance: Kritik am "Peer-Review-System"

Zitat aus Ludwig Edelmann: Zweifel an der Natrium-Kalium-Pumpe sind nicht erlaubt, Internet-Artikel auf www.telepolis.de/deutsch/inhalt/lis/17414/1.html vom 31.05. 2004: "(Zwischenüberschrift:) Querdenker haben in unserem heutigen Wissenschaftssystem keine Chance: Die Zwänge, denen eine Wissenschaftler ausgesetzt ist, sind bekannt. Das Leitmotiv ist "Publish or Perish" (publiziere oder verschwinde, Anm. d.- Autors). Veröffentlichungen in renommierten Zeitschriften mit hohem "Impact Faktor" sind entscheidend für Geldeinwerbung und Karriere. Gutachter (Experten, genannt "Peers") entscheiden über Annahme und Ablehnung von Forschungsgeldern und Publikationen. Fehlentscheidungen der anonymen Peers sind juristisch nicht korrigierbar. Die Einführung einer Kontrollinstanz ("Peer-Review-System") in die Wissenschaft ist durchaus sinnvoll, wenn es darum geht, ein wohl definiertes Probelm effektiv zu bearbeiten. In der praktizierten Form ist das Peer-Review-System aber völlig ungeeignet, revolutionär neue Ideen gerecht zu beurteilen (aus Don Braben: The repressive regime of peer-review bureaucracy? Physics World, Nov. 1996, pp 13-14). Da ohnehin nur ein Bruchteil der Forschungsanträge Aussicht auf Erfolg hat, ist ein Antragsteller auf Strategien angewiesen, die etwa so aussehen: Das zu untersuchende Problem sollte im allgemeinen Trend liegen, d.h. Arbeiten der neuesten Zitierkartelle – die Zeitschriften mit hohem Impact Factor entnommen werden können – müssen als Grundlage dienen. Der Antrag sollte so abgefaßt sein, daß die Ansichten der möglichen Gutachter nicht in Frage gestellt werden. Es sollte unbedingt vermieden werden, etablierte Lehrmeinungen, die z.B. durch Nobelpreise als unumstößliche Wahrheiten festgeschrieben worden sind, anzuzweifeln, da sonst eine mehrheitliche Akzeptanz des vorgetragenen Problems durch das Gutachtergremium nicht zu erwarten ist. Dieses opportunistische Vorgehen widerspricht zwar den ethischen Grundregeln wissenschaftlicher Wahrheitsfindung, entspricht aber genau den Empfehlungen von geldgebenden Instituten. ...Die Folgen eines angepaßten Verhaltens liegen auf der Hand: In letzter Konsequenz ist das Peer-Review-System mit seinen Spielregeln erfolgreicher bei der Abwehr genialer Ideen und revolutionärer Neuerungen als die Kirche des Mittelalters im Kampf gegen unpassende Ansichten." Siehe auch Kap. C 3.

Anhang 12) Die Therapie der Demenz mit Strophanthin

Es äußern sich Bergener & Neller (Uniklinik Düsseldorf) in der Zeitschrift Medizinische Klinik 1966 (Jahrgang 61: 473-475), Zitat S. 473: "Bei psychisch gestörten Alterskranken hat ...Strophanthin den Vorrang vor allen anderen Behandlungsmaßnahmen... Die klinische Erfahrung zeigt immer wieder, daß sich die psychischen Störungen bei Alterspatienten im Zusammenhang mit einer symptomarmen Herzschwäche... entwickeln. In der Mehrzahl der Fälle läßt sich durch eine früh einsetzende Strophanthinbehandlung... auch ein Ausgleich der zentralen Störungen ohne zusätzliche andersartige therapeutische Maßnahmen erzielen."

Die Frage ist, ob es sich nicht doch um eine direkte Wirkung auf das Gehirn handeln könnte, was hier a priori vernachlässigt wird, weil Strophanthin als reines Herzmittel gilt. In den 1970er Jahren konnte die Arbeitsgruppe von Heiss (Wien) aber wiederholt zeigen, daß Strophanthin unabhängig vom Herz direkt auf das Gehin wirkt (durchblutungs-steigernd), siehe S. 40/41. Da Strophanthin auch die Blut-Hirn-Schranke überwinden kann (S. 206 Mitte), wäre sogar ein direkter Effekt auf Nervenzellen denkbar. Albert 1964 (Uniklinik Düsseldorf) sagt jedenfalls: "Diese senile Herzschwäche geht oft nur mit geringen Veränderungen im EKG einher; vielmehr ergibt sich häufig ein für das hohe Alter kaum auffälliger Kurvenverlauf." (Zitat aus Deutsche Medizinische Wochenschrift, Band 889: 1500-1505, Seite 1503)

Stoerger 1968 äußert sich wie folgt zur Demenz, in der Medizinischen Monatsschrift 1968 (Jahrgang 22: 393-397), Zitat S. 396: "Mit anderen Autoren empfiehlt sich die Anwendung von Strophanthin. die **die Milch des Alters** sei. Erstaunlicherweise werden oft delirante Zustände, Apathie, Dösigkeit, sogar Abfall der Gedächtnisleistung damit wirksam bekämpft."

Zitat von Albert (Uniklinik Düsseldorf) aus der Deutschen Medizinischen Wochenschrift, Band 889: 1500-1505, 1964, Seite 1503: "Seit Jahren wird bei Bedarf eine 4-wöchige Standardkur durchgeführt mit täglich 0,125 mg Strophanthin i.v. ...Manchmal tritt die Besserung im Laufe der Strophanthinkur ganz plötzlich ein: Dann werden die Kranken aus der Umdämmerung verwundert wach und fragen, wie sie hergekommen seien. In verschleppten Fällen wurde diese "Herz"behandlung (Hervorhebung durch d. Autor) so lange fortgesetzt, bis die störenden Symptome verschwunden waren und das Gewicht wieder anstieg. Einzelnen Kranken wurde Strophanthin monatelang gegeben, was schließlich meist doch zum Erfolg führte, ohne daß sich nachteilige Veränderungen gezeigt hätten." ... "Digitalis erwies sich als zu wenig steuerbar bei den empfindlichen Alterskranken. Wir entschieden uns für das Strophanthin, Edens folgend, der diese **Milch des Alters** dem Digitalis deutlich überlegen fand."

Prof. Hofman berichtet 1979 auf dem 20. Internationalen Fortbildungskurs für Geriatrie, Zitat aus der Zeitschrift "Aktuelle Gerontologie" 1980 (Jahrgang 10: 241-244), Zitat S. 243, nach dem Hinweis, daß die Gabe von Antidepressiva oder Neuroleptika allein ungenügend sei: "Schon bei leichten psychopathologischen Syndromen wenden wir deshalb genauso wie bei den mittelschweren und schweren Formen folgende Therapie an: ...Unabhängig von einer nachgewiesen kardialen Insuffizienz verwenden wir in jedem Fall Strophanthin... Von Strophanthin ist die direkte durchblutungsfördernde Wirkung auf den Gehirnstoffwechsel nachgewiesen. ..." Prof. Hofman hatte Erfahrungen mit Tausenden von Patienten.

Glossar

abstract = Zusammenfassung einer Studie, die auf der ersten Seite der Studie und im Internet oder allein als solches erscheint.
Acetylcholin = dem parasympathischen Nervensystem zugeordneter Neuro-Transmitter (Nerven-Übertragungsstoff)
Adipositas = Fettsucht
ACTH = Hormon der Hypophyse, das die Bildung von Hormonen in der Nebenierenrinde fördert
Ätiologie = die Ursache(n), z.B. einer Erkrankung
affin = in etwa: sensibel
Aglykon = Herzglykosid-Molekül ohne den Zuckerrest
Aldosteron = Hormon der Nebenniere, vermehrt den Natrium-Gehalt des Körpers durch erhöhte Rückresorption in der Niere
anaerob = ohne Sauerstoff
Angiographie = bildliche Darstellung von Blutgefäßen
Anm.d.Autors = Anmerkung des Autors
ANP = atrial natriuretic peptide
Antidot = Gegenmittel
Antihypertensiva = Medikamente gegen Bluthochdruck
Aorta = Hauptschlagader
Apoplex = Schlaganfall
Apoptosis = programmierte Selbstzerstörung einer Zelle
Applikation = Verabreichung
Atrophie = rückbildung eines Organs oder Gewebes
BNP = B-type natriuretic peptide
Bradykardie = zu langsamer Herzschlag (weniger als 60 Schläge / Min.)
Brenztraubensäure = Zwischen-Produkt des sowohl aeroben als auch anaeroben Abbaus von Glukose
Bufadienolide = eine den Herzglykosiden ähnliche Gruppe von Substanzen, die auf die Na-K-ATPase wirken und bis vor kurzem nur in Amphibien gefunden wurden, z.B.Marinobufagenin
$Ca = Ca^{2+}$ = Calcium
calcium overload = Überlastung der Zelle mit Calcium
cerebral = das Gehirn betreffend
Circulus vitiosus = Teufelskreis
Crossover-Studie = in einer zweiten Studien-Phase werden die zu testenden Mittel in den jeweiligen Studien-Gruppen gewechselt
Diarrhoe = Durchfall
Diastole = Füllungsphase des Herzmuskels
Diuretika = entwässernde Medikamente
Dopamin = Nerven-Übertragungsstoff, Katecholamin, wird bei Parkinson im Gehirn zuwenig produziert
Dyskardie = Linksherz-Beschwerden
Empirie = aus der praktischen Erfahrung gewonnenes Wissen
Endarteriitis obliterans = Thrombangiitis obl. = arterielle Verschlußkrankheit, chronisch-entzündlich mit Thrombosen

endogen = körpereigen
Endothel = innere Zellschicht der Gefäßwand
enteral = über den Darm
Erythrozyten = rote Blutkörperchen
essentiell = nicht auf andere Faktoren oder Erkrankungen zurückzuführen, Ursache unbekannt
et al. = und Mitarbeiter
ex vivo = eine in-vitro-Untersuchung nach einer in-vivo-Maßnahme
Exkavitation = Aushöhlung
Extrasystolen = eine Herz-Rhythmus-Störung, zusätzliche Herzschläge
generisch = Adjektiv zu Generikum, Generika (Pl.) = preigünstige Medikamenten-Kopie
Glia = spezielles Nerven-Bindegewebe
Glomerulonephritis = eine spezielle Nierenentzündung
Glykolyse = Abbau von Glukose
Hämatokrit = Anteil der roten Blutkörperchen am Blutvolumen
Hämodynamik = Lehre von den Strömungseigenschaften des Blutes
Herzfrequenz = Herzschläge pro Minute, Puls
Herzinsuffizienz = Herzschwäche
Histologie = die Lehre von der Beschaffenheit der Gewebe
hochaffin = (in diesem Zusammenhang in etwa:) hochsensibel
Holter-EKG = transportables Langzeit-EKG
HPLC = chromatographisches Verfahren zur Identifizierung von Substanzen, s.S. 241
Hyperkaliämie = erhöhter Kalium-Blutspiegel
Hyperplasie = Vergrößerung eines Organs (mit Zellvermehrung)
Hyperthyreose = Überfunktion der Schilddrüse
Hypertonie = Bluthochdruck
Hypertonus = Bluthochdruck
Hypertrophie = Vergrößerung eines Organs (ohne Zellvermehrung)
Hypothyreose = Unterfunktion der Schilddrüse
Hypothalamus = eine Region des Gehirns mit Steuer-Funktionen
Hypotonie = verminderter Blutdruck
Hypoxie = Minderversorgung mit Sauerstoff
im Trend = statistisch nicht signifikant
in vitro = lat.: "im (Reagenz-)Glas", d.h. im Labor-Versuch
in vivo = im lebenden Organismus
Indikation = Heilanzeige, Grund für ein diagnostisches oder therapeutisches Verfahren
infundieren = Einfließenlassen von Flüssigkeiten in den Körper (Infusion)
initiierend = einleitend, zu Beginn
injizieren = spritzen
inotrop = die Schlagkraft des Herzens betreffend
instabile Angina pectoris = Angina pectoris-Anfälle auch in Ruhe sowie Zunahme der Symptome unter Therapie
instabile Plaque = arterioslerotische Polster in den Koronar-Arterien, die oft relativ wenig stenosieren, aber leicht aufbrechen können.
Insuffizienz = Schwäche, ungenügende Leistung
Insult, zerebraler = Schlaganfall, Durchblutungsstörung des Gehirns
Intoxikation = Vergiftung

intraarteriell = in die Arterie
intrakoronar = in die Koronar-Arterie
intramural = in der (Herz-) Wand gelegen
intranasal = in die Nase
intravenös = in die Vene
intrazellulär = in der Zelle
invasiv = eindringend, den Körper verletzend
Ionen = positiv oder negativ geladene Atome / Moleküle
Ischämie = Minderdurchblutung
Isoformen = Unterarten, hier: der Na-K-ATPase: alpha-1, -2 und -3
i.v. = intravenös, in die Vene
K = K^+ = Kalium
Kapillaren = die kleinsten Aufzweigungen der Blutgefäße
kardial = das Herz betreffend
kardiogen = vom Herzen her ausgehend
karzinogen = krebserregend
Katecholamine = u.a. Adrenalin und Noradrenalin, Hormone, die dem Sympathikus
   zugeordnet werden, "Streß-Hormone"
kausal = ursächlich
KG = Körpergewicht
KHK = Koronare Herzkrankheit = Angina pectoris, Herzinfarkt, plötzlicher Herztod
Kinetik = Bewegung
Kollateralgefäß = Blutgefäß, das eine Verbindung zwischen zwei verschiedenen
   Gefäßen schafft, sozusagen ein köpereigener Bypass
klinisch = eine klinische Studie bezieht sich auf Krankheits-Symptome beim Menschen,
   egal ob sich der Patient in einer Klinik oder Praxis oder zu Hause befindet
Konstriktion = Zusammenziehung (z.B. von Blutgefäßen)
Kontraktilität = Fähigkeit zur Kontraktion
Kontraktion   = Zusammenziehung
koronar = die Herzkranzgefäße betreffend
Koronar-Angiographie = bildliche Darstellung der außerhalb des Herzmuskels
   gelegenen Koronargefäße
Koronar-Reserve = Fähigkeit zur Steigerung der Koronar-Durchblutung bei Belastung
Korrelation = statistischer Zusammenhang
korrelieren = einen statistischen Zusammenhang aufweisen
Kumulation = Anhäufung, s.u.
kumulieren = sich häufen, ansammeln; wenn die Ausscheidung einer Substanz
   langsamer verläuft als die Zufuhr
kurativ = heilend
Laktat = Milchsäure
Latenz = zeitweiliges Verborgensein, hier: einer Krankheit, symptomfreie Zeit
Letalität = Sterblichkeitsrate
Leukozyten = weiße Blutkörperchen
Lipide = Fette
Lipophilie = Fettlöslichkeit
Lumen = innerer Holraum von Hohlorganen, z.B. Darm, Blutgefäße
Lymphozytose = Anstieg der Lymphozyten (weiße Blutkörperchen) im Blut

MedLine = Internet-Datenbank mit Angaben zu nahezu allen erschienenen medizinischen Fach-Artikeln seit 1966, ab spätestens den End-Siebziger Jahren inclusive abstract (Zusammenfassung)
Metabolismus = Stoffwechsel
Metabolit = chemisch veränderte Substanz
mg = Milligramm
Minutenvolumen = Förderleistung des Herzens pro Minute
Mitochondrien = Kleine "Kraftwerke" im Zellinneren; in ihnen finden die Oxidationsvorgänge statt, in etwa: Zellatmung
ml = Milliliter
mol = Mengenangabe: 1 mol einer Substanz ist ihr Molekulargewichts in Gramm
Mol = Konzentrationsangabe: 1 Mol einer Substanz ist die Menge ihres Molekulargewichts in Gramm pro Liter, nähere Erklärung siehe S. 149, zur Umrechnung in Gramm pro Liter siehe S. 314
Mortalität = Sterblichkeit
Myokard = Herzmuskel
myokardiogene Infarktentstehung = Theorie, die die Ursache des Infarktes nicht in einem Koronarverschluß sieht, sondern durchblutungsunabhängig in Stoffwechsel-Prozessen der Herzmuskel-Zellen, s. Kap. A 17
Myokarditis = entzündliche Erkrankung des Herzmuskels
n = Anzahl der Patienten bzw. Versuchstiere
Na = Na^+ = Natrium
Na-K-ATPase = Natrium-Kalium-ATPase, gleichbedeutend mit der Natrium-Kalium-Pumpe, ein Rezeptor für Herzglykoside
Na-K-Pumpe = Natrium-Kalium-Pumpe
nano = ein Milliardstel, siehe mathematischen Anhang S. 314
NanoMol = siehe unter nano und Mol, nähere Erklärung auf S. 149
natriuretisch = die Salzausscheidung über Niere und Urin fördernd
negativ inotrop = die Schlagkraft des Herzens vermindernd
Nekrose = abgestorbenes Gewebe
Nekrotisierung = das Absterben von Gewebe
neuro- = das Nervengewebe betreffend
Neuropathie = Erkrankung des Nervensystems
Neurotransmitter = Substanz, die im Nervengewebe Informationen / Impulse überträgt
ng = Nanogramm, ein Milliardstel Gramm
NNR = Nebennieren-Rinde
Non-Hodgkin-Lymphom = bösartige Erkrankung von lymphatischem Gewebe
Noradrenalin = blutdrucksteigernd, führt zu Herzhypertrophie, siehe auch Katecholamine
obsolet = veraltet, nicht mehr notwendig
OLS = ouabain-like substance, Strophanthin-ähnliche Substanz, siehe S. 223 und 241
oral = hier: Einnahme über den Mund
Ouabain = engl. Bezeichnung für g-Strophanthin
overload = Überlastung
Pankreas = Bauchspeicheldrüse
Pankreatitis = Entzündung der Bauchspeicheldrüse
Parameter = eine zu untersuchende / untersuchte Meßgröße

Parasympathikus = parasympathisches Nervensystem, in etwa: "beruhigender" Teil des autonomen (vegetativen) Nervensystems
parenteral = nicht über den Verdauungsweg gegeben
pathogen = krankheitsverursachend
Pathogenese = der Weg, auf dem eine Erkrankung entsteht
pectanginöse Beschwerden = Angina pectoris-Beschwerden
periphere Nerven = Nerven, die nicht zum Zentralnerven-System gehören
perlingual = über die Zunge (resorbiert)
pH-Wert = Säure-Basen-Maß, pH 7 = neutral, pH < 7 = sauer, pH > 7 = basisch
physiologisch = natürlich, den gesunden Verhältnissen im Körper gemäß
piko = 1 Billionstel, siehe mathematischer Anhang S. 314
PikoMol = siehe unter piko und Mol (S. 149)
positiv inotrop = die Schlagkraft des Herzens steigernd
Plaque = arteriosklerotisches Polster
Plaque-Ruptur = Aufbrechen eines Plaques ins Gefäß hinein
primär = zuerst, vorausgehend, bezeichnet eine Ursache, im Gegensatz zu "sekundär"
Prinzmetal-Angina = Angina pectoris, die durch koronare Spasmen verursacht wird
prophylaktisch = vorbeugend
Purkinje-Fasern = gehören zum Reizleitungs-System im Herzkammer-Gewebe
Purostrophan® = orales g-Strophanthin-Präparat, Kali-Chemie, Hannover, bis 1984
Pyruvat = Brenztraubensäure, Zwischen-Produkt des Abbaus von Glukose
quantitativ = die Menge betreffend
randomisiert = die Teilnehmer aller Versuchsgruppen einer Studie sind bezüglich ihrer Eigenschaften gleichartig verteilt
Reperfusion = Wiederdurchblutung
Revaskularisierung = Verbesserung der Durchblutung, Bypass-OP oder PTCA
reversibel = rückbildungsfähig
Review = Übersichts-Artikel über den Stand des Wissens im betreffenden Gebiet
Rezeptor = Bindestelle für Substanzen an der Zellwand
Rezidiv = Rückfall
Rubidium = chemisches Element, wird vom Körper wie Kalium behandelt
Ruptur = Aufbrechen, Reißen
sekundär = als zweites, (aus ...) folgend, bezeichnet eine Wirkung (Gegensatz: primär)
Sepsis = sog. Blutvergiftung
signifikant = statistisch bedeutsam
small vessel disease = Erkrankung der kleinen Gefäße
SR = Sarkoplasmatisches Retikulum = u.a. Calciumspeicher in der Zelle
S-T-Strecke = eine Senkung der S-T-Strecke im EKG wird als Mangeldurchblutung interpretiert
Stase = Stillstand
Stenokardie = Angina pectoris-Anfall
Stenose = Verengung
Strophoral® = von 1947 bis in die siebziger Jahre gebräuchliches orales Strophanthin-Präparat aus 90 % g- und 10 % k-Strophanthin
Strophanthidin = "k-Strophanthin" (genauer k-Strophantosid) ohne Zuckerreste ("Molekülkern", das Aglykon also), ist Hauptbestandteil von k-Strophanthin
subkutan = unter der Haut

sublingual = unter der Zunge
Sympathikus = sympathisches Nervensystem, in etwa "antreibender" Teil des vegetativen (autonomen) Nervensystems
Systole = Kontraktionsphase des Herzmuskels
Tachykardie = Beschleunigung der Herzschlagfrequenz auf über 100 / min
Thromben = Mehrzahl von Thrombus
Thrombozyten = Blutplättchen
Thrombus = Blutgerinnsel
Tonus = Anspannungs-Grad der Muskulatur
toxisch = giftig
transient = vorübergehend
Transmitter-Substanz = wirkt zwischen Nervenenden als reizübertragender Botenstoff
transmural = die gesamte Dicke der Herzwand betreffend
unphysiologisch = Gegenteil von physiologisch
Vagus = Hauptnerv des Parasympathikus
Ventrikel = Kammer, hier: Herzkammer
Verum-Patienten = Patienten, die das zu testende Mittel, nicht das Placebo bekommen
Zellplasma = "Zellwasser", "freier" Raum der Zelle
Zentralskotom = Sehstörung, umschriebener Gesichtsfeldausfall in der Mitte des Gesichtsfeldes
zerebral = das Gehirn betreffend

Kleiner Mathematischer Anhang:

milli = m = tausendstel = 10^{-3} = 10 hoch minus 3
mikro = y = millionstel = 10^{-6} = 10 hoch minus 6
nano = n = milliardstel = 10^{-9} = 10 hoch minus 9
pico = p = billionstel = 10^{-12} = 10 hoch minus 12
femto = f = billiardstel = 10^{-15} = 10 hoch minus 15

Umrechnung der Konzentrations-Einheit Mol in Gramm und umgekehrt:
1 mol einer Substanz ist die Menge ihres Molekulargewichts in Gramm:

1 M = 1 Mol einer Substanz ist die Menge ihres Molekulargewichts in Gramm pro Liter, 1 M g-Strophanthin = 585 g g-Strophanthin / L

1 nM (NanoMol) g-Strophanthin = 584,7 ng g-Strophanthin / L = 0,5847 ng / ml (Nanogramm pro Milliliter)

1 ng g-Strophanthin / ml (1 Nanogramm g-Strophanthin pro Milliliter) = 1,7 nM (1,7 NanoMol) g-Strophanthin

Sachverzeichnis

(Hier befinden sich in der Regel nur Einträge, die nicht schon aus dem Inhaltsverzeichnis erkenntlich sind)

o = oben, M = Mitte, u = unten

Acetylcholin, Wirkungssteigerung durch g-Stroph.: 50/51
Adrenalin
---verminderte Sekretion aus der Nebenniere durch g-Stroph.: 50
---Wirkungsveränderung durch g-Stroph.: 51
Alkohol
---und Endogenes Ouabain: 249
---und Na-K-Pumpe: 202 o, Anhang 5)
Altern: 202 oben
Antikörper, Messung mit A., Erklärung der Methode: 90
Arterien-Netz im Herzmuskel: 185
Ausscheidung von g-Stroph. vom Blut direkt in den Darm: 106 u., 113 M
Bewegung und Na-K-Pumpe: 249
Bindung des g-Stroph. im Blut an Blutzellen und Proteine: 100/101
Blut-Hirn-Schranke: 206 M
Blutdruck-Senkung
---durch g-Stoph.: Kap. A 4), S. 236 oben (Lopez et al 1988)
---durch g-Stroph. in vitro (Wirkung auf isolierte Arterien): 231 M
---durch g-Stroph.oral bei der Ratte: 236 M
---durch Digoxin bei der Ratte: 235 M
Blutdruck-Steigerung durch g-Stroph.
---intravenös in hohen Konzentrationen: 238-39
---bei Ratten: 232-33, 234-35
Blutdruck-Steigerung durch gefäßverengende Substanzen, Wirkung v. g-Stroph.:239/40
Blutvolumen von Katzen: 125 o
Bufalin: 213, 222, 247
Calcium
---Erhöhung d. zellulären C. durch geringe Konzentrationen von g-Stroph: 228/29, 230
Calcium-Kanäle: 142/143, 163
Calcium-overload 56, 144, 178/79, 217
Calcium-Pumpe der Zellmembran, Wirkung von g-Stroph.: 174
Carnitin, Wirkung auf den Sauerstoffverbrauch: 60 o, 181 o
---therapeutische Wirkung: 60 M
Cortison,
---Therapie mit C. beim akuten Myokardinfarkt: 9, Anhang 7)
---Wirkung von g-Strophanthin auf den Cortison- bzw. Corticosteronspiegel: 153, 237
Cymarin: 64, 123/24, 304
Digitalis
---gegensätzliche Wirkung von der des g-Stroph.: 7, 15/16, 17, 18 (2x), 41, 47, 54, 57 (2x), 61, 77 (2x), siehe aber auch 26
---keine Wirkung von D. im Gegensatz zu Stroph.: 41, 60

---dem Stroph. unterlegene Wirkung: 26, 36, 37, 38 (2x), 38/39, 39, 40, 58 M, 59, 65,
178, 179
---dem Stroph. überlegene Wirkung: 65
---erhebliche Nebenwirkungen: 39, 65 u., 131
---keine Kumulationsgefahr bei Digitalis-Gabe plus oralem Strophanthin: 72, 65
Digitoxin, siehe Digitalis
Digoxin, siehe Digitalis (endogenes D.: s.u.)
Digoxin, endogenes: 222, 206, 208, 209, 210, 212, 214, 218, 247
Dihydro-Ouabain: 153, 160, 165, 170, 173, 175
Doerr, Wilhelm: 3 u, 53 u, 185 M, 189 u, 190 o, 195 M, 284-85
Dosierung von oralem g-Stroph.: 18 (Kracke, Halhuber), 23 (Dr.Jäger, Dr. Härtl), 67,
87 u, 282
dosisabhängig gegensätzliche Wirkung
---von g-Stroph.: 51, 150-154, 157, 231, 236, 237/238
---von anderen Substanzen: 156, 157
Durchblutung, Steigerung der D.: 48-50
Edens, Ernst: 3, 10, 65, 264-267, 279
EKG, Wirkung von oralem g-Stroph.: 13, 15-18, 30, 76, 77, 78
Wirkung von i.v.-Stroph.: 16, 17, 49
Endarterien, keine E. im Herzmuskel: 185-186
Endogenes Digoxin: 222, 206, 208, 209, 210, 212, 214, 218, 247
Endogenes Ouabain
---Blutwerte: 222/223, 226, 240, 245
Endothel der Arterien: 231 o, 236 u.
Endozytose von g-Stroph.: 176
Erdmann, Prof. Erland E.: 46 o, 74-80, 140 o, 148 o, 164-167, 169-170, 290 o, 291 u
Erythrozyten-Flexibilität: 14 M, 53, 182 M, 184 o, 197 o, 224 u
Fettgewebe, Aufnahme von g-Stroph.: 89
Fettsäure-Oxidation, Steigerung durch g-Stroph.: 59-60, 180, 181
Fettsäuren, freie: 146, 180 u, 1181 o, 196 o + u
Fließverhalten des Blutes, Verbesserung durch g-Str.: siehe Erythrozyten-Flexibilität
Fraenkel, Albert: 3 o, 124 u, 138 u, 262 M, 262 u, 263, 266 u, 274 M
Freie Radikale: 145-46, 157 u, 180 u, 197 o, 199 M, 200 o, 205 u, 207 u, 209 o,
211 o, 212 u, 213 M, 214 u, 215 o, 218 o, 219 M, 247 u
---und Bluthochdruck: 247 u
Gewöhnungs-Effekt, Fehlen des G. bei Strophanthin: 55 o, 247 o
Greeff, Prof. Kurt G.: 68 o, 80 M, Kap. A 13, 164 u, 168-69, 223 u, 279 M, 290 o,
Anhänge 3, 4 und 9
Hämatokrit, Verbesserung durch g-Strophanthin: 41 M, 236 M, 237 o
Halhuber, Max: 18/19, 282-84
Herstellung / Gewinnung von g-Stroph.: 6, 261
Herzfrequenz, Wirkung von g-Strophanthin (i.v.): 38 (2x), 77, 237 o, 296
Hormone, Wirkung von g-Strophanthin auf H.: 50-51, 54/55, 153 M, 237 o
HPLC, Erklärung der HPLC: 241
Hypertrophie des Herzens,
---Verhinderung durch g-Stroph., mittelbar: 38 M, 50 M, 60 o, 236 M,
direkt: 58-59, 157 M, 248

---angebliche Verurachung durch g-Strophanthin: 248
Hypertrophie der Nebennieren, Verhinderung durch g-Stroph.: 58 M, 59 o
Hypoxie siehe Sauerstoffmangel
Injektionsgeschwindigkeit bei i.v.-Injektion von g-Str.: 70/71
inotrope Wirkung (positiv / negativ inotrop) von oralem g-Str.: 36/37, 55-56, 148, 155/56, 178-179

instabile Plaques: 182 u, 183 o, 186 u
Insulin: 139 M, 176 u, 211-212
intra-arterielle Infusion von g-Stroph.: 239 u
k-Strophanthin
---Resorption: 117, 124
Kern, Berthold: 3 u, 11 u, 23 u, 25 u, 34 M, 40 M, 41 M, 68 u, 71 u, 112 M, 183 M, 184 o, 187 o, 194 o, 194 u, 196 o, 268-283, 289 o, 290 M, 296, 302
körperliche Belastung und Endogenes Ouabain: 249 o, 254 u
Koronar-Durchblutung, Steigerung durch g-Stroph.: 48-50
Kreislauf-Hormon, g-Stroph. als K.: 249
Kumulation, bei Gabe von Herzglykosiden: keine Gefahr durch zusätzliche kleine
    Mengen von g-Stroph.: 72, 65
Leistungssteigerung durch orales g-Stroph.: 18 u, 20 o (Dr. Germann), 24 o, 29 M, 35 o, 42, 53 o, 58 (2x, Tierstudien), 38 M

Lichtlen, Prof.: 80 M, 278 o, 285 M
Lysosomen: 9, 194/195
Magnesium: 21 o, 22u, 25 M, 129 u, 139 u, 183 o, 200 u, 202 M, 205 u, 209 u, 218 u, 305/306
Marinobufagenin: Kap. B 6, 212 o, 222 u, 235 o, 246 u, 248 M, 249 u, 252 u
Melatonin-Synthese, Steigerung durch g-Stroph.: 61 M
Membranpotential, elektrisches, Steigerung durch g-Stroph.: 151 M, 152/153
Metaboliten von g-Stroph.: 90 M, 95-99, 255 M
Mikrozirkulation, siehe Erythrozyten-Flexibilität
Milchsäure
---Bildung ohne Sauerstoffmangel: 181 M, 196 , 220
---verbesserte Nutzung durch g-Stroph.: 56-57, 181 M, 221 M
Mol, Erklärung dieser Größeneinheit: 149
---Umrechnung der g-Stroph.-Blutwerte von Gramm pro Liter in Mol: 150 o
Na-K-Pumpen-Aktivität vermindert bei Hypertonie: 224 u
Nahrung, g-Stroph. in der N.: 236 Mi, 255
Natrium-Calcium-Austauscher: 36 M, 142/143, 144 o, 145 u, 148 M
Natrium-Kalium-Chlorid-Cotransporter: 159
Natrium-Kanäle: 144 o, 145 u, 175 M, 179
Natrium-Wasserstoff-Austauscher: 143 u
Noradrenalin, verminderte Freisetzung durch g-Stroph.
---Senkung des N.-Spiegels beim Menschen: 38 M
---im Herzmuskel und den Nebennieren: 50 (2x), 150-151 (2x)
---in Arterien: 231 M
negative Wirkung von Noradrenalin: 38 M, 50 M, 145 M, 198 M, 216 M (Prostata-H.)
---Bildung von Freien Radikalen: 145 M
---Wechselwirkung mit g-Stroph.: 230 M, 234 M

---Wirkung auf die Na-K-Pumpe: 157-59
OLS, Definition: 222 u, 241
Osmolarität des Blutes und Na-K-Pumpe: 247
Ouabagenin: 176
Palytoxin: 218
Parasympathikus
---Absinken der P.-Aktivität bis auf fast Null vor einer Ischämie: 197
---Steigerung durch g-Stroph.: 51 o, 52, 182/183, 236
Plasmerosome: 145 M, 148 M
positiv inotroper Effekt
---Definition: 36, 142/143
---durch orales g-Stroph.: 37, 56, 156, 178/179
---durch g-Stroph. unabhängig von Calcium 155
---ohne Hemmung der Na-K-Pumpe 147/148
---kein positiv inotroper Effekt trotz Hemmung der Na-K-Pumpe: 148, 145 u
Protein-Bindung von Strophanthin: 95 M, 100 u, 222
Prozeß von Peter Schmidsberger gegen den "Stern": 45/46, 69 o, 291
Ratten, atypische Herzglykosid-Sensibilität: 231 u
Resorption von g-Strop
---unabhängig von der Lipoid-Löslichkeit: 88-89
von fast 100 % : 112
Resorption von k-Strophanthin: 108, 117 u
Rezeptor im Zellinneren, Wirkung von g-Stroph. und Digitalis: 178
RIA (Radio-Immuno-Assay) -Methode, Erklärung der R.: 90
rote Blutkörperchen, siehe Erythrozyten
Sauerstoffmangel (Hypoxie)
---Verbesserung der Toleranz durch orales g-Stroph.:15-18, 57
                         durch g-Stroph.i.v.: 16-17
---Bewertung des Hypoxietests: 75
---und Endogenes Ouabain: 248/249
Sauerstoffverbrauch des Herzens,
---Einfluß von g-Stroph.: 44-46, 13 o, 16 u, 49 o, 51 M, 87 u,
---Einfluß von g-Stroph. auf Herzmuskelzell-Kulturen: 59/60
---Einfluß von Carnitin: 60 o, 181 o
Schettler, Prof. G.F.: 73-74, 76-77, 91 M, Kap C2), 288 M, 300 u
Schleimhaut, hält evtl. Strophanthin zurück: 95 M, 99 M
Schmerztoleranz bei Angina pectoris, Verbesserung durch orales g-Stroph.: 15-18, durch g-Stroph. i.v.: 16-17
Schwangerschaft und Endogenes Ouabain: 240, 246
Schweitzer, Dr. Albert: 266/267
Schwellenwert, therapeutischer S. von g-Stroph.: 68 M, 77 u, 91 o, 93 o
Sepsis, Steigerung der Überlebensrate durch g-Stroph.: 54, 221
signal transducer, Na-K-Pumpe als s..t.: 157 u
Speicherung von g-Strophanthin: 100, 107
Steuerbarkeit, gute S. des g-Stroph. i.v.: 36 M, 40 u, 84 u
Stimulation der Na-K-Pumpe
---durch g-Stroph. (außer in Kap. A 15): 8 M, 46/47, 59 u, 87

---durch Digitalis ? (außer in Kap. A 15 c): 204
---durch Katecholamine: 157-159
---durch andere Substanzen: 156 u
---nicht transient, sondern dauerhaft: 152-153
---Verlust der Fähigkeit zur S.: 162, 227 u
Strophanthus gratus-Pflanze: 261
Sympathikus: 50-51, 54 o, 144 u, 145 M, 146 u, 181 (2x), 182/183, 196 o, 197 u, 198 M, 204 o, 220 M, 221 u, 235 o
---Regulierung durch g-Stroph.: 50-51, 150-151
Teufelskreise, diverse: 53 u, 145 u, 181 u, 182 Mi, 184 o, 194 u
Tinctura strophanthia: 124, 262
Transport-Eiweiß: 95 M, 100 u, 222
Trinkwasser, Ouabain im T.: 116 o, 236
Tumor-Nekrose-Faktor-alpha: 54 o, 163 M, 219 M
Verteilung von g-Stroph. im Körper: 88
Wirkung
---von geringsten Mengen an g-Stroph.: 59 u, 87 (2x), 263 u
---einer geringen Menge, während eine größere Menge nicht oder weniger wirkt: 50 o, 51 o, 56/57, 58, 60 u, 61 o, 153 o (Redman)
Zellvolumen, Regelung durch g-Stroph.: 139 M, 182 M
Zellwachstum von Zellkulturen, Wirkung von g-Stroph.: 61 u, 150 M, 216 M, auch 60/61
Zentralnervensystem
---Wirkung von g-Stroph.: 234/235, 236 o
---Injektion von g-Strophanthin: 206/207
Zytokine, Wirkung von g-Stroph. auf die Bildung von Z.: 54 o, 257 o

Quellen:

Hinweis für das Verständnis der Quellen-Angaben bei Zeitschriften: z.B. J Clin Invest 49: 1885-91, 1970 bedeutet: Journal of Clinical Investigation (Verzeichnis der Abkürzungen in jeder Bücherei vorhanden) Jahrgang/Band 49, aus dem Jahr 1970, Seiten 1885 bis 1891. Oder z.B. J Hypertens 19(2): 229-236, 2001 bedeutet Journal of Hypertension Jahrgang 19, Heft 2, Seiten 229-236 aus 2001; die Angabe des Heftes erleichtert das Auffinden bei jüngsten Quellen, die von der Bibliothek noch nicht in Buchform gebunden wurden. Oder (andere Schreibweise): Klin.Wschr. 56 (1978) 493 bedeutet Klinische Wochenschrift Band 56 aus 1978, Seite 493

1) Dr.med.Berthold Kern: Der Myokardinfarkt, Haug/Stuttgart, 1969
2) Hans Schaefer, Gottfried Jentsch, Ellis Huber, Bernd Wegener (Hrsgb.): Herzinfarkt-Report 2000, Urban und Fischer, München, Jena 2000, mit Beiträgen von Prof. Peter Atteslander, Prof. Giorgio Baroldi, Dr.med. Günther Bergmann, Rolf Henßge, Dr.med. Ellis Huber, Dr.med. Gottfried Jentsch, Dr.med.habil. Dieter Modelmog, Dr.med. Klaus Reynen, Prof. Hans Schaefer, Prof. Wolfgang Schaper, Prof. Stephan Schüler, Prof. Ruth Strasser, Dr. med. Sems Malte Tugtekin.
3) Udo Köhler: Die perorale Strophanthintherapie der Angina pectoris, in notabene medici 6: 6-12, 1976
4) Werner H.Hauss, G.Schmitt, R.Winter, K.Papavassiliou (Münster): Vorschlag zur Therapie des Herzinfarkts im Initialstadium. Münch Med Wschr 116: 485-490, 1974
4 a) Werner H.Hauss: Koronarsklerose und Herzinfarkt, Georg Thieme Verlag Stuttgart 1976, S.131-134
5) Peter Schmidsberger: Skandal Herzinfarkt, Verlag R.S.Schulz, Kempfenhausen 1975
6) Walter Dürsch: Sind die meisten Infarkte verhütbar?, Verlag Kritische Wissenschaft, Windeck/Sieg 1992
7) Knut Sroka: Zur Dialektik des Herzinfarkts, Syndikat Verlag Frankfurt/M 1980
8) R.E.Dohrmann & M.Dohrmann : Neue Therapie der instabilen Angina pectoris bei koronarer Herzerkrankung, Erfahrungsheilkunde 33: 183-90, 1984
9) H.Salz & B.Schneider (Bonn + Hannover): Perlinguales g-Strophanthin bei stabiler Angina pectoris. Zeitschrift f. Allgemeinmedizin 61: 1223-28, 1985
10) J.Grabka: Frühbehandlung von stenokardialen Beschwerden bei Untertagebergleuten. Erfahrungsheilkunde 30: 1162-63, 1981
11) H.Brembach: Infarktvorbeugung in der Arbeitsmedizin. notabene medici 7: 613-616, 1984
12) Apotheker A.Herbert GmbH : Eine Dokumentation ambulanz-kardiologischer Therapie-Ergebnisse nach Anwendung oralen g-Strophanthins, 1984, Anfragen bitte an den Verlag Florilegium, Postfach 1305, D 27442 Gnarrenburg, e-mail: strophanthin@web.de, fax: (01033-) 01212 - 55 14 09 321
13) H.D.Görlich: Therapie-Umfrage zu Strodival® Zusammenfassender medizinischer Bericht, 2000, Anfragen: siehe 12)
14) R.E.Dohrmann, H.D.Janisch & M.Kessel: Klinisch-poliklinische Studie über die Wirksamkeit von g-Strophanthin bei Angina pectoris und Myokardinfarkt. Cardiol Bull 14/15: 183-187, 1977
15) R.E.Dohrmann, M.Dohrmann, H.D.Janisch, M.Kessel & H.von Tilly: Senkung der Infarktletalität doch möglich? Ärztliche Praxis 29: 1003-1004, 1977
16) McLamont NE (Glasgow) & Posel K(Durban / South Africa): The coronary attack: concept of its etiology and hemodysnamic management. Am Heart J 78: 480-492, 1969, auf S. 491
17) Hoffstein S et al.: Lysosomes in myocardial infarction: studies by means of cytochemistry and subcellular fractionation, with observations on the effects of Methylprednisolone. Circulation 53 Suppl.I: I-34-40, 1976
18) Libby P, Maroko PR, Bloor CM, Sobel BE & Braunwald E: Reduction of experimental myocardial infarction size by corticosteroid administration. J Clin Invest 52: 599-607, 1973, in 16)
19) R.E.Dohrmann & R.F.Heller: Therapeutische Ergebnisse beim akuten Myokardinfarkt unter Anwendung hoch dosierter Steroidgaben und fluiditätsbeeinflussender Pharmaka. Cardiol Angiol Bull 24: 17-22, 1987
20 a) H.J.Avenarius, H.Poliwoda & B.Schneider: Unersuchungen zum klinischen Verlauf des akuten Myokardinfarkts. Med Klin 72: 459-464, 1977
20 b) E.Nüssl et al: Daten des Heidelberger Herzinfarktregisters im intrrnationalen Vergleich. Med. Tech. 97/6, 1977
21) Gustav Schimert jr.: Untersuchungen über die Wirkung verschiedener Pharmaka nach experimentellem Myokardinfarkt. Naunyn-Schmiedebergs Archiv... 204: 473- ff und 483-496, 1947
22 a) Udo Köhler: Schach dem Herzinfarkt. Zeitschrift für Allgemeinmedizin 52: 1103-04, 1976
22 b) Udo Köhler: Angina pectoris und Herzinfarkt-Prophylaxe - ein dankbares Feld der Allgemeinmedizin, Erfahrungsheilkunde 31: 13-18, 1982
23) Prof. Köhler macht hier mehrere Quellenangaben: (Quellen 105, 108-111, 113-14, 123, 122 b)
24) auch hier mehrere Quellenangaben: U.Köhler: Dtsch Med Wschr 81: 1892, 1956, Ther d Gegenw 106: 384, 1967; notabene medici 5: 13, 1975, Z Allg Med 51, 28, 1252, 1975; notabene medici 6: 6-12, 1976
25) a) Prof. Quantiliano de Mesquita, Professor Honorario de Faculdade de Medicina da Universidade Federal de Paraiba. Chefo do Instituto de Angio Cardiologia de Hospital Matarazzo e Cas de Saude Matarazzo Sao Paulo: Teoria miogenico do enfarte miocardio. Verlag: Gemini, Sao Paulo (Brasilien), 1979, dargestellt auch in Rundbrief 42 der Int.Gesellschaft für Infarktbekämpfung, Febr.1980, siehe 26)
siehe www.infarctcombat.org
b) de Mesquita Q & Baptista CA: Cardiotonic: Insuperable in preservation of myocardial stability as presentive of acute coronary syndromes and responsible for the prolonged survival. Ars Curandi 35: 3, 2002, siehe www.infarctcombat.org/heartnews-16.html
26) Rundbriefe der Internationalen Gesellschaft für Infarktbekämpfung, später umbenannt in Gesellschaft für Infarktbekämpfung, weitere Umbenennung in Gesellschaft für Infarktverhütung. Sitz: Schorndorf-Haubersbronn, einsehbar in Bibliotheken (evtl. Fernleihe)
27) E.Moskopf & H.Dietz (Freiburg): Experimentelle u. klinische Untersuchungen über eine zuverlässige orale Strophanthintherapie. Die Medizinische Welt 1955, S. 1375-77
28) M.Halhuber, Th.Lantscherat & K.Meusburger: Zur Strophoraltherapie. Medizinische Klinik, 36 (1954) 1440-1443
29) Hans Sarre: Strophanthinbehandlung bei Angina pectoris. Therapiewoche 3: 311-314, 1952/53
30) W.O.Jorde: Klinische Erfahrungen mit der perlingual-gastroenteralen Strophanthintherapie, Med Klin 1950/51, S.45-47
31) W.H.Hauss: Pathogenese u. medikamentöse Therapie der Koronarinsuffizienz. tägliche praxis 23: 15-28, 1982
32) Dr.med.M.O.Bruker: Herzinfarkt, Herz-, Gefäß- und Kreislauferkrankungen, emu-Verlag/Lahnstein 1986

33) H.Salz (ehem.Lehrbeauftragter für Allgemeinmedizin, Universität Bonn): a) Therapie von Herzerkrankungen mit anderen herzwirksamen Glykosiden in der Praxis. Ärztezeitschrift für Naturheilverfahren 24: 615-623, 1983. b) auch in: "Phytotherapie in der Allgemeinpraxis", Rundbrief 65 der Internat. Gesellsch. f. Infarktbekämpfung, siehe 26)
34) Agostoni PG et al.:(Mailand): Long-term use of k-strophanthin in advanced congestive heart failure due to dilated cardiomyopathy: a double-blind crossover evaluation versus digoxin. Clin Cardiol 17: 536-541, 1994
35) abstract in english: Pier Giuseppe Agostoni, Elisabetta Doria, Marco Berti & Maurizio D. Guazzi (Mailand): Superiore efficacia di k-strofantina versus digossina sulla pretazione funzionale del soggetto con Cardiomiopatia dilatativa ed insufficienza cardiaca cronica. Cardiologia 37: 323-329, 1992
36 a) Dr.Christian Chmelar (Stuttgart): Digoxin bei Herzinsuffizienz therapeutisch unbefriedigend. Deutsche Medizinische Wochenschrift Jahrgang 122, Nr. 18, Seite A 8 (blaue Seiten, 2 Seiten vor S.599), 1977
b) The Digitalis Investigation Group: The effect of digoxin on mortality and morbidity in patients with heart failure. N Engl J Med 336: 525-533, 1997
37) vom November 1977, nähere Angaben unter 26)
38) F.Kubicek & Th.Reisner (Hanusch-Krankenhaus, Leitung Prof. Polzer): Hypoxietoleranz bei koronarer Herzkrankheit unter der Einwirkung von Digoxin, Beta-Methyl-Digoxin und g-Strophanthin, Therapie der Gegenwart 112: 747-768, 1973
39) H.Sarre (Frankfurt / M., Direktor Prof. Nonnenbruch): Die Ursachen der gegensätzlichen Wirkung von Strophanthin und Digitalis auf die Coronarinsuffizienz. Klin Wschr 22: 135-141, 1943
40) S.Scheiner-Bobis: Ion transporting ATPases as ion-channels. Naunyn-Schmiedebergs Arch Pharmacol 357: 477-482, 1998
41) Gustav.G.Belz, J.Matthews, U.Sauer, H.Stern, B.Schneider (Wiesbaden & Hannover): Pharmadynamic effects of Ouabain following single sublingual and intravenous doses in normal subjects. Eur J Clin Pharm 26: 287-292, 1984
42) Rolf E.Dohrmann & Edith Schlief-Pflug: Echokardiographische Studie zum Wirkungsnachweis äquivalenter Dosierungen von Nitrolingual und Strodival spezial bei Patienten mit koronarer Herzkrankheit. 1) Cardiol-Angiol Bull, 23: 18-22, 1986, identisch mit 2) Erfahrungsheilkunde 35: 61-66, 1986, auch in Rundbrief 67 der Internat.Gesellsch. f.Infarktbekämpfung, Schorndorf, Dez. 1985, siehe 26)
43) Krause S & Hess ML: Characterization of cardiac sarcoplasmatic reticulum dysfunction during short-term, normothermic, global ischemia. Circ Res 55: 176-184, 1984
44) Peng CF et al.: Alterations of membrane potential and Ca(2+) flux of sarcoplasmatic reticulum vesicles in ischemic myocardium. Ann Clin Lab Sci 13: 511-520, 1983
45) Reinhard Griebenow, Hartmut Gülker, Peter Dominiak & Hans Michael Piper: Autonomes Nervensystem und Herzinsuffizienz, Thieme Stgt, N.Y. 1995
46) M.Hori et al.(eds.): Cardiac Adaptation and Failure, Springer 1994
47) Piscitello F & Maggi GC: Effectiveness of orally administered g-Strophanthin on hemodynamics in cardiac patients. Arzneimittel-Forschung 23: 1546-47, 1973
48 a) Sharma B, Majid PA, Meeran MK, Whitaker W& Taylor SH (Leeds / GB): Clinical, electrocardiographic and hemodynamic effects of digitalis (ouabain) in angina pectoris. Brit Heart J 34: 631-37, 1972
b) Bericht der Ergebnisse von 48 a) auch in: Bimlendra Sharma, P.A.Majid & S.H.Taylor: Hemodynamic factors associated with the production of pain in angina pectoris. Eur J Cardiol 6: 367-382, 1978
49) aufgrund von weitgehend übereinstimmenden Werten scheint es sich um einander ergänzende Berichte ein und desselben Expereiments zu handeln:
    a)   Vatner SF & Baig H (Harvard University Boston / USA): Comparison of the effects of ouabain and isoproterenol on ischemic myocardium of conscious dogs. Circulation, 58: 654-62, 1978
    b)   Vatner SF et al.: Effects of a cardiac glycoside on regional function, blood flow, and electrograms in conscious dogs with myocardial ischemia. Circ Res 43: 413-423, 1978
50) Bing RJ et al.: Effect of Strophanthus on coronary blood flow and cardiac consumption of normal and failing human hearts. Circulation 2: 513-516, 1950
51) Gutman Y & Boonyaviroj P: Mechanism of inhibition of catecholamine release from adrenal medulla by diphenylhydantoin and by low concentration of ouabain (10 (-10) M). Naunyn-Schmiedebergs Arch Pharmacol 296: 293-296, 1977
52) Kuschinsky G: Die Verhütung von Erschöpfungszuständen des Herzens. Klin Wschr 24/25 (1947) 502-503
53) Kaemmerer K & Kietzmann M: Verhalten der Eiweißsynthese in Herzmuskelgewebe von Ratten nach oraler Gabe von g-Strophanthin. Berl-Münchn Tierärztl Wschr 98: 262-267, 1986
54) Raab W & Burlington MD: The nonvascular metabolic myocardial vulnerability factor in "coronary heart disease". Am Heart J 66: 685 (1963)
56) Hokin-Neaverson M, D.A.Spiegel, W.A.Burckhardt, J.W.Jefferson: Age and sex differences of erythrocyte sodium pump activity in normal human subjects. Clin Chim Acta 76: 399-401, 1977, in 969)
57) Naylor GJ: The relationship between age and sodium metabolism in human erythrocytes. Gerontologia 16: 217-222, 1970, in 969)
58) Naylor GJ, D.A.T.Dick, E.P.Worall, E.G.Dick, D.LePoidevin & S.F.Whyte: Changes in the erythrocyte sodium pump with age. Gerontology 23: 256-261, 1977, in 969)
59) Reinila M, E.MacDonald, N.Salem jr., M.Linnoila & E.G.Trans: Standardized method for the determination of human erythrocyte membrane ATPases. Anal Biochem 124: 19-26, 1982, in 969)
60) Wiley JS, N.Kraft & I.A.Cooper: The binding of ouabain to normal and chronic lymphocytic leukemic lymphocytes. Blood, 54: 994-1000, 1979
61) Clausen T(Arhus / Dänemark): Clinical and therapeutic significance of the Na-K-pump. Clin Sci (Colch) 95: 3-17, 1998
62) Crambert G et al. (Lausanne / Schweiz, Paris / Frankreich & Toledo / USA): Transport and pharmacological properties of nine different human Na-K-ATPase isozymes. J Biol Chem 275: 1976-86, 2000
63) Henningsen NC (Malmö / Schweden): The sodium pump and energy regulation: some new aspects for essential hypertension, diabetes II and severe overweight. Klin Wschr 63 Suppl.III: 4-8, 1985
64) Civan MM & Shporer M: Physical state of cell sodium, in J.F.Hoffman, G.Giebisch & S.G.Schultz (Hrsbg.): Cellular and molecular biology of sodium transport. Curr Topics Membr Transp 34: 1-19, 1989
65) Takeyasu K et al. (Charlottesville (Virginia) / USA & Baltimore (Maryland) / USA): Stability of Na-K-ATPase alpha-subunit isoforms in evolution. Am J Physiol 259: C619-C 630, 1990
66) Adams RJ et al.: "High-affinity ouabain binding site and low-dose positive inotropic effect in rat myocardium. Nature 296 : 167-169, 1982
67) Erdmann E, Philipp G & Scholz H (München): Cardiac glycosides receptor, Na-K-ATPase activity and force

of contraction in rat heart. Biochem Pharmacol 29: 3219, 1980
68) Erdmann E: Veränderung der Affinität und der Kapazität des Herzglykosidrezeptors. Arzneim-Forsch 35: 1948-52, 1985
69) Blaustein MP (Baltimore / USA): Physiological effects of endogenous ouabain: control of intracellular Ca^{++} stores and cell responsiveness. Am J Physiol 264: C 1367, 1993
70) Levi AJ, Mark, Boyett R & Lee CO: The cellular actions of digitalis glycosides on the heart. Progr Biophys Molec Biol 62: 1-54, 1994
71) Ban K et al. (Kanagawa / Japan): On the mechanism of the failure of mitochondrial function in isolated guinea-pig myocytes subjected to a Ca^+ overload. Cardiovasc Res 44: 556-567, 1999
72) Clausen T et al.: Significance of cation transport in control of energy metabolism and thermogenesis. Physiol Rev 71: 733-774, 1991
73) Erdmann E et al.: Age dependent regulation of cardiac glycoside receptors. Z Kardiol 74 Supp /: 33-38, 1985
74) Gorlin R, Brachfeld N, Messer JV & Turner JD: Physiologic and biochemical aspects of the disordered coronary circulation. Ann Int Med 51: 698, 1959
75) Brachfeld N & Gorlin R: Physiologic evaluation of angina pectoris. Dis Chest 38: 658,1960
76) Holmberg S et al.: Coronary blood flow in man and its relation to the coronary arteriogram, Am J Cardiol 19: 486, 1976
77) Gorlin R: Physiologic studies in coronary atherosclerosis, Fed. Proc.21 (suppl.II) : II-93, 1962
78) Messer JV et al.: Patterns of human myocardial oxygen extraction during rest and exercise, J.Clin.Invet. 41: 725, 1962
79) Messer JV et al.: Effect of exercise on cardiac performance in human subjects with coronary artery disease, Circulation 28: 404, 1963
80) Kietzmann M & Laemmle J: Untersuchungen über die Beeinflussung des Myokardstoffwechsels durch g-Strophanthin. Erfahrungsheilkunde 40: 776, 1991
81) Jasmin Laemmle: Titel s.o., Inaugural-DissertationTierärztliche Hochschule Hannover 1990
82) Gross GJ et al.: The effect of ouabain on nutritional circulation and regional myocardial blood flow. Am Heart J 93: 487-495, 1977
83) Cunningham MJ et al.: Deleterious effect of ouabain on myocardial function during hypoxia. Am J Physiol 256: H681-687, 1989
84) Tavazzi L: Clinical epidemiology of acute myocardial infarction. Am Heart J 138: 48-54, 1999
85) Testa L et al.: Decreased Na-K-ATPase activity in erythrocyte membrane from rheumatoid arthritis patients. Scand J Rheumatol 16: 301-305, 1987
86) Rabini RA: Cyclosporin effect on sodium and potassium transport across erythrocytes in rheumatoid arthritis. Scand J Rheumatol 19: 356-362, 1990
87) Godfraind T & Lesne M: The uptake of cardiac glycosides in relation to their actions in isolated cardiac muscle. Br J Pharmacol 46: 488-97, 1972
88) Schwartz, A et al.: The Na-K-ATPase - pharmacological, physiological and biochemical aspects. Pharmacol Rev 27: 3-134, 1975
89) Schoner W et al., in Myocardial Failure, p.104, Hrsbg.: G.Riecker et al., Springer Berlin 1977
90) Erdmann E et al. in Myocardial Failure, p.120, Hrsgb.: G.Rieker, A.Weber, J.Goodwin, Springer Berlin 1977
91) Akera T, Brody TM & Wiest SA: Saturable ATP-independent binding of 3H-ouabain to brain on cardiac tissue in vitro. Br J Pharmacol 65: 403-9, 1979
92) Wellsmith NV & Lindenmeyer GE: Two receptor forms for ouabain in sarcolemma-enriched preparations from canine ventricle. Circ Res 47: 710-20, 1980
93) Charlemegne D et al.: Ouabain binding sites and Na-K-ATPase activity in rat cardiac hypertrophy. Expression of the neonatal forms. J Biol Chem 261: 185-189, 1986
94) Maixent JM et al.: Two Na-K-ATPase isoenzymes in canine cardiac myocytes. Molecular basis of inotropic and toxic effects of digitalis. J Biol Chem 262: 6842-6848, 1987
95) Ng YC& Akera T: Two classes of ouabain binding sites in ferret heart and two forms of Na-K-ATPase. Am J Physiol 252: H1016-H 1022, 1987
96) Sweadner KJ& Farshi SK: Rat cardiac ventricle has two Na-K-ATPases with different affinity for ouabain: developmental changes in immunologically different catalytic subunits. Proc Nat Acad Sci USA 84: 8404-8407, 1987
97) De Pover A & Godfraind T: Interaction of ouabain with Na-K-ATPase from human heart and from guinea-pig heart. Biochem Pharmacol 28: 3051, 1979
98) Brown L & Erdmann E: Two binding sites for ouabain in cardiac cell membranes. Basic Res Cardiol Suppl II 79: 50-55, 1984
99) Sweadner KJ: Isozymes of the Na-K-ATPase. Biochim Biophys Acta 988: 185, 1989
100) Shamraj OI, Melvin D, Lingrel JB (Cincinnati / USA): Expression of Na-K-ATPase isoforms in human heart. Biochem Biophys Res Comm 179: 1434-1440, 1991
101) Zahler R et al. (Yale-University, New Haven + Pittsburgh / USA): Expression of alpha isoforms of the Na-K-ATPase in human heart. Biochim Biophys Acta 1149: 189-194, 1993
102) Kathleen J.Sweadner et al, mit Kurt R.H.Repke: Immunologic identification of Na-K-ATPase isoforms in myocardium Circ Res 74: 669: 1994
103) Jiangnan Wang et al., mit Erdmann E (Los Angeles): Regional expression of sodium pump isiforms and Na-Ca-exchanger in the human heart. J Clin Invest 98: 1650-1658, 1996
104) Peng JH et al. (Kansas City / USA): Highly ouabain-sensitive alpha 3 isoform of Na-K-ATPase in human brain. J Neurochem 58: 1180-1183, 1992
105) Nusser E & Eberl R (Wattenscheid): Vergleichende klinische Untersuchungen von Scillaglykosid A und k-Strophanthin. Med. Welt 1968: Seiten 454-457
106) M.von Ardenne & H.G.Lippmann: Zur Verringerung der Wirkungsschwankung nach oraler Gabe von g-Strophanthin (Messungen der QT_c-Zeit-Verkürzung im EKG nach oraler Gabe und i.v.- Injektion von g-Strophanthin bei sogenannten Herzgesunden. Cardiol Bull 4/5: 167-178, 1971
107) M. von Ardenne & Paul Gerhard Reitnauer.: Messungen zu Elementarvorgängen des Herzinfarkts. Cardiol Bull 4/5: 51-72, 1971
108) Manfred von Ardenne & Hans-Georg Lippmann: Q-T-Zeit-Messungen zum Beginn der Schutzwirkung verschiedener Herzglykoside bei oraler Applikation. Cardiol Bull 6/7: 101-110, 1972/73
109) M.v.Ardenne & F.Rieger: Theoretische und experimentelle Grundlagen zur außergewöhnlichen Pharmakokinetik des g-Strophanthin. Arzneimittel-Forschung 22: 1845-53, 1972
110) M.von Ardenne & P.G. Reitnauer: Lysosomaler Zytolyse-Mechanismus und Myokardinfarkt. Cardiol Bull

6/7: 137-174, 1972/73
111) M.v.Ardenne & R.Tümmler: Untersuchung zum schnellen QT$_c$-Inaktivwerden des Herzglykosids g-Strophanthin mit einem Elektronenanlagerungs-Massenspektrographen, Arzneimittel-Forschung 24: 1847-1857, 1974
112) M.von Ardenne & A.von Ardenne: Messungen zur Wirksamkeit von perlingual gegebenem g-Strophanthin nach der Methode des kardialen Anspannungsindex. Cardiol Bull 10/11: 193-206, 1975
113) M.von Ardenne: Umschau 73: 172, 1973
114) M.von Ardenne: Gesetzmäßigkeiten der Substratdiffusion im Interkapillarraum des Myokard. Cardiol Bull 10/11: 143-162, 1975
115) M.v.Ardenne, P.G.Reitnauer & R.Tümmler: Hohe wirkungssichere Invasionsstromstärke von perlingual gegebenem g-Strophanthin. Cardiol Bull 12/13: 55-80, 1976
116) M.von Ardenne: Über die neue Lage bei der Anwendung perlingual gegebenen g-Strophanthins. Phys Med Rehabil 18: 466-474, 1977
117) M.v.Ardenne: Die Hemmung der Mikrozirkulation beim Myokardinfarkt und das perlingual applizierte g-Strophanthin. Arzneimittel-Forschung 28: 2315-26, 1978
118) M.von Ardenne: Research on the mechanism of myocardial infarctions and on counteracting measures. A new galenic form of the fast acting g-strophanthin. Agressologie 19: 13-22, 1978
119) M.von Ardenne & P.G.Reitnauer: Weitere Untersuchungen zur Pharmakokinetik des g-Strophanthins bei perlingualer Applikation. Cardiol Bull 16/17: 109-141, 1978/79
120) M.von Ardenne: g-Strophanthin perlingual als Hauptelement einer kausalen Therapie der Angina pectoris und des Herzinfarkts. Deutsche Apotheker-Zeitung 119: 1261-67, 1979
121) M.von Ardenne: Über die Gegenläufigkeit der Maßnahmen einer kausalen Therapie des Myokardinfarkts und der Mehrschritt-Therapie des Krebses. Dtsch Gesundheitswes 34: 1253 ff, 1979
122) Manfred von Ardenne und Berthold Kern: Der Herzinfarkt als Folge der lysosomalen Zytolyse-Kettenreaktion, a) in: Heinz Herbert Schöffler (Hrsg.): Myokardinfarkt, 9.Jahrestagung der Gesellschaft für Infarktbekämpfung 1978, A.W.Gentner Verlag, Stuttgart, 1980 b) Dtsch.Gesundheitswesen 26: 1769-1780, 1971
123 a) M.v.Ardenne, W.-K.Mayer & W.Mohnke: Nuklearmedizinische Untersuchungen mit Technetium 99 zur Mikroperfusion Koronarkranker unter der Therapie mit g-Strophanthin perlingual, in Rundbrief 86 der Int.Gesellsch.f.Infarktverhütung, Schorndorf Jan.1990, siehe 26)
b) M.v.Ardenne, W.-K. Mayer, J.Schmidt, G.Rostock & W.Mohnke: Klinische Prüfung des perlingual applizierten g-Strophanthin-Präparats Strodival (R) spezial mit Hilfe der 99 mTc-Myospect-Herztomographie. Z Klin Med 46: 667-669, 1991
124) Pfeifer E: Über die Verträglichkeit und den Wirkungsunterschied von g- und k-Strophanthin. Sci Pharm 28: 216-228, 1960
125 a) G.Schettler, E.Weber & W. Kübler: Orales Strophanthin in der Therapie der Herzkrankheiten und speziell der koronaren Herzkrankheiten. Dtsch Ärzteblatt 74: 995-998, 1977
b) Autoren und Titel: s.o. Dtsch Ärztebl 74: 2753-2756, 1977
126) Edward Carmeliet (Leuven / Belgien): Cardiac ionic currents and acute ischemia: from channels to arrhythmias. Physiol Rev 79: 917-1017, 1999
127) Szibor R, Redman K, Keike H, Müller K: Helv Paediatr Acta 31: 249-256, 1976
128) Hans Kaegelmann: Strophanthin, Segen der Menschheit, Verlag Kritische Wissenschaft, Windeck / Sieg, 1994
129) Li T& Vassalle M: The negative inotropic effect of calcium overload in cardiac Purkinje fibers. J Mol Cell Cardiol 16: 65-77, 1984
130) Aceto E & Vassalle M (New York): On the mechanism of the positive inotropy of low concentrations of strophanthidin. J Pharmacol Exp Ther 259: 182-189, 1991
131) Vassalle M & Lin CI: Effect of calcium on strophanthidin-induced electrical and mechanical toxicity in cardiac Purkinje fibers. Am J Physiol 236: H 689-697, 1979
132) Ishikawa S& Vassalle M: Reversal of strophanthidin negative inotropy by metabolic substrates in cardiac Purkinje fibres. Cardiovasc Res 19: 537-551, 1985
133) Temma K et al. (Aamori + Tokio): Ca++ overloading causes the negative inotropic effect of doxorubicin in myocytes isolated from guinea-pig hearts. Eur J Pharmacol 322: 235-42, 1997
134) Temma K: Cellular Ca++ loading and inotropic effects of doxorubicin in atrial muscle preparations isolated from rat or guinea-pig hearts. Eur J Pharmacol 252: 173-81, 1994
135) Hryshko LVet al.(Winnipeg / Kanada): Possible inhibition of canine ventricular sarcoplasmic reticulum by BAY K 8644. Am J Physiol H407-H414, 1989
136) Hamlyn JM, Blaustein MP et al.(Baltimore / USA, Padua / Italy & Kalamazoo / USA): Identification and characterization of a ouabain-like compound from human plasma. Proc Nat Acad Sci USA 88: 259, 1991
137) John M.Hamlyn et al. (with Paolo Manunta)(Baltimore / USA): Observations of the nature, biosynthesis, secretion and significance of endogenous ouabain. Clin Exp Hypert 20: 523-533, 1998
138) Matsumori M et al. (Kyoto / Japan): Modulation of cytokine production and protection against lethal endotoxemia by the cardiac glycoside ouabain. Circulation 96: 1501-6, 1997
139) Paul M.Ridker et al. (with Braunwald E) , for the Cholesterol And Recurrent Events (CARE) Investigator (Harvard-University Boston) : Elevation of tumor necrosis factor-alpha and increased risk of recurrent coronary events after myocardial infarction. Circulation 101: 2149-2153, 2000
140) Matsumori A et al. (Kyoto): Differential modulation of cytokine production by drugs: implications for therapy in heart failure. J Mol Cell Cardiol 28: 2491-2499, 1996
141) Entman ML et al.: Association of glycogenolysis with cardiac sarcoplasmic reticulum. J Biol Chem 251: 3140, 1976, in 319)
142) O'Brien KD et al.: Neovascular expression of E-selectin, intercellular adhesion molecule-1, and vascular adhesion molecule-1 in human atherosclerosis and their relation to intimal leukocyte content. Circulation 93: 672-682, 1996
143) Stafanadis C et al. (Athen): Heat production of atherosclerotic plaques and inflammation assessed by the acute phase proteins in acute coronary syndromes. J Moll Cell Cardiol 32, 43-52, 2000
144) McGowan MH et al. (Bethesda / USA & Jerualem): Na-K-ATPase inhibitors down-regulate gene expression of the intracellular signaling protein 14-3-3 in rat lens. J Pharmacol Exp Ther 289: 1559-63, 1999
145) Matsumori A(Kyoto / Japan): Amlodipine inhibits the production of cytokines induced by ouabain. Cytokine 12(3): 294-297, 2000
146) Oh CH & Kim SC (Seoul / Korea): Effects of ouabain on smooth muscle of the corpus cavernosum. Int J Impot Res 6: 73-80, 1994
147) Sen PC & Pfeiffer DR: Loss of Na,K-ATPase activity during cataract formation in lens. Curr Top Membr

148) Tao QF, Hollenberg NK& Graves SW (Boston / USA): Sodium pump inhibition and regional expression of sodium pump alpha-isoforms in lens. Hypertension 34: 1168-1174, 1999
149) Joubert PH: Effects of cardiac glycosides on autonomic nervous system and endocrine glands, in Kurt Greeff (Hrsgb): Cardiac Glycosides. Handbook of Exp Pharmacol, Band 56 I, Springer 1981, S.533-550
150) Traverse JH et al.(Minneapolis / USA): Regulation of myocardial blood flow by oxygen consumption is maintained in the failing heart during exercise. Circ Res 84: 401-408, 1999
151) Saradeth T & Ernst E (Wien): Hämorheologische Effekte durch g-Strophanthin. Erfahrungsheilkunde 40: 775-776, 1991
152) Gottlieb SS et al.(with J.M.Hamlyn): Elevated concentrations of endogenous ouabain in patients with congestive heart failure. Circulation 86: 420, 1992
153) Rein H: Über ein Regulatioinssystem Milz-Leber für den oxidativen Stoffwchsel der Körpergewebe und besonders des Herzens. Die Naturwissenschaften 36 : 260-268, 1949
154) DeMots H et al. (Portland / USA): Effects of ouabain on coronary and systemic vascular resistance and myocardial oxygen consumption in patients without heart failure. Am J Cardiol 41: 88-93, 1978
155) Branco D & Osswald W: Ouabain-induced efflux of catecholamines and metabolites from blood vessels of normotensive and hypertensive dogs, in E.Erdmann, K.Greeff, J.C.Skou: Cardiac Glycosides 1785-1985, Steinkopff Verlag, Darmstadt, 1986
156) Lopez JA et al.: Effect of intracarotid administration of ouabain in dogs. Am J Physiol 254: H148-H155, 1988
157) Hariman RJ & Hoffman BF: Effects of ouabain and vagal stimulation on sinus nodal function in conscious dogs. Circ Res 51: 760-768, 1982
158) Ayachi S & Brown AM (Galveston / Texas): Hypotensive effects of cardiac glycosides in spontaneously hypertensive rats. J Pharmacol Exp Ther 213: 520-524, 1980
159) Nelissen-Vrancken G et al.: Ouabain improves cardiac functionin vivo in rats with heart failure after chronic but not acute treatment. Naunyn-Schmiedebergs Arch Pharmacol 356: 203-209, 1997
160) Michalik M, Uebelhack R, Grote I, Ehle G & Seidel K: Das Verhalten vegetativer Parameter unter Anwendung von Ouabain (g-Strophanthin) bei endogen depressiven Patienten. Schweizer Archiv für Neurologie, Neurochirurgie und Psychiatrie 125: 163-178, 1979
161) G.B.Pidgeon GB et al.(Christchurch / Neuseeland): Effects of ouabain in pressor responsiveness in man. Am J Physiol 267: E 642 – E 647, 1994
162) Pidgeon GB, Richards AM, Nicholls MG, Lewis LK & Yandle TG(Christchurch / Neuseeland): Acute effects of intravenous ouabain in healthy volunteers. Clin Sci 86: 391-397, 1994
163) Glover WE et al.(Adelaide / Australia): Actions of cardiac glycosides on the vessels of the forearm and hand. Cardiovasc Res 1: 341-348, 1967
164) Pedrinelli R et al.(Pisa): Vascular responses to ouabain and norepinephrine in low and normal renin hypertension. Hypertension 8: 786-792, 1986
165) Taddei S et al.(Pisa): Ouabain vasoconstricts human forearm arterioles through alpha-adrenergic stimulation. J Hypertens Suppl 6: S357-59, 1988
166) Pedrinelli R et al.: Sympathetic vasoconstriction as a mechanism of action of ouabain in forearm arterioles of hypertensive patients. Clin Sci 77: 541-545, 1989
167) Shimizu I & Toda N (Ohtsu / Japan): Analysis of ouabain-induced contractions in isolated coronary arteries. Jpn J Pharmacol 40: 257-263, 1986
168) Karaki H et al.: Effects of ouabain and potassium-free solution on the contraction of isolated blood vessels. Eur J Pharmacol 48: 439-443, 1978
169) Sato K & Aoki K (Nagoya / Japan): Early and late contraction induced by ouabain in human umbilical arteries. Br J Pharmacol 103: 1525-1529, 1991
170) C.F.Sanchez-Ferrer CF et al. (Madrid): Endothelial modulation of the ouabain-induced contraction in human placental vessels. Circ Res 71: 943-950, 1992
171) Rodriguez-Manas L (Madrid): Neurogenic component of ouabain-evoked contractions is modulated by the endothelium. Hypertension 23: 10-17, 1994
172) Meyer-Lehnert H, Backer A & Kramer HJ (Bonn): Inhibitors of Na-K-ATPase in human urine: effects of ouabain-like factors and of vanadium-diascorbate on calcium mobilization in rat vascular smooth muscle cells: comparison with the effects of ouabain, angiotensin II and arginine-vasopressin. Am J Hypertens 13(4 Pt 1): 364-369, 2000
173) Stewart L et al. (Harvard University Boston): Vascular smooth muscle response to ouabain. Relation of tissue Na+ to the contractile response. Circ Res 73: 1113-1120, 1993
174) Sorrentino R et al.(Italien): Increase in the basal tone of guinea pig thoracic aorta induced by ouabain is inhibited by spironolactone, canrenone and potassium canrenoate. J Cardiovasc Pharmacol 28, 519-525, 1996
175) Bova S (Padua), Blaustein MP, John M.Hamlyn et al. (Baltimore / USA): Effect of an endogenous ouabainlike compound on heart and aorta. Hypertension 17: 944-950, 1991
176) Hayashi S & Park MK (Japan): Increased susceptibility of newborn puppy mesenteric arteries to ouabain and reduced extracellular K+ concentration. Arch Int Pharmacodyn Ther 288: 229-247, 1987
177) Hayashi S& Park MK: Neurogenic and myogenic contractile responses of dog mesenteric arteries to reduced K+ concentration and their interactions with ouabain. J Phrmacol Exp Ther 230: 527-533, 1984
178) Aalkjaer C & Mulvany J(Aarhus / Dänemark): Effect of ouabain on tone, membrane potential and sodium efflux compared with 3H-ouabain binding in rat resistance vessels. J Physiol 362: 215-231, 1985
179) Zhu Z, Tepel M, Neusser M & Zidek W (Münster): Low concentrations of ouabain increase cytosolic free calcium concentration in rat vascular smooth muscle cells. Clin Sci 90: 9-12, 1996
180) S.Chiou & D.L.Vesely (Tampa / Florida): Dimethyl sulfoxide inhibits renal Na-K-ATPase at a site different from ouabain and atrial peptides. Life Sci 57: 945-955, 1995
181) laut mündlicher Aussage von J.M.Hamlyn
182) Wang J, Tempini A, Schnyder B & Montani JP (Fribourg / Schweiz): Regulation of blood pressure during long-term ouabain infusion in Long-Evans rats. Am J Hypertens 12: 423-426, 1999
183) Huang L, Li H & Xie Z (Toledo / USA) : Ouabain-induced hypertrophy in cultured cardiac myocytes is accompanied by changes in expression of several late response genes. J Mol Cell Cardiol 29: 429-437, 1997
184) Ito S, Koren G & Harper PA: Handling of digoxin and ouabain by renal tubular cells (LLC-PK1). J Pharmacol Exp Ther 261: 109-13, 1992
185) Huang BS et al. (with Leenen FHH) (Ottawa / Kanada): Digoxin prevents ouabain and high salt intake-inuced hypertension in rats with sinoaortic denervation. Hypertension 34: 733-38, 1999

186) Szent-Gyorgyi A: Chemical Physiology of contraction in body and heart muscle, Acadaemic, N.Y. 1953, S.86-91
187) Ashida T et al. (Osaka / Japan): Effect of dietary sodium on the Na-K-ATPase inhibitor in patients with essential hypertension. Am J Hypertens 2: 560-562, 1989
188) Tsuda K et al.(Wakayama / Japan): Effects of ouabain on membrane fluidity of erythrocytes in essential hypertension. An electron spin resonance study. J Hypertens 4: 783-785, 1991
189) Maubach K et al.: Impaired activity of thiol-dependent ATPases in rheumatoid mononuclear cell membranes. Agent Actions 39: C 107-C109, 1993
190) Tanyalcin T et al.: Erythrocyte Na-K-ATPase activity does not predict therapeutic response to calcium antagonists in essential hypertension. Clin Chem 40/8: 1532-1536, 1994
191) Veerasingham SJ & Leenen FHH (Ottawa / Kanada): Ouabain- and central sodium-induced hypertension depend on the ventral anteroventral third ventricle region. Am J Physiol 276: H63-H70, 1999
192) Ferrari P et al. (Mailand): PST 2238: A new antihypertensive compound that antagonizes the long-term pressor effect of ouabain. J Pharmacol Exp Ther 285: 1, 1998
193) Yuan CM, Paolo Manunta, John M.Hamlyn et al. (Bethesda, Washington, Baltimore / USA): Long-term ouabain administration produces hypertension in rats. Hypertension 22: 178-187, 1993
194) Rüttner JR et al: General report on the myocardial Infarction. Inquiry of the J.S.G.P. 1964/65. Path Microbiol 30: 521-545, 1967
195) Murphy JR: The influence of pH and temperature on some physical properties of normal erythrocytes and erythrocytes from patients with hereditary sphenocytosis. J Lab Clin Med 69: 758-775, 1967
196) Schmid-Schönbein H, Volger E, Weiss J & Brandhuber M: Effect of 0-(ß-hydroxyethyl)-Rutosides on the microrheology of human blood under defined flow conditions. Vasa 4: 263-270, 1975
197) Schmid-Schönbein H: Was ist eine Mikrozirkulationsstörung?, in "Ärztliche Forschung" 15.10.1982, S.3
198) Schmid-Schönbein H: Myokardiale Durchblutungsstörungen aus der Sicht der Mikrorheologie des Blutes in der Endstrombahn, in: Heinz Herbert Schöffler (Hrsg.): Myokardinfarkt, 9.Jahrestagung der Gesellschaft für Infarktbekämpfung 1978, A.W.Gentner Verlag, Stuttgart, 1980
199) Gaethgens P: Physiologie und Pathophysiologie der Mikrozirkulation, Ärztliche Forschung 15.10.1982, S.11
200) Flodmark CE et al.(Malmö / Schweden): Red cell Na-K-ATPase sites and intracellular sodium increased in obese school children. Miner Electrolyte Metab 18: 6-8, 1992
201) Manunta P et al. (with J.M.Hamlyn) (Mailand): Left ventricular mass, stroke volume and ouabain-like factor in essential hypertension. Hypertension 34: 450-456, 1999
202) Ferrandi M et al. (with J.M.Hamlyn) (Mailand & Baltimore / USA): Ouabainlike factor quantification in mammalian tissues and plasma: comparison of two independent assays. Hypertension 30: 886, 1997
203) Butt AN et al.(London): Effect of high salt intake on plasma and tissue concentration of endogenous ouabain-like substance in the rat. Life Sci 61: 2367-73, 1997
204) Li SQ, Eim C, Kirch U, Lang RE & Schoner W (Gießen): Bovine adrenals and hypothalamus are a major source of proscillaridin A- and ouabain-immunoreactivities. Life Sci 62: 1023-1033, 1998
205) Ludens JH et al. Hypertension 19, 721-24, 1992, in 212)
206) Manunta P et al. (with J.M.Hamlyn) (Baltimore / USA): Ouabain induced hypertension in the rat: relationships among plasma and tissue ouabain and blood pressure. J Hypertens 12: 549-560, 1994
207) Laredo J (with John M.Hamlyn) (Baltimore / USA): Ouabain is secreted by bovine adrenocortical cells. Endocrinilogy 135: 794-797, 1994
208) Schoner W, Heidrich-Lorsbach E, Kirch U, Ahlemeyer B & Sich B, J.Cardiovasc Pharmacol 22 Suppl.2: S 29-S31, 1993, in 212)
209) Tamura M et al., Biochemistry 27: 4244-53, 1988, in 212)
210) Tamura M, et al., J Cardiovasc Pharmacol 22 suppl.2: S47-S50, 1993, in 212)
211) Turaihi K et al.: Increased leucocyte Na-K-ATPase in obesity; reversal following weight loss. Metabolism 36: 851-855, 1987
212) Laredo J et al. (with John M.Hamlyn) (Baltimore / USA): Secretion of endogenous ouabain from bovine adrenocortical cells: role of the zona glomerulosa and zona fasciculata. Biochem Biophys Res Comm 212: 487-93, 1995
213) Pasquali R et al.: Heterogeneity of the erythrocyte Na-K-pump status in human obesity. Metabolism 34: 802-807, 1985
214) Martinez FJ & Sancho-Rof JM: Epidemiology of high blood pressure and obesity. Drugs 46 Suppl 2: 160-64, 1993
215) Bernini G et al. (Pisa): Endogenous digitalis-like factor and ouabain immunoreactivity in adrenalectomized patients and normal subjects after acute and prolonged salt loading. Am J Hypert 11: 1-7, 1998
216) Wendt L: Arch.Kreisl.Forschg. 8 (1941) 74, in 600)
217) Hawkins M et al.: Erythrocyte sodium content, sodium transport, ouabain binding capacity and Na-K-ATPase activity in lean and obese subjects. Horm Metab Res 16: 282-285, 1984
218) Gonick HC (Los Angeles) et al. (Irvine / Kalifornien) et al. (with Bagrov AY & Fedorova OV (St.Petersburg): Simultaneous measurement of marinobufagenin, ouabain and hypertension-associated protein in various disease states. Clin Exp Hypertens 20: 617-627, 1998
219) Lopatin DA et al. (with Alexei Y.Bagrov (St.Petersburg, Houston & Baltimore): Circulating bufodienolide and cardenolide sodium pump inhibitors in preeclampsia. J Hypertens 17: 1179-87, 1999
220) Heubner W & Fuchs B: Naunyn-Schmiedebergs Arch 171: 102, 1933, in J.Hermann, Rundbrief 65 der Internationalen Gesellschaft für Infarktbekämpfung (Mai 1985), siehe 26)
221) Sapozhkov AV et al.: [Effect of strophanthin in adrenergic blockade on the blood supply and work of the heart in acute coronary artery occlusion][in russian, abstract in english] Farmakol Toksikol 46: 42-5, 1983
222) Vakkuri O et al.(Oulo / Finnland + Reijkjavik / Island): Radioimmunoassay of plasma ouabain in healthy and pregnant individuals. J Endocrinol 165(3): 669-677, 2000
223) Salz H, Strothenke W: Praxis der perlingualen g-Strophanthin-Therapie. Rundbrief 79 der Internationalen Gesellschaft für Infarktbekämpfung (Nov 1988), siehe 26)
224) Das RK & Muddeshwar MG (Nagpur / Indien): Alteration in the activities of the membrane-integrated enzymes of polymorphonuclear leukocytes in obesity. Indian Heart J 49: 521-524, 1997
225) Ogasawara H & Nishikawa M: Evaluation of peripheral metabolic status by determination of Na-K-ATPase pump activity in circulating erythrocytes in patients with thyroid diseases and nonthyroidal illnesses. Endocrin J 40: 27-33, 1993
226) Lichtstein D et al.(Jerusalem): Identification of digitalis-like compounds in human cataractous lenses. Eur J Biochem 216: 261-268, 1993

227) Deluise M et al. (Harvard Medical School, Boston / USA): Na/K pump: Effect of obesity and nutritional state. Curr Top Membr Transp 19: 965-967, 1983
228) Mott DM rt al. (Phoenix / Arizona): Decreased Na-K-ATPase activity in erythrocyte membranes and intact erythrocytes from obese man. Curr Top Membr Transp 19: 969-972, 1983
229) Lin MH et al.(Michigan State University): Functional Correlates of Na+,K+-ATPase in Lean and Obese (Ob/Ob) Mice. Metabolism 30: 431-438, 1981
230) Hochrein H: Nutzen und Risiko der Digitalistherapie, Ärztl.Praxis 29 : 1683, 1977, in 7)
231) Krause D: Der Begriff Altersherz ist revisionsbedürftig, Arztl Praxis : 2285, 1977, in 7)
232) Büchner I: Herzmuskelnekrosen durch hohe Dosen von Digitaliusglykosiden, Arch.Exp.Path.Pharmakol. 176 : 59, 1934, in 7)
233) Olsen EGJ : Beziehung zwischen pathologisch-anatomischen und klinischen Befunden zum Problem der Glykosidtoleranz des Herzmuskels, Med.Klin. 72: 1131, 1977, in 7)
234) Edens E: Digitalisfibel für den Arzt, S.21, Verlag Julius Springer, Berlin, in 1)
235) Peter Schmidsberger: gesünder leben, Mosaik Verl. München 1987
236) Dorup I et al.: Oral magnesium supplementation restores the concentrations of magnesium, potassium and sodium-potassium pumps in skeletal muscle of patients receiving diuretic treatment. J Intern Med 233: 117-123, 1993
237) Storz H: Quantitatives zur Wirksamkeit von Strophanthin. Klinische Wochenschrift 36: 124-127, 1958
238) Pasquali R et al.: Erythrocyte Na-K-ATPase membrane activity in obese patients fed over a long-term period with a low-caloric diet. Metabolism 37: 86-90, 1988
239) Gupta S et al.(Boston / USA): Possible role of Na-K-ATPase in the regulation of human corpus cavernosum smooth muscle contractility by nitric oxide. Br J Pharmacol 116: 2201-2206, 1995
240) Brown HD: A characterization of the ouabain sensitivity of heart microsomal ATPase. Biochim Biophys Acta 1966, 120: 162-165
241) Strobelt W, Karsten U & Lohmann W: Biophysikalische Untersuchungen an Erythrocyten mit äquivalenten Dosen von g-Strophanthin perlingual und Digitoxin zur Frage der Flexibilität und Mikroperfusion, Rundbrief 68 (April 1986) der Internat.Gesellsch. f.Infarktbekämpfung, Schorndorf, siehe 26)
242) Gupta S et al. (Boston / USA): A possible mechanism for alteration of human erectile function by digoxin: inhibition of corpus cavernosum Na-K-ATPase activity. J Urol 159: 1529-1536, 1998
243) Saito K et al.: Effects of extracellular ions on the reactivation of human spermatozoa preserved in electrolyte-free solution. Andrologia 31(4): 211-215, 1999
244) Shaik IM et al.: Isolation of digoxin-like immunoreactive factors from mammalian adrenal cortex. J Biol Chem 266: 13672-78, 1991
245) Goto A et al.: Isolation of a urinary digitalis-factor indistinguishable from digoxin. Biochem Biophys Res Comm 173: 1093-1101, 1990
246) Goto A & Yamada K (Tokio): Purification of endogenous digitalis-like factors from normal human urine. Clin Exp Hypertens 20: 551-556, 1998
247) Bagrov AY et al. (St.Petersburg): Characterization of a urinary bufodienolide Na-K-ATPase inhibitor in patients after acute myocardial infarction. Hypertension 31: 1097-1103, 1998
248) Bagrov AY et al. (Baltimore (Maryland) / USA): Endogenous marinobufagenin-like immunoreactive factor and Na-K-ATPase inhibition during voluntary hypoventillation. Hypertension 26: 781-788, 1995
249) Sich B, Kirch U, Tepel M, Zidek W & Schoner W (Gießen): Pulse pressure correlates in humans with a proscillaridin A immunoreactive compound. Hypertension 27: 1073-1078, 1996
250) Graves SW et al.(Harvard-University Boston / USA): A labile sodium pump inhibitor from the peritoneal dialysate of hypertensive renal failure patients: estimates of potency. Clin Exp Hypertens 20, 611-616, 1998
251) Hilton PJ et al. (London): An inhibitor of the sodium pump obtained from human placenta. Lancet 348: 303-305, 1996
252) De Wardener HE et al.: Studies on the efferent mechanism of the sodium diuresis which follows the administration of intravenous saline in the dog. Clin Sci 21: 249-258, 1961
253) Janssens SP et al. (Harvard University, Boston): Hypothalamic Na-K-ATPase inhibitor constricts pulmonary arteries of spontaneously hypertensive rats. J Cardiovasc Pharmacol 22 Suppl 2: S 42- S46, 1993
254) Li M et al. (University of New South Wales / Australien & Christchurch / Neuseeland): Long term ouabain administration does not alter blood pressure in conscious Sprague-Dawley rats. Clin Exp Pharmacol Physiol 22: 919-923, 1995
255) Cargnelli G et al.(Padua): Effect of long-term ouabain treatment on contractile response of rat aortae. J Cardiovasc Pharmacol 35: 538-542, 2000
256) Wang H et al.(Xi / China): Comparative study of the effects of ouabain and digoxin on blood pressure in rats. Chin Med J (Engl) 110: 911-914, 1997
257) Manunta P et al. (with J.M.Hamlyn): Augmentation and antagonism of ouabain-inducedhypertension. Hypertension 22: 432, 1993, abstract
258) Huang BS et al. (Ottawa / Kanada): Chronic central versus peripheràl ouabain, blood pressure and sympathetic activity in rats. Hypertension 23: 1087-1090, 1994
259) Yasujima M et al. (Osaka / Japan): Effects of ouabain on blood pressure regulation in rats, J Hypert 4: 597-601, 1986
260) Teruya H et al. (Okinawa / Japan): Role of ouabain-like compound in the rostral ventrolateral medulla in rats. J Clin Invest 99: 2791-2798, 1997
261) Pidgeon GB et al. (Christchurch / Neuseeland): Comparison of the effects of ouabain and brain natriuretic peptide in saline-loaded sheep. Clin Exp Pharmacol Physiol 24: 807-813, 1997
262) Pidgeon GB et al. (Christchurch / Neuseeland): Chronic ouabain infusion does not cause hypertension in sheep. Am J Physiol 270: E 386-E 392, 1996
263) Songu-Mize E et al. (New Orleans): Ouabain amplifies contractile res-ponses to phenylephrine in rat tail arteries in hypertension. J Basic Clin Physiol Pharmacol 6: 309-319, 1995
264) Rossoni LV et al.(Vitoria / Brasilien): The influence of nanomolar ouabain on vacular pressor responses is modulated by the endothelium. J Cardiovasc Pharmacol 34: 887-892, 1999
265) Weiss DN et al. (with Blaustein MP) (Baltimore / USA): Nanomolar ouabain augments caffeine-evoked concentrations in rat arteries. Am J Physiol 265: C1443-1448, 1993
266) Robin G. Woolfson & Lucilla Poston (London): Effect of ouabain on endothelium-dependent relaxation of human resistance arteries. Hypertension 17: 619-625. 1991
267) Woolfson RG et al. (London): Effects of ouabain and low sodium on contractility of human resistance arteries. Hypertension 15: 583-590, 1990

268) Woolfson RG et al. (London): Low-concentration ouabain does not inhibit noradrenaline-induced contraction of human resistance arteries. Clin Sci 81: 525-529, 1991
269) Woolfson RG et al. (London): Ouabain and responses to endothelium-dependent vasodilators in the human forearm. Br J Pharmacol 32: 758-760, 1991
270) Nirasawa Y et al.(Michigan State University): Inability of Na-K-ATPase inhibitor to cause hypertension in sodium-loaded or deoxycoricosterone-treated one kidney rats. Life Sci 37:767-774, 1985
271) Sekihara H et al.(Tokio): Ouabain as an amplifier of mineralocorticoid-induced hypertension. Endocrinology 131: 3077-82, 1992
272) Hamlyn JM, Hamilton BP & Manunta P: Endogenous ouabain, sodium balance and blood pressure: a review and a hypothesis. J Hypertension 14: 151-167, 1996
273) Mason DT & Braunwald E, Studies on Digitalis. X.: Effects of ouabain on vascular resistance and venous tone in normal subjects and in patients in heart failure. J Clin Invest 43: 532-543, 1964
274) siehe 1), S.122 ff
275) Kracke R (Freiburg): Zur perlingualen Strophanthin-Therapie. Dtsch Med Wschr 79: 81-83, 1954
276) Marin J & Rodriguez-Martinez MA (Madrid): Age-related changes in vascular responses. Exp Gerontol 34(4): 503-512, 1999
277) Rossi GP, P.Manunta, J.M.Hamlyn et al.: Immunoreactive endogenous ouabain in primary aldosteronism and essential hypertension. J Hypertens 13: 1181-1191, 1995
278) David P.Skoner, Deborah Gentile & Rhobert Evans (Pittsburgh / USA): Decreased activity of the platelet Na-K-ATPase enzyme in allergic subjects. J Lab Clin Med 115: 535-540, 1990
279) Skoner DP et al.: A circulating inhibitor of the platelet Na-K-ATPase enzyme in allergy. J Allergy Clin Immunol 87: 476-482, 1991
280) Rowe GG et al.: A study of hemodynamics and coronary blood flow in man with coronary artery disease. Circulation 39: 699, 1969
281) Holmberg S et al.: Coronary circulation during heavy exercise in control subjects and patients with coronary heart disease. Acta Med Scand 190: 465, 1971
282) Im Diagramm steht zwar: submaximal, doch aus dem Text geht hervor, daß die individuell maximale Belastungsgrenze erreicht wurde: Behrenbeck DW et al.: Vergleich zwischen ergometrischer Belastbarkeit und medikamentös erschließbarer Koronarreserve bei Patienten mit Koronarer Herzkrankheit. Verh. Dtsch. Ges. Inn.Med.81: 283, 1975
283) Gorlin R: Measurement of coronary flow in health and disease, in Modern Trends in Cardiology, Hrsbg.: Jones AM, London, Butterworth and Co, Ltd, 1961, in 280), S.145
284) Bing RJ: The anoxic heart. Lecture at the Henry Ford Symposium on Coronary Artery Disease. Henry Ford Hospital, Detroit, Michigan Nov.1961, in 280), S.146
285) Gorlin R: Physiologic studies in coronary atherosclerosis. Fed Proc 21 (Part 2, suppl.2): 93, 1962, in 280), S.146
286) Rowe GG et al.: Systemic and coronary hemodynamic effects of erythrol tetranitrate. J Clin Invest 40: 1217, 1961, in 280, S.145
287) Sullivan JM & Gorlin,R: Effect of 1-epinephrine on coronary circulation in human subjects with and without coronary artery disease. Circulation Research 21: 919, 1967
288) Messer JV & Neill WA: The oxygen supply of the human heart. Am J Cardiol 9: 384, 1962
289) Ito I. et al.: Studies on coronary circulation in man by method of coronary sinus catheterization. Jap Circ J 20: 299, 1956, in 280), S.145
290) Rowe GG et al.: Evaluation of effect of bilateral internal mammary artery ligation on cardiac output and coronary blood flow. New Engl J Med 261: 653, 1959, in 280), S.145
291) Gorlin R et al.: Effect of nitroglycerin on coronary circulation in patients with coronary artery disease or increased left ventricular work. Circulation 19: 705, 1959, in 280), S.145
292) Yamamoto S et al.: On the nature of cell death during remodeling of hypertrophied human myocardium, J Mol Cell Cardiol 32: 161-175, 2000
293) Jovanova-Nesic K et al. (Belgrad): MAgnetic stimulation of the brain increase Na+, K+-ATPase activity decreased by injection of AlCl3 into nucleus basalis magnocellularis of rats. Int J Neurosci 116(6):681-95.
294) Rose JDR (Wales):Disturbed hypothalamic control of Na-K-ATPase: a cause of somatic symptoms of depression. Med Hypotheses 19: 179-183, 1986
295) Moschos CB et al.: Effect of coronary thrombus age on fibrinogen uptake. Circulaton 54: 653-656
296) Erhardt LR et al.(Stockholm): Formation of coronary arterial thrombi in relation to onset of necrosis in acute myocardial infarction in man. Am Heart J 91: 592-598, 1976
297) Erhardt LR et al. (Stockholm): Incorporation of 125 I-labelled fibrinogen into coronary arterial thrombi in acute myocardial infarction in man. Lancet 1: 387-390, 1973
298) Erhardt LR (Stockholm): Coronary thrombosis and acute myocardial infarction. Cardiol Bull 8/9: 145-152, 1974
299) Branwood AW & Montgomery GL: Observations on the morbid anatomy of coronary artery disease. Scott Med J 1: 367-375, 1954
300) Schaper W und Pasyk S (Bad Nauheim): Influence of collateral flow on the ischemic tolerance of the heart following acute and subacute coronary occlusion. Circulation 53 (suppl I) : I-57 - I-62, 1976
301) Khouri EM et al.: Flow in the major branches of the left coronary artery during experimental coronary insufficiency in the unanesthetized dog. Circ. Res. 23: 99, 1968
302) Baroldi, G.: Coronary heart disease: Significance of the morphologic lesions. Am Heart J 85 : 1-5, 1973
303) DeWood MA et al. (Spokane / USA): Coronary arteriographic findings in acute transmural infarction. Circulation 68, Suppl. I: I-39-I-49, 1983
304) Davies MJ & Thomas A: Thrombosis and acute coronary-artery lesions in sudden cardiac ischemic death. N Engl J Med 310: 1137-1140, 1984
305) DeWood MA et al.: Coronary arteriographic findings soon after non Q-wave myocardial infarction. N Engl J Med 315: 417-423, 1986
306) Baroldi G & Scomazzoni G: Coronary circulation in the normal and pathologic heart, American registry of Pathology, Armed Forces Institute of Pathology, Government Printing office. Washington,1967
307) Gertz SD et al. (with Braunwald E, Roberts WC): Comparison of coronary and myocardial morphologic findings in patients with and without thrombolytic therapy during fatal first acute myocardial infarction. The TIMI Investigators. Am J Cardiol. Oct 15;66(12):904-9, 1990
308) Doerr W, Höpker WW & Roßner JA: Neues und Kritisches vom und zum Herzinfarkt. Sitzungsbericht der Heidelberger Akademie der Wissenschaften math.-nat.Klasse, Springer, Berlin-Hdlbg-N.Y., 1974

309) Baroldi G et al.: Morphology of acute myocardial infarction in relation to coronary thrombosis. Am Heart J 87: 65, 1974
310) Silver ML, Baroldi G & Mariani F: The relationship between acute occlusive coronary thrombi and myocardial infarction study in 100 consecutive patients. Circulation 61: 219-227, 1980
311) a) Roberts WC & Buja L. M :The frequency and significance of coronary arterial thrombi and other observations in fatal acute myocardial infarction. A study of 107 necropsy patients. Am J Med 52: 425-443, 1972
311 b) Zusammenfassung von 311 a) auf S. 827 von: Chandler AB et al.: Special report: Coronary thrombosis in myocardial infarction, report of a workshop..., Am J Cardiol 34: 823-833, 1974
312) Giorgio Baroldi: Coronary thrombosis: facts and beliefs. Am.Heart J. 91: 683-688, 1976
313) Giorgio Baroldi (Mailand): Coronary thrombosis, facts and beliefs. Am Heart J 91: 683-688, 1976
314) Baroldi G: Acute coronary occlusion as a cause of myocardial infarct and sudden coronary heart death. Am J Cardiol 16: 859-880, 1965
315) Baroldi G: Functional morphology of the anastomotic circulation in human cardiac pathology. Methods Arch Exp Pathol 5: 438-473, 1971
316) Spain DM & Bradess VA (N.Y.): The relationship of coronary thrombosis to coronary atherosclerosis and ischemic heart disease. Am.J.Med.Sci. 240: 701, 1960
317) Popper L. & Feiks FK: Herzinfarkt und Koronarthrombose. Wiener Klin.Wschr. 73: 421, 1961
318) Ehrlich JC & Shinohara Y: Low incidence of coronarythrombosis in myocardial infarction. Arch. Pathol. 78: S.432, 1964
319) Wexler LF (Cincinnati/ USA): Metabolic Considerations in excitation-contracting-relaxation coupling. Heart Failure 6: 251-258, 1990/ 1991 (Heft Dez.1990 / Jan 1991)
320) Bricknell OL & Opie LH: Effects of substrates on tissue metabolic changes in isolated rat heart during underperfusion and on release of lactate dehydrogenase and arrhythmias during reperfusion. Circ Res 43: 102, 1978
321) Glitsch HG & Tappe A: The Na-K-pump of cardiac Purkinje cells is preferentialy fuelled by glycolytic ATP production. Pflügers Arch 422: 380-385, 1993
322) Prasad K & Mac Leod DP: Influence of glucose on the transmembrane action potential of guinea-pig papillary muscle. Circul Res 24: 939-949, 1969
323) Wolfgang Forth (München) Cardiodigin- endogenes Digitalis? Unkonventionelle Anmerkungen zu einem alten therapeutischen Prinzip. Klin Wschr 63: 1269-1271, 1985
324) Godfraind T (Brüssel) & Ghysel-Burton- J: Independence of the positive inotropic effect of ouabain from the inhibition of the heart Na+/K+ pump. Proc Nat Acad Sci USA 77: 3067-69, 1980
325) Godfraind T: Stimulation and inhibition of the Na+,K+-pump by cardiac glycosides, in Greeff K (ed.): Cardiac Glycosides, Handbook of Experimental Pharmacology Band 56/I, Springer Hdlbg-B-NY 1981, S.381-393
326) Godfraind T: Withering: 200 years is not enough (Review). Trends in Pharmacol Sci 6: 360- 363, 1985
327) Noble D: Mechanism of action of therapeutic levels of cardiac glycosides. Cardiovasc Res 14: 495-514, 1980 Review
328) Redman K: Membrane hyperpolarization following chronic exposure of FL- cells to low doses of ouabain. Biomed Biochim Acta 45: 749-754, 1986
329) Godfraind T & Ghysel-Burton J: The cardioactive properties of SC4453, a digoxin analogue with a C17ß-pyridazine ring. Europ J Pharmacol 60: 337-344, 1979
330) Shey-Shin & Blaustein MP: Sodium-calcium-exchange and control of cell calcium and contractility in cardiac and vascular smooth muscles, in H.A.Fozzard: The heart and the cardiovascular system, Band 1, Raven 1992, S.903-944, auf S.921)
331) Akera T & Brody TM: The Role of Na+,K+-ATPase in the inotropic action of digitalis (Achtung: Seitenangaben des Inhaltsverzeichnisses in 331) sind "defekt": Kapitel II A: "Stimulation of enzyme activity" ist auf S. 193 zu finden). Pharmacol Rev 29: 187-220, 1978
332) Cohen I, Daut J & Noble D: The effects of potassium and temperature on the pace-maker current, iK2, in Purkinje fibres. Physiol 260: 55-74, 1976
333) Cohen I, Daut J & Noble D: An analysis of the actions of low concentrations of ouabain on membrane currents in Purkinje fibres. J Physiol 260: 75-103, 1976
334) Eisner DA et al.: comments on: Circ Res 52: 411-411 (Lechat (417) s.u.). Circ Res 53: 834-36, 1983
335) Ghysel-Burton J & Godfraind T (Brüssel): Stimulation and inhibition by ouabain of the sodium pump in guinea-pig atria. Br J Pharm 55: 249 P, 1975
336) Ghysel-Burton J & Godfraind T (Brüssel): Importance of the lactone ring for the action of therapeutic doses of ouabain in guinea-pig atria. J Physiol 266: 75P-76P, 1977
337) Ghysel-Burton J & Godfraind T (Brüssel): Stimulation and inhibition of the sodium pump by cardioactive steroids in relation to their binding sites and their inotropic effect on guinea-pig isolated atria. Br J Pharmacol 66: 175-184, 1979
338) Godfraind T: The therapeutic mode of action of cardiac glycosides. Arch Int Pharmacol 206: 384-388, 1973
339) Godfraind T: Commentary: Cardiac glycoside receptors in the heart. Biochem Pharmacol 24: 823-827, 1975
340) Godfraind T & Ghysel-Burton J: Binding sites related to ouabain-induced stimulation or inhibition of the sodium pump. Nature 265: 165-166, 1977
341) Wilbrandt W & Weiss EM (Bern): Antagonismus zwischen Herzglykosid und Corticosteroiden am Froschhautpotential. Arzneimittelforsch 10: 409-412, 1960
342) Godfraind T, Ghysel-Burton J & De Pover A: Dihydroouabain is an antagonist of ouabain inotropic action. Nature 299: 824-826, 1982
343) Godfraind T et al.: Cardiodigin: endogenous digitalis-like material from mammalian heart. Arch Int Pharmacodyn 258: 165-167, 1982
344) Godfraind T, Ghysel-Burton J & De Pover A (Brüssel): Pharmacological inhibition of the actions of low concentrations of ouabain in guinea-pig isolated atria. Arch Int Pharmacodyn 258: 168, 1982
345) Grupp G & Charles A 1964 J Physiol 143: 356-365
346) Lee KS & Yu DH: A study of the sodium-and potassium-activated ATPase activity of heart microsomal fraction. Bichem Pharmacol 12: 1253-1264, 1963
347) Lee KS & Klaus W: The subcellular basis for the mechanism of inotropic action of cardiac glycosides, Kapitel X. D: Stimulation of Na-K- ATPase by CG, S. 225. Pharmacol Rev 23: 193-261, 1971
348) Noack E, Felgentrager J & Zettner B (Pharmakologisches Institut Düsseldorf): Changes in myocardial Na+, K+ content during the development of cardiac glycoside inotropy. J Mol Cell Cardiol 1: 1189-1194, 1979
349) Palmer RP & Nechay BR: Biphasic renal effects of ouabain in the chicken: correlation with a microsomal

Na+-K+ stimulated ATPase. J Pharm Exp Ther 146: 92-98, 1964
350) Palmer RP & Kenneth C. Lasseter & Suzanne L. Melvin: Stimulation of Na+ and K+ dependent ATPase by ouabain. Arch Biochem Biophys 113: 629-633, 1966
351) Peters T, Raben RH & Wassermann O (Kiel): Evidence for a dissociation between positive inotropic effect and inhibition of the Na-K-ATPase by ouabain, cassaine and their alkylating derivatives. Eur J Pharmacol 26: 166, 1974
352) Kurt Repke: Metabolism of Cardiac Glycosides, in:W.Wilbrandt + P.Lindgren (Eds.): Complete Proceedings of the 1.Int Pharmacol Meeting, Stockholm 1961 Vol III, pp 47-73, Pergamon Press 1963
353) Smith TW & Barry WB: Monovalent cation transport and mechanisms of digitalis-induced inotropy, S.872 ff. Curr Top Membr Transp 19: 857-884, 1983
354) Tuttle RS et al.: The influence of ouabain on intracellular sodium and potassium concentrations in the rabbit myocardium. J Pharmacol Exp Ther 133: 281, 1961
355) Oppelt WW & Palmer RF: Stimulation of cerebrospinal fluid production by low doses of intraventricular ouabain. J Pharmacol Exp Ther 154: 581-585, 1966
355 a) Vates TS, Bonting SL & Oppelt WW: Na-K activated adenosine-triphosphatase and formation of cerebrospinal fluid in the cat. Am J Physiol 206: 1165-1172, 1964).
356) Horackova M & Mullen S (Halifax / Kanada): The dual effects of ouabain on 45Ca++ transport and contractility in adult rat ventricular myocytes. Pflügers Archiv 412: 277-284, 1988
357) Abete P & Vassalle M: Relation between Na-K-pump, Na-activity and force in strophanthidin inotropy in sheep cardiac purkinje fibres, J Physiol 404: 275-299, 1988
358) Deitmer JW & Ellis DA: The intracellular sodium activity of cardiac Purkinje fibres during inhibition and reactivation of the sodium-potassium pump. J Physiol (Lond) 284: 241-259, 1978
359) Ellis D: The effects of external cations and ouabain on the intracellular sodium activity of sheep heart Purkinje fibres. J Physiol (Lond) 273: 211-240, 1977
360) Hamlyn JM, Cohen N, Zyren J & Blaustein MP: Activating effects of low dose cardiotonic steroids on dog kidney Na-K-ATPase activity: role of endogenous inhibition, in: The Sodium Pump, Hrsbg: I.M.Glynn & C.Ellory, Cambridge, UK: The Company of Biologists, 1985, p.667-673
361) Hamlyn JM, Cohen N & Blaustein MP (Uni Maryland, Baltimore / USA): Stimulation of dog kidney Na-K-ATPase by low dose cardiotonic steroids is due to disinhibition of the enzyme. Circulation 68 sup III: III-63, abstract 249, 1983
362) Sheu SS, Hamlyn JM & Lederer WR (Baltimore / USA): Low dose cardiotonic steroids, intracellular sodium and tension in heart. Circulation 68 sup III: III-63 abstract 250, 1983
363) Sterin-Borda L et al.: The release of phosphate from contracting atria as a parameter of Na-K-ATPase activity. Effect of Ouabain. Meth and Find Exp Clin Pharmacol 9: 27-33, 1987
364) Danielyan AA et al.(Yerevan / Armenien): The static magnetic field effects on ouabain 3H binding by cancer tissue. Physiol Chem Phys Med NMR 31(2): 139-144, 1999
365) Armsworth SJ et al.(St.Leonards / Australien): Effect of ouabain on the responses to vasoconstrictor agents in isolated perfused rat tail arteries. J Cardiovasc Pharmacol 7: 694-699, 1985
366) Erland Erdmann, L.Brown & K.Werdan: Two receptors for cardiac glycosides in the heart, S.21-26 in 464)
367) Broekart A & Godfraind T (Brüssel): The action of ouabain on isolated arteries. Arch Int Pharmacodyn 203: 393-395, 1973
368) Cena V et al.: Developmental study of ouabain inhibtion of adrenergic induction of rat pineal serotonin N-acetyltransferase (EC 2.3.1.87). J Biol Chem 262: 14467-71, 1987
369) Bagrov AY & Fedorova OV (Baltimore / USA): Effects of two putative endogenous digitalis-like factors, marinobufagenin and ouabain, on the Na-K-pump in human mesenteric arteries. J Hypertens 16: 1953-58, 1998
370) Bagrov AY et al.(St.Petersburg / Russland & Baltimore / USA): Effects of two endogenous Na-K-ATPase inhibitors, marinobufagenin and ouabain, on isolated rat aorta. Eur J Pharmacol 274: 151-158, 1995
371) Bagrov AY et al.: Digitalis-like and vasoconstrictor effects of endogenous digoxin-like factor from the venom of Bufo marinus toad 1993 Eur J Pharmacol 234: 165
372) Hart G, Noble D & Shimoni Y: The effects of low concentrations of cardiotonic steroids on membrane currents and tension in sheep Purkinje fibres. J Physiol 334: 103-131, 1983
373) I.Grupp I et al.: Relation of sodium pump inhibition to positive inotropy at low concentrations of ouabain in rat heart muscle. J Physiol (London) 360: 149-160, 1985
374) Brown L & Erland Erdmann E: Binding of Dihydrodigitoxin to beef and human Na-K-ATPase: evidence for two binding sites in cell membranes. Biochem Pharmacol 32: 3183-3190, 1983
375) Erdmann E, Krawietz W& Presek P, in Riecker G, Weber A & Goodwin J: Myocardial Failure, S.120, Springer Berlin 1977
376) Skou JC & Esman M: The Na-K-ATPase. J Bioenergetics Biomembr 24: 249-261, 1992
377) Labella FS et al.: Progesterone derivatives binds to cardiac ouabain receptor and shows dissociation between sodium pump inhibition and increased contractile force. Nature 278: 571-573, 1979
378) Bharatula M et al. (Houston / Texas): Angiotensin II AT1receptor / signaling mechanisms in the biphasic effect of the peptide on proximal tubular Na-K-ATPase. Clin Exp Hypertens 20: 465-480, 1998
379) J.N.Karli et al.: The inhibition of Na+ and K+ stimulated ATPase activity of rat and dog heart sarcolemma by lysophosphatidyl choline. Life Sci 24: 1869-75, 1979
380) Pitts BJR & Okhuysen CH: Effects of palmitoyl carnitine and LPC on cardiac sarcolemmal Na+K+-ATPase. Am J Physiol 242: H840-H846, 1983
381) Kramer JH et al.: Cardiac sarcolemmal Na-K-ATPase: combined effects of propanolol and arachidonyl CoA. Am J Physiol 244: H738-42, 1983
382) Edner M et al.(Stockholm): The effect of digoxin on the serum potassium concentration. Scand J Clin Lab Invest 53: 187-189, 1993
383) Schmidt TA et al.: Digoxin affects potassium homeostasis during exercise in patients with heart failure. Cardiovasc Res: 29: 506-511, 1995
384) Ericsson F et al.: Effect of digoxin upon intracellular potassium in man. Scand J Clin Lab Invest 41: 457-463, 1981
385) Cappuccio FP et al.: The effect of oral digoxin on sodium excretion, renin-angiotensin-aldosterone system and blood pressure in normotensive subjects. Postgrade Med J 62: 265-268, 1986
386) Rasmussen HH et al.: Inhibition of electrogenic Na+-pumping in isolated atrial tissue from patients treated with digoxin. J Pharmacol Exp Ther 252: 60-64, 1990
387) Browning DJ et al.: Ouabain effects on intracellular potassium activity and contractile force in cat papillary

muscle. J Clin Invest 68: 942-956, 1981
388) Radford NB et al.: Dissociation of intracellular sodium from contractile state in guinea-pig hearts treated with ouabain. 1998 J Mol Cell Cardiol 30: 639,1998
389) Bentfeld M, Lüllmann H, Peters H & Propre D (Kiel): Interdependence of ion transport and the action of ouabain in heart muscle. J Pharmacol 61: 19-27, 1977
390) Blood BE (Oxford): The influence of low doses of ouabain and potassium ions in sheep Purkinje fibre contractility. J Physiol 251: 69P-70P, 1975
391) Boyett MR, Hart G & A.J.Levi A: Dissociation between force and intracellular sodium activity with strophanthidin in isolated sheep Purkinje fibres. J Physiol 251: 69P-70P, 1975
392) Busse F, Lüllmann H & Peters T (Kiel): Concentration dependence of the binding of ouabain to isolated guinea pig atria. J Cardiovasc Pharmacol 1: 687-698, 1979
393) Ghysel-Burton J & Godfraind T (Brüssel): Low-potassium or ouabain inotropy in cardiac muscle. J Physiol 295: 52P-53P, 1979
394) Grupp G, I.Grupp IL (Cincinnati / USA), Ghysel-Burton J, Godfraind T, De Pover A (Brüssel) & A.Schwartz (Cincinatti) Current Topics in Membrane and Transport 19: 897-902, 1983
395) I.Kurobane, Nandi DL & Okita GT (Chicago): Difference of digitalis binding to Na-K-AtPase an sarcolemmal membranes. Current Topics in Membrane and Transport, 19: 903-906, 1983
396) Lüllmann H& Ursula Ravens U (Kiel): The time course of the changes in contractile force and in transmembrane potentials induced by cardiac glycosides in guinea-pig papillary muscle. Br J Pharmacol 49: 377-390, 1973
397) Lüllmann H, Peters T & Preuner J: Mechanism of action of digitalis glycosides in the light of new experimental observations. Eur Heart J 3 Suppl D: 45-51, 1982
398) Murthy RV et al.(Alberta / Kanada): Dissociation of contractile effect and binding and inhibition of Na-K-ATPase by cardiac glycosides in rabbit myometrium. J Pharmacol Exp Ther 188: 575, 1974
399) Okita GT et al.(Chicago):: Dissociation of the positive inotropic action of digitalis from inhibition of Na-and K-activated ATPase. J Pharmacol Exp Ther 185: 1-11, 1973
400) Okita GT: Dissociation of Na-K-ATPase inhibition from digitalis inotropy. Fed Proc 36: 2225-2230, 1977
401) Rhee HM, Dutta S & Marks BH: Cardiac Na-K-ATPase activity during positive inotropic and toxic actions of ouabain. Europ J Pharmacol 37: 141-153, 1976
402) Rhee HM et al.: Relationship between the positive inotropic effect of ouabain and its inhibitory effects on Na-K-ATPase and active transport of Rb+ in the dog heart. 1981 Europ J Pharmacol 70: 273-278
403) Schwartz A et al.: Pharmacological and biochemical studies on the digitalis receptor: a two-site hypothesis for positive inotropic action. Current Topics in Membrane and Transport 19: 907-911, 1983
404) van Zwieten PA (Kiel, heute Amsterdam): The influence of cardiac glycosides on membrane permeability in guinea-pig atrial tissue, determined by means of ^{86}Rb. Current Topics in Membrane and Transport 19: 907-911, 1983
405) Brown L, Werdan K & Erdmann E: Consequences of specific [3H]ouabain binding to guinea pig left atria and cardiac cell membranes. Biochem Pharmacol 32: 423-435, 1983
406) Brown L & Erdmann E: 3H-ouabain binding and effects on force of contraction and ^{86}Rb-uptake at different stimulation frequencies in guinea-pig left atria. Naunyn-Schmiedebergs Arch Pharmac 319 Suppl:R 42, 1982
407) Klaus W, Kuschinsky G & Lüllmann H: Über den Zusammenhang zwischen positiv inotroper Wirkung von Digitoxigenin, Kaliumflux und intrazellulären Ionenkonzentrationen im Herzmuskel. Naunyn-Schmiedebergs Arch Exp Path Pharmak 242: 480-496, 1962
408) Hagen PS (Minneapolis / USA): The effect of Digilanid-C in varying dosage upon the potassium and water content of rabbit heart muscle. J Pharmacol Exp Ther 67: 50, 1939
409) Boyer PK & Poindexter CA (New York): The influence of digitalis on the electrolyte and water content of heart muscle. Am Heart J 20: 586, 1940
410) Hasselbach W: The reveribility of the sarcoplasmic calcium pump. Biochim et Biophys Acta 515: 23-53, 1978
411) Bihler I et al.: Dual effect of adrenalin on sugar transport in rat diaphragma muscle. Biochim Biophys Acta 510: 349-360, 1978
412) Ruiz-Torres A & Hüsten J: Zum Problem der Digoxin-Aufnahme in der Zelle. Arzneim-Forsch 21: 892-894, 1971
413) Hildebrandt F: Über die Kumulation der Digitalisglykoside am Meerschweinchen-Herzen, Naunyn-Schmiedebergs Arch 204: 662, 1947
414) Bericht über die Ergebnisse von 413) in: Hildebrandt F: Zur Kumulation der Digitalisglykoside und des Strophanthins, Klin Wschr 24/25: 737-738, 1947
415) Bericht über die Ergebnisse von 413) in: Hildebrandt F: Therapie der Herzkrankheiten. Therapiewoche 1: 567-568, 1950/51
416) Hougen TJ, Nancy Spicer & Thomas W.Smith: Stimulation of monovalent cation active transport by low concentrations of cardiac glycosides. J Clin Invest 68: 1207-1214, 1981
417) Lechat P, Malloy CR & Smith TW: Active transport and inotropic state in guinea-pig left atrium. Circ Res 52: 411-422, 1983
418) Bihler I et al.: Stimulation of Na+pump in cardiac myocytes and intact ventricles by low doses of digitaloids is independent of beta-adrenergic stimulation. Can J Cardiol 2: 230, 1986
419) Bihler I et al.: Effects of very low ouabain concentrations in isolated cardiac myocytes. The Pharmacologist 27: 236, 1985 (abstract)
420) Sharma VK & Banerjee SP: Fed Proc 35: 405A, 1976, abstract, in 426)
421) dieselben: Eur J Pharmacol 41: 417-429, 1977, in 426)
422) dieselben: Molec Pharmacol 13: 796-804, 1977, in 426)
423) dieselben: Molec Pharmacol 15: 35-42, , 1979, in 426)
424) Stickney JL: Res Commun Chem Path Pharmac 14: 227-235, 1976, in 426)
425) Guh JH et al.(Taipeh / Taiwan): Ouabain-induced increases in resting tone of human hyperplastie prostate following repeated noradrenaline and electric field stimulation. Br J Pharmacol 117: 1716-1720, 1996
426) Sharma VK et al. (New York): Ouabain stimulation of noradrenaline transport in guinea pig heart. Nature 286: 817-819, 1980
427) Meszaros J (Debrecen / Ungarn): Sodium pump injury and arrhythmogenic transient depolarizations in catecholamin-induced cardiac hypertrophy. Eur J Pharmacol 210: 325-331, 1992
428) Opie LH et al.: Adrenalin-induced "oxygen-wastage" and enzyme release from working rat heart. J Mol Cell Cardiol 11: 1073-1094, 1979

429) Daly PA & Sole MJ (Toronto): Myocardial catecholamines and the pathophysiology of heart failure. Circulation 82 suppl.I: I-35- I-43, 1990
430) Laks MM et al.(Los Angeles): Myocardial hypertrophy produced by chronic infusion of subhypertensive doses of norepinephrine in the dog. Chest 63: 75-78, 1973
431) Heller M (Jerusalem): Cardiac Glycosides, new (old) ideas about old drugs. Biochem Pharmacol 40: 919-925, 1990
432) Stutts MJ et al.: Oxygen consumption and ouabain binding sites in cystic fibrosis nasal epithelium. Pediatr Res 20: 1316, 1986
433) Claycomb WC: Ultrastructure of terminally differentiated adult rat cardiac muscle cells in culture. Am J Anat 164: 113-131, 1982, in 435)
434) Claycomb WC: Cardiac muscle cel proliferation and cell differentiation in vivo and vitro. Adv Exp Med Biol 161: 249-265, 1983, in 435)
435) Tokoyama T et al.(Houston / Texas): Cellular basis for the negative inotropic effects of tumor necrosis factor-alpha in the adult mammalian heart. J Clin Invest 92: 2303-2312, 1993
436) Panet R et al.: Role of the Na-K-Cl-Cotransporter in the positive inotropic effect of ouabain in cardiac myocytes. J Cell Physiol 145: 24-29, 1990
437) Stenographisches Protokoll des Heidelberger Tribunals vom 19.11.1971, Seite 71
438) Riehle M, Bereiter-Hahn J & Boller B: Effects of ouabain and digitoxin on the respiration of chick embryo cardiomyocytes in culture. Arzneimittelforschung 41: 378-384, 1991
439) Riehle M & Bereiter-Hahn J : Ouabain and digitoxin as modulators of chick embryo cardiomyocyte energy metabolism. Arzneimittelforschung 44: 943-947, 1994
440) Lerch R, Tamm C, Papageorgiou I & Benzi RH (Genf): Myocardial fatty acid oxidation during ischemia and reperfusion. Mol Cell Biochem 116: 103-109, 1992
441) Van der Vusse GJ et al.: Fatty acid homeostasis in the normoxic and ischemic heart. Physiol Rev 72: 881-940, 1992
442) Tadamura E et al. (Sapporo): Impairment of BMIPP uptake precedes abnormalities in oxygen and glucose metabolism in hypertrophic cardiomyopathy. J Nucl Med 39: 390-396, 1999
443) Gousios AG et al.(San Francisco & Bethesda / USA) : Effects of ouabain on force of contraction, oxygen consumption, and metabolism of free fatty acids in the perfused rabbit heart. Circ Res 21: 445-448, 1967
444) Duan JM & Karmazyn M (Halifax/Kanada): Effect of D-, L-carnitine on the response of the isolated heart of the rat to ischemia and reperfusion: relation to mitochondrial function. Br J Pharmacol 98: 1319-1327, 1989
445) a) ohne Nennung eines Autoren: Focus on Propionyl-L-Carnitine. Cardiovascular Drugs and Therapy 5, Suppl 1: 1-111, 1991
b) Am Heart J 139 (2 Pt 3): S120-23, 2000
446) Guth BD et al.: Myocardial lactate release during ischemia in swine. Relation to blood flow. Circulation 81: 1948-1958, 1990, in 319)
447) Wisneski JA et al.: Metabolic fate of extracted glucose in thew normal human myocardium. J Clin Invest 76: 1819-1827, 1985, in 319)
448) Probst I et al.: Carbohydrate and fatty acid metabolism of cultured adult cardiac myocytes. Am J Physiol 250: H853-H860, 1986, in 319)
449) Wisneski JA et al.: Effects of acute hyperglycemia on myocardial glycolytic activity in humans, J Clin Invest 85: 1648-56, 1990, in 319)
450) L'Abbate A (Pisa): Recanalization versus reperfusion for myocarial survival and preservation of ventricular geometry. Am Heart J 138: S89-S95, 1999
451) Heusch G, Deussen A & Thämer V (Essen): Cardiac sympathetic nerve activity and progressive vasoconstriction distal to coronary stenoses: feed-backaggravation of myocardial ischemia. J Autonomic Nerve System 13: 311-326, 1985
452) Selwyn AP et al.(London): The effect of acute regional myocardial ischemia on the angiographic anatomy of coronary arteries. Circulation 60: 1335-1342, 1979
453) Murakami T et al. (Kanazawa / Japan): Intracoronary aspiration thrombectomy for acute myocardial infarction. Am J Cardiol 82: 839-844, 1998
454) O'Neill WW (Royal Oak / USA): Coronary thrombosis during acute myocardial infarction: Roberts was right Am J Cardiol 82: 896-897, 1998
455) Baroldi G, Marzilli M, L'Abbate A & Arbustini E: Coronary occlusion: cause or consequence of acute myocardial infarction. Clin Cardiol 13: 49-54, 1990
456) Hays JT et al. (Houston / Texas): Coronary artery spasm culminating in thrombosis following ergonovine stimulation. Cathet Cardiovasc Diagn 28: 221-4, 1993
457) Naito H et al.: Coronary spasm producing coronary thrombosis in a patient with acute myocardial infarction. Clin Cardiol 10: 275-276, 1987
458) Bruschke AV et al. (Cleveland/USA): The dynamics of progression of coronary atherosclerotis studied in 168 medically treated patients who underwent coronary arteriography three times. Am Heart J 117: 296-305,1989
459) Erbel R & Heusch G (Essen): Coronary microembolization - its role in acute coronary syndromes and interventions. Herz 24: 558-575, 1999
460) Zeiher AM, Krause T, Schächinger V, Minners J & Moser E (Freiburg): Impaired endothelium-dependent vasodilation of coronary resistance vessels is associated with exercise-induced myocardial ischemia. Circulation 91: 2345-52, 1995
461) Carrier GO, Lüllmann H, Neubauer L & Peters T:, The significance of a fast exchanging superficial calcium fraction for the regulation of contractile force in heart muscles. J Mol Cell Cardiol 6: 333-347, 1974
462) Motulsky HJ & Insel PA: Influence of sodium on the alpha 2-adrenergic receptor system of human platelets. J Biol Chem 258: 3913-9, 1983
463) Gotoh, A et al.: Involvement of phosphoinositide turnover in ouabain inotropism. Biochem Biophys Res Comm 194: 71, 1993
464) Erdmann E (Hrsbg.): Cardiac glycoside receptors and positive inotropy. Evidence for more than one receptor. Bas Res Cardiol 79 Suppl: 1-162, 1984
465) Lee CO & Dagostino M: Effect of strophanthidin on intracellular Na ion activity and twitch tension of constantly driven canine cardiac purkinje fibers. Biophys J, 40: 185-198, 1982
466) Chin O.Lee, Doo H.Kang, Jeffrey H.Sokol & Kwang S.Lee: Relation between intracellular Na ion activity and tension of sheep cardiac purkinje fibers exposed to dihydro-ouabain. Biophys J 29: 315-330, 1980
467) Ghysel-Burton J & Godfraind T: Importance of the lactone ring for action of therapeutic doses of ouabain in

guinea pig atria. J Physiol (Lond), 266: 75P-76P, 1977
468) Michael L et al.:Nature of the transport ATPase digitalis complex: XIV.Inotropy and cardiac glycoside interaction with Na-K-ATPase of isolated cat papillary muscles. Molec Pharmacol 16: 135-146, 1979
469) Hug E, Brown L & Erdmann E: The ouabain receptor in the myocardium and conduction system of the sheep heart, in E.Erdmann, K. Greeff & J.C.Skou: Cardiac Glykosides 1785-1985, Steinkopff Verlag, Darmstadt, 1986, S.61-68
470) Greeff K & Fox AAL: Cardiac glycosides and sodium/potassium-ATPase. S.16-20 in 464)
471) Akera T: Effects of cardiac glycosides on Na-K-ATPase, in Kurt Greeff (Hrsgb.): Cardiac Glycosides, Handbook of Experimental Pharmacology Band 56/I: 287, Springer Hdlbg, Berlin, N.Y. 1981
472) Erdmann E: Influence of cardiac glycosides on their receptor, in Kurt Greeff (ed.): Cardiac Glycosides, Handbook of Experimental Pharmacology Band 56/I, Springer Berl.-Hdlbg.-N.Y.1981, S.337-380
473) Schwartz A et al.: The Na-K-ATPAse: pharmacological, physiological and biochemical aspects. Pharmacol Rev 27: 3-134, 1975
474) Godfraind T & Ghysel-Burton J: The action of digoxin and digoxigenin-Monodigitoxoside on the sodium pump and on the contractility in isolated guinea-pig atria. Arch Int Pharmacodyn 234: 340-341, 1978
475) Blood BE: Glycoside induced stimulation of membrane Na-K-ATPase - fact or artifact ?, in Morad M: Biophysical aspects of cardiac muscle, Academic Press 1978, S.379-389
476) Wallick ET et al.: Biochemical mechanism of the sodium pump. Ann Rev Physiol 41: 397-411, 1979
477) Michael L, Pitts BJ & Schwartz A: Is pump stimulation associated with positive inotropy of the heart? Science 200: 1287-1289, 1978
478) Daut J& Rüdel R: The electrogenic pump current in guinea-pig myocardium. J Physiol 305: 22P, 1980
479) Scheid CR et al.: Mechanism of ß-adrenergic relaxation of smooth muscle. Nature 277: 32-36, 1979
480) Mardh S: Phosphorylation of a kidney preparation of Na-K-ATPase by catalytic subunit of cAMP-dependent protein kinase. Curr Top Membr Transp 19: 999-1004, 1983
481) Peckham D et al.(Nottingham / GB): Na-K-ATPase in lower airway epithelium from cystic fibrosis and non-cystic fibrosis lung. Biochem Biophys Res Comm 232: 464-468, 1997
482) Peckham DG et al.: Effect of oral digoxin, topical ouabain and salbuta-mol on transepithelial nasal potential difference in patients with cystic fibrosis. Clin Sci 89: 277-84, 1995
483) Lichtstein D et al.: Characterization of the stimulation of neuronal Na-K-ATPase activity by low concentrations of ouabain. Neurochem Int 7: 709-715, 1985
484) raum und zeit Nr.57 /1992: "Vor Bypass wird gewarnt" von Dr.med.Berthold Kern
485) Diskussion auf der "Therapiewoche" 1975, in Rundbrief 15, S.1 der "Internationalen Gesellschaft für Infarktbekämpfung", Schorndorf, siehe 26)
486) Caine M: Clinical experience with alpha-adrenoceptor antagonists in benign prostatic hypertrophy. Fed Proc 45: 2604-2608, 1986, in 425)
487) Hans Nieper: Revolution in Medizin und Gesundheit, MiT-Verlag/Oldenburg, 1998
488) Walter Dürsch: Dr.med.Berthold Kern, wahrer Gewinner beim "Heidelberger Tribunal" und wichtiger Mitbegründer einer "Richtigen Medizin", zu Ehren des am 16.10.1995 Verstorbenen, Verlag Kritische Wissenschaft, Windeck/Sieg
489) Guh JH et al.(Taipeh / Taiwan): Effects of ouabain on tension response and 3H-noradrenaline release in human prostate. J Urol 163(1): 338-342, 2000
490) Kurzbericht über das Referat von Prof.von Ardenne auf der "Medizinische Woche" Baden-Baden 5.11.1987, in Rundbrief 78 der Int.Gesellsch.f.Infarktbekämpfung, siehe 26)
491) Kramer P, Köthe E, Saul J & Scheler F (Göttingen): Uremic and normal plasma protein binding of various cardiac glycosides under in vivo conditions. Europ. J Clin Invest 4: 53-58, 1974
492) Sato Y et al.: Elevated circulating levels of tumor necrosis factor in patients with mitral valve disease and ventricular septum defect. Heart Vessels 11/4: 218-220, 1996
493) Georg Kaufmann: Digitalisbedingte Arrhythmien und Diphenylhydantoin, Hans Huber, Bern 1972
494) Dr.med.M.O.Bruker: Cholesterin, emu-Verlag/Lahnstein, 1991
495) Persönl. Mitteilung von Prof.Doerr 25.4.1975, in Rundbrief 13, S.2 der Int. Gesellsch. f. Infarktbekämfung, siehe 26)
496) Greeff K, Meng K & Moog E: Der Einfluß nichttoxischer und toxischer Konzentrationen herzwirksamer Glykoside auf die Kaliumbilanz isolierter Herzpräparate. Naunyn-Schmiedebergs Arch 244: 270-282, 1962
497) P.A.van Zwieten Pn: The influence of cardiac glycosides on membrane permeability in guinea-pig atrial tissue, determinated by means of [86]Rb. J Pharmac Pharmacol 20: 731-733, 1968
498) Poole-Wilson PA & Langer GA : Glysoside inotropy in the absence of an increase in potassium efflux in the rabbit heart. Circ Res 37: 390-395, 1975
499) Eisner DA & Smith TW: The Na-K pump and its effectors in cardiac muscle, in H.A.Fozzard et al. (Hrsgb.): The heart and cardiovascular system, 2nd ed., Raven Press, N.Y. 1991, S.863-902, auf S.886
500) Fichtlscherer S & Zeiher AM (Frankfurt): Endothelial dysfunction in patients with acute coronary syndrome. Herz 24(7): 534-543, 1999 (Artikel auf deutsch)
501) Dr.med. Wolfgang Rothmund: Die Infarkt-Sofortbehandlung. Euromed 2 (1979) S.100
502) Rundbrief 11, S.3 der Int.Gesellsch.f.Infarktbekämpfung, April 1975, siehe 26)
503) Baker PF, Blaustein MP et al.: The influence of calcium on sodium efflux in squid axons. J Physiol (Lond) 200: 431-458, 1969
504) Blaustein MP: The cellular basis of cardiotonic steroid action. Trends in Pharmacol Sci 6: 289-292, 1985
505) Sheu SS & Blaustein MP: Sodium/calcium exchange and control of cell calcium and contractility in cardiac and vascular smooth muscles, in H.A.Fozzard et al. (eds.): "The heart and cardiovasular system", Raven Press, N.Y. 1992, pp.903-943
506) Blaustein MP: Physiological effects of endogenous ouabain: control of intracellular Ca^{++} stores and cell responsiveness. Am J Physiol 264: C1367-C1387
507) Kurt Repke: Über den biochemischen Wirkungsmodus von Digitalis. Klin Wschr 42: 157-165, 1964
508) Baker PF & Willis JS: Inhibition of the sodium pump in squid giant axons by cardiac glycosides: dependence on extracellular ions and metabolism. J Physiol (Lond) 224: 463-475, 1972
509) Sweadner KJ: Two molecular forms of $(Na^+ + K^+)$ - stimulated ATPase in brain. Separation and difference in affinity for strophanthidin. J Biol Chem 254: 6060-6067, 1979
510) Hobbs A & Dunham PB: Interactions of external alkali metal ions with the Na-K-pump of human erythrocytes. A comparison of their effects on activation of the pump and on the rate of ouabain binding. J Gen Physiol 72: 381-402, 1978
511) Sheu SS & Fozzard HA: Transmembrane Na^+ and Ca^{++} electrochemical gradients in cardiac muscle and

their relationship to force development. J Gen Physiol 80: 325-351, 1982
512) Wasserstrom JA, Schwartz DJ & Fozzard HA: Relation between intracellular sodium and twitch tension in sheep cardiac purkinje strands exposed to cardiac glycosides. Circ Res 52: 697-705, 1983
513) Lee CO, Uhm DY& Dresdner K: Sodium-calcium exchange in rabbit heart muscle cells: direct measurement of sarcoplasmic Ca++ activity. Science 209: 699-701, 1980
514) Wolfgang Kämmerer: Strophanthin ist ein Hormon. Pharm Ztg 144: 32-37, 1999
515) Segura D (Caracas): A blood plasma inhibitor is responsible for circadian changes in rat renal Na,K-ATPase activity. Int J Biochem Cell Biol 36(10): 2054-65, 2004
516) McGarry SJ & Williams AJ (London): Digoxin activates sarcoplasmatic reticulum Ca++-release channels: a possible role in cardiac inotropy. Br J Pharmacol 108: 1043-1050, 1993
517) Fujino M & Fujino S (Sapporo): An immunohistochemical study of the significance of a new 31,5 kD ouabainreceptor protein isolated from cat cardiac muscle. Jpn J Pharmacol 67: 125-135, 1995
518) Dutta S et al.: The uptake and binding of six radiolabeled cardiac glycosides by guinea pig hearts and by isolated sarcoplasmatic reticulum. J Pharmacol Exp Ther 164: 10-21, 1968
519) Conrad LL & Baxter DJ: Intracellular distribution of digoxin-H3 in the hearts of rats and dogs demonstrated by autoradiography and its relationship to chenge in myocardial contractile force. J Pharmacol Exp Ther 144: 210-214, 1964
520) Pfleger K, Kolassa N, Heinrich W & Schneider M: Pharmakokinetik und Wirkung von Digitoxin und Ouabain am isolierten Herzen von Meerschweinchen und Ratte. Arch Int Pharmacodyn 216: 130-143, 1975
521) Fricke U, Gerber H, Klaus W & Wollert U: Comparison of the subcell distribution of 3H-strophanthin and 3Hdigitoxin in guinea pig heart. (Artikel auf deutsch) Naunyn-Schmiedebergs Arch Pharmakol Exp Path 263: 266-267, 1969
522) Kim Ndet al.: Correlation of the subcellular distribution of digoxin with the positive inotropic effect. J Pharmacol Exp Ther 181: 377-385, 1972
523) Dutta S et al.: Subcellular distribution of digoxin-3H in isolated guinea-pig and rat hearts. J Pharmacol Exp Ther 159: 324-334, 1968
524) auf S.18 unten von 518)
525) Dutta S & Marks BH: Factors that regulate ouabain-3H-accumulation by the isolated guinea-pig heart. J Pharmacol Exp Ther 170: 318-325, 1969
526) Dutta S & Marks MH: Species and ionic influences on the accumulation of digitalis glycosides by isolated perfused hearts. Brit J Pharmacol 46: 401-408, 1972
527) Dutta S: Cardiac uptake and binding of cardiac glycosides, in Kurt Greeff (ed.): Cardiac Glycosides, Handbook of experimental pharmacology Bd.56/II, Springer, Berlin 1981, S.141-168
528) Nunez-Duran H et al.: Ouabain uptake by endocytosis in isolated guinea-pig atria, Am J Physiol 1988, 255: C479-C485
529) Will PC et al.: Analysis of intracellular drug (ouabain) sequestration as a mechanism of detoxification. Mol Pharmacol 13: 161-171, 1977
530) Pollack L et al.: Turnover and regulation of Na-K-ATPase in HeLa cells. Am J Physiol 241: C173-C183,1981
531) Vaughan GL & Cook JS: Regeneration of cation transport capacity in HeLa cells after specific blockade by ouabain. Proc Nat Acad Sci USA 69: 2627-2631, 1972
532) Buddecke E: Grundriß der Biochemie, de Gruyter, N.Y.1989 (weitverbreitetes Lehrbuch)
533) Park MK and Vincenzi FF: Rate of onset of cardiotonic steroid-induced inotropism: influence of temperature and beat interval. J Pharm Exp Ther 195: 140-150, 1975
534) Appel WC & Vincenzi FF: Positive inotropic effect of cardiotonic steroids; differential antagonism by aldosterone. J Pharmacol Exp Ther 187: 112-120, 1973
535) Slezak J et al. (Bratislava/ Berlin/ Manitoba): Cytochemical and immunocytochemical localization of Na-K-ATPase alpha subunit isoenzymes in the rat heart. Mol Cell Biochem 176: 107-112, 1997
536) Omatsu-Kanbe M & Kitasato HK: Insulin stimulates the translocation of Na-K-dependent ATPase molecule from intracellular stores to the plasma membrane in frog skeletal muscle. Biochem J 272: 727-733, 1990
537) Wolitzky BA & D.M.Fambrough: J Biol Chem 261: 9990-9999, 1986, in 536)
538) Isenberg G: Contractility of isolated bovine ventricular myocytes is enhanced by intracellular injection of cardioactive glycosides. Evidence for an inracellular mode of action, in: Cardiac glycoside receptors and positive inotropy, ed.: E.Erdmann. Basic Res Cardiol 79 Suppl: 56-71, 1984
539) Williams AJ: Ion conduction and discrimination in the sarcoplasmatic reticulum ryanodine receptor/calcium-release channel. J Musc Res Cell Motil 13: 7-26, 1992
540) Boekstegers P, Kainz I, Giehrl W, Peter W & Werdan K (München): Subchronic exposure of cardiomyocytes to low concentrations of TNF-alpha attenuates the positive inotropic response not only to catecholamines but also to cardiac glycosides and high calcium concentrations. Mol Cell Biochem 156: 135-143, 1996
541) Dr.med.Willi Maus (Meersburg / Bodensee): "Der Strophanthin-Report 85 ", über "Studienkreis für Infarktprobleme", Dornstetten
542) Greeff K: Perlingual soll es wirken. Selecta Nr.37, S.3302 vom 8.10.1973
543) Erdmann E: Therapie mit Herzglykosiden, Springer, Berlin, Hdlbg, N.Y. 1983
544) Lüllmann H & van Zwieten PA: The kinetic behaviour of cardiac glycosides in vivo, measured by isotope techniques. J Pharmac Pharmacol 21: 1-8, 1969, auf S.2
545) Duran WN & Yudilevich DN: Capillary and cellular barriers to ouabain transport in the heart. Microvasc Res 7: 84-88, 1974
546) Santana LF, Gomez AM & Lederer WJ (Baltimore/USA): Ca++ flux through promiscuos cardiac Na+ channels: slip-mode conductance. Science 279: 1027-33, 1998
547) Edstrom L & Wroblewski R: Intracellular elemental composition of single muscle fibres in muscular dystrophy and dystrophia myotonica. Acta Neurol Scand 80: 419-424, 1989
548) Gruener R et al.: Electrophysical properties of intercostal muscle fibers in human neuromuscular diseases. Muscle Nerve 2: 165-172, 1979
549) Wevers RA etal.: Excessive plasma K+ increase after ischemic exercise in myotonic muscular dystrophy. Muscle Nerve 13: 27-32, 1990
550) Benders AAGM et al.(Nijmegen / Niederlande): Deficiency of Na-K-ATPase and sarcoplasmatic reticulum Ca-ATPase in skeletal muscle and cultured muscle cells of myotonic dystrophy patients. Biochem J 293: 269-274, 1993
551) Desnuelle C et al.: Sodium channel and sodium pump in normal and pathological muscles from patients with myotonic muscular dystrophy and lower motor neuron impairment. J Clin Invest 69: 358-367, 1982
552) Gollwitzer-Meier K.: Über die Reaktionsänderungen im Herzen während der Belastung, bei

Herzinsuffizienz und unter dem Einfluß von Strophanthin. Pflügers Archiv 245 : 385-397, 1941
553) von Blumencron W: Über die Wirkung von Strophanthin und Digitoxin auf den Milchsäurestoffwechsel des Herzens. Klin Wschr. 20 (1941) 737
554) Norgaard A et al.: Effect of amiodarone on 3H-ouabain binding sites in human skeletal muscle. Eur J Clin Pharmacol 38: 397-399, 1990
555) Yoon YS et al.: Red cell sodium and ionic fluxes in patients with hyper- and hypothyreodism. Korean J Intern Med 4: 18-27, 1989
556) Khan FA & Baron DN: Ion fluxes and Na-K-ATPase activity of erythrocytes and leucocytes in thyroid desease. Clin Sci 72: 171-179, 1987
557) Loll H & Blumberger KJ (Aschaffenburg): Änderung des Serumspiegels von Intermediärprodukten und Enzymen durch k-Strophanthin. Ärztl Forsch 14: I/181-I/185, 1960
558) Broch OJ: Calibrated hypoxemia test in normal subjects and coronary patients. Acta med.scand. 191 (1972) S.185-190, in 38)
559) Charlier R: Antianginal drugs, Springer B-Hdlbg-N.Y.1971, in 38)
560) Herold G et al.: Beitrag zum Hypoxie-EKG. Wien Z Inn Med 39 (1958) 151, in 38)
561) Levy R et al.: The anoxemia test in the diagnosis of coronary insufficiency. Am Heart J 21 (1941), S.634, in 38)
562) Praschl E & Kubicek F: Zur Objektivierung der KHK mittels Hypoxietest und ihre Beeinflussung durch eine koronar-wirksame Substanz. Med.Klin.63 (1968) 460, in 38)
563) Neuhaus G et al.: Der Hypoxie-Test als Prüfung von koronar-wirksamen Arzneimitteln, Med Klin 56 (1961),S.695, in 38)
564) Greeff K, Köhler E, Strobach H & Verspohl E: Zur Pharmakokinetik des g-Strophanthins. Verhandlungen der Deutschen Gesellschaft für Kreislaufforschung 40 (1974) 301-305
565) Greeff K: Bestimmungen des Blutspiegels von Digoxin, Digitoxin und g-Strophanthin mit Hilfe radioimmunologischer Methoden. Zugleich ein Beitrag zur Frage der enteralen Resorption des g-Strophanthins. Herz-Kreislauf 6 (1974), 145-149
566) Greeff K: Pharmakokinetik des Strophanthins als Grundlage seiner praktischen Anwendung, Therapiewoche 26 (1976) 4788-4795
567) Greeff K: Zur Pharmakokinetik des g-Strophanthins. Dtsch Med Wschrift 102 (1977) 135-139
568) Greeff K: Herzwirksame Glykoside: Zur Pharmakologie und klinischen Pharmakologie. Medizinische Monatsschrift für Pharmazeuten 7 (1984) 37-49
569) Verspohl E, Strobach H, Greeff K: Eine Methode zur radioimmunologischen Bestimmung von g-Strophanthin. Arzneimittelforschung 28 (1978) 1694
570) Rojsathaporn K: Zur Pharmakokinetik der Strophanthusglykoside beim Menschen, Inaugural-Dissertation, Düsseldorf 1982
571) Prof.Dr.med.Dr.h.c.mult.Gotthard Friedrich Schettler: Lehrbuch Innere Medizin, Thieme/Stgt.
572) Selden R & Smith TW: Ouabain pharmacokinetics in dog and man. Circulation 45 (1972) 1176
573) Pickar JG et al.(Manhattan (Kansas) / USA): Decreased [3H]ouabain binding sites in skeletal muscle of rats with chronic heart failure. J Appl. Physiol 83: 323-327, 1997
574) Erdle HP, Schultz KD, Wetzel E & Gross F (Heidelberg): Resorption und Ausscheidung von g-Strophanthin nach intravenöser und perlingualer Gabe. Dtsch Med Wochschr 104: 976-979, 1979 (Kurzfassung von 575))
575) Erdle HP: Pharmakokinetik des g-Strophanthins nach perlingualer und intravenölser Gabe. Inaugural-Dissertation Heidelberg 1979, publizierte Kurzfassung siehe 574)
576) Lüllmann H et al.: Über die Verteilung und Biotransformation verschiedener Herzglykoside. Dtsch Med Wschr 96 (1971) 1018, auf S.1021
577) Marchetti GV et al.(Mailand): Blood levels and tissue distribution of 3H-ouabain administered per os. Arzneimittelforschung 21: 1399-1403, 1971
578) berichtet über den Tierversuchs-Teil von (577), und zwar über die lineare Beziehung zwischen verabreichter und resorbierter Menge g-Strophanthin: Marzo A et al.: A linear correlation between the amount of 3H-Ouabain administered orally and that absorbed by the gastrointestinal tract in guinea pigs. Experientia 26: 1338-39, 1970
579) Russel JQ & Klaassen CD (Kansas City / USA): Species variation in the biliary excretion of ouabain. J Exp Ther Pharmacol 183: 513-19, 1972
580) Strobach H, Wirth KE & Rojsathaporn K: Absorption, metabolism and elimination of strophantus glycosides in man. Naunyn-Schmiedebergs Arch Pharmacol 334: 496-500, 1986
581) Greeff K (ed.): Handbook of Experimental Pharmacology, Band 56 (I + II): Cardiac Glykosides, Springer Berlin-Hdlbg-N.Y., 1981
582) Greeff K & Wirth E: Pharmacokinetics of strophantus glycosides, in 581) Band II S.56-85
583) Verspohl E: Entwicklung radioimmunologischer Methoden zur Bestimmung von Herzglykosiden des Digitoxigenins, g-Strophanthins und k-Strophanthidins mit Untersuchungen zur Pharmakokinetik des Digitoxins und g-Strophanthins. Inaugural-Dissertation, Düsseldorf 1973
584) Selden R, Margolies N & Smith TW (Harvard-Universität Boston / USA): Renal and gastrointestinal excretion of ouabain in dog and man. J Pharmacol Exp Ther 188: 615-623, 1974
585) Tani M & Neely JR (Japan & USA): Deleterious effects of digitalis on reperfusion-induced arrhythmias and myocardial injury in ischemic rat hearts: possible involvements of myocardial Na and Ca imbalance. Basic Res Cardiol 86: 340-354, 1991
586) Varonkow Y et al.: Augmentation of serum CPK activity by digitalis in patients with acute myocardial infarction. Circulation 55: 719-727, 1977
587) Lehmann H-U, Witt E & Hochrein H: Wirkung von Nitroglycerin auf digitalisinduzierte ST-Streckensenkungen bei koronarkranken Patienten. Dtsch Med Wschrift 104 (1979) 501
588) dieselben: Zunahme von Angina pectoris und ST-Streckensenkung im EKG durch Digitalis. Zeitschrift für Kardiologie 67 (1978) 57
589) Ochs HR, Otten H & Bodem G: Digoxin-induzierte Veränderungen des Belastungs-EKG in Relation zur Digoxin-Plasmakonzentration. Klin Wschr 57 (1979) 161
590) Moskopf E & Sarre H (Freiburg): Verhandl Dt Ges Kreislaufforsch 19: 283-289
591) Tani M & Neely JR: Na+ accumulation increases Ca++ overload and impairs function in anoxic rat heart. J Mol Cell Cardiol 22: 57-72, 1990
592) Haruna T et al. (Kyoto / Japan): Coordinate interaction between ATP-sensitive K+ channel and Na+,K+-ATPase modulates ischemic preconditioning. Circulation 98: 2905-10, 1998

593) Nunez-Duran H & Fernandez P (Montevideo): Evidence for an intracellular site of action in the heart for two hydrophobic cardiac steroids. Am J Physiol 261: H140-148, 1991
594) Engler R, Holtz P & Raudonat HW: Über die Spaltung herzwirksamer Glykoside im Tierkörper. Arch Exp Path Pharmacol 233: 393-408, 1958
595) Sarre H: Zum Thema: Digitalis oder Strophanthin. Therapiewoche 1: 570-571, 1950/51
596) Sarre H: Indikation der verschiedenen Herzglykoside. Die medizinische Welt 20:1065-1070, 1951
597) Arnott RD et al.: Effect of thyroid status on ouabain binding to the human lymphocyte. J Clin Endocrinol Metab 54: 1150-1156, 1982
598) Rothmund W: "Kurzfibel der kardiologischen Praxis", Kardiologie Verlag Hauersbronn-Schorndorf 1971
599) Gremels H, Arch.exp.Path.und Pharm. 186 (1937) 625
600) Heinz Zimmermann: Die klinische Strophanthin-Lehre von Edens im Lichte neuer Forschungsergebnisse II.Teil. Medizinische Klinik 46: 1049-1052, 1951.(Teil I: Med Klin 46: 1028-1031, 1951)
601) Rühl und Wiehler: Arch Exp Path Pharm 176 (1935) 4/6, in 600)
602) Gremels H, Arch Exp Path Pharm 194 (1940) 629, in 600)
603) Neumann W: Pharmakologie der Digitaliskörper, Naunyn-Schmiedebergs Archiv 208 (1949) 87
604) Kull J, Naunyn-Schmiedebergs Archiv, 192 (1940), 146, in 603) (wahrscheinlich Druckfehler in 603)
605) Nielsen NA & Trier M, Am Heart J 17 (1935) 515, in 603)
606) Gremels H, Naunyn-Schmiedebergs Archiv 182 (1936) 1, in 599)
607) Herbert Höcht (München): Vergleichende Untersuchungen über die Wirksamkeit und Schnelligkeit des Wirkungseintrittes von nicht parenteral zugeführtem Strophanthin. Med Mschr 9: 532-533, 1955
608) Günther Wolff (Ansbach): Über das Verhalten des Blutzuckers nach Strophanthin-Injektionen. Med Mschr 9: 514-519, 1955
609) Bing RJ et al., Am Heart J 38 (1949) 1, in 557)
610) Bing RJ et al., Am Heart J 42 (1951) 483, in 557)
611) Bing RJ et al., Fortschr Kardiol 1 (1952) 52, in 557)
612) Bing RJ et al., Bull N. Y. Acad Med 27 (1951) 407, in 557)
613) Bing RJ, I.Symposion Münster 1958, S.31, in 557)
614) Horst Renk: Vergleichende Untersuchung über das Verhalten des Milchsäurespiegels bei der Therapie der Herzinsuffizienz. Med Klin 54: 13-16, 1959
615) Gerhard Vogel: Das Adenylsäuresystem im Blut des Herzkranken. Klin Wschr 36: 979-982, 1958
616) Ullsperger R: Pharmazie 9: 330, 1954, in 615)
617) Roskamm H et al.: Vergleichende Untersuchungen zwischen Belastungs-EKG und Hypoxie-EKG bei Patienten mit Koronarinsuffizienz. Verh Dtsch Ges Kreislaufforsch 34 (1968) 393, in 38)
618) Dietrich S & Schwiegk H, Z Klin Med 125 (1933) 195, in 38)
619) Büchner F: Die Koronarinsuffizienz in alter u. neuer Sicht, Studienreihe Boehringer Mannheim 1970, in 38)
620) Broch OJ, Acta Med Scand 191 (1972) 181, in 38)
621) Weissler AM et al., Circulation 37 (1968) 149, in 666)
622) Rolf Krebs: Klinische Pharmakologie der Herzglykoside, Beiträge zur Kardiologie Band 14, perimed-fachbuch-Verlagsgesellschaft, Erlangen 1980
623) Belz GG et al., Eur J Clin Pharmacol 13 (1978) 103, in 622)
624) Carliner NH et al., Circulation 50 (1974) 94, in 622)
625) Das G et al., Clin Pharmacol Ther 22 (1977) 280, in 622)
626) Dengler HJ et al., Arzneimittelforsch 23 (1973) 64, in 622)
627) Doherty JE, Am J Med Sci 255 (1968) 382, in 622)
628) Forrester W et al., Circulation 49 (1974) 517, in 622)
629) Hoeschen RJ & Cuddy TE, Am J Cardiol 35 (1975) 469, in 622)
630) Lukas DS, in Storstein (ed): Symposion on Digitalis. Gyldendal Norsk, Oslo 1973, Seite 84, in 622)
631) Shapiro W et al., Circulation 42 (1970) 1065, in 622)
632) Weissler AM et al., Am J Cardiol 17 (1966) 768, in 622)
633) Weissler AM & Schoenfeld CD, Am J Med Sci 259 (1970) 4, in 622)
634) Göksel F et al.(Chicago): Effect of ouabain on coronary flow, performance of heart and its oxidative metabolism. Am J.Physiol 204: 21-27, 1963
635) Ernst Edens, Münch Med Wochschr 47: 1874, 1932, in 668)
636) Edens E, Kongreßber Inn Med 1931 Bd. 43, in 668)
637) Edens E, Münch Med Wschr 1934 Nr.37, S.1424
638) Cox E & Wright SE, J Pharmacol Exp Ther 126 (1959) 117
639) Irmgard Oepen: An den Grenzen der Schulmedizin, Deutscher Ärzte-Verlag Köln 1985
640) Dr.med.W.M.Gedeon: Erfahrungsheilkunde und Naturheilverfahren, Haug-Verlag Hdlbg 1991
641) Reines A et al. (Buenos Aires): [^{3}H]Dizocilpine binding to N-methyl-D-aspartate (NMDA) receptor is modulated by an endogenous Na^{+}, K^{+}-ATPase inhibitor. Comparison with ouabain. Neurochemistry International 39: 301-310, 2001
642) Lahrtz H, Sattler RW & van Zwieten PA (Kiel): Über den Blutspiegel und die Ausscheidung radioaktiv markierter Herzglykoside nach deren intraduodenaler Applikation bei der Katze. Z Ges Exp Med 148: 210-222, 1968
643) Verspohl E, Naunuyn-Schmiedebergs Archiv, Supplement 277 (1973) R 84
644) Eickenbusch W et al.: Serum concentration and urinary excretion of 3H-ouabain and 3H-digitoxin in patients suffering from hyperthyroidism or hypothyroidism. Klin Wochenschr 48 (1970) 270-275
645) Kramer P & Scheler F: Renale Eliminationskinetik verschiedener Herzglykoside. Dtsch Med Wschr 97 (1972) 1485
646) Lahrtz H & Zwieten PA: The influence of kidney or liver disorders on the serum concentration and urinary excretion of [3H]peruvoside, a tritium labelled cardiac glycoside. Eur J Pharmacol 3 (1968) 147-152
647) Marks BH et al.: Distribution in plasma, uptake by the heart and excretion of ouabain-3H in human subjects. J Pharmacol Exp Ther 145: 351-356, 1964
648) Lüllmann H & van Zwieten PA: The kinetic behaviour of cardiac glycosides in vivo, measured by isotope techniques. J Pharm Pharmacol 21 (1969) 1-8
649) Kramer P, Horenkamp J, Willms B & Scheler F: Das Kumulationsverhalten verschiedener Herzglykoside bei Anurie. Dtsch Med Wschr 95 (1970) 444
650) Lahrtz H, Reinold HM & van Zwieten PA: Serum concentation and urinary excretion of 3H-ouabain in patients suffering from liver or kidney diseases. Pharmacologica Clinica 1 (1969) 114
651) Inaugural-Dissertation von Wolfgang Grope: Pharmako-Kinetik der Herzsteroide g-Strophanthin, Digoxin

und Digitoxin im Organismus von Meerschweinchen. Düsseldorf,1978
652) Lendle, Handb Exp Pharm Erg W I (1935) 81 und 83, in 653)
653) Weese: Digitalis, Thieme, Leipzig, 1936
653a) Johannessohn F, Arch Exp Path Pharmakol 1915, 78: 83, in J.Dörner: Z Kreislaufforsch 1951: S.393
653b) Meyer HH & Gottlieb R: Die experimentelle Pharmakologie, Berlin, Wien 1936, in J.Dörner: Z Kreislaufforsch 1951: S.393
654) Marquardt P, Med Klin 1951, S.1155
655) Kolenda KD, Lüllmann H & Peters T: Metabolism of cardiac glycosides studied in the isolated perfused guinea-pig liver. Br J Pharmacol 41 (1971) 661-673
656) Forth W, Furukawa E, Rummel W & Andres H: Intestinale Resorption von Herzglykosiden in vitro und in vivo. Naunyn-Schmiedebergs Arch Pharmak Exp Pathol 262 (1969) 53-72
657) Forth W & Rummel W: Vergleichende Untersuchung der intestinalen Resorption von 3H-markierten Herzglykosiden in vitro und in vivo. Naunyn-Schmiedebergs Archiv 260 (1968) 112-114
658) Forth W, Furukawa E, Rummel W & Andres H: Die Bestimmung der intestinalen Resorption von Herzglykosiden durch Messung der 3H-markierten Glykoside im Portalvenenblut und in der Darmlymphe bei Katzen. Naunyn-Schmiedebergs Archiv 264 (1969) 406-419, 1969
659) Forth W, Furukawa E & Rummel W: Vergleichende Untersuchung von Resorption und Ausscheidung tritium-markierter Herzglykoside. Naunyn-Schmiedebergssches Arch Pharmakol 263: 206-208, 1969
660) Flasch H et al.: Die biologische Verfügbarkeit von ß-Acetyldigoxin und Digoxin. Klin Wschr 53 (1975) 873
661) Haass A, Lüllmann H & Peters T: Absorption rates of some cardiac glycosides and portal blood flow. Eur J Pharmacol 19 (1972) 366-370
662) Selden R & Neill W: Myocardial uptake of ouabain in intact dog and man. J Pharmacol Exp Ther 193 (1975) 951-962
663) Kern B: Zum Nachweis der Strophanthin-Resorption, Med Monatsschr 6: 371-374, 195
664) Eggleston C & White TJ, JAMA 89 (1927) 583
665) Erland Erdmann: Bewiesen ist gar nichts! Ärztliche Praxis 41: 854, 1989
666) Die sog. Erdmann-Studie, Erland Erdmann: Über dieTherapie mit oralem und intravenösem Strophanthin, erschienen in 639), S.183-196
667) a) Reindell H, Weyland R, Bilger R & Klepzig H (Freiburg, Direktor: Prof.L.Heilmeyer): Zur Frage der Resorbierbarkeit des herzwirksamen Glykosids im Strophoral, 1) Münch Med Wschr 94: 210-211, 1952 und 2) Münch Med Wschr 94: 266-274, 1952
b) siehe auch Ludwig Heilmeyer: Bemerkungen zum Strophoralstreit. Münch Med Wschr 94: 207-210, 1952
668) Plügge H & Birk E: Über die Strophanthinbehandlung Angina pectoris-Kranker und ihre Aussichten. Dtsch Med Wschr 1937, S.427-430
669) Ohlmeier H & Ruiz-Torres A: Die Digitoxin- und g-Strophanthin-Resorption an der perfundierten Dünndarmschlinge der Ratte. Arzneim-Forsch 22 (1972) 1874-76
670) Greenberger NJ, MacDermott RP, Martin JF & Dutta S (Chicago): Intestinal absorption of six tritium-labeled digitalis glycosides in rats and guinea pigs. J Pharmacol Exp Ther 167 (1969) 265-273
671) Garbe A & Nowak H: Zur Pharmakokinetik des Peruvosid. Arzneiml-Forsch 18 (1968) 1597-1601
672) Marzo A, Ghirardi P & Marchetti G: The absorption, distribution and excretion of k-strophantoside-H in guinea pigs after parenteral administration. J Pharmacol Exp Ther 189 (1974) 185-193
673) von Nyary A: Die Resorption von Digitalispräparaten aus dem Darm. Naunyn-Schmiedebergsches Archiv 1932, Seiten 432-442
674) Buchtela K, Drexler K, Fehringer A, Hackl H, Königstein M & Schläger J: Vergleichende Untersuchung über Resorption, Verteilung und Ausscheidung einiger herzwirksamer Glykoside im Tierversuch. Wien Z Inn Med 51 (1970) 227-235
675) Reinert H: Die enterale Resorption des g-Strophanthins, k-Strophanthols-y und Digitoxins bei der Katze. Arch Exp Path Pharmacol 215 (1952) 1
676) Greeff K: Tierexperimentelle Untersuchungen über die Resorption von Strophanthin bei oraler Verabfolgung. Verh Dtsch Ges Kreislaufforsch 24 (1958) 310
677) Greeff K: Vergleich der kaliuretischen Wirkung verschiedener Glykoside des Strophanthidins und Digitoxigenins bei parenteraler und enteraler Applikation. Arch Exp Pathol Pharmacol 233 (1958) 468
678) Rothlin E & Bircher R, Ergebn Inn Med Kinderheilk 5 (1954) 483
679) Krause D: Förderung und Sicherung der enteralen Resorption von g-Strophanthin durch Natriumlaurylsulfat. Arzneim-Forsch 5: 428-432, 1955
680) Ahringsmann H: Erfahrungen mit Strophoral in der Praxis. Münch Med Wschr 93 (1951) 2247-2254
681) Marzo A, Ghirardi P, Croce G & Marchetti G: Absorption, distribution and excretion of k-strophantoside (3H) administered rectally to guinea pigs. Naunyn-Schmiedebergs Archiv 279 (1973) 19-29
682) Ghirardi P et al. (Mailand): Plasma levels and urinary excretion of K-strophantoside (3H) administered rectally to human subjects. Arzneim.-Forsch. 23: 1547-50, 1973
683) K.Greeff, H.Strobach & E.Verspohl: Ergebnisse radioimmunologischer Bestimmungen von Digitoxin, Digoxin und g-Strophanthin am Menschen, in Jahrmärker: Digitalistherapie, Springer, N.Y. 1975, S.52-61
684) Moeschlin S: Klinik und Therapie der Vergiftungen, 2.Aufl.Stgt.:Georg Thieme-Verlag 1950
685) Führer H: Rektale Strophanthin-Vergiftung. Der Fall Mertens-Dr.Richter. Dtsch Med Wschr 55: 1408-1409, 1929
686) Heubner W & Fuchs B: Über die rektale Applikation von g-Strophanthin. Arch Exp Path (D) 102: 171, 1933
687) Lendle L & Schwerbrock W: Über die Wirkungsbedingungen von g- und k-Strophanthin am Meerschweinchen, insbesondere bei rektaler Zufuhr. Arch Exper Path (D.) 188 (1938) 317-327
688) Barr I et al.: Correlation of serum digoxin level with acetylstrophanthidin tolerance. Ann Intern Med 74 (1971) 817, in 622)
689) Aronson JK et al., Br.J.Clin.Pharmac. 4 (1977) 213, in 622)
690) Reuning RH et al., J.Clin.Pharmacol. 13 (1973) 127, in 622)
691) Sumner DJ et al., Brit.J.Clin.Pharmacol. 3 (1976) 221, in 622)
692) Binnion PF et al., Brit.Heart J. 31 (1969) 636, in 622)
693) Shapiro W, Am.J.Cardiol. 41 (1978) 852, in 622)
694) Doherty JE, J.Am.Med.Ass. 239 (1978) 2594, in 622)
695) Ingelfinger JA et al., N.Engl.J.Med. 294 (1976) 867, in 622)
696) Smith TW & Haber E: "Digitalis", Little Bryown & Co, Boston 1974, Seite 61, in 622)
697) Weintraub M, Clin.Pharmacokinet. 2 (1977) 205, in 622)
698) Smith TW & Haber E, J.Clin.Invest. 49 (1970) 2377, in 622)

699) Fogelman AM et al., Lancet II (1971) 727, in 622)
700) Beller GA et al., New Engl.J.Med. 284 (1971) 989, in 622)
701) Beller GA & Smith TW, Digitalis intoxication and serum levels, in Symposium on Digitalis, Hrsg. Storstein O, Gylderndal Norsk, Oslo, 1973, S. 287, in 622)
702) Bertler A et al.: Massive digoxin intoxication, Acta Med.Scand. 194 (1973) 225, in 622)
703) Evered DC & Chapman C, Br.Heart J.33 (1971) 540, in 622)
704) Howard D, N.Z.Med.J. 3 (1973) 279, in 622)
705) Iisalo E, Clin.Pharmacokinetics 2 (1977) 1, in 622)
706) Joubert PH et al., S.Afr.Med.J. 48 (1974) 907, in 622)
707) OLiver GC et al., J.Clin.Invest. 47 (1968) 1035, in 622)
708) Perrier D et al., Clin.Pharmacokinetics 2 (1977) 292, in 622)
709) Redfors A, Br.Heart J.34 (1972) 383, in 622)
710) Smith TW et al., New Engl.J.Med. 281 (1969) 1212, in 622)
711) Smith TW & Haber E, N.Engl.J.Med. 289 (1973) S.945, 1010, 1063, und 1125, in 622)
712) Duhme DW, Ann.Intern.Med.80 (1974) 516, in 622)
713) Schröder G et al., Acta Med. Scand. 193 (1973) 215, in 622)
714) Jeliffe RW et al., Ann.Intern.Med. 77 (1972) 891, in 622)
715) Sheiner LB et al., Computers and Biomedical Research 5 (1972) 441, in 622)
716) Peck C et al., N.Engl.J.Med. 289 (1973) 441, in 622)
717) Joubert PH et al., Clin.Pharmacol.Ther. 20 (1976) 676, in 622)
718) Lindenbaum J et al., N.Engl.J.Med. 285 (1971) 1344, in 622)
719) Manninen V et al., Lancet 2 (1971) 934) in 622)
720) Binnion PF, Clin.Pharmacol.Ther. 16 (1974) 807, in 622)
721) Falch D et al., Br.Med.J.1 (1973) 695), in 622)
722) Hibble AG et al., Lancet 90 (1972), in 622)
723) Iisalo E &.Ruikka I, Acta Med.Scand. 196 (1974) 59, in 622)
724) Karjalainen J, Acta Pharmacol.Toxicol. 34 (1974) 385), in 622)
725) Lindenbaum J, Pharmacol.Rev. 25 (1973) 229, in 622)
726) derselbe, Clin.Pharmacol.Ther. 17 (1976) 296, in 622)
727) Shaw TRD et al., Brit.Med.J. 4 (1973) 763, in 622)
728) Shaw TRD, Postgraduate Medical Journal 50 (Suppl.6) (1974) 24, in 622)
729) Vieweg WUR & Sode J, Med.Ann.D.C. 42 (1973) 136, in 622)
730) Wagner JG et al., J.A.M.A. 224 (1973) 199, in 622)
731) Cowan DA & Becket AH, Postgrad.Med.J. 50 (Suppl. 6) (1974) 52, in 622)
732) Johnson BF et al., Brit.Med.J. 4 (1973) 323, in 622)
733) Munroe-Faure AD et al.: Postgrad.Med.J. 50 (Suppl.6) (1974) 14, in 622)
734) Preibisz JJ et al., Ann.Intern.Med. 81 (1974) 469, in 622)
735) Stewart MJ & Simpson E, Lancet 2 (1972) 541, in 622)
736) van Oudtshoorn MCB, Lancet (1972) Seite 1153, in 622)
737) Caranasos GJ et al.: J.A.M.A. 228 (1974) 713. in 622)
738) Haasis R & Larbig D: Serumglykosidkonzentration und Digitalisintoxikation, Dtsch.Med.Wschr. 100 (1975) 1768, in 622)
739) Hurwitz N & Wade OL: Br.Med.J. 1 (1969) 531, in 622)
740) Jahrmärker H, Münch.Med.Wschr. 119 (1977) 1101, in 622)
741) Karch FE & Lasagna L: A.Med.Ass. 234 (1975) 1236, in 622)
742) Miller RR: Arch.Intern.Med. 134 (1974) 219, in 622)
743) Ogilvie RI & Ruedy J: Can.Med.Ass.J. 97 (1967) 1450, in 622)
744) Seidl LG et al.: Bull.Johns Hopkins Hosp. 119 (1966) 299, in 622)
745) Smidt NA & McQueen EG: NZ Med.J. 76 (1972) 397, in 622)
746) Smith JW et al.: Ann.Intern.Med. 65 (1966) 629, in 622)
747) Triggs EJ & Nation RL, J.Pharmacokin.Biopharm 3 (1975) 387, in 622)
748) Haller RG, Clausen T & Vissing J: Reduced levels of skeletal muscle Na+K+-ATPase in McArdle disease. Neurology 50: 37-40, 1998
749) siehe 622) S.56
750) Hans Merk: "Die Verteilung v. Strophanthus-Glykosiden im Organismus des Meerschweinchens" (nach intraperitonealer Gabe), Dissertation Düsseldorf 1980, S.53
751) "Damit ist ein Ring geschlossen", ein Briefwechsel zwischen Albert Schweitzer und Albert Fraenkel, in: Albert Fraenkel, Arzt und Forscher (zusammengestellt von Georg Weissl), Boehringer/Mannheim, 1964
752) Zbl Pathol Bd. 63 Erg.H.188, 1935, in 668)
753) Naunyn Schmiedebergs Arch Bd 178, S.673, in 668)
754) Zimmermann H: Die Sonderstellung des Strophanthins neben der Digitalis. Klin Wschr 15: 1153-54, 1936
755) derselbe: Ther Gegenw 1936, H 1/2, in 668)
756) derselbe: Münch Med Wochschr 1935, Nr.8, S.286, in 668)
757) Wagenfeld E: Zur Strophanthinbehandlung der Angina pectoris. Klin Wschr 15: 1155-58, 1936
758) Blumberger KJ: Arch Kreisl Forschg 6 (1940) 203, in 600)
759) Sarre H und Meilinger D: Arch Klin Med 188 (1941) 258, in 600)
760) Sarre H und Herzig W: Klin Wschr 1947, S.321, in 600)
761) Meyer F: Klin Wschr 42 (1940) 1077, in 600)
762) derselbe: Zeitschr Kreisl Forschg 1941, 856, in 600)
763) derselbe: 16.Tagung Dtsch Phar Ges 1948, in 600)
764) Fraenkel A: Strophanthintherapie, Springer, Berlin 1933, in 600)
765) Rusch: Klin Wschr 31/32 (1944) 335, in 600)
766) Hochrein M: Med Zeitschr 1 (1944) 35, in 600)
767) Gremels H: Klin Wschr 29/30 (1947) 499, in 600)
768) Udo Pollmer, Andrea Fock, Ulrike Gonder, Karin Haug: Prost Mahlzeit, Kiepenheuer und Witsch/Köln 1994
769) Zimmermann H: Münch Med Wschr 1935, S.286, in 757)
770) Gremels H: Naunyn Schmiedebergs Archiv 186 (1937) 635, in 600)
771) Benthe HF: Organverteilung verschiedener Herzglykoside, in "Digitalistherapie", Hrsg: H.Jahrmärker, Springer, N.Y., 1975, Seite 19-37
772) Dr.Walter Dürsch: "Empirische und theoretische Gründe für die allgemeine Verordnung von oralem g-

Strophanthin zur optimalen Bekämpfung von Herzinfarkten", zu beziehen über den Verlag Florilegium, Postfach 1305, 27442 Gnarrenburg
773) derselbe: "Ausschaltung des mitbürger-schädigenden Einflusses führender Schulmediziner, zu beziehen : s.o.
774) derselbe: "Beurteilung des innermedizinischen Umfeldes der hauptverdächtigen Mediziner aus dogmosologischer Sicht", zu beziehen siehe 772)
775) Fricke U, Hollbom U & Klaus W: Inotropic action, myocardial uptake and subcellular distribution of ouabain, digoxin and digitoxin in isolated rat hearts. Naunyn-Schmiedebergs Arch 1975, 288: 195
776) Kuschinsky G, Lahrtz H, Lüllmann H & van Zwieten PA: Accumulation and release of 3H-digoxin by guinea-pig heart muscle. Brit J Pharmacol Chemother 30, 317-328, 1967
777) Kuschinsky G, Lüllmann H & van Zwieten PA: A comparison of the accumulation and release of 3H-ouabain and 3H-digitoxin by guinea-pig heart muscle. Brit J Pharmacol Chemother 32: 598-608, 1968
778) Lauterbach F: Intestinal absorption and secretion of cardiac glycosides, in Kurt Greeff(Hrsgb): Cardiac Glycosides, Handbook of experimental pharmacology Bd 56 II, Springer Berlin, Hdlbg, N.Y., 1981, S.105-139
779) Tamura M et al. (Nashville / USA): Effect of dietary glycosides on blood pressure regulation in rats: Can J Physiol Pharmacol 78(7): 548-56, 2000
780) Lauterbach F, Vogel G & Baumann I: Die Abhängigkeit der enteralen Wirkungsquote kardiotoner Steroide von der angebotenen Dosis. Naunyn-Schmiedebergs Arch Pharmakol 259: 248-259, 1968
781) Svec F : Die enterale Resorption von g-Strophanthin und ihre Beeinflußbarkeit durch Digitonin. Naunyn-Schmiedebergs Arch Pharmacol 192: 18-25, 1939
782) Hildebrandt F & J.Dörner: Über die sublinguale und perorale Wirksamkeit des Strophorals. Klin Wschr 29: 372-373, 1951
783) Kitano S et al.: Exogenous Ouabain is accumulated in the adrenals and mimics the kinetics of endogenous digitalis-like-factor in rats. Hypertens Res 21: 47-56, 1998
784) Marzo A & Ghirardi P: Biliary and urinary excretion of five cardiac glycosides and its correlation with their physical and chemical properties. Naunyn-Schmiedebergs Arch Pharmacol 298: 51-56, 1977
785) Lingner K, Irmscher K, Küssner W, Hotovy R & Gillissen J (Merck AG, Darmstadt): Enterale und parenterale Wirksamkeiten von Derivaten der Herzglykoside. Arzneimittelforschung 13: 142-149, 1963
786) Biddle TL et al., J.Clin.Pharmacol. 18 (1978) 10, in 622)
787) Lewis, LK et al. (Christchurch / Neuseeland): Ouabain is not detectable in human plasma. Hypertension 24: 549-555, 1994
788) Gomez-Sanchez EP et al.(USA): Is the circulating ouabain-like compound Ouabain ? Am J Hypert 7: 647-650, 1994
789) Worgall S, Hänze J, Wagner R, Peiser C, Lang RE, Sulyok E & Rascher W (Giessen / Marburg): Characterization of ouabain-like immunoreactivity in human urine. J Hypertension 14: 623-628, 1996
790) Doris PA (Houston (Texas) / USA): Ouabain in plasma from spontaneously hypertensive rats. Am J Physiol 266: H360- H364, 1994
791) Yamada K et al. (Tokio): Adrenocorticotropin-induced hypertension in rats: role of ouabain-like compound. Am J Hypertens 10: 403-408, 1997
792) Lichtstein D et al.(Jerusalem): Biosynthesis of digitalis-like compounds in rat adrenal cells. Life Sci 62: 2109-2126, 1998
793) Doris PA: Is Ouabain an authentic endogenous mammalian substance derived from the adrenal ? Hypertension 23: 632-638, 1994
794) laut persönlicher Auskunft von Hamlyn an Lewis, Brief von Lynley K.Lewis an den Autor vom April 1999
795) Hamlyn JM: DuPont NEN Biotech Update 9: 16-18, 1994
796) Hamlyn JM, Hamilton BP & Manunta PJ: Endogenous ouabain, sodium balance and blood pressure: a review and a hypothesis. Hypertension 14: 151-167, 1996
797) Kramer HJ, Gonick HC, Paul W& Lu E. Third factor: inhibitor of Na-K-ATPase? Presented at the IVth Int Congr Nephrology 1969 Abstracts I (Free Communications), S.373, in 798)
798) Kramer HJ, Krampitz G, Bäcker A & Meyer-Lehnert H: Ouabain-like factors in human urine: identification of a Na-K-ATPase inhibitor as Vanadium-Diascorbate adduct. Clin Exp Hypert 20: 557-571, 1998
799) Kramer HJ, Krampitz G, A.Bäcker A, Michel H, Krampitz Jr. G & Meyer-Lehnert H: Vanadium-diascorbate are strong candidates for endogenous ouabain-like factors in human urine: effects on Na-K-ATPase enzyme kinetics. Biochem Biophys Res Comm 213: 289-294, 1995
800) Bagrov AY et al.: Endogenous Marinobufagenin-like immunoreactive substance: a possible endogenous Na-K-ATPase inhibitor with vasoconstrictor activity. Am J Hypertens 9: 982-990, 1996
801) Fedorova OV & Bagrov AY: Inhibition of Na-K-ATPase from rat aorta by two Na-K-pump inhibitors, ouabain and marinobufagenin. Am J Hypertension 10: 929-935, 1997
802) N.Longo, F.Scaglia & Y.Wang (Atlanta / USA): Insulin increases the turnover rate of Na-K-ATPase in human fibroblasts. Am J Physiol 280(4): C912-919, 2001
803) Buckalew Jr. M & Gonick HC: Summary of a symposium on natriuretic and digitalis-like factors. Clin Exp Hypertens 20: 481-488, 1998
804) Bagrov AY et al. (St.Petersburg / Russland & Baltimore / USA): Plasma marinobufagenin-like immunoreactivity during saline volume expansion in anestetized dogs. Cardiovasc Res 31: 296-305, 1996
805) Fu Y et al.: Erythrocyte and plasma Ca, Mg and cell membrane ATPase activity in patients with essentiel hypertension. Clin Med J (Engl) 111: 147-149, 1998
806) Whalley DW et al. (Sydney & Chicago) Effect of osmotic swelling and shrinkage on Na-K-pump activity in mammalian cardiac myocytes. Am J Physiol 265 : C 1201-1210, 1993
807) Romero-Alvira D& Roche E (Saragossa/Spanien): High blood pressure, oxygen radicals and antioxidants: etiological relationships. Med Hypotheses 46: 414-420, 1996
808) Hutchins PM & Darnell AE: Observation of a decreased number of small arterioles in spontaneously hypertensive rats. Circ Res 34/35: Suppl 1, 1974
809) Romero JR & Canessa M: Alterations of K+-transport by the alpha1-Na-K-pump in red blood cells of the Dahl salt-sensitive rat. J Cardiovasc Pharmacol 22 Suppl 2: S7-S9, 1993
810) De Angelis C& Haupert A (Rom & Harvard University, Boston / USA): Hypoxia triggers release of an endogenous inhibitor of Na-K-ATPase from midbrain and adrenal. Am J Physiol 274: F182-F188, 1998
811) Tymiak AA et al. (with G.T.Haupert() (Harvard University Boston / USA): Physiochemical characterization of a ouabain isomer isolated from bovine hypothalamus. Proc Nat Acad Sci USA 90: 8189-8193, 1993
812) Zhao N et al. (with G.T.Haupert) (Harvard University Boston): Na-K- ATPase inhibitors from bovine hypothalamus and human plasma are different from ouabain: nanogram scale CD structural analysis. Biochemistry 34: 9893-9896, 1995

813) Schneider R, Wray V, Nimtz M, Lehmann WD, Kirch U, Antolovic R & Schoner W (Gießen): Bovine adrenals contain, in addition to ouabain, a second inhibitor of the sodium pump. J Biol Chem 273: 784-792, 1998
814) Dong JG et al. (Harvard University Boston / USA): Theoretical and experimental CD of conformationally flexible complex molecules: application to ouabain pentanaphtoate and analogs. Chirality, 11: 707-721, 1999
815) Kawamura A et al. (with Haupert Jr GT, Harvard University Boston): On the structure of endogenous ouabain. Biochemistry 96: 6654-6659, 1999
816) Laredo J et al. (with John M.Hamlyn, Baltimore / USA): Angiotensin-II stimulates secretion of endogenous ouabain from bovine adrenocortical cells via Angiotensin type 2 receptors. Hypertension 29: 401-407, 1997
817) Beck M et al.: Production of ouabain by rat adrenocortical cells. Endocr Res 22: 845-849, 1996
818) Perrin A et al. (Frankreich): Bovine adrenocortical cells in culture synthesize an ouabain-like compound. Mol Cell Endocrinol 126: 7-15, 1997
819) Hinson JP et al.: Release of ouabain-like compound (OLC) from the intact perfused rat adrenal gland. Endocr Res 24: 721-724, 1998
820) Boulanger BR et al. (with Hamlyn JM): Ouabain is secreted by the adrenal gland in awake dogs. Am J Physiol 264: E413-E419, 1993
821) Masugi F et al.: Biochem Biophys Res Comm 135: 41-45, 1986, in 212)
822) Masugi F et al., J Hum Hypert 2: 17-20, 1988, in 212)
823) Manunta P et al. (with J.M.Hamlyn): A new syndrome with elevated plasma ouabain and hypertension secondary to an adrenocortical tumor. J Hypert 10 Suppl.6: S 27, 1992, in 212)
824) Doris PA et al.: Ouabain production by cultured adrenal cells. Endocrinology 137: 533-539, 1996
825) Fedorova OV et al.(Baltimore / USA): Plsama marinobufagenin-like and ouabain-like immunoreactivity in adrenocorticotropin-treated rats. Am J Hypertens 11: 796-802, 1998
826) Peter Schmidsberger: Die Biologische Medizin im Recht. Hufeland Journal 7 (1): 10-18, 1992
827) Hori M et al.: adenosine in hyperemic response of coronary blood flow in microembolization. Am J Physiol 250: H 509-18, 1986
828) William J.O', Terry B.Lingrel, Josef E.Fischer & Per-Olof Hasselgren (Cicinatti / USA): Sepsis increases letal muscle Na-K-ATPase activity without affecting messenger RNA or protein levels. J Am Coll Cardiol 183: 471-479, 1996
829) Greeff K: Tödliche Gefahr durch die Strophanthin-Pille. Medical Tribune 11 Nr. 44: 31, 1976
830) Leenen FHH et al.(Ottawa / Kanada): Dietary sodium stimulates ouabainlike activity in adrenalectomized spontaneously hypertensive rats. Am J Physiol 265: H 421-H 424, 1993
831) Rolf Schröder & Kurt Greeff (Hrsgb.): Aktuelle Digitalisprobleme, Urban und Schwarzenberg, München-Berlin-Wien, 1973
832) Bernini G et al.: Effects of saline loading before and after high dietary sodium on plasma levels of ouabain. Pressure 3 suppl. to No.3: 5, 1994, abstract
833) Naruse K et al. (Tokio & Nashville / USA): Does plasma immunoreactive ouabain originates from the adrenal gland? Hypertension 23 suppl I: I-102- I-105, 1994
834) Asif N.Butt et al.: Endogenous ouabain secretion in man is not regulated by ACTH. J Steroid Biochem Molec Biol 66: 151-157, 1998
835) Takahashi H (Kyoto / Japan): Hypothalamic digitalis-like substance is released with sodium-loading in rats. Am J Hypertension 1: 146-151, 1988
836) Harlan DM & Mann GV (Nashville / USA): A factor in food which impairs Na-K-ATPase in vitro. Am J Clin Nutr 35: 250-57, 1982
837) H.F.Cantiello, E.Chen, S.Ray & G.T.Haupert Jr.: Na pump in renal tubular cells is regulated by endogenous Na-K-ATPase inhibitor from hypothalamus. Am J. Physiol 255: F574-F580, 1988
838) Jacobs DO et al.: Sepsis alters skeletal muscle energetics and membrane function. Surgery 110: 318-326, 1991, in 828)
839) Komiyama Y et al. (with Hakuo Takahashi): Production of ouabain-like factors of hypothalamo-pituitary origin, determined by a sensitive ELISA for ouabain, is increased in DOCA-salt hypertensive rats. Pathophysiology 2: 35-40, 1995
840) F.H.Leenen, E.Harmsen, H.Yu & C.Ou: Effects of dietary sodium on central and peripheral ouabain-like activity in spontaneously hypertensive rats. Am J Physiol 264: H2051-H2055, 1993
841) Kietzmann M & Kaemmerer K (Hannover): Intermediäre Effekte von g-Strophanthin und Digitoxin im Tierversuch. Card Angiol Bull 24: 66-70, 1987
842) Cohen LS et al. (with Gorlin R) (Harvard University / Boston): Coronary heart disease: clinical, cinearteriographic and metabolic correlations, Am J Cardiol 17: 153-168, 1966
843) Forbush B: Sodium and potassium fluxes across the dialyzed giant axon of myexicola. J Membrane Biol 46: 185-212, 1979
844) Beanlands RS et al.: Noninvasive quantification of regional myocardial flow reserve in patients with coronary atherosclerosis using nitrogen-13 ammonia positron emission tomography. Determination of extent of altered vascular reactivity. J Am Coll Cardiol 26: 1465-1475, 1995
845) Schelbert HR (USA): Positron emission tomography and the changing paradigm in coronary artery disease. Z Kardiol 89 Suppl 4: IV 55-IV 60, 2000
846) Gerber BL et al.: Myocardial blood flow, glucose uptake and recruitment of inotropic reserve in chronic left ventricular ischemic dysfunction. Circulation 94: 651-659, 1996
847) Yonekura Y et al: Detection of coronary artery disease with 13N-ammonia and high-resolution positron-emission computed tomography. Am Heart J 113: 645-654, 1987
848) Janier MF et al.: Perfusion-MVO2 mismatch during inotropic stress in CAD patients with normal contractile function. Am J Physiol 271: H59-H67, 1996
849) Akutsu Y et al. (Tokio): Determination of regional myocardial blood flow with 13NJ-ammonia positron emission tomography during low-grade exercise for evaluating coronary artery stenosis. Jpn Circ J 58: 303-314, 1994
850) Camici PG & Rimoldi O (London): Blood flow in myocardial hibernation. Curr Opin Cardiol 13: 409-414, 1998
851) Sawada S et al. (Indianapolis (Indiana) / USA): Evaluation of patterns of perfusion and metabolism in dobutamine-responsive myocardium. J Am Coll Cardiol 29: 55-61, 1997
852) Araujo LI et al. (with Maseri A)(London): Abnormalities in myocardial metabolism in patients with unstable angina as assessed by positron emission tomography. Cardiovasc Drugs Ther 2: 41-46, 1988
853) Karlstad MD& Sayeed MM: Effect of endotoxin shock on basal and insulin-mediated Na-K-pump activity in rat soleus muscle. Circul Shock 38: 222-227, 1992

854) Schliack H et al.: Dtsch Med Wschr 92: 973, 1967, in 771)
855) Lely AH & van Enter CHJ: Am Heart J 83: 149, 1972, in 771)
856) Joseph Keul, Erich Doll & Dietrich Keppler: Muskelstoffwechsel, Die Energiebereitstellung im Skeletmuskel als Grundlage seiner Funktion. Barth, München 1969
857) Ribeiro RA & de Lores Arnaiz GR (Buenos Aires): In vitro dose dependent inverse effect of nantenine on synaptosomal membrane K+-p-NPPase activity. Phytomedicine 8(2): 107-111, 2001
858) Faloia E et al.(Ancona / Italien): Physicochemical amd functional modifications induced by obesity on human erythrocyte membranes. Eur J Clin Invest 29(5): 432-437, 1999
859) Yamada K et al. (Tokio): Modulation of the levels of ouabain-like compound by central catecholamine neurons in rats. FEBS Letters 360: 67-69, 1995
860) Suri M et al. (Chandigarh / Indien): Electrolyte disturbances due to ouabain sensitive sodium potassium pump in erythrocytes of children with sepsis. Indian J Med Res 105: 67-71, 1997
861) Takahashi H et al.(Kyoto / Japan): Digitalis-like substance is produced in the hypothalamus but not in the adrenal gland in rats. J Hypertens Suppl 6: S 345- S 347, 1988
862) de Wardener HE: Ouabain and hypertension. Nephrol Dial Transplant 12: 384-385, 1997
863) Sekihara H & Yazaki Y (Tokio): Ouabain causes kaliuresis and works synergistically with aldosterone in vivo. Life Sci 53: 975-980, 1993
864) Mehta D: Failure of Ca- and Na-K-pumps in the leucocytes of astmatic patients. Fed Proc 45: 314, 1986
865) Agrawal KP et al.: Airway responses to inhaled ouabain in subjects with and without asthma. Mayo Clin Proc 61: 778-784, 1986
866) Boireau A et al.: Ouabain-induced increase in dopamine release from mouse striatal slices is antagonized by riluzole. J Pharm Pharmacol 50: 1293-1297, 1998
867) Taglialatela M et al.: Membrane events and ionic processes involved in dopamine release from tuberoinfundibular neurons. I Effect of the inhibition of the Na-K-ATPase by ouabain. J Pharmacol Exp Ther 246: 682-688, 1988
868) Fairbrother IS et al.: In vivo mechanisms underlying dopamine release from rat nigrostriatal terminals: I.Studies using veratrine and ouabain. J Neurochem 54: 1834-1843, 1990
869) B.H.C.Westerink et al.: Effect of ouabain applied by intrastriatal microdialysis on the in vivo release of dopmanine, acetylcholine, and amino acids in the brain of conscious rats. J Neurochem 52: 705-712, 1989
870) Johnson SW et al.(Portland (Oregon) / USA): Burst firing in dopamine neurons induced by N-methyl-D-aspartate: role of electrogenic sodium pump. Science 258: 665-667, 1992
871) Harik SI et al. (Cleveland (Ohio) / USA): ouabain binding in the human brain, effect of Alzheimer's disease and aging. Arch Neurol 46: 951-954, 1989
872) Chauhan NB et al.: Na,K-ATPase mRNA levels and plaque load in Alzheimer's disease. J Mol Neurosci 9: 151-166, 1997
873) N.Hattori N et al.(Osaka / Japan):Cl-ATPase and Na-K-ATPase activities in Alzheimer's disease brains. Neurosci Lett 254: 141-144, 1998
874) Liguri G et al.: Changes in Na-K-ATPase, Ca-ATPase and some soluble enzymes related to energy metabolism in brains of patients with Alzheimer's disease. Neurosci Lett 112: 338-342, 1990, in 873)
875) Markesbery WR, P.K.Leung & D.A.Butterfield: Spin label and biochemical studies of erythrocyte membranes in Alzheimer's disease. J Neurol Sci 45: 323-330, 1980
876) Schmidt TA et al.(Kopenhagen): Reduction of cerebral cortical 3H-Ouabain binding site (Na-K-ATPase) density in dementia as evaluated in fresh human cerebral cortical biopsies. Cognitive Brain Res 4: 281-287, 1996
877) Grisar TM et al.(Liege / Belgien): Contribution of Na-K-ATPase to focal epilepsy: a brief review. Epilepsy Res 12: 141-149, 1992
878) T.M.Grisar TM: Neuron-glia relationships in human and experimental epilepsy: a biochemical point of view. Adv Neurol 44: 1045-1073, 1986
879) Renkawek K et al.: Neonatal status convulvivus, spongiform encephalopathy and low activity of Na-K-ATPase in the brain. Epilepsia 33: 58-64, 1993
880) Anderson WR et al.: Modification of Na+/K+-ATPase in a model of epilepsy in the rat, in The Sodium Pump, ed.: Ernst Bamberg, Wilhelm Schoner, Steinkopff, Darmstadt, 1994
881) Hauger R et al.(Maryland / USA): Characterization of 3H-ouabain binding sites in human brain, platelet and erythrocyte. J Neurochem 44: 1704-1708, 1985
882) Calabresi P et al. (Rom): Vulnerability of medium spiny striatal neurons to glutamate: role of Na-K-ATPase. Eur J Neurosci 7: 1674-1683, 1995
883) Lees GJ: Inhibition of sodium-potassium-ATPase: a potentially ubiquitous mechanism contributing to central nervous system neuropathology. Brain Res Rev 16: 283-300, 1991
884) Heiss WD, Reisner T, Reisner H, Havelec L, Kubicek F & Diemann K: Beeinflußbarkeit der Hirndurchblutung durch Quabain. Wien Klin Wschr 88: 171-174, 1976
885) Birkmayer W, Hawliczek F, Samec V & Seemann D: Der cerebrale Nutritionseffekt im Isotopenangiogramm. Archiv für Psychiatrie und Zeitschrift f.d. gesamte Neurologie 1961, S.346-353
886) Haaß A: Medikamentöse Prophylaxe der ischämischen Hirn-Insuffizienz. Verh Dtsch Ges Inn Med 95: 297-304, 1989, auch in Rundbrief 84 der Gesellsch.f.Infarktbekämpfung, siehe 26)
887) Wolff JR, Schieweck C, Emmenegger H & Meier-Ruge W: Cerebrovascular ultrastructural alterations after intra-arterial infusions of ouabain, scilla-glycosides, heparin and histamine. Acta Neuropathol (Berlin) 31: 45-58, 1975
888) Swann AC: Na-K-ATPase and noradrenergic regulation: effects of cardiac glycoside treatment and noradrenergic manipulation. Eur J Pharmacol 119: 67-74, 1985
889) Dutta S et al.: Accumulation of radioactive cardiac glycosides by various brain regions in relation to the dysrhythmogenic effect. Br J Pharmacol 59: 101-106, 1977
890) Lees GJ & Leong W(Auckland / Neuseeland): Interactions between excitotoxins and the Na-K-ATPase inhibitor ouabain in causing neuronal lesions in the rat hippocampus. Brain Res 714: 145-155, 1996
891) Lees GJ& Leong W: The sodium-potassium ATPase inhibitor ouabain is neurotoxic in the rat substantia nigra and striatum. Neuroscience Letters 188: 113-116, 1995
892) Ellingsen O et al. (Oslo): Na-K-pump concentration in hypertrophied human hearts. Eur Heart J: 15: 1184-1190, 1994
893) Noergaard A et al.: The concentration of the Na-K-pump in skeletal and heart muscle in congestive heart failure. Int J Cardiol 26: 185-190, 1990
894) Bundgaard H & Kjeldsen K: Human myocardial Na-K-ATPase concentration in heart failure. Mol Cell

Biochem 163/164: 277-283, 1996
895) Mark RJ et al.(Lexington (Kentucky) / USA): Amyloid ß-peptide impairs ion-motive ATPase activities: evidence for a role in loss of neuronal Ca++ homeostasis and cell death. J Neurosci 15: 6239-49, 1995
896) Liaw KY et al.: Alteration of Na-K-ATPase, Ca-ATPase and Mg-ATPase activitiy in erythrocytes, muscle and liver of traumatic and septic patients. Circ Shock 22: 195-203, 1987
897) Liu MS & Ghosh S: Myocardial sodium pump activity in endotoxin shock. Circ Shock 19: 177-184, 1986
898) Tang C et al. (St.Louis / USA): Externalization and internalization of Na-K-ATPase in rat heart during different phases of sepsis. Circul Shock 41: 19-25, 1993
899) Knut Sroka: Vagale Depression und ischämische Herzkrankheit. Herz / Kreislauf 30: 216-228, 1998
900) Bigger JT et al. and the Multicenter Study of silent myocardial ischemia investigators: Am J Cardiol 66: 497-498, 1990, in 899)
901) Van Bowen AJ et al.: Br Heart J 73: 134-138, 1995, in 899)
902) Peliccia F et al.: Eur Heart J 14 Suppl: 49, 1993, in 899)
903) Tada Y et al: Eur Heart J 13 Suppl: 48, 1993, in 899)
904) Goseki Y et al.: Am J Cardiol 73: 845-849, 1994, in 899)
905) Vardas PE et al.: Eur Heart J 17: 388-393, 1996, in 899)
906) Pozzati A et al.: J Am Coll Cardiol 17: 847-852, 1996, in 899)
907) Sroka K, Peimann CJ, Seevers H: J Electrocardiol 30: 45-56, 1997, in 899)
908) Owens K et al. (Richmond & Oklahoma City / USA): Effects of fatty acid intermediates on Na-K-ATPase activity of cardiac sarcolemma. Am J Physiol 242: H456-H461, 1982
909) Noorgaard A & Kjeldsen K: Human myocardial Na-K-pumps in relation to heart disease. J Appl Cardiol 4: 239-245, 1989
910) Goto A et al. (Tokio & Hirakata): Physiology and pharmacology of endogenous digitalis-like factors. Pharmacol Rev 44: 377-397, 1992
911) Hendrickson SC et al.(Durham / USA): Free fatty acid metabolism during myocardial ischemia and reperfusion. Mol Cell Biochem 166: 85-94, 1997
912) Mjos OD et al. (Oslo): Importance of free fatty acids as a determinant of myocardial oxygen consumption and myocardial ischemic injury during norepinephrine infusion in dogs. J Clin Invest 53: 1290-1299, 1974
913) Blaustein MP & Lederer WJ (Baltimore (Maryland) / USA): Sodium / Calcium exchange: its physiological implications, Physiol Rev, 79: 764-854, 1999, auf S.819/820
914) McDonough A et al.(Los Angeles): Significance of sodium pump isoforms in digitalis therapy. J Mol Cell Cardiol 27: 1001-1009, 1995
915) Maixent JM & Lelievre LG: Differential inactivation of inotropic and toxic digitalis receptors in ischemic dog heart. Molecular basis osf the deleterious effects of digitalis. J Biol Chem 262: 12458-62, 1987
916) Schmidt TA:, Human myocardial and skeletal muscular Na-K-ATPAse in relation to digoxin treatment of heart failure. Dan Med Bull 44: 499, 1997, in T.A.Schmidt &K.Kjeldsen, Cardiovasc Res 37: 335-345, 1998
917) Dhalla NS (Manitoba / Kanada): Sarcolemmal Na-K-ATPase activity in congestive heart failure due to myocardial infarction. Am J Physiol 2262: C664-C671, 1991
918) Semb SO et al. (Oslo): Reduced myocardial Na-K-pump capacity in congestive heart failure following myocardial infarction in rats. J Mol Cell Cardiol 30: 1311-1328, 1998, siehe auch: Ian M.Dixon et al. (Manitoba / Kanada): Sarcolemmal Na-K-ATPase activity in congestive heart failure due to myocardial infarction. Am J Physiol 262: C664-C671, 1992
919) Kim CH et al.: Isoform-specific regulation of myocardial Na-K-APpase alpha-subunit in congestive heart failure. Circulation 89: 313-320, 1994
920) Obata T et al.(Japan): Evidence of hydroxyl free radical generation by calcium overload in rat myocardium. J Pharm Pharmacol 49: 787-790, 1997
921) James JH et al.: Linkage of aerobic glycolysis to sodium-potassium transport in rat skeletal muscle. J Clin Invest 98: 2388-2397, 1996
922) Hotchkiss RS & Karl IE (St.Louis / USA): Reevaluation of the role of cellular hypoxia and bioenergetic failure in sepsis. J Am Med Assoc 267: 1503-1510, 1992
923) Hotchkiss RS et al.(St.Louis): Evaluation of the role of cellular hypoxia in sepsis by the hypoxic marker (18F)fluoromisonidazole, Am J Physiol 261: R965-R972, 1991
924) Hotchkiss RS et al.(St.Louis): Sepsis does not impair tricarboxylic acid cycle in the heart. Am J Physiol 260: C50-C57, 1991
925) Gore DC et al.(Richmond & Houston / USA): Lactic Acidosis during sepsis is related to increased pyruvate production, not deficits in tissue oxygen availability. Ann Surg 224: 97-102, 1996
926) Lynch RM & Paul RJ: Compartmentation of glycolytic and glycogenolytic metabolism in vascular smooth muscle. Science 222: 1344-1346, 1983
927) Pau RJI: Functional compartmentalization of oxidativ and glycolytic metabolism in vascular smooth muscle. Am J Physiol 244: C399-C409, 1983
928) Lynch RM & Paul RJ: Glucose uptake in porcine carotid artery: relation to alterations in active Na-K-transport. Am J Physiol 247: C433-C440, 1984
929) Campbell JD & Pau RJI: The nature of fuel provision for the Na-K-ATPase in porcine vascular smooth muscle. J Physiol (Lond) 447: 67-82, 1992
930) Ronco JJ et al. (Birmingham): Identification of the critical oxygen delivery for anaerobic metabolism in critically Ill septic and nonseptic humans. J Am Med Assoc 270: 1724-1730, 1993
931) Curtis SE & Cain SM (Vancouver): Regional and systemic oxygen delivery / uptake relations and lactate flux in hyperdynamic, endotoxin-treated dogs, Am Rev Respir Dis 145: 348-354, 1992
932) Fricke U: Erythrosin B inhibits high affinity ouabain binding in guinea-pig heart Na-K-ATPase without influence on cardiac glycoside induced contractility. Br J Pharmac 85: 327-334, 1985
933) Tani M & Neely JR: Role of intracellular Na+ in Ca++ overload and depressed recovery of ventricular function of reperfused ischemic rat hearts. Possible involvement of H+-Na+ and Na+-Ca++ exchange. Circ Res 65: 1045-56, 1989
934) Pike MM et al.: 23Na-NMR measurements of intracellular sodium in intact perfused ferret hearts during ischemia and reperfusion. Am J Physiol 259: H1767-H1773, 1990
935) Vanheel B et al.: Acidification and intracellular sodium ion activity during stimulated myocardial ischemia. Am J Physiol 259: C169-C 179, 1990
936) Van Emous JGV et al.(Utrecht):, The role of the Na+-Channel in the accumulation of intracellular Na+ during myocardial ischemia. Consequences for post-ischemic recovery. J Mol Cell Cardiol 29: 85-96, 1997

937) Weishaar RE et al.: Protection of the failing heart. J Appl Cardiol 2: 339-360, 1987, in Schmidt TA & Kjeldsen K: Human myocardial Na-K-ATPase - quantification, regulation and relation to Ca++. Cardiovasc Res 37: 335-345, 1998
938) Cross HR et al.: The role of Na-K-ATPase activity during low flow ischemia in preventing myocardial injury: a ^{31}P, ^{23}Na,and [87]Rb NMR spectroscopic study. Magn Reson Med 34: 673-685, 1995
939) Ko T et al.(Osaka / Japan): Role of sodium pump activity in warm induction of cardioplegia combined with reperfusion of oxygenated cardioplegic solution. Magn Reson Med 34: 673-685, 1995
940) FanTHM et al.(Rochester / USA): Reduction of myocardial Na-K-ATPase activity and ouabain binding sites in heart failure: prevention by nadolol. Am J Physiol 265: H2086-H2093, 1993
941) Lindenmayer GE et al.: Some biochemical studies on subcellular systems isolated from fresh recipient human cardiac tissue obtained during transplantation. Am J Cardiol 27: 227-283, 1971
942) Beller GA et al. (with Smith TW) (Harvard University Boston / USA): Ischemia-induced alterations in myocardial Na-K-ATPase and cardiac glycoside binding. J Clin Invest 57: 341-50, 1976
943) Bersohn MM et al.: Sodium-calcium exchange and sarcolemmal enzymes in ischemic rabbit hearts. Am J Physiol 242: C288-C295, 1982
944) Winston DC et al.(South Carolina / USA): Immunocytochemical and enzyme histochemical localization of Na-K-ATPase in normal and ischemic porcine myocardium. J Mol Cell Cardiol 22: 1071-82, 1990
945) Vrbjar N et al. (Bratislava / CSSR): Features of the Na-K-ATPase of cardiac sarcolemma with particular reference to myocardial ischemia. Eur Heart J 12 Suppl F: 149-152, 1991
946) Bersohn MM (Los Angeles): Sodium pump inhibition in sarcolemma from ischemic hearts. J Mol Cell Cardiol 27: 1483-89, 1995
947) Lundmark JA et al.(University of California): Repetive acidosis protects the ischemic heart: implications for mechanisms in preconditioned hearts. J Mol Cell Cardiol 27: 1483-89, 1995
948) Jamme I et al.: Focal cerebral ischemia induces a decrease in activity and a shift in ouabain affinity of Na-K-ATPase isoforms without modifications in mRNA and protein expression. Brain Res 819: 132-142, 1999
949) Piwnica-Worms D et al.: Divergent kinetics of 201Thallium and 99mTechnetium-SESTAMIBI in cultured chick ventricular myocytes during ATP depletion. Circulation 85: 1531-41, 1992
950) Huang WH & Askari A: Regulation of Na-K-ATPase by inorganic phosphate: pH dependence and physiological implications. Biochem Biophys Res Comm 123: 438-43, 1984
951) Kim MS & Akera T (Michigan / USA): O2 free radicals: cause of ischemia-reperfusion injury to cardiac Na+-K+-ATPase. Am J Physiol 252: H252-H257, 1987
952) Kukreja RC et al.(Richmond / USA): Sarcolemmal Na-K-ATPase: inactivation by neutrophil-derived free radicals and oxidants. Am J Physiol 259: H1330-H1336, 1990
953) Shattock MJ & Matsuura H (London): Measurement of Na-K-pump current in isolated rabbit ventricular myocytes using the whole-cell voltage-clamp technique- inhibition of the pump by oxidant stress. Circ Res 72: 91-101, 1993
954) Xie Z et al.(Toledo / USA): Studies on the specificity of the effects of oxygen metabolites on cardiac sodium pump. J Mol Cell Cardiol 22: 911-920, 1990
955) Haddock PS et al. (London): Cardiac Na-K-ATPase Activity and its realation to myocardial glutathione status: studies in the rat. J Mol Cell Cardiol 27: 1185-1194, 1995
956) Haddock PS et al.(London): Modulation of cardiac Na-K-pump current: role of protein and nonprotein sulfhydryl redox status. Am J Physiol 269: H297-H303, 1995
957) Palace V et al.: Regional differences in non-enzymatic antioxidants in the heart under control and oxidative stress conditions. J Mol Cell Cardiol 31: 193-202, 1999
958) Kaul N et al.(Winnipeg): Free radicals and the heart. J Pharmacol Toxicol Methods 30: 55-67, 1993
959) Huang WH et al.(Toledo / USA):Different sensitivities of the Na-K-ATPase isoforms to oxidants. Biochim Biophys Acta 1190: 108-114, 1994
960) Juhaszova M & Blaustein MP: Na-pump low and high ouabain affinity alpha subunit isoforms are differently distributed in cells. Proc Nat Acad Sci USA 94: 1800-1805, 1997
961) Juhaszova M & Blaustein MP: Distinct distribution of different Na-pump alpha subunit isoforms in plasmalemma: physiological implications. Ann NY Acad Sci 834: 524-535, 1997
962) Fransen P et al.(Antwerpen): Distribution and role of Na-K-ATPase in endocardial endothelium. Cardiovascular research 52: 487-499, 2001
963) Haendeler J, Zeiher AM & Dimmeler S: Vitamin C and E prevent lipopolysaccharide-induced apoptosis in human endothelial cells by modulation of Bcl-2 and Bax. Eur J Pharmacol 317: 407-411, 1996
964) Bhatnagar A et al.: Oxidative stress altres membrane currents in isolated cardiac myocytes. Circ Res 67: 535-49, 1990
965) Burnashev NA et al.: Modulation of cardiac sodium channel gating by lysophophatidylcholine. J Mol Cell Cardiol 23 Suppl 1: 23-30, 1991
966) Reddy PL et al. (Bangalore / India): Erythrocyte membrane sodium-potassium adenosine triphosphatase activity in affective disorders. J Neurol Transm Gen Sect 89: 209-218, 1992
967) Nurnberger jr. J et al.: Red cell ouabain-sensitive Na-K-ATPase: a state marker in affective disorder inversely related to plasma cortisol. Biol Psychiatry 17: 981-992, 1982
968) El Mallakh RS et al.: An animal model for mania: preliminary results. Prog Neuropsychopharmacol Biol Psychiatry 19: 955-962, 1995
969) El-Mallakh RS et al.: The Na-K-ATPase hypothesis for bipolar disorder: implications of normal development. J Child Adolescent Psychopharmacol 3: 37-52, 1993
970) Sengupta N et al.: Platelet and erythrocyte membrane ATPase activity in depressive and manic depressive illness. Psychiatry Res 3: 337-344, 1980
971) Alexander D et al.: Natrium-potassium, magnesium and calcium ATPase activities in erythrocyte membranes from manic-depressive patients responding to lithium. Biol Psychiatry 21: 997-1007, 1986, in 969)
972) Hesketh JE: Changes in membrane ATPases on administration of lithium salts in vivo. Biochem Soc Trans 4: 328-330, 1976, in 969)
973) Hokin-Neaverson M & Jefferson JW: Erythrocyte sodium pump activity in bipolar affective disorder and other psychiatric disorders. Neuropsychobiol 22: 1-7, 1989, in 969)
974) Hokin-Neaverson M & Jefferson JW: Deficient erythrocyte Na-K-ATPase activity in different active states in bipolar affective states and normalization by lithium therapy. Neuropsychobiol 22: 18-25, 1989, in 969)
975) Hokin-Neaverson M et al.: Defiency ef erythrocyte sodium pump activity in bipolar manic-depressive psychosis. Life Sci 15: 1739-1748, 1974, in 969)
976) Hokin-Neaverson M et al.: Erythrocyte sodium pump activity in different psychiatric disorders. Res Comm

Psychol Psychiatry Behav 1: 391-403, 1976, in 969)
977) Naylor GJ et al.: Erythrocyte membrane cation carrier in depressive illness. Psychol Med 3: 502-508, 1973, in 969)
978) Scott M & Reading HW: A comparison of platelet membrane and erythrcyte mebrane ATPase specific activities in affective disorders. Biochem Soc Trans 6: 642-644, 1978, in 969)
979) Whalley LJ et al.: Effect of electroconvulsive therapy on erythrocyte ATPase activity in depressive illness. Br J Psychiatry 137: 343-345, 1980, in 969)
980) siehe 967), in 969)
981) Akagawa K et al.: Activity of erythrocyte Na-K-ATPase in manic patients. J Neurochem 35: 258-260, 1980
982) Wood AJ et al. (Oxford): The measurement of transmembrane cation transport in vivo in acute manic illness. Br J Psychiatry 155: 501-504, 1989
983) Dubovsky SL et al.: Increased platelet intracellular calcium concentration in patients with bipolar affective disorders. Arch Gen Psychiatry 46: 632-638, 1989, in 969)
984) Dubovsky SL et al.: Elevated platelet intracellular calcium concentration in bipolar depression. Biol Psychiatry 29: 441-450, 1991, in 969)
985) Dubovsky SL et al.: Abnormal intracellular calcium ion concentration in platelets and lymphocytes of bipolar patients. Am J Psychiatry 149: 118-120, 1992, in 969)
986) Lely AH & van Enter CHJ: Non-cardiac symptoms of digitalis intoxication. Am Heart J 83: 149-152, 1972, in 969)
987) Dall JLC: Digitalis intoxication in elderly patients. Lancet 1: 194-195, 1965, in 969)
988) Christo PJ & El-Mallakh RS (Louisville (Kentucky) / USA): Possible role of endogenous ouabain-like compounds in the pathophysiology of bipolar illness. Med Hypotheses 41: 378-383, 1993
989) Musgrave GE et al.: Interaction of spironolactone and digoxin in dogs. J Pharmacol Exp Ther 202: 696-701, 1977
990) Schwartz A et al.: The Na-K-ATPase. Pharmacological, physiological and biochemical aspects. Pharmacol Review 27: 3-134, 1975, in 392)
991) Baba A et al. (Tokio): Erythrocyte Na-K-ATPase activity in patients with congestive heart failure. Int J Cardiol 69: 117-125, 1999
992) Osadchaia LM et al.: The ß-adrenergic regulation of the Na-K-ATPase activity in the sarcolemma of the heart muscle. Biol Nauki 6: 138-147, 1990, in 991)
993) Fan TH et al.: Reductions of myocardial Na-K-ATPase activity and ouabain binding sites in heart failure: prevention by nadolol. Am J Physiol 265: H2086-H2093, 1993, in 991)
994) Kim CH et al. (Rochester / USA): Isoform-specific regulation of myocardial Na-K-ATPase alpha-subunit in congestive heart failure. Circulation 89: 313-320, 1994
995) Vanden Hoek TL et al. (Chicago): Mitochondrial electron transport can become a significant source of oxidative injury in cardiomyocytes. J Mol Cell Cardiol 29: 2441-2450, 1997
996) Paul RJ et al.: Preferential support of Ca^{++} uptake in smooth muscle plasma membrane vesicles by an endogenous glycolytic cascade. FASEB J 3: 2298-2301, 1989
997) Tack CJJ et al.(Nijmegen / Niederlande): Activation of the sodium-potassium pump contributes to insulin-induced vasodilation in humans. Hypertension 28: 426-432, 1996
998) Sweeney G & Klip A (Toronto / Kanada): Regulation of the Na-K-ATPase by insulin: Why and how ? Mol Cell Biochem 182: 121-133, 1998
999) King GL et al.: Biochemical and molecular mechanisms in the development of diabetic vasular complications. Diabetes 45: 5105-5108, 1996
1000) Xia P et al. (Peking, Indianapolis & Boston): Identification of the mechanism for the inhibition of Na-K-ATPase by hyperglycemia involving action of protein Kinase C and Cytosolic Phospholipase A2. J Clin Invest 96: 733-740, 1995
1001) Issautier T et al.(Marseille): Modulation defect of sodium pump evidenced in diabetic patients by a microcalorimetric study. Clin Chim Acta 228: 161-170, 1994
1002) Noda K et al.(Fukuoka / Japan): Erythrocytes from diabetics with neuropathy have fewer sodium pumps. Diabetes Res Clin Oract 8: 177-181, 1990
1003) Scarpini E et al. (Mailand): Decrease of nerve Na-K-ATPase activity in the pathogenesis of human diabetic neuropathy. J Neurol Sci 120: 159-167, 1994
1004) Schmidt TA et al. (Pennsylvania State University / USA): Human and rodent muscle Na-K-ATPAse in diabetes related to insulin, starvation and training. J Appl Physiol 76: 2140-2146, 1994
1005) Kiziltunc A et al.: Reduced Lecithin: Cholesterol Acyltransferase (LCAT) and Na,K-ATPase activity in diabetic patients. Clin Biochem 30: 177-182, 1997
1006) Kato K et al.(Winnipeg / Kanada): Alterations of heart function and Na-K-ATPase activity by etomoxir in diabetic rats. J Appl Physiol 86: 812-818, 1999
1007) Doliba NM et al. (Philadelphia / USA): Metabolic control of sodium transport in streptozotocin-induced diabetic rat hearts. Biochemistry (Mosc) 65(4): 502-508, 2000
1008) Rodriguez P et al.: Effect of ouabain on insulin secretion in the amphibian pancreas. Comp Biochem Physiol 118 C: 261-265, 1997
1009) Gagerman E et al.: Effects of Ouabain on insulin release. Endocrinology 104: 1000-1002, 1979
1010) Siegel EG et al.: Evidence for the involvement of Na/Ca exchange in glucose-induced insulin-release from rat pancreatic islets. J Clin Invest 66: 996-1003, 1980
1011) Khajuria A et al. (Winnipeg / Kanada): Piperine modulation of carcinogen induced oxidative stress in intestinal mucosa. Mol Cell Biochem 189: 113-118, 1998
1012) Rajasekaran SA et al. (Los Angeles): Reduced expression of beta-subunit of Na-K-ATPase in human clear-cell renal cell carcinoma. J Urol 162 (2): 574-80, 1999
1013) Blok LJ et al.(Rotterdam): Regulation of expression of Na-K-ATPase in androgen-dependent and androgen-independent prostate cancer. Br J Cancer 81(1): 28-36, 1999
1014) Yamanaka Y et al.: Immunohistochemical localization of Na-K-ATPase in human normal and malignant pancreatic tissues. Nippon Ika Daigaku Zasshi 56: 579-583, 1989
1015) Zs-Nagy I et al.: Correlation of malignance with the intracellular Na^+ / K^+ ratio in human thyroid tumors. Cancer Res 43: 5395-5402, 1983, in 1016)
1016) Borg AL et al.(Marseille): Impairment of sodium pump and Na^+/H^+ antiport in erythrocytes isolated from cancer patients. Cancer Res 56: 511-514, 1996
1017) Kovacic HN et al.: Sodium pump and Na^+/H^+ antiport restoration in erythrocytes from cancer patients in remission. Oncol Res 10: 333-339, 1998

1018) Haux J: Digitoxin is a potential anticancer agent for several types of cancer. Medical Hypotheses 53: 543-548, 1999
1019) Peng M et al.: Partial inhibition of Na-K-ATPase by ouabain induces the Ca++-dependent expression of early-response genes in cardiac myocytes. J Biol Chem 271: 10372-78, 1996
1020) McHarg A et al.: Erythrocyte ouabain binding in dementia. Gerontology 29: 140-144, 1983
1021) Kapadia S et al.: Tumor necrosis factor-alpha gene and protein expression in adult feline myocardium after endotoxin administration. J Clin Invest 96: 1042- 52, 1995
1022) Sutherland WHF & Pollock M: Endoneurial ATPase activity in Tangier disease and other peripheral neuropathies. Muscle Nerve 7: 447-53, 1984, in 1003)
1023) Akera T: Effects of cardiac glycosides on Na-K-ATPase, in Kurt Greeff (Hrsgb): Cardiac Glycosides, Handbook of experimental pharmacology Bd. 56 I, Springer Berlin, Hdlbg, N.Y., 1981, S.287-336
1024) Hempelmann FW et al. (Beiersdorf AG, Hamburg): Lipophilie und enterale Resorption bei Cardenoliden), Arzneimittelforschung / Drug Research 28: 2182, 1978
1025) Meldrum DR et al.(Denver / USA): Increased myocardial TNF-alpha in a crystalloid-perfused model of cardiac ischemia-reperfusion injury. Ann Thorac Surg 65: 439-443, 1998, in 1026)
1026) Meldrum DR et al.(Denver / USA): Human myocardial tissue TNF-alpha expression following acute global ischemia in vivo. J Mol Cell Cardiol 30: 1683-1689, 1998
1027) Gurevich J et al.: Tumor necrosis-factor-alpha is released from the isolated heart undergoing ischemia and reperfusion. J Am Coll Cardiol 28: 247-252, 1996, in 1026)
1028) Neumann FJ et al.: Cardiac release of cytokines and inflammatory responses in acute myocardial infarction. Circulation 92: 748-755, 1995, in 1026)
1029) Kelly RA & Scmith TW: Cytokines and cardiac contractile function. Circulation 95: 778-781, 1997, in 1026)
1030) Oral H et al.: Sphingosine mediates the immediate negative inotropic effects of TNF-alpha in the adult mammalian cardiac myocyte. J Biol Chem 272: 4836-3842, 1997, in 1026)
1031) Komiyama Y etr al. (with Hakuo Takahashi) (Osaka): Production of ouabain-like factors of hypothalamo-pituitary origin, determined by a sensitive ELISA for ouabain, is increased in DOCA-salt hypertensive rats. Pathophysiology 2: 35-40, 1995.
1032) Gentile DA et al.(Pittsburgh / USA): Modulation of histamine release by sodium, potassium adenosine triphosphatase inhibition. Ann Allergy Asthma Immunol 77: 320-26, 1996
1033) McClane TK (Gainesville / USA): A biphasic action of ouabain on sodium transport in the toad bladder. J Pharmacol Exp Ther 148: 106-110, 1965
1034) Peschera A et al. (Pomezia / Italien & Rotterdam): Uptake and release of carnitine by vascular enothelium in culture; effects of protons and oxygen free radicals. Mol Cell Biochem 142: 99-106, 1995.
1035) Kurashina T et al. (Jackson / USA): Chronic sodium-potassium-ATPase inhibition with ouabain impairs renal hemodynamics and pressure natriuresis in the rat. Clin Sci 91: 497-502, 1996
1036) Klein WW, Brandt D & Pavek P (Graz): Effekt von k-Strophanthin auf Hämodynamik und Stoffwechsel des koronarkranken Herzens in Ruhe und während frequenzinduzierter Angina pectoris. Verh Dtsch Ges Inn Med 83: 1647-50, 1977
1037) Mishra SK et al. (Jackson / USA): Erythrocyte membrane abnormalities in human myotonic dystrophy. J Neurol Sci 46: 333-340, 1980
1038) Lüllmann H, Peters T, Prillewitz HH & Ziegler A (Kiel): Cardiac glycosides with different effects in the heart. Bas Res Cardiol 79: 93-101, 1984
1039) Caroni P & Carafoli E: The Ca-pumping ATPase of heart sarcolemma. J Biol Chem 256: 3263-3270, 1981
1040) Heller M (Jerusalem): Interactions of cardiac glycosides with cells and membranes. Therapeutic and toxic doses of ouabain acting on sodium and calcium pumps in plasma membranes. Biochem Pharmacol 37: 2293-2297, 1988
1041) Dhalla NS et al. (Winnipeg / Kanada): Role of oxidative stress in cardiovascular diseases. J Hypertension 18: 655-673, 2000
1042) Singal PK et al. (Winnipeg): Role of free radicals in catecholamin-induced cardiomyopathy. Can J Physiol Pharmacol 60: 1390-1397, 1982, in 1041)
1043) P.K.Singal et al. (Winnipeg): Potential oxidative pathways of catecholamines in the formation of lipid peroxides and genesis of heart disease. Adv Exp Med Biol 161: 391-401, 1983, in 1041)
1044) Yates JC et al. (Winnipeg): Ventricular dysfunction and necrosis produced by adrenochrome metabolite of epinephrine: relation to pathogenesis of catecholamine cardiomyopathy. Am Heart J 102: 210-221, 1981, in 1041)
1045) Singal PK et al. (Manitoba / Kanada): Influence of reducing agents on adrenochrome-induced changes in the heart. Arch Pathol Lab Med 105: 664-669, 1981, in 1041)
1046) Xie Z et al. (Toledo / USA): Intracellular reactive oxygen species mediate the linkage of Na-K-ATPase to hypertrophy and its marker genes in cardiac myocytes. J Biol Chem 274: 19323-328, 1999
1047) Bartels GL et al.(Rotterdam): Effects of L-Propionylcarnitine on ischemia-induced dysfunction in men with angina pectoris. Am J Cardiol 74: 125-130, 1994
1048) Yoshizumi M et al.(Tokushima / Japan): Inhibition by ouabain of palytoxin-induced catecholamine secretion and calcium influx into cultured bovine adrenal chromaffin cells. Biochem Pharmacol 48: 1047-1049, 1994
1049) Ernst Habermann (Giessen): Palytoxin acts through Na-K-ATPase (Review). Toxicon 27: 1171-1187, 1989
1050) Ozaki H et al. (Tokio): Interaction of palytoxin and cardiac glycosides on erythrocyte membrane and Na-K-ATPase. Eur J Biochem 152: 475-480, 1985
1051) Ferri C et al. (Rom & Aquila): Decreased activity of the red blood cell ATPase-dependent Na-pump in patients with cardiac syndrome X. Clin Sci 97: 369-375, 1999
1052) Stefanadis C et al.(Athen): Heat production of atheriosclerotic plaques and inflammation assessed by the acute phase proteins in acute coronary syndromes. J Mol Cell Cardiol 32: 43-52, 2000
1053) Sagnella GA & MacGregor G (London): Characteristics of a Na-K-ATPase inhibitor in extracts of tea. Clin Nutr 40: 36-41, 1984
1054) Longerich L et al.(St.John's / Kanada): Digoxin-like factors in herbal teas. Clin Invest Med 16: 210-218, 1993
1055) Hsieh ST et al. (Kobe / Japan): Magnesium supplementation prevents the development of alcohol-induced hypertension. Hypertension 19: 175-182, 1992
1056) G.L.Bartels GL, W.J.Remme & H.R.Scholte (Rotterdam): Acute myocardial ischaemia induces cardiac carnitine release in man. Eur Heart J 18: 84-90, 1997

1057) Wechter WJ & Murray Jr. ED: Has the elusive "natriuretic factor" been discovered, and if so, is it hormone? Exp Nephrol 6: 488-490, 1998
1058) Xu KY et al.(Baltimore / USA): Functional coupling between glycolysis and sarcoplasmatic reticulum Ca++ transport. Circ Res 77: 88-97, 1995
1059) McDonough AA et al.(Los Angeles & Lausanne / Schweiz): The sodium pump needs its beta-subunit. FASEB J 4: 1598-1605, 1990
1061) Dziuba K(Bielefeld): Zur Frage der peroralen Strophanthinresorption (Strophoral). Münch Med Wschr vom 30.1.1953, S.172-174
1062) DeMots H et al.(Portland / USA): Effects of ouabain on myocardial oxygen supply and demand in patients with chronic coronary artery disease. J Clin Invest 58: 312-319, 1976
1063) M.Tauchert, D.W.Behrenbeck, J.Hötzel, W.Jansen, B.Niehues & H.H.Hilger (Köln): Der Einfluß von Digoxin auf den myokardialen Sauerstoffverbrauch bei koronarer Herzkrankheit. Verh Dtsch Ges Inn Med 83: 1641-1644, 1977
1064) Flasch H & Heinz N(Hamburg): Konzentrationen von Herzglykosiden im Myokard und im Gehirn. Arzneim Forsch 26: 1213-1216, 1976
1065) Kuhlmann J, Erdmann E & Rietbrock N (Berlin & München): Distribution of cardiac glycosides in heart and brain of dogs and their affinity to the Na-K-ATPase. Naunyn-Schmiedebergs Arch Pharmacol 307: 65-71, 1979
1066) Haasis R & Larbig D: Radioimmunologische Bestimmungen der Glykosidkonzentrationen im menschlichen Gehirngewebe. Verh Dtsch Ges Kreisl-Forsch 42: 275-277, 1976
1067) Krieglstein J: Plasma protein binding of cardiac glycosides, in Kurt Greeff (Hrsgb): Cardiac Glycosides, Handbook of experimental pharmacology Bd 56 II, Springer Berlin, Hdlbg, N.Y., 1981, S.95-104
1068) Vogel R et al. (Denver / USA): Short- and long-term effects of digitalis on resting and posthandgrip hemodynamics in patients with coronary artery disease. Am J Cardiol 40: 171-176, 1977
1069) Rahimtoola S et al.(Chicago): Effects of ouabain on impaired left ventricular function during convalescence after acute myocardial infarction. Circulation 44: 866-876, 1971
1070) Parker JO et al.(Kingston / Kanada): The effect of acute digitalization on the hemodynamic response to exercise in coronary artery disease. Circulation 40: 453-462, 1969
1071) Higgs LM et al.(Bethesda / USA): Effects of ouabain on the left ventricular response to atrial pacing in patients with angina pectoris. Am J Cardiol 28: 17-24, 1971
1072) Glancy DL et al. (Bethesda / USA): Effects of ouabain on the left ventricular response to exercise in patients with angina pectoris. Circulation 43: 45-57, 2001
1073) Zucker IH et al. (Omaha/USA): Ouabain increases left atrial stretch receptor discharge in the dog. J Pharmacol Exp Ther 212: 320-324, 1979
1074) Giroud D et al.(Genf): Relation of the site of acute myocardial infarction to the most severe coronary arterial stenosis at prior angiography. Am J Cardiol 69: 729-732, 1992
1075) Bogaty P et al. (with Maseri A) (London): Comparison of coronary angiographic findings in acute and chronic first presentation of ischemic heart disease. Circulation 87: 1938-1946, 1993
1076) Little WC et al.(Winston-Salem/USA): Can coronary angiography predict the site of a subsequent myocardial infarction in patients with mild-to-moderate coronary artery disease? Circulation 78: 1157-1166, 1988
1077) Plutzky J (Boston / USA): Atherosclerotic plaque rupture: emerging insights and opportunities. Am J Cardiol 84, 15J-20J, 1999
1078) A.I.MacIsaac AI et al.(Cleveland / USA): Toward the quiescent coronary plaque. J Am Coll Cardiol 22: 1228-1241, 1993
1079) Artikel auf deutsch: Müller-Wieland D, Faust M, Kotzka J & Krone W (Köln): Mechanisms of plaque stabilization. Herz 24(1): 26-31, 1999
1080) Rabbani R & Topol EJ (Cleveland / USA): Strategies to achieve coronary arterial plaque stabilization. Cardiovasc Res 41(2): 402-417, 1999
1081) Saldeen T et al. (Uppsla / Schweden): Differential effect of alpha- and gamma-tocopherol on low density lipoprotein oxidation, superoxide activity, platelet aggregation and thrombogenesis. J Am Coll Cardiol 34(4): 1209-1215, 1999
1082) Weissberg P (Cambridge / Großbrittannien): Mechanisms modifying atherosclerotic disease - from lipids to vascular biology. Atherosclerosis 147 Suppl 1: S 3- S10, 1999
1083) Schelbert HR (USA): Positron emission tomography and the changing paradigm in coronary artery disease. Z Kardiol 89 Suppl 4: IV 55-IV 60, 2000
1084) (ohne Nennung des Autoren) Atherosclerosis Research Center, Burn and Allen Research Institute, Los Angeles: Plaque disruption and thrombosis. Potential role of inflammation and infection. Cardiol Clin 17(2): 271-281, 1999
1085) Strasser RH: Pathobiochemie des akuten Myokardinfarktes, in 2) S.146-158, auf S. 147
1086) Ambrose JA, M.A.Tannenbaum, D.Alexpoulos et al. : Angiographic progression of coronary artery disease and the development of myocardial infarction. J Am Coll Cardiol 12: 56-62, 1988, in 1087)
1087) Alderman EL: Five year follow up factors associated with progression of coronary artery disease in the Coronary artery Surgery study. J Am Coll Cardiol 22: 1141-1154, 1993
1088) Fishbein MC & Siegel RS (Los Angeles): How big are coronary atherosclerotic plaques that rupture ? Circulation 94: 2662-2666, 1996
1089) Ambrose JA et al. (mit Gorlin R): Angiographic evolution of coronary artery morphology in unstable angina. J Am Coll Cardiol 7: 472-478, 1986, in 1087)
1090) Hackett D et al.: Coronary stenoses before and after myocardial infarction. Am J Cardiol 63: 1517-1518, 1989, in 1087)
1091) Little WC et al.: The underlying coronary lesion in myocardial infarction: implications for coronary angiography. Clin Cardiol 14: 868-874, 1991, in 1087)
1092) Webster MWI et al.: Myocardial infarction and coronary artery occlusion: a prospective 5-year angiographic study. J Am Col Cardiol 15: 218 A, 1990, abstract, in 1087)
1093) Moise A et al.: Clinical and angiographic predictors of new total coronary occlusion in coronary artery disease: analysis of 313 nonoperated patients. Am J Cardiol 54: 1176-1181, 1984, in 1087)
1094) van der Wal AC & Becker AE: (Review): Atherosclerotic plaque rupture - pathologic basis of plaque stability and instability. Cardiovasc Res 41: 334-344, 1999
1095) Falk E: Plaque rupture with severe pre-existing stenosis precipitating coronary thrombosis. Characteristics of coronary atherosclerotic plaques underlying fatal occlusive thrombi. Br Heart J 50: 127-134, 1983
1096) Wolfgang Schaper (Bad Nauheim): Ischämie und Herzinfarkt, pathophysiologische Grundlagen, in 2), S.

1097) Foley TD & Rhoads DE (Kingston / USA): Stimulation of synaptosomal Na-K-ATPase by ethanol: possible involvement of an isozyme-specific inhibitor of Na-K-ATPase. Brain Res 653: 167-172, 1994
1098) Atsuo Goto et al. (Tokio & Osaka): Stress-induced elevation of ouabain-like compound in rat plasma and adrenal. Hypertension 26: 1173-1176, 1995
1099) Arnon A, Hamlyn JM & Blaustein MP (Baltimore): Ouabain augments Ca^{2+}-transients in arterial smooth muscle without raising cytosolic Na^+. Am J Physiol 279: H679-H691, 2000
1100) James PF(Cincinnati / USA): Identification of a specific role for the Na-K-ATPase α2-isoform as a regulator of calcium in the heart. Mol Cell 3: 555-563, 1999
1101) Tamura M et al.(Nashville / USA): Identification of two cardiac glycosides as Na-pump inhibitors in rat urine and diet. J.Biol Chem 269: 11972-11979, 1994
1102) Antolovic R, Kost H, Mohadjerani M, Linder D, Linder M & Schoner W (Gießen): A specific binding protein for cardiac glycosides exists in bovine serum. J Biol Chem 273: 16259-16264. 1998
1103) Schoner W (Gießen): Ouabain, a new steroid hormone of adrenal gland and hypothalamus. Exp Clin Endocrinol Diabetes 108: 449-454, 2000
1104) Bagrov YY et al. (with Bagrov AY) (St.Petersburg & Baltimore): Involvement of endogenous digitalis-like factors in voluntary selection of alcohol by rats. Life Sci 64(29): 219-225, 1999
1105) Komiyama Y et al. (with Takaahashi H)(Osaka): Liquid chromatography mass spectrometric analysis of ouabainlike factor in biological fluid. Hypertens Res 23 Suppl: S21-S27, 2000
1106) Kurup RK & Kurup PA (Kerala/ Indien): Hypothalamic digoxin. Hemispheric chemical dominance and inflammatory bowel disease. J Allergy Clin Imunol 87: 476-82, 1991
1107) Hirsch HE & Parks ME: Na- and K-dependent adenosine triphosphatase changes in multiple sclerosis plaques. Ann Neurol 13: 658-663, 1983
1108) Kaji R & Sumner AJ (Philadelphia): Effect of digitalis on central demyelinative conduction block in vivo. Ann Neurol 25: 159-165, 1989
1109) Ierusalinskii AP et al.: [Prognostic value of Na-K-ATPase activity in multiple sclerosis - Artikel auf russisch, abstract auf englisch] Zh Nevropatol Psikhiatr Im S S Korsakova 90: 12-15, 1990
1110) Vakkuri O et al. (Oulu / Finnland & Reykjavik / Island): Radioiodinated tyrosyl-ouabain and measurement of a circulating ouabain-like compound. Clin Chem 47(1): 95-101, 2001
1111) Graves SW et al.(Provo / USA): Application of supercritical fluid chromatography to haracterize a labile digitalis-like factor. Hypertension 2000, 36(6): 1059-1064
1112) Foley TD & Linnoila M(Rockville / USA): Nanomolar concentrations of ouabain block ethanol-inducible Na-K-ATPase activity in brain: Eur J Pharmacol 292: 287-292, 1995
1113) Marques A & Guerri C (Valencia): Effects of ethanol on rat brain Na-K-ATPase from native and delipidized synaptic membranes. Biochem Pharmacol 37: 601-606, 1988
1114) Rodrigo R et al.(Santiago / Chile): Acute and chronic effect of ethanol on Na-K-ATPase activity and cyclic AMP response to vasopressin in rat papillary collecting duct cells. Gen Pharmacol 30: 663-667, 1998
1115) Aloia RC et al.: Effect of chronic alcohol consumption on rat brain microsome lipid composition, membrane fluidity and Na-K-ATPase activity. Life Sci 36: 1003-1017, 1985
1116) Sharma VK & Banerjee SP (New York): Effect of chronic ethanol treatment on sprcific [3H]ouabain binding to Na-K-ATPase in different areas of cat brain. Eur J Pharmacol 56: 297-304, 1979
1117) Polache A et al. (Valencia): Effects of chronic alcohol consumption on enzyme activities and active methionine absorption in the small intestine of pregnant rats. Alcohol Clin Exp Res 20: 1237-1242, 1996
1118) Westcott JY & Weiner H: Effect of ethanol on synaptosomal Na-K-ATPase in control and ethanol-dependent rats. Arch Biochim Biophys 223: 51-57, 1983
1119) Beauge F et al.: Brain synaptosomal Na-K-ATPase activity as an index of tolerance to ethanol. Pharmacol Biochem Behav 18 Suppl 1: 519-524, 1983
1120) Chen Y et al. (Columbia / USA): Enhanced Na-K-ATPase activity and expression in mouse brain after chronic ethanol administration. Neurochem Res 22: 583-588, 1997
1121) Rodrigo R et al. (Santiago / Chile): Mechanism of enhancement of renal Na-K-ATPase activity following chronic ethanol exposure. Acta Physiol Pharmacol Ther Latinoam 46:49-56, 1996
1122) Rodrigo R & Thielemann L: Effects of chronic and acute ethanol exposure on renal Na-K-ATPase in the rat. Gen Pharmacol 29: 719-723, 1997
1123) Rodrigo R et al.: Effect of chronic ezhanol consumption on postnatal development of renal Na-K-ATPase in the rat. Cell Biochem Funct 9: 215-222, 1991
1124) Ferguson ER et al.l: derangement of muscle composition, ion transport and oxygen consumption in chronically alcoholic dogs. Am J Physiol 246: F700-F709, 1984
1125) Ohlin H et al.: A possible role of catecholamines and Na-K-Atpase in the ethanol withdrawl syndrome. Drug Alcohol Depend 5: 181-184, 1980
1126) Johnson JH & Crider BP (Dallas): Increases in Na-K-ATPase activity of erythrocytes and skeletal muscle after chronic ethanol consumption: evidence for reduced efficiency of the enzyme. Proc Nat Acad Sci USA 86, 7857-7860, 1989
1127) Green RJ & Baron DN The acute in vitro effect of ethanol, its metabolites and other toxic alcohols on ion flux in isolated human leucocytes and erythrocytes. Biochem Pharmacol 35: 3457-3464, 1986
1128) Stibler H et al.: Changes in Na-K-ATPase activity and the composition of surface carbohydrates in erythrocyte membranes in alcoholics. Alcohol Clin Exp Res 8: 522-527, 1984
1129) Coca A et al.(Barcelona): Chronic alcohol intake induces reversible disturbances on cellular Na+ metabolism in humans: its relationship with changes in blood pressure. Alcohol Clin Exp Res 16: 714-720, 1992
1130) Puddey IB et al.: Lack of effect of acute alcohol ingestion on erythrocyte Na-K-ATPase activity or passive sodium uptake in vivo in man. J Stud Alcohol 47: 489-494, 1986
1131) Dudek IM et al. (Lodz): Activities of acetylcholinesterase and Na-K-ATPase in human erythrocytes after ethanol consumption. Int J Occup Med Environ Health 8: 109-114, 1995
1132) Pal R et al. (Chandigarh / Indien): Influence of ethanol on cadmium accumulation and its impact on lipid peroxidation and membrane bound functional enzymes (Na-K-ATPase and acetylcholinesterase) in various regions of adult rat brain. Neurochem Int 23: 451-458, 1993
1133) Hoyumpa jr AM.: Mechanisms of thiamin deficiency in chronic alcoholism. Am J Clin Nutr 33: 2750-2761, 1980
1134) Manunta P et al. (with J.M.Hamlyn) (Baltimore): Chronic hypertension induced by ouabain but not digoxin in the rat: antihypertensive effect of digoxin and digitoxin. Hypertens Res 23 Suppl.: S 77 - S 85, 2000
1135) DeLuise M et al. Efect of diet upon the erythrocyte Na-K pump. J Endocrinol Metab 56: 739-43, 1983

1136) Almotrefi AA et al.: Evidence for the binding of beta-adrenoceptor blockers to microsomal Na-K-ATPase in guinea pig heart preparation. Can J Physiol Pharmacol 79: 8-12, 2001

1137) Lim YC, H.S.Jeong; J.S.Park, J.H.Shin & Y.J.Kook: Renal function responses to centrally administered ouabain in anesthetized rabbits. Methods Find Exp Clin Pharmacol 22(7): 573-579, 2000

1138) Komiyama Y et al. (with Takahashi H) (Osaka): Identification of endogenous ouabain in culture supernatant of PC12 cells. J Hypertens 19(2): 229-236, 2001

1139) Green HJ et al. (Waterloo / Kanada): Normal skeletal muscle Na-K-pump concentration in patients with chronic heart failure. Muscle Nerve 24(1): 69-76, 2001

1140) Oettel & Schimert jr.: Arch Exp Path und Pharm 202: 459, 1943, in 600)

1141) Fritz Meyer (Uni-Klinik Köln): Normale oder unterschwellige Strophanthindosierung. Klin Wschr 15: 1238-1241, 1936

1142) Runge TM: Clinical implications of differences in pharmacodynamic action of polar and nonpolar cardiac glycosides. Am Heart J 93: 248-255, 1977

1143) Pasquali R et al.: Altered erythrocyte Na-K-pump in anorectic patients. Metabolism 34: 670-674, 1985

1144) Turaihi K et al. (London): Diminished [3H]ouabain binding and 86Rb influx by leukocytes in anorexia nervosa. Metabolism 37: 486-490, 1988

1145) Oda M et al.(Tokio & Osaka): Determination of bufalin-like immunoreactivity in serum of humans and rats by time-resolved fluoroimmunoassay for using a monoclonal antibody. Life Sci 68: 1107-1117, 2001

1146) Pierdomenico SD et al. (with Hamlyn JM) (Mailand & Baltimore): Endogenous ouabain and hemodynamic and left ventricular geometric patterns in essential hypertension. Am J Hypertens 14: 44-50, 2001

1147) Heller M & Beck S, Biochim Biophys acta 514: 332, 1978, in 374)

1148) Katz AM (Farmington / USA): Effects of ethanol on ion transport in muscle membranes. Fed Proc 41: 3456-3459, 1982

1149) Öhlin H et al.(Malmö / Schweden): A possible role of catecholamines and Na-K-ATPase in the ethanol withdrawl syndrome. Drug Alcohol Dependence 5: 181-184, 1980

1150) Israel Y & Kalant H: Effect of ethanol on the transport of sodium in frog skin. Nature 200: 476-480, 1963, in 1130)

1151) Ireland MA et al..: Acute effects of moderate alcohol consumption on blood pressure and plasma catecholamines. Clin Sci 66: 643-648, 1984, in 1130)

1152) Knochel JP: Role of glucoregulatory hormones in potassium homeostasis. Kidney Int 11: 443-452, 1977, in 1130)

1153) Huang BS et al. (Ottawa / Kanada & Berlin): Responses to central Na+ and ouabain are attenuated in transgenic rats deficient in brain angiotensinogen. Hypertension 37 (part2): 683-686, 2001

1154) Fedorova OV & Bagrov AY: Inhibition of Na-K-ATPase from rat aorta by two endogenous Na-K-pump inhibitors, ouabain and marinobufagenin. Evidence of interaction with different α-subunit isoforms. Am J Hypertens 10: 929-935, 1997, in 1156)

1155) Fedorova OV et al. (with Bagrov AY)(Baltimore): Endogenous Na-K-pump ligands are differentially regulated during acute NaCl loading of Dahl rats. Circulation 102: 3009-3014, 2000

1156) Fedorova OV et al. (with Bagrov AY)(Baltimore & St.Petersburg): Marinobufagenin, an endogenous α-1 sodium pump ligand, in hypertensive dahl salt-sensitive rats. Hypertension 37 (part2): 462-466, 2001

1157) Barker LA et al.(New Orleans): Acute pressor actions of ouabain do not enhance the actions of phenylephrine or norepinephrine in anesthetized rats. J Cardiovasc Pharmacol 37(3): 339-348, 2001

1158) Chen JJ et al. (Taipei / Taiwan): Direct inhibitory effect of digitalis on progesterone release from rat granulosa cells. Br J Pharmacol 132 (8): 1761-8, 2001

1159) Balzan S et al.: Increased circulating levels of ouabain-like factor in patients with asymptomatic left ventricular dysfunction. Eur J Heart Fail 3(2): 165-171, 2001

1160) Komiyama Y et al. (with Takahashi H)(Osaka): Vasodepressor effects of exercise are accompanied by reduced circulating ouabainlike immunoreactivity and normalization of nitric oxide synthesis. Clin Exp Hypertens 19: 363-72, 1997

1161) Newman WH & Ellison DM: A differential effect of ouabain and ß-agonists on contractility and lactic acid production in the hypertrophied heart. Europ J Pharmacol 68: 437-42, 1980

1162) Kötter V, Schüren KP & Schröder R (Berlin): Der Einfluß von Digoxin auf Coronardurchblutung u. myocardialen O2-Verbrauch bei Patienten mit Angina pectoris. Verh Dtsch Ges Inn Med 83: 1644-1647, 1977

1163) Elliot EC et al.: Day-to-day changes in coronary hemodynamics secondary to constriction of circumflex branch of left coronary artery in conscious dogs. Circulation Res 22: 237-250, 1968

1164) Elliot EC et al.: Effect of controlled coronary occlusion on collateral circulation in conscious dogs. Am J Physiol 220: 857-861, 1971

1165) a) Peter Lawin (Hrsgb.): Praxis der Intensivbehandlung, Georg Thieme Verlag, Stuttgart,1.Auflage1968, S.359, b) s.o., 4.Auflage 1981, Kap. 25.5, c) K.Luckhaupt-Koch: Besonderheiten der Intnsivbehandlung, in W.Dick (Hrsgb.), unter Mitwirkung von H.P.Schuster: Notfall- und Intensivmedizin, De Gruyter Lehrbuch, Berlin – N.Y., 1992, S.436 – 450, auf S.437

1166) Mathias Bastigkeit: Medikamente in der Notfallmedizin, Verlagsges.Stumpf & Kossendey, Edewecht, 2001, auf S.171

1167) Paulus WJ (Aalst / Belgien): Cytokines and heart failure. Heart Fail Monit. 1(2):50-56, 2000

1168) Chatterjee K et al. : Abnormal regional metabolism and mechanical function in patients with ischemic heart disease. Circulation 52 : 390, 1975

1169) Dr.Lutz Roth (Hrsgb.), Dr.med Max Daunderer & Kurt Kormann: Giftpflanzen – Pflanzengifte. Vorkommen, Wirkung, Therapie. Nikol Verlagsgesellschaft Hamburg 1994

1170) Hans Leuenberger: Gesund durch Gift. Neue Wege zu langem Leben. Die abenteuerliche Entdeckung des Pfeilgifts. Deutsche Verlags-Anstalt, Stuttgart 1972, z.B. Seite 46

1171) Factor P(Evanston/USA): Role and regulation of lung Na,K-ATPase. Cell Mol Biol 47 (2): 347-361, 2001

1172) VillanoPJ et al.(Marseille): Polyamines secreted by cancer cells possibly account for the impairment of the human erythrocyte sodium pump activity. Cell Mol Biol 47 (2): 305-312, 2001

1173) Andrews PA et al.: Role of the Na$^+$,K$^+$-adenosine triphosphatase in the accumulation of cis-diamminedichloroplatinum(II) in human ovarian carcinoma cells. Cancer Res. 51: 3677-3681, 1991

1174) Davies RJ et al.: Inhibition of the Na$^+$ / K$^+$-ATPase pump during induction of experimental colon cancer. Cancer Biochem Biophys 12: 81-94, 1991

1175) Aydemir-Koksoy A& Allen JC (Houston / USA): Low concentrations of ouabain induce vascular smooth muscle cell proliferation. Cell Mol Biol 47 (2): 341-345, 2001

1176) Lelievre LG et al. (Paris, Lausanne, Boston): Expression of functional Na,K-ATPase isoymes in normal

human cardiac biopsies. Cell Mol Biol 47 (2): 265-271, 2001
1177) Schwinger RHG et al. (with Erdmann E)(Köln, Los Angeles): Reduced sodium pump α_1, α_3 and β_1-isoform protein levels and Na^+,K^+-ATPase activity but unchanged Na^+-Ca^{2+} exchanger protein levels in human heart failure. Circulation 99: 2105-2112, 1999
1178) Müller-Ehmsen J, Wang J, Schwinger RGH & McDonough AA (Köln, Los Angeles): Region specific regulation of sodium pump isoform and Na,Ca-exchanger expression in the failing human heart – right atrium vs. left ventricle. Cell Mol Biol. 47 (2): 373-381, 2001
1179) Djemli-Shipkolye A et al.(Marseille): Na,K-ATPase alterations in diabetic rats: relationship with lipid metabolism and nerve physiological parameters. Cell Mol Biol 47 (2): 297-304, 2001
1180) Xie Z (Toledo / USA): Ouabain interaction with cardiac Na-K-ATPase reveals that the enzym can act as a pump and as a signal transducer (Review). Cell Mol Biol 47 (2): 383-390, 2001
1181) Yamaji I et al.(Sapporo): The role of Na-K-ATPase inhibitor on pressor responsiveness in patients with benign essential hypertension. Am J Hypertension 3: 176-181, 1990
1182) Abreu GR et al. (Vitoria / Brasilien): L-Arginine restores the effect of ouabain on baroreceptor activity and prevents hypertension. Hypertension 34(part 2): 729-732, 1999
1183) Okamoto K et al.(Boston): ATP from glycolysis is required for normal sodium homeostasis in resting fast-twitch rodent skeletal muscle. Am J Physiol 281 (3): E 479 – E 488, 2001
1184) Belz GG et al.: Doseresponse relationships and plasma concentrations of digitalis glycosides in man. Eur J Clin Pharmacol 13: 103, 1978, in 622)
1185) Gjerdrum K: Digitoxin studies – serum concentration during digitalization, maintenance therapy and withdrawl. Estimation of proper maintenance dose. Acta Med Scand 191: 25, 1972, in 622)
1186) Rasmussen K et al.: Clinical use of a bioassay of serum digitoxin activity. Eur J Clin Pharmacol 3: 236, 1971, in 622)
1187) Bentley JD et al.: Clinical application of serum digitoxin levels – a simplified plasma determination. Circulation 41: 67, 1970, in 622)
1188) Morrison J & Killip T: Radioimmunoassay of digitoxin. Clin Res 18: 668, 1970, in 622)
1189) Larbig D & Haasis R : Vergleichende radioimmunologische Untersuchungen zur renalen Elimination von Digoxin und Beta-Methyldigoxin. Z Kardiol Suppl 2: 114, 1975, in 622)
1190) Binnion PF et al.: Plasma and myocardial digoxin concentrations in patients on oral therapy. Brit Heart J 31: 636, 1969, in 622)
1191) Carrol PR et al.: Digoxin concentrations in the serum and myocardium of digitalized patients. Aust NZ J Med 3: 400, 1973, in 622)
1192) Coltart J et al.: Myocardial and skeletal muscle concentrations of digoxin in patients on longterm therapy. Br Med J 2: 318, 1972, in 622)
1193) Doherty JE et al.: The distribution and concentration of tritiated digoxin in human tissues. Ann Intern Med 66: 116, 1967, in 622)
1194) Doherty JE & Perkins WH: Tissue concentration and turnover of tritiated digoxin in dogs. Am J Cardiol 17: 47, 1966, in 622)
1195) Haasis RD, Latbig R, Stunkat H & Seboldt H: Radioimmunologische Bestimmung der Glykosid-konzentration in menschlichen Gewebe. Klein Wschr 55: 23, 1977, in 622)
1196) Güllner HG et al.: Correlation of serum concentrations with heart concentrations of digoxin in human subjects. Circulation 50: 635, 1974, in 622)
1197) Karjalainen J et al.: Tissue concentrations of digoxin in autopsy material. Acta Pharmacol Toxicol 34: 385, 1974, in 622)
1198) Selden R & Neill WA : Myocardial uptake of ouabain in intact dog and man. J Pharmacol Exp Ther 193: 951, 1975, in 622)
1199) Biddle TL et al.: Relationship of serum and myocardial digoxin concentration to electrocardiographic estimation of digoxin intoxication. J Clin Pharmacol 18: 10, 1978, in 622)
1200) Burmester P: Die Bestimmung der Herzglykoside mittels Radioimmunoassay. Ther Woche 13: 2522, 1978, in 622)
1201) Doherty JE: How and when to use the digitalis serum levels. J Am Med Ass 239: 2594, 1978, in 622)
1202) Doherty JE: Digitalis glycosides: pharmacokinetics and their clinical implications. Ann Intern Med 79: 229, 1973, in 622)
1203) Doherty JE & Kane JJ: Clinical pharmacology and therapeutic use of digitalis glycosides. Drugs 6: 182, 1973, in 622)
1204) Donoso E: Letter of the council on clinical cardiology. Am Heart Ass 1: 3, 1974, in 622)
1205) Goldman S et al.: Inefficacy of the „therapeutic" serum levels of digoxin in controlling the ventricular rate in atrial fibrillation. Am J Cardiol 35: 651, 1975, in 622)
1206) Hoeschen RJ & Proveda V: Serum digoxin by radioimmunoassay. Can Med Ass 105: 170, 1971, in 622)
1207) Iisalo E: Clinical pharmacokinetics of digoxin. Clin Pharmacokinetics 2: 1, 1977, in 622)
1208) Wagner JG: Appraisal of digoxin bioavailability and pharmacokinetics in relation to cardiac therapy. Am Heart J 88: 133, 1974, in 622)
1209) Paumgartner G: Die Serumkonzentration von Digitalisglykosiden als therapeutische Richtlinie. Schweiz Med Wschr 106: 909, 1976, in 622)
1210) Smith TW et al.: Determination of therapeutic and toxic serum digoxin concentrations by radioimmuno-assay. New Engl J Med 281: 1212, 1969, in 622)
1211) Smith TW & Haber E: Digoxin intoxication: the relationship of clinical presentation to serum digoxin concentration. J Clin Invest 49: 2377, 1970, in 622)
1212) Smith TW & Haber E: The clinical value of serum digitalis glycoside concentrations in the evaluation of drug toxicity. Ann N.Y.Acad Sci 179: 322, 1971, in 622)
1213) Bentley JD et al.: Clinical application of serum digitoxin levels – a simplified plasma determination. Circulation 41: 67, 1970, in 622)
1214) Burnett GH & Conklin RL: The enzymatic assay of plasma digitoxin levels: J Lab Clin Med 71: 1040, 1968, in 622)
1215) Löwenstein JM & Corill EM: An improved method for measuring plasma and tissue concentrations of digitalis glycosides. J Lab Clin Med 67: 1048, 1966, in 622)
1216) Lukas DS: Some aspects of the distribution and disposition of digitoxin in man. Ann N.Y.Acad Sci 179: 338, 1971, in 622)
1217) Lukas DS & Peterson RE: Double isotope dilution derivative assay of digitoxin in plasma, urine and stool of patients maintained on the drug. J Clin Invest 45: 782, 1966, in 622)

1218) Morrison J & Killip T: Hypoxemia and digitalis toxicity in patients with chronic lung disease. Circulation 44 Suppl II: 41, 1971, in 622)
1219) Oliver jr. GC et al.: The measurement of digitoxin in human serum by radioimmunoassay. J Clin Invest 47: 1035, 1968, in 622)
1220) Peters U, Hausamen TU & Grosse-Brockhoff F: Therapie mit Digitoxin unter Kontrolle des Serum-Digitoxinspiegels. Dsch Med Wschr 99: 1701, 1974, in 622)
1221) Smith TW: Radioimmunoassay for serum digitoxin concentration: methodology and clinical experience. J Pharmacol Exp Ther 175: 352, 1970, in 622)
1222) Lindenbaum J et al.: Variation in biological availability of digoxin from four preparations. New Engl J Med 285: 1344, 1971, in 622)
1223) Gentile DA & Skoner DP (Pittsburgh): The relationship between airway hyperreactivity and Na-K-ATPase enzyme inhibition. J Allergy Clin Immunol 99: 367-373, 1997
1224) Harsing LG & Vizi ES: Evidence for multiple dopamine receptors involved in the modulation of acetylcholine release in the striatum. Pol J Pharmacol Pharm 37: 383-396, 1985
1225) Jäger H, Wozniak G, Akinturk IH, Hehrlein FW& Scheiner-Bobis G (Giessen): Expression of sodium pump isoforms and other sodium and calcium ion transporters in the heart of hypertensive patients. Biochim Biophys Acta 1513 (2): 149-159, 2001
1226) Fraser CL & Ariell AI(San Francisco): Na-K-ATPase activity decreases with aging in female rat brain synaptosomes. Am J Physiol 281(4): F 674-F 678, 2001
1227) Gatto C et al.(Portland & Normal / USA): Heterologous expression of Na-K-ATPase in insect cells: intracellular distribution of pump subunits. Am J Physiol 281: C982-C992, 2001
1228) He S et al.(Cincinatti / USA): The alpha-1- and alpha-2-isoforms of Na-K-ATPase play different roles in skeletal muscle contractility. Am J Physiol 281: R 917-R 925, 2001
1229) Manunta P et al. (with Hamlyn JM) & The Salt Sensitivity Study Group of the Italian Society of Hypertension (Mailand): Plasma ouabain-like factor during acute and chronic changes of sodium balance in essential hypertension. Hypertension 38(2): 198-203, 2001
1230) Jung MH et al. (Seoul): Identification of differentially expressed genes in normal and tumor human gastric tissue. Genomics 69: 281-286, 2000
1231) Aileru AA et al. (with Hamlyn JM)(Baltimore): Synaptic plasticity in sympathetic ganglia from acquired and inherited forms of ouabain-dependent hypertension. Am J Physiol 281(2): R 635- R 644, 2001
1232) Wang H et al. (Xi'an / China): Effects of ouabain and digoxin on gene expression of sodium pump alpha-subunit isoforms in rat myocardium. Chin Med J (Engl) 114(10): 1055-1059, 2001
1233) Tordoff MG (Philadelphia): Effect of chronic ouabain infusion on food, water and Na-Cl-intake, body composition and plasma hormones of Sprague-Dawley rats. Physiol Behavi 59: 87-92, 1996
1234) Chueh SC et al. (Taipeh / Taiwan): Dual effects of ouabain on the regulation of proliferation and apoptosis in human prostatic smooth muscle cells. J Urol 166: 347-353, 2001
1235) De Wardener HE (London): The hypothalamus and hypertension. Physiol Rev 81(4): 1599-1658, 2001
1236) Rasmussen HH et al.(Chicago): Inhibition of electrogenic Na-pumping attributible to binding of cardiac steroids to high-affinity pump sites in human atrium. J Pharmacol Exp Ther 235: 629-635, 1985
1237) Verdonck F et al.(Leuven / Belgien): Sensivity of the Na+ / K+ pump current to cardiac glycosides in ventricular myocytes from human failing heart. (abstract) Biophys J 74: A 354, 1998
1238) Fedorova OV et al. (with Bagrov AY)(Baltimore): Interaction of NaCl and behavioral stress on endogenous sodium pump ligands in rats. Am J Physiol 281: R 352- R 358, 2001
1239) Gustavo Blanco & Robert W.Mercer (St.Louis): Isozymes of the Na-K-ATPase: heterogeneity in structure, diversity in function. Am J Physiol 275: F 633- F 650, 1998
1240) Komiyama Y et al. (with Takahashi H)(Osaka / Japan): Purification and characterization of ouabain-binding protein in human plasma. Clin Exp Hypertens 20: 683-690, 1998
1241) Tian J et al.(Toledo & La Jolla / USA): Signal transducing function of Na-K-ATPase is essential for ouabain's effect on [Ca^{2+}]$_i$ in rat cardiac myocytes. Am J Physiol 281: H 1899 – H 1907, 2001
1242) Mansier P & Lelievre LG (Paris): Ca^{2+}-free perfusion of rat heart reveals a Na-K-ATPase form highliy sensitive to ouabain. Nature 300: 535-537, 1982
1243) Juel C et al.(Kopenhagen): Reversibility of exercise-induced translocation of Na+-K+-pump subunits to the plasma membrane in rat skeletal muscle. Pflügers Arch – Eur J Physiol 443: 212-217, 2001
1244) Lichtstein D et al.(Jerusalem): Digitalis and digitalislike compounds down-regulate gene expression of the intracellular signaling protein 14-3-3 in rat lens. Hypertens Res 23 Suppl: S 51-S 53, 2000
1245) Bagrov AY et al. (Baltimore): Cicletanine reverses vasoconstriction induced by the endogenous sodium pump ligand, marinobufagenin, via a protein kinase C dependent mechanism. J Hypertens 18 (2): 209-215, 2000
1246) Dmitrieva RI et al. (with Bagrov AY, Doris PA) (Houston, St.Petersburg, Straßburg & Lubbock / Texas): Mammalian bufadienolide is synthesized from cholesterol in the adrenal cortex by a pathway that is independent of cholesterol side-chain cleavage. Hypertension 36 (3): 442-448, 2000
1247) Ferrandi M et al. (Mailand): Age-dependency and dietary influence on the hypothalamic ouabain-like factor in Milan hypertensive rats. J Hypertens 13: 1571-71, 1995
1248) Tsakiridis T et al.(Toronto): Exercise increases the plasma membrane content of the Na+-K+-pump and mRNA in rat skeletal muscle. J Appl Physiol 80: 699-705, 1996
1249) Fernades MJS et al. (Sao Paolo): Na+-K+-ATPase activity in the rat hippocampus: a study in the pilocarpine model of epilepsy. Neurochem Int 28: 497-500, 1996
1250) Rapport RL et al.: Human epileptic brain Na+-K+-ATPase activity and phenytoin concentrations. Arch Neurol 32: 549-554, 1975
1251) Brines ML et al.(New Haven / USA): Regional distribution of hippocampal Na+-K+-ATPase, cytochrome oxidase and total protein in temporal lobe epilepsy. Epilepsia 36: 371-383, 1995
1252) Ward SC et al. (with Hamlyn JM)(Baltimore): Novel receptors for ouabain: studies in adrenocortical cells and membranes. Hypertension 39(2 Pt 2): 536-542, 2002
1253) Reuter H et al. (Los Angeles): The Na+-Ca2+-exchanger is essential for the action of cardiac glycosides. Circ Res 90(3): 305-308, 2002
1254) Richardt G, Grimm M & Haass M (Lübeck & Heidelberg): Sympathikus und koronare Herzerkrankung. Dtsch Med Wschr. 125: 159-164, 2000
1255) Pamnani MB et al.(Bethesda/USA): Effects of three sodium-potassium adenosine triphospahtase inhibitors. Hypertension 18: 316-324, 1991
1256) Mathews WR et al. (with Hamlyn JM)(Baltimore): Mass spectral characterization of an endogenous

digitalislike factor from human plasma. Hypertension 17: 930-935, 1991
1257) Rosen SD(London): The pathophysiology of cardiac syndrome – a tale of paradigm shifts. Cardiovasc Res 52: 174-177, 2001
1258) Stangl V, Baumann G, Stangl K & Felix SB (Berlin & Greifswald): Negative inotropic mediators released from the heart after myocardial ischemia – reperfusion. Cardiovasc Res 53: 12-30, 2002
1259) Dixon IM et al. (Winnipeg / Kanada: Alterations in cardiac membrane Ca^{2+} transport during oxidative stress. Mol Chem Biochem 99: 125-133, 1990, in 1258)
1260) Temsah RM et al.(Winnipeg / Kanada): Alterations in sarcoplasmic reticulum function and gene expression in ischemic-reperfused rat heart. Am J Physiol 277: H584-H594, 1999
1261) Fedorova OV et al. (with Bagrov AY)(Baltimore): Endogenous ligand of alpha-1 sodium pump marinobufagenin, is a novel mediator of sodium-chloride-dependent hypertension. Circulation 105: 1122-1127, 2002
1262) Libby P et al. (with Maseri A) (Harvard University Boston & Mailand): Inflammation and atherosclerosis. Circulation 105: 1135-1143, 2002
1263) Dasgupta A & Emerson L (Houston): Neutralisation of cardiac toxins oleandrin, oleandrigenin, bufalin and cinobufalin by digibind: monitoring the effect by measuring free digitoxin concentrations. Life Sci 63: 781-788, 1998
1264) Biddle DA et al.(Houston): Falsely elevated serum digitoxin concentrations due to cross-reactivity of water-extractable digitoxin-like immunoreactivity of Chinese medicine Chan SU: elimination of interference by use of a chemiliminescent assay. Clin Chim Acta 300(1-2): 151-158, 2000
1265) Dasgupta A & Scott J (Albuquerque & Houston /USA): Unexpected supression of total digoxin concentrations by cross-rectants in the microparticle enzyme immunoassay. Am J Clin Pathol 110: 78-82, 1998
1266) Baba A et al.(Tokio): Autoantibodies produced against sarcolemmal Na-K-ATPase: possible upstream targets of arrhythmias and sudden death in patients with dilated cytdiomyopoathy. J Am Coll Cardiol 40(6): 1153-1159, 2002
1267) Brubacher JR et al.(Vancouver / Kanada): Efficacy of digoxin specific Fab fragments (Digibind) in the treatment of toad venom poisoning. Toxicon 37: 931-942, 1999
1268) Gao J, Wymore RS, Wang Y, Gaudette GR, Krukenkamp IB, Cohen IS & Mathias RT (New York): Isoform-specific stimulation of cardiac Na/K pumps by nanomolar concentrations of glycosides. J Gen Physiol 119(4): 297-312, 2002
1269) Arystarkhova E et al. (Charlestown / USA): Differential regulation of renal Na,K-ATPase by splice variants of the γ-subunit. J Biol Chem 277(12): 10162-10172, 2002
1270) Therien AG & Blostein R (Quebec / Kanada): Mechanisms of sodium pump regulation. Am J Physiol 279: C541-C566, 2000
1271) Allen PD et al.: Na,K-ATPase expression in normal and failing human left ventricle. Bas Res Cardiol 87 Suppl.: 87-94, 1992, in 1268)
1272) Ponomarenko E et al. (Taipeh / Taiwan): Modulation of Na,K-ATPase activity by immunoglobulins. – II. Na,K-ATPase activity in erythrocytes from patients with various chronic disturbances. Zhonghua Yi Xue Zhi 64(10): 563-567, 2001
1273) McCarter FD et al. (Cincinatti / USA): Role of skeletal muscle Na+-K+-ATPase activity in increased lactate production in sub-acute sepsis. Life Sci 70(16): 1875-1888, 2002
1274) James JH et al. (Cincinatti / USA): Lactate is an unreliable indicator of tissue hypoxia in injury or sepsis. Lancet 354: 505-508, 1999
1275) Luchette FA et al.(Cincinatti/USA): Increased skeletal muscle Na+, K+-ATPase activity as a cause of increased lactate production after hemorrhagic shock. J Trauma 44: 796-801, 1998
1276) Jain SK & Lim G (Shreveport / USA): Lipoic acid decreases lipid peroxidation and protein glycolysation and increases (Na(+) + K(+))- and Ca(++)-ATPase activities in high glucose-treated human erythrocytes. Free Radic Biol Med 29(11): 1122-1128, 2000
1277) Jain SK& Lim G (Shreveport /USA): Pyridoxine and pyridoxamine inhibits superoxide radicals and prevents lipid peroxidation, protein glycolysation, and (Na+ + K+)-ATPase activity reduction in high glucose-treated human erythrocytes. Free Radic Biol Med 30(3): 232-237, 2001
1278) Jannot MF et al. (Marseille): Genetic and environmental regulation of Na/K adenosine triphosphatase activity in diabetic patients. Metabolism 51(3): 284-291, 2002
1279) Ravikumar A et al.(Thiruvananthapuram / Indien): Isoprenoid pathway and free radical generation and damage in neuropsychiatric disorders. Indian J Exp Biol 38(5): 438-446, 2000
1280) Kurup RK & Kurup PA (Trivandrum / Indien): Hypothalamic digoxin, hemispheric dominance and the acquired immunodeficiency syndrome. Neuroimmunomodulation 9(5): 286-294, 2001
1281) Green HJ et al. (Waterloo / Kanada , Durham & Detroit / USA): Normal skeletal muscle Na (+)-K(+)-pump concentration in patients with chronic heart failure. Muscle Nerve 24(1): 69-76, 2001
1282) Kumar AR & Kurup PA (Trivandrum / Indien): A hypothalamic digoxin mediated model for conscious and subliminal perception. J Neural Transm 108(7): 855-868, 2001
1283) Kurup RK et al.(Trivandrum / Indien): Hypothalamic digoxin mediated model for oncogenesis. J Exp Clin Cancer Res 20(4): 573-583, 2001
1284) Santra A et al. (Kalkutta / Indien): Hepatic damage caused by chronic arsenic toxicity in experimental animals. J Toxicol Clin Toxicol 28(4): 395-405, 2000
1285) Musch MW (Salsbury Cove/USA): Mechanisms of mercurial and arsenical inhibition of tyrosine absorption in intestine of the winter flounder Pseudopleuronectus americanus. Toxicol Appl Pharmacol 104: 59-66, 1990
1286) Wang X & Horisberger JD (Lausanne): Mercury binding site on Na(+)/K(+)-ATPase: a cysteine in the first transmembrane segment. Mol Pharmcol 50: 687-691, 1996
1287) Kumar SV et al.(Santiniketan / Indien): In vitro binding of inorganic mercury to the plasma membrane of rat platelet affects Na+-K+-ATPase activity and platelet aggregation.Biometals 15(1): 51-57, 2002
1288) Xie Z & Askari A (Toledo / USA): Na+/K+-ATPase as a signal transducer. Eur J Biochem 269(10): 2434-39, 2002
1289) Kocak-Toker N et al.(Istanbul): The role of Na,K-ATPase in human sperm motility. Int J Androl 25(3): 180-185, 2002
1290) Misler S et al.: Electrophysiology of stimulus secretion coupling in human ß-cells. Diabetes 41: 1222-1228, 1992, in 1272)
1291) Cook DL & Hales CN: Intracellular ATP directly block K-channels in pancreatic ß-cells. Nature 311: 269-271, 1984, in 1272)
1292) Kurup RK & Kurup PA: Hypothalamic Digoxin, hemispheric dominance and the acquired immunodeficiency syndrome. Neuroimmunomodulation 9: 286-294, 2001

1293) Cowen PJ & Wood AJ: Biological markers of depression. Psychol Med 21: 831-836, 1991, in 1282)
1294) Rybakowski R: Membrane Na-K-ATPase in schizophrenia and major depressive disorders. Neuropsychobiology 13: 11-14, 1994, in 1282)
1295) Kumar AR & Kurup PA (Trivandrum / Indien): Membrane Na-K-ATPase inhibition related dyslipidemia and insulin resistance in neuropsychiatric disorders. Indian J Physiol Pharmacol 45(3): 296-304, 2001
1296) Kumar AR & Kurup PA (Trivandrum/ Indien): Inhibition of membrane Na^+-K^+-ATPase activity: a common pathway in central nervous system disorders. J Assoc Physicians India 50: 400-406, 2002
1297) Chhabra SK et al.(Delhi): Decreased sodium-potassium and calcium adenosine triphosphatase activity in asthma: modulation by inhaled and oral corticosteroids. Indian J Chest Dis Allied Sci 41: 15-26, 1999
1298) Bagrov AY et al.(Leningrad): Endogenous plasma Na,K-ATPase inhibitory activity and digoxin like immunoreactivity after myocardial infarction. Cardiovasc Res 25: 371-377, 1991
1299) Nehru B et al. (Chandigarh / Indien): Effect of selenium on lead-induced neurotoxicity in different brain regions of adult rats. J Environ Pathol Toxicol Oncol 13: 265-268, 1994
1300) Grabowska M & Guminska M (Krakau): The effect of lead on lactate formation, ATP level and membrane ATPase activities in human erythrocytes in vitro. Int J Occup Med Environ Health 9: 265-274, 1996
1301) Carfagna MA et al.(Indianapolis / USA): Inhibition of ATPase activity in rat synaptic plasma membranes by simultaneous exposure to metals. Chem Biol Interact 100: 53-65, 1996
1302) Batra N et al.(Chandigarh / Indien)l: Influence of lead and zinc on rat male reproduction at biochemical and histopathological levels. J Appl Toxicol 21(6): 507-512, 2001
1303) Bertoni JM & Sprenkle PM (Omaha / USA): Low level lead inhibits the human brain cation pump. Life Sci 48: 2149-56, 1991
1304) Jehan ZS & Motlag DB (Madras / Indien): Metal induced changes in the erythrocyte membrane of rats. Toxicol Lett 78: 127-133, 1995
1305) De Boeck G et al. (Antwerpen): Morphological and metabolic changes in common carp, Cyprinus carpio, during short-term copper exposure: interactions between Cu2+ and plasma cortisol elevation. Environ Toxicol Chem 20(2): 374-381, 2001
1306) Li J et al. (Nijmegen / Holland): Kinetics of Cu2+ inhibition of Na(+)/K(+)-ATPase. Toxicol Lett 87: 31-38, 1996
1307) Canli M & Stagg RM (Glasgow): The effects of in vitro exposure to cadmium, copper and zinc on the activities of gill ATPases in the Norway lobster, Nephops norvegicus. Arch Environ Contam Toxicol 31: 494-501, 1996
1308) Thevenod F & Friedmann JM (Homburg /Saar): Cadmium-mediated oxidative stress in kidney proximal tubule cells induces degradation of Na-K-ATPase through proteasomal and endo- / lysosomal proteolytic pathways. FASEB 13: 1751-1761, 1999
1309) Tsuruoka S et al. (Tochigi / Japan): Acute effect of cadmium-metallothionein on glucose and amino acid transport across the apical membrane of the rabbit proximal tubule perfused in vitro. J Pharmacol Exp Ther 292(2): 769-777, 2000
1310) Grabowska M et al. (Krakau): Inhibitory effect of environmental pollutants on erythrocyte membrane ATPase activity in humans. Folia Med Cracov 32: 103-110, 1991
1311) Ekambaram P & Paul V (Madras / Indien): Modulation of fluoride toxicity in rats by calcium carbonate and by withdrawl of fluoride exposure. Pharmacol Toxicol 90(2): 53-58, 2002
1312) McIvor ME & Cummings CC (Baltimore/USA): Sodium fluoride produces a K+ efflux by increasing intracellular Ca2+ through Na+-Ca2+ exchange. Toxicol Lett 38: 169-176, 1987
1313) Fu Y et al.(Shijiazhuang / China): Erythrocyte and plasma Ca2+, Mg2+ and cell membrane adenosine triphosphatase activity in patients with essentiel hypertension. Chin Med J 111: 147-149, 1998
1314) Rapport RL et al.(Seattle): Na+ + K+-ATPase in serially excised segments of epileptic monkey cortex. Epilepsia 22: 123-127, 1981
1315) Djemli-Shipkolye A (Marseille): The effects ex vivo and in vitro of insulin and C-peptide on Na/K adenosine triphosphatase activity in red blood cell membranes of type 1 diabetic patients Metabolism 49(7): 868-872, 2000
1316) Ponomarenko E et al.(Taipeh): Modulation of Na, K-ATPase activity by immunoglobulins – III. Influence of an ATPase activity regulating agent „Marina" on Na, K-ATPase activity in patients with various chronic disturbances. Zhonghua Yi Xue Za Zhi (Taipeh) 64(11): 617-620, 2001
1317) Naylor DJ & Smith AHW: Defective genetic control of sodium-pump density in manic depressive psychosis. Psychol Med 11: 257-263, 1981, in 969)
1318) Kaide J et al.(Sapporo): Effects of digoxin-specific antibody Fab fragments (Digibind) on blood pressure and renal water-sodium metabolism in 5/6 reduced renal mass hypertensive rats. Am J Hyperten 12(6): 611-619, 1999
1319) Ribeiro RA & de Lores Arnaiz GR (Sao Paolo): Nantenine and papaverine differentially modify synaptosomal membrane enzymes. Phytomedicine 7(4): 313-323, 2000
1320) Ribeiro RA & de Lores Arnaiz GR (Buenos Aires): In vitro dose dependent inverse effect of nantenine on synaptosomal membrane K+-p-NPPase activity. Phytomedicine 8(2): 107-111, 2001
1321) Verotta L et al.(Camerino / Italien): Chemical and pharmacological characterization of Erythophleum lasianthum alkaloids. Planta Med 61: 271-274, 1995
1322) Lehning EJ et al.(Bronx / New York): Changes in Na-K-ATPase and protein kinase C activities in pereiphral nerve of acrylamide-treated rats. J Toxicol Environ Health 42: 331-342, 1994
1323) Lehning EJ et al.(Bronx / New York): Biochemical and morphologic characterization of acrylamide peripheral neuropathy. Toxicol Appl Pharmacol 151: 211-221, 1998
1324) Jannot MF et al. (Marseille): Relationship between neuropathy, hypertension and red blood cell Na/K-ATPase in patients with insulin-dependent diabetes mellitus. Diabetes Metab 25: 35-42, 1999
1325) Mourelle M et al.(Mexico City): Protection against thallium hepatotoxicity by silymarin. J Appl Toxicol 8: 351-354, 1988
1326) Overgaard K et al. (Aarhus / Dänemark): Membrane leakage and increased content of Na+ -K+ pumps and Ca2+ in human muscle after a 100 km run. J Appl Physiol 92: 1891-98, 2002
1327) Salomon P et al.: Sodium efflux through lymphocytic cell membranes in patients with acute myocardial infarction. (Artikel auf polisch, Abstract auf enlisch) Pol Arch Med Wewn 100: 543-550, 1998
1328) Sethi R et al. (Winnipeg / Kanada): Beneficial effects of vitamin E treatment in acute myocardial infarction. J Cardiovasc Pharmacol. Ther 5(1): 51-58, 2000
1329) Salomon P et al.: Sodium efflux through lymphocytic cell membranes in patients with chronic respiratory insufficiency. (Artikel auf polisch, Abstract auf enlisch) Pol Arch Med Wewn 100: 536-542, 1998

1330) Mathias RT et al. (New York): Isoform-specific regulation of the Na(+)-(K+) pump in heart. News Physiol Sci 15: 176-180, 2000
1331) Kumar AR & Kurup PA: Digoxin and membrane sodium potassium ATPase inhibition in cardiovascular disease. Indian Heart J 52: 315-318, 2000
1332) Bianchini A et al.(Hamilton/Kanada): Acute silver toxicity in aquatic animals is a function of sodium uptake rate. Environ Sci Technol 36(8): 1763-1736, 2002
1333) Kashkin VA et al. (with Bagrov AY)(St.Peteresburg): Marinobufagenin (MBG) suppression of ethanol-seeking behavior is associated with inhibition of brain cortex Na/K-ATPase in mice. Eur Neuropsychopharmacol. 12(3): 217-223, 2002
1334) Altura BM & Altura BT (New York): Magnesium, electrolyte transport and coronary vascular tone. Drugs 28 Suppl. 1: 120-142, 1984
1335) Lu G et al.(Changsha / China): Changes of erythrocyte membrane ATPase activities and plasma lipids in patients with coronary heart disease. Hunan Yi Ke Da Xue Xue Bao 24: 68-70, 1999
1336) Wang L et al.(Los Angeles): Nicotine downregulates alpha 2 isoform of Na,K-ATPase at the blood-brain barrier and brain in rats. Biochem Biophys Res Commun 199: 1422-27, 1994
1337) Horster M, König T, Schmid H & Schmidt U (München): Nephron electrolyte transport and sodium-potassium adenosine triphosphatase activity: influence of nicotine in rat and rabbit. J Physiol 295: 353-363, 1979
1338) Shallom JM & Katyare SS (Bombay): Altered synaptosomal ATPase activity in rat brain following prolonged in vivo treatment with nicotine. Biochem Pharmacol 34: 3445-49, 1985
1339) Kakimoto H et al. (Osaka): Altered lipid composition and differential changes in activities of membrane-bound enzymes of erythrocytes in hepatic cirrhosis. Metabolism 44: 825-832, 1995
1340) Musch TI et al. (Manhattan (Kansas) / USA): Skeletal muscle ouabain binding sites are reduced in rats with chronic heart failure. J Appl Physiol 92(6): 2326-34, 2002
1341) Fridman AI et al. (with Bagrov AY)(Baltimore & St.Petersburg): Marinobufagenin, an endogenous ligand of alpha-1 sodium pump, is a marker of congestive heart failure severity. J Hypertens 20(6): 1189-1194, 2002
1342) Ishino K, Botker HE, Clausen T, Hetzer R & Sehested J (Berlin): Myocardial adenine nucleotides, glycogen and Na,K-ATPase in patients with idiopathic dilated cardiomyopathy requiring mechanical circulatory support. Am J Cardiol 83: 396-399, 1999
1343) Kuralay F et al.(Izmir / Türkei): Erythrocyte membrane Na+,K+ ATPase activity can be a marker of liver histopathology. Biochem Mol Biol Int 40: 769-777, 1996
1344) Kuralay F et al. (Izmir / Türkei): The effect of interferon therapy on erythrocyte membrane Na+,K+ ATPase activity in patients with chronic hepatitis B and C virus infections Biochem Mol Biol Int 45: 1189-98, 1998
1345) Mourelle M & Franco MT (Mexico City): Erythrocyte defects precede the onset of CCl4-induced liver cirrhosis. Protection by silymarin. Life Sci 48: 1083-90, 1991
1346) Kumar AR & Kurup PA (Thiruvananthapuram / Indien): Hypothalamic digoxin and neural regulation of blood pressure and vascular thrombosis. Indian Heart J 52(5): 574-482, 2000
1347) Miltenyi G et al.(Budapest): monitoring cardiovasular changes during hemodialysis in children. Pediatr Nephrol 16(1): 19-24, 2001
1348) Kovacic H et al.(Marseille): Sodium pump and Na+/H+ activities in uremic erythrocytes. A microcalorimetric and pH-metric study. Clin Chim Acta 259: 31-40, 1997
1349) Ponomarenko ED et al.: The mechanism of Na+-K+ pump dysfunction in the erythrocytes of patients with glomerulonephritis and kidney failure. (Artikel auf russisch, Abstract auf englisch) Ter Arkh 63: 105-109, 1 1991
1350) Goonasekera CD et al.(London): Abnormalities of erythrocyte sodium transport in reflix nephropathy. J Hum Hypertens 10: 473-476, 1996
1351) Kaji D & Thomas K (New York): Na+-K+ pump in chronic renal failure. Am J Physiol 252: F 785 - F 793, 1987
1352) Lehr K, Schober O, Hundeshagen H & Pichlmayr R (Hannover): Total body potassium depletion and the need for properative nutritional suppert in Crohn´s disease: Ann Surg 196: 709-714, 1982
1353) Rachmilewitz D et al.(Jerusalem): Decreased colonic Na-K-ATPase activity in active ulcerative colitis. Isr J Med Sci 20: 681-684, 1984
1354) Allgayer H, Kruis W, Paumgartner G, Wiebecke B, Brown L & Erdmann E (München): Dig Dis Sci 33: 417-422, 1988
1355) Scheurlen C, Allgayer H, Hardt M & Kruis W (Bonn): Effect of short-term topical corticosteroid treatment on mucosal enzyme systems in patients with distal inflammatory bowel disease. Hepatogastroenterology 45: 1539-45, 1998
1356) Greig E & Sandle GI (Manchester): Diarrhea in ulcerative colitis. The role of altered colonic sodium transport. Ann N.Y.Acad Sci 915: 327-332, 2000
1357) Sundaram U et al. (Columbus / USA): Corticosteroids reverse the inhibition of Na-glucose cotransport in the chronically inflamed rabbit ileum. Am J Physiol 276: G 211- G 218, 1999
1358) Huang L et al. (Toledo/USA): Differential regulation of Na/K-ATPase alpha-subunit isoform gene expression in cardiac myocytes by ouabain and other hypertrophic stimuli. J Mol Cell Cardiol 29: 3157-67, 1997
1359) Wang H & Leenen FH (Ontario / Kanada): Brain sodium channels mediate increases in brain "ouabain" and blood pressure in Dahl S rats. Hypertension 40(1): 96-100, 2002
1360) Liedtke AJ et al.(Madison /USA): Effects of L-propionylcarnitine on mechanical recovery during reflow in intact hearts. Am J Physiol 255: H 169- H 176. 1988
1361) Lawrence TS (Bethesda / USA): Ouabain sensitizes tumor cells but not normal cells to radiation. Int J Radiat Oncol Phys 15: 953-958, 1988
1362) Verheye-Dua F & Bohm L (Tygerberg / South Africa): Na+, K+-ATPase inhibitor, ouabain, accentuates irradiation damage in human tumour cell lines. Radiat Oncol Investig 6: 109-119, 1998
1363) Verheye-Dua F & Bohm L: Influence of apoptosis on the enhancement of radiotoxicity by ouabain: Strahlenther Onkol 176 (4): 186-191, 2000
1364) Huang DM et al. (Taiwan): Cardiac glycosides induce resistance to tubulin-dependent anticancer drugs in androgen-independent human prostate cancer. J Biomed Sci 9(5): 443-452, 2002
1365) McConkey DJ et al. (Houston + San Antonio): Cardiac glycosides stimulate Ca^{2+} increases and apoptosis in androgen-independent, metastastic human prostate adenocarcinoma cells. Cancer Res 60: 3807-3812, 2000
1366) Gray DF et al.(Sydney): HMG CoA reductase inhibition reduces sarcolemmal Na(+)-K(+) pump dsensity. Cardiovasc Res 47(2): 329-335, 2000
1367) Qazzaz HM & Valdes jr. R (Louisville/USA): Simultaneous isolation of endogenous digoxin-like immunoreactive factor, ouabain-like factor, and deglycosylated congeners from mammalian tissues. Arch

Biochem Biophys 328: 193-200, 1996
1368) Bundgaard H et al.(Kopenhagen): Endotoxemia stimulates skeletal muscle Na,K-ATPase and increases blood lactate level under aerobic conditions in humans. Am J Physiol 284(3): H1028-H1034, 2003
1369) Haux J (Trondheim /Norwegen): Digitalis: impinges on more than just the (ion-) pump. Med Hypotheses 59(6): 781-782, 2002
1370) Kurup RK & Kurup PA: Hypothalamic digoxin deficiency in obsessive compulsive disorder and la Tourette´s syndrome. Int J Neurosci 112(7): 797-816, 2002
1371) Kolanjiappan K et al. (Nagar / Indien): Measurement of erythrocyte lipids, lipid peroxidation, antioxidants and osmotic fragility in cervical cancer patients. Clin Chim Acta: 32(1-2): 143-149, 2002
1372) Ando K et al. (Tokio): Effects of ouabain on the growth and DNA synthesis of PC12 cells. J Cardiovasc Pharmacol 37(3): 233-238, 2001
1373) Leuschner J & Winkler A (Hamburg): Toxicological studies with ouabain. Naunyn-Schmiedeberg´s Arch Pharmacol 363 (4) Suppl.: 139, abstract 544, 2001
1374) Jung ME & Davidov P (Los Angeles): Efficient synthesis of a tricyclic BCD analogue of ouabain: Lewis acid catalyzed Diels-Alder reactions of sterically hindered systems. Angew Chem Int Ed (Engl) 41: 4125-4128, 2002
1375) Jung ME & Pizzi G: First synthesis of the a/b ring of ouabain. Org Lett. Jan 23;5(2):137-40, 2003
1376) Liu L et al.(Toledo/USA): Role of Caveolae in the Signal Transducing Function of Cardiac Na+/K+-ATPase.Am J Physiol Cell Physiol 2003 Feb 26, im Druck
1377) Obata T (Oita /Japan): Calcium overload enhances hydroxyl radical generation by 1-methyl-4 phenylpyridinium ion (MPP(+)) in rat striatum. Brain Res 965(1-2): 287-289, 2003
1378) Satyavathi C & Rao YP (Visakhapatnam / India.): Effect of lead on Na+, K(+)-ATPase activity in Penaeus indicus postlarvae. Indian J Exp Biol 40(7): 858-60, 2002
1379) Al-Khalili L et al.(Stockholm): Na(+),K(+)-ATPase trafficking in skeletal muscle: insulin stimulates translocation of both alpha(1)- and alpha(2)-subunit isoforms. FEBS Lett 536(1-3):198-202, 2003
1380) Kumar AR & Kurup PA (Trivandrum / Indien): Hypothalamic digoxin and regulation of body mass index. Neurol India 50(4): 452-458, 2002
1381) Komiyama Y et al.(with H.Takahashi, Osaka): A novel endogenous digitalis, telocinobufagin, exhibits elevated plasma levels in patients with terminal renal failure. Clin Biochem. 2005: 36-45, 2005
1382) Qi SS et al.: Clinical evaluation of intermittent strophanthin K therapy for congestive heart failure combined coronary artery disease. (Artikel auf Chinesisch, abstract in english) Hunan Yi Ke Da Xue Xue Bao 26:448–450 (2001)
1383) Wang JG et al. (with Hamlyn JM): Salt, endogenous ouabain and blood pressure interactions in the general population. J Hypertens. 2003 Aug;21:1475-81 (2003)
1384) Lanzani C et al. (with Hamlyn JM): Role of the adducin family genes in human essential hypertension. J Hypertens 23:543-549, 2005
1385) Hamlyn JM et al. (Baltimore): 11-Hydroxylation in the biosynthesis of endogenous ouabain: multiple implications. Ann NY Acad Sci 986: 685-693, 2003
11386) Heiss WD & Podreka I (Wien): Assessment of pharmacological effect on cerebral blood flow. Eur Neurol 17 (Suppl. 1) : 135-143, 1978
1387) Trimarco B et al. (Neapel): ouabain-induced refelex coronary vasodilation mediated by cardiac receptors. Am J Physiol 246: H664-H670, 1984
1388) Ferlinz J et al.(Long Beach & Irvine /California): Myocardial metabolism and treshold to angina in coronary artery disease after digitalization. Am J Med 66: 288-295, 1979
1389) Ferlinz J et al.(Long Beach & Irvine /California): Effects of rapid digitalization on total and myocardial performance in patients with coronary artery disease. Am Heart J 96: 337-346, 1978
1390) Matos L et al.(Budapest): Comparative study of the cardiac and peripheral vascular effects of strophanthin k and lanatoside C in coronary heart disease. Europ J Clin Pharmacol. 9: 27-37, 1975
1391) persönliche Kommunikation (Telefonat)
1392) Hupe H, Balint T: Anwendungs-Untersuchung über die Behandlung pectanginöser Beschwerden mit Strophactiv-Tropfen. Krankenhaus Osterforde, 1988; Anfragen bitte an Rolf-Jürgen Petry, Pf. 1305, 27442 Gnarrenburg, e-mail: strophanthin@web.de, Fax: (01033-)01212 – 55 13 09 321
1393) Saunders R & Scheiner-Bobis G (Giessen): Ouabain stimulates endothelin release and expression in human endothelial cells without inhibiting the sodium pump. Eur J Biochem 271(5):1054–62, 2004
1394) Su SW et al.(Shijiazhuang/China): Relationship between cardiotonic effects and inhibition on cardiac sarcolemmal Na-K-ATPase of strophanthidin at low concentrations. Acta Pharmacol Sin 24(11): 1103-07, 2003
1395) Njde Hambarchian, Klara Brixius, Rong Lu, Jochen Muller-Ehmsen & Robert H.G. Schwinger (Köln): Ouabain increases myofibrillar Ca2+ sensitivity but does not influence the Ca2+ release in human skinned fibres. European J Pharmacol 492: 225-231, 2004
1396) Giunta C et al. (Turin): Activatory effect of two cardioglycosides on cavia cobaya kidney Na-K-ATPase activity. Gen Pharmac 3: 183-188, 1985
1397) Giunta C & De Bortoli M: Na-K-ATPase activity at very low concentrations of ouabain. Atti 28° congresso Nazionale Societa´ Italiana di Biochimica. pp. 163-164, Universitá degli Studi, Firenze, 1982
1398) Giunta C et al.: Na-K-ATPase from Xenopus laevis (Daudin) kidney and epidermis: high sensivity towards regulatory compounds. Comp Biochem Physiol 79B: 71-74, 1984
1399) Huang YT et al. (Taipeh): Investigation of ouabain-induced anticancer effect in human androgen-independent prostate cancer PC-3 cells. Biochemical Pharmacology 67: 727-733, 2004
1400) W.Rothmund: Der linksventrikuläre Durchblutungsstop. Die Blutstrom-Kinetik in den Kranzarterien und ihre kardiologische Bedeutung. Cardiol-Angiol Bull 14/15: 199-205, 1977
1401) B.Stenkvist et al.(Uppsala): Cardiac glycosides and breast cancer, revisited. N Engl J Med 306: 484, 1982
1402) Stenkvist B: Is digitalis a therapy for breast carcinoma ? Oncol Rep 6: 493-496, 1999
1403) Silva VS et al. (Aveiro / Portugal): Effect of Chronic Exposure to Aluminium on Isoform Expression and Activity of Rat (Na+/K+)ATPase. Toxicological Sciences 2005 88(2): 485-494
1404) Hlivko JT et al. (Oxford / USA): The human Na,K-ATPase alpha4 isoform is a ouabain-sensitive alpha isoform that is expressed in sperm. Mol Reprod Dev. 2005 Sep 21
1405) Xie Z & Xie J (Toledo / USA): The Na/K-ATPase-mediated signal transduction as a target for new drug development. Front Biosci 10: 3100-09, 2005
1406) Petersen AC et al.(Melbourne / Australia): Depressed Na+-K+-ATPase activity in skeletal muscle at fatigue is correlated with increased Na+-K+-ATPase mRNA expression following intense exercise. Am J Physiol

Regul Integr Comp Physiol 289(1): R266-274, 2005
1407) Koenderink JB et al. (Nijmegen / NL): Na,K-ATPase mutations in familial hemiplegic migraine lead to functional inactivation. Biochim Biophys Acta 1669(1): 61-68, 2005
1408) Nicolini G et al. (Pisa): Erythrocyte Na/K-ATPase is increased in subjects with subclinical hypothyroidism. Clin Endocrinol (Oxf). 2004 Jun;60(6):705-710
1409) Borghetti A et al.: [Na/K transport in red blood cells from severely burned patients](article in italian, abstract in english) Ateneo Parmense Acta Biomed 51: 5-10, 1980
1410) Prasad R et al.(Chandigarh / Indien): Modulation of ouabain sensitive sodium potassium pump of erythrocytes from patients with chronic renal failure: role of acute hemodialysis. Biochem Mol Biol Int 40(6): 1087-94, 1996
1411) Baba A et al. (Tokio): [Autoantibodies against sarcolemmal Na-K-ATPase in patients with dilated cardiomyopathy: autoimmune basis for ventricular arrhythmias in patients with congestive heart failure](article in japanese, abstract in english) J Cardiol. 2002 Jan;39(1):50-51.
1412) Parvez S, Sayeed I, Raisuddin S (Dresden): Decreased gill ATPase activities in the freshwater fish Channa punctata (Bloch) exposed to a diluted paper mill effluent. Ecotoxicol Environ Saf. 2005 Aug 23; [Epub ahead of print] Nähere Angaben sind im Pubmed.com leider nicht zu bekoimmen
1413) Balzan S et al. (Pisa): Endogenous ouabain and acute salt loading in low-Renin hypertension. Am J Hypertens 18(7): 906-909, 2005
1414) Sroka K (Hamburg): On the genesis of myocardial ischemia. Z Kardiol 93(10): 768-783, 2004
1415) Lopatina EV et al.: [Comparative analysis of the cardiac glycosides action on the growth of the cardiac tissues explants] Ross Fiziol Zh Im I M Sechenova 91(11): 1299-1304, 2005
1416) Klevay LM (Grand Forks /USA): Ischemic heart Disease – a major obstacle to becoming old. Clin Geriatr Med 3: 361-72, 1987
1417) Pacheco-Rosado J et al. (Ayala / Mexico): Selective decrease of Na-K-ATPase activity in the brain of hypothyroid rats. Proc West Pharmacol Soc 48: 52-54, 2005
1418) Calderon Guzma G et al. (Mexiko): Effect of nutritional status and ozone exposure on Na-K-ATPase and lipid peroxidation in rat brain. Proc West Pharmacol Soc 48: 118-121, 2005
1419) Constant J: Digitalis in Myocaedial Infarction. Changing Concepts. NY State J Med, S. 650-658, 1970
1420) Talmage EA: The role of ouabain in myocardial unsufficiency during anesthesia and surgery. Am J Cardiol, S. 747-751, 1960
1421) Baroldi G (Mailand): From atherosclerotic silent plaque to disrupted and activated plaque: histology versus angiographic, angioscopic and intravascular ultrasound imaging. Int J Cardiol 65 Suppl 1:S3-6, 1998
1422) Baroldi G & Giuliano G: Ischemic heart disease: clinical and pathological mismatch. Can J Cardiol. Suppl A:248A-254, 1986
1423) Ambrose JA et al. (with Gorln R): Angiographic progression of coronary artery disease and the development of myocardial infarction. J Am Coll Cardiol 12: 56-62, 1988
1424) Little WC et al. (Winston-Salem/USA): Can coronary angiography predict the site of a subsequent myocardial infarction in patients with mild-to-moderate coronary artery disease? Circulation. 78:1157-66, 1988
1425) Brown BG et al. (Seattle): Incomplete lysis of thrombus in the moderate underlying atherosclerotic lesion during intracoronary infusion of streptokinase for acute myocardial infarction: quantitative angiographic observations. Circulation 73: 653-661, 1986
1426) Giroud D et al.(Genf): Relation of the site of acute myocardial infarction to the most severe coronary arterial stenosis at prior angiography. Am J Cardiol 69: 729-732, 1992
1427) Bogaty P et al. (with Maseri A) (London): Comparison of coronary angiographic findings in acute and chronic first presentation of ischemic heart disease. Circulation 87: 1938-1946, 1993
1428) Baroldi G (Mailand & Rom): Morphological and functional significamce of findings in unstable atherothombotic plaque underlying acute coronary syndromes: a review. International Journal of Cardiology 49 (Suppl.): S 3 - S 9, 1995
1429) Baroldi G et al.: Coronary occlusion: cause or consequence of acute myocardial infarction? Clin Cardiol 13: 49-54, 1990
1430) Baroldi G et al.: Correlation of morphological variables in the coronary atherosclerotic plaque with clinical patterns of ischemic heart disease. Am J Cardiovasc Pathol 2: 159-172, 1988
1431) Baroldi G: Diseases of the extramural coronary arteries. In Cardiovascular Pathology (MD Silver ed.), 2nd ed. New York: Churchill Livingstone Inc., 1991; p.487-563
1432) Neri Serneri GG et al. (Florenz): Silent ischemia in unstable angina is related to an altered cardiac norepinephrine handling. Circulation 87: 1928-37, 1993
1433) Hori M, Maruyama Y, Reneman R. S. (Eds): Cardiac Adaptation and Failure, Springer 1994
1434) Fan THM et al.(Rochester/USA): Reduction of myocardial Na-K-ATPase activity and ouabain binding sites in heart failure: prevention by nadolol. Am J Physiol 265: H2086-93, 1993
1435) Collins-Nakai RL et al. (Edmonton/ Canada): Epinephrine increases ATP production in hearts by preferentially increasing glucose metabolism. Am J Physiol. 267: H1862-71, 1994
1436) Depre C et al.(Brussels): Cyclic AMP suppresses the inhibition of glycolysis by alternative oxidizable substrates in the heart. J Clin Invest 101: 390-7, 1998
1437) Williamson JR: Metabolic effects of epinephrine in the isolated, perfused rat heart. J Biol Chem 239: 2721-29, 1964
1438) Messer JV et al. (with Gorlin R): Effect of exercise on cardiac performance in human subjects with coronary artery disease. Circulation 28:404-414, 1963
1439) Gorlin R: Physiologic studies in coronary atherosclerosis. Fed Proc 21: 93-7, 1962
1440) Neill WA: Myocardial hypoxia and anerobic metabolism in coronary heart disease. Am J Cardiol 22: 507-515, 1968
1441) Krasnow N et al. (with Gorlin R): Myocardial lactate and pyruvate metabolism. J Clin Invest 41: 2075-85, 1962
1442) Krasnow N & Gorlin R: Myocardial lactate metabolism in coronary insufficiency. Ann Intern Med 59: 781-787, 1963
1443) Araujo LI et al.(with A.Maseri, London): Abnormalities in myocardial metabolism in patients with unstable angina as assessed by positron emission tomography. Cardiovasc Drugs Ther 2: 41-46, 1988
1444) Nakano A et al. (Fukui /Japan): Clinical significance of augmented fluorine-18 deoxyglucose uptake in remote normoperfused myocardium in patients with acute coronary syndrome under fasting conditions. J Nucl Cardiol 7: 454-460, 2000.
1445) Vanden Hoek TL et al. (Chicago): Mitochondrial electron transport can become a significant source of

oxidative injury in cardiomyocytes. J Mol Cell Cardiol 29: 2441-50, 1997
1446) Dhalla NS et al.(Winnipeg / Kanada): Role of oxidative stress in cardiovascular diseases. J Hypertension 18: 655-673, 2000
1447) Stangl V, Baumann G, Stangl & Felix SB (Berlin & Greifswald): Negative inotropic mediators released from the heart after myocardial ischemia - reperfusion. Cardiovasc Res 53: 12-30, 2002
1448) Spitzer KW et al. (Salt Lake City / USA): Relationship between intracellular pH and tension development in resting ventricular muscle and myocytes. Am J Physiol 262: C316-C327, 1992
1449) Harrison SM et al. (Leeds / UK): Contraction and intracellular Ca^{2+}, Na^+, and H^+ during acidosis in rat ventricular myocytes. Am J Physiol 262: C348-5, 1992
1450) Baroldi G (Mailand): Different morpholiogical types of myocardial cell deyth in man. In: Fleckenstein A, Rona G (ed): Recent advances in studies on cardiac structure and metabolism, Vol. 6. Pathophysiology and morphology of myocardial cell alteration. University Park Press, Baltimore, pp. 383-397, 1975
1451) Keul J, Keppler D & Doll E (Freiburg): Lactate-pyruvate ratio and its relation to oxygen pressure in arterial, coronarvenous and femoralvenous blood. Arch Int Physiol Biochim 75: 573-578, 1967
1452) Keul J, Doll E, Keppler D & Skinner JS: Energy Metabolism of Human Muscle. Karger, Basel 1972
1453) Kawada T et al.(Osaka): Differential acetylcholine release mechanisms in the ischemic and non-ischemic myocardium. J Mol Cell Cardiol 32: 405-414, 2000
1454) Kawada T et al.: Vagosympathetic interactions in ischemia-induced myocardial norepinephrine and acetylcholine release. Am J Physiol Heart Circ Physiol 280: H216-2, 2001
1455) Bergemann C et al.(Aachen): Inhibition of glucose transport by cyclic GMP in cardiomyocytes. Life Sci 69: 1391-1406, 2001
1456) Hayano J et al. (Nagoya/Japan): Severity of coronary atherosclerosis correlates with the respiratory component of heart rate variability. Am Heart J 121: 1070-79, 1991
1457) Nolan J et al. (Edinburgh): Cardiac parasympathetic activity in severe uncomplicated coronary artery disease. Br Heart J 71: 515-520, 1994
1458) Rich MW et al. (St.Louis / USA): Correlation of heart rate variability with clinical and angiographic variables and late mortality after coronary angiography. Am J Cardiol 62: 714-717, 1988
1459) Takase B et al. (Saitama / Japan): Heart rate variability in patients with diabetes mellitus, ischemic heart disease, and congestive heart failure. J Electrocardiol 25: 79-88, 1992
1460) Kop WJ et al. (Bethesda / USA): Changes in heart rate and heart rate variability before ambulatory ischemic events(1). J Am Coll Cardiol 38: 742-749, 2001
1461) Tsuji H et al. (Osaka / Japan): Impact of reduced heart rate variability on risk for cardiac events. The Framingham Heart Study. Circulation. 94: 2850-55, 1996
1462) Huang J et al.(London): Heart rate variability depression in patients with unstable angina. Am Heart J 130: 772-779, 1995
1463) Bigger JT et al. (New York): Components of heart rate variability measured during healing of acute myocardial infarction. Am J Cardiol 61: 208-215, 1988
1464) Bigger JT Jr. et al. (New York): Frequency domain measures of heart period variability and mortality after myocardial infarction. Circulation 85: 164-171, 1992
1465) Farrell TG et al. (London): Prognostic value of baroreflex sensitivity testing after acute myocardial infarction. Br Heart J 67: 129-137, 1992
1466) Farrell TG et al. (London):Risk stratification for arrhythmic events in postinfarction patients based on heart rate variability, ambulatory electrocardiographic variables and the signal-averaged electrocardiogram. Am Coll Cardiol 18: 687-697, 1991
1467) Hartikainen JE et al. (London): Distinction between arrhythmic and nonarrhythmic death after acute myocardial infarction based on heart rate variability, signal-averaged electro-cardiogram, ventricular arrhythmias and left ventricular ejection fraction. J Am Coll Cardiol 28: 296-304, 1996
1468) Kleiger RE et al.(London): Decreased heart rate variability and its association increased mortality after acute myocardial infarction. Am J Cardiol 59: 256-262, 1987
1469) Odemuyiwa O et al. (London): Comparison of the predictive characteristics of heart rate variability index and left ventricular ejection fraction for all-cause mortality, arrhythmic events and sudden death after acute myocardial infarction. Am J Cardiol 68: 434-439, 1991
1470) Zuanetti G et al.(Edinburgh): Prognostic significance of heart rate variability in post-myocardial infarction patients in the fibrinolytic era. The GISSI-2 results. Gruppo Italiano per lo Studio della Sopravvivenza nell' Infarto Miocardico. Circulation 94: 432-436, 1996
1471) Fawcett DW & Selby CC: Observations on the fine structure of the turtle atrium. J Biophys Biochem Cytol 4: 63-72, 1958
1472) Loffelholz K & Pappano AJ (Mainz): The parasympathetic neuroeffector junction of the heart. Review. Pharmacol Rev 37: 1-24, 1985
1473) Reemtsma K et al.: Transplantation of the homologous canine heart: serial studies of myocardial blood flow, oxygen consumption, and carbohydrate metabolism. Surgery 47: 292-300, 1960
1474) Jesseph JE et al.: Carbohydrate metabolism of the isolated perfushed dog heart. Surg Forum 8: 290-294, 1957
1475) Winterscheid LC et al.: Effects of isoproterenol on carbohydrate metabolism of isolated canine heart. Circ Res 12: 76-84, 1963
1476) Sroka K (Hamburg): Herzinfarkt vermeiden. Psychosozial, Gießen 2002
1477) Harrison LL et al. (Tuscaloosa / USA): Effects of early parent touch on preterm infants' heart rates and arterial oxygen saturation levels. J Adv Nurs 15: 877-885, 1990
1478) McCraty R et al.(Boulder Creek / USA): The effects of emotions on short-term power spectrum analysis of heart rate variability. Am J Cardiol 76: 1089-93, 1995 Erratum in: Am J Cardiol 77: 330, 1996
1479) a) Wendt L et al. (Frankfurt / Main): Protein transport and protein storage in etiology and pathogenesis of arteriosclerosis. Z Ernahrungswiss 20: 1-43, 1981
b) Prof.Dr.med.Lothar Wendt: Die essentielle Hypertonie der Übererernährten, Die Mikroangiopathie der Risikofaktoren - Kausale Therapie, Haug Verlag, Heidelberg, 1985
c) Prof.Dr.med.Lothar Wendt : Die Eiweißspeicherkrankheiten, Haug Verlag Hdlbg, 1984
1480) Sakai H et al. (Toyama/Japan): Up-regulation of Na-K-ATPase alpha3-isoform and downregulation of the alpha1-isoform in human colorectal cancer. FEBS Lett 563(1-3): 151-154, 2004
1481) Genest JJ et al.(Boston): Plasma homocyst(e)ine levels in men with premature coronary artery disease. J Am Coll Cardiol 16: 1114-1119, 1990
1482) Liu J et al. (with Bagrov AY)(Toledo & Bethesda / USA): Effect of cardiac glycosides on sodium pump

expression and function in LLC-PK1 and MDCK cells. Kidney International 62: 2118-25, 2002
1483) Orchard CH & Kentish JC (Leeds): Effects of changes of pH on the contractile function of cardiac muscle. Am J Physiol 258: C967-C981, 1990
1484) Sabine Fischer: Wiederentdeckt: Biotonometrie in der Praxis. Erfahrungsheilkunde 54: 332-336, 2005
1485) Jutta Neufang (Waldbröl): Orale Strophanthinbehandlung bei verbesserter Resorption. Med Klinik 2: 1383-85, 1954
1486) Besch Hr & Watanabe AM (Indianapolis): The positive inotropic effect of digitoxin: independence from sodium accumulation. J Pharmacol Exp Ther 207: 958-965, 1978
1487) Yagihashi et al. (Japan) : Perspective for the treatmnt of diabetic neuropathy : translation from molecular studies to bedside. Rinsho Shinkeigaku 45(11): 966-968, 2005
1488) Shahid et al. (Karachi / Pakistan): Electrolytes and sodium transport mechanism in diabetic mellitus. Pak J Pharm Sci 18(2): 6-10, 2005
1489) Kurup RK & Kurup PA (Kerala/Indien): Schizoid neurochemical pathology-induced membrane Na-K-ATPase inhibition in relation to neurological disorders. Int h Neurosci 113(12): 1705-17, 2003
1490) Kurup RK & Kurup PA: hypothalamic digoxin-mediated model for Parkinson´s disease. Int J Neurosci 113(4): 515-536, 2003
1491) Quadbeck G & Reckmann KA (Homburg/Saar): Die Wirkung von Herzglykosiden auf das Zentralnervensystem. Klin Wschr 40 : 1077, 1962
1492) Zothe H (Prag): Untersuchungen über die Wirkung des Strophanthins bei peripheren Durchblutungsstörungen. Z Kreislaufforsch 30: 889-897, 1938
1493) Klein O & Gotsch K. Z klin Med. 101 : 219, 1937, in 1492)
1494) Wohl MG et al. (Philadelphia) : Thiamine deficiency in organic heart disease. Circulation 8 : 744-749, 1953
1495) Vatner SF et al. (Harvard): Effects of a cardiac glycoside in combination with propanolol on the ischemic heart of conscious dogs. Circulation 57: 568-575, 1977
1496) Raina S et al. (Philadelphia): Beneficial effects of propanolol and digitalis on contraction and S-T-segment elevation after acute coronary occlusion. Am J Cardiol 42: 226-233, 1978
1497) Kairane C et al. (Tartu / Estland) : regulation of the frontocortical sodium pump by Na+ in Alzheimer´s disease. FEBS Lett 531(2): 241-244, 2002
1498) Rittinghaus FW (UniklinikWürzburg): Über die Veränderung einer ischämischen Reaktion durch Strophanthin. Kli Wochenschrift 29: 546-548, 1951
1499) Hager H (Berlin) : Probleme bei der Behandlung okularer und zerebraler Durchblutungsstörungen. Klin Mbl Augenheilk 169 : 550-556, 1976
1500) Simon KA et al.: Exp Eye Res 1 : 253 ff,1962, in Waitzman MB & Jackson RT : Effects of subconjuntivally administered ouabain on aqueous humor dynamics. Exp Eye Res 3: 201-212, 1964
1501) Simon KA & Bonting SL : Possible usefulness of cardiac glycosides in treatment of glaucoma. Arch Ophtalmol 68 : 107-114, 1962
1502) Kurup RK & Kurup PA (Kerala / Indien): Hypothalamic digoxin, hemispheric chemical dominance, and oncogenesis: evidence from multiple myeloma. Int J Neurosci 113(12): 1719-40, 2003
1503) Kurup RK & Kurup PA: Cerebral chemical dominance and neurl regulation of cell divisio, cell proliferation, neoplastic transformation, and genomic function. Int J Neurosci 113(5): 703-720, 2003
1504) Kurup RK & Kurup PA: Hypothalamic digoxin, hemispheric chemical dominance and eating behavior. Neurol India 50(2): 174-180, 2002
1505) Van Deusen MA et al. (Pittsburgh): Inhibition of the Na-K-ATPase enzyme in peripheral blood mononuclear cells of subjects with allergic rhinitis. Ann Allergy Asthma Immunol 78: 259-64, 1997
1506) Ejderhamn J et al. (Huddinge/Schweden) : Na-K-ATPase activity in rectal mucosa of children with ulcerative clitis and Crohn´s disease. Sand j Gastroenterol 24: 1121-25, 1989
1507) Schwartz B et al. (Boston): Association of ocular pressure and optic disc cup volume with red blood cell sodium-potassium ATPase inhibition. Curr Eye Res 21: 897-905, 2000
1508) Saenz de Tejada (Madrid): Molecular mechanisms for the regulation of penile smooth muscle contractility. Int J Neurosci 113(1): 75-105, 2003
1509) Giblin FJ (Rochester/USA): Glutathione: a vital lens antioxidant. J Ocul Pharmacol Ther 16(2): 121-135, 2000
1510) Yildirim K et al. (Erzurum/Türkei): Serum E-selectin and erythrocyte Na-K-ATPase levels in patients with rheumatoid arthritis. Circulation 105(4): 497-501, 2002
1511) Clausen T (Aarhus/ Dänemark): Na-K-pump regulation and skeletal muscle contractility. Int J Neurosci 113(9): 1287-303, 2003
1512) Gambir KK et al. (Washington): The effect of hemodialysis on the transport of sodium in erythrocytes from chronic renal failure patients. Clin Sci (Lond) 95: 3-17. 1998
1513) Kennedy D et al. (Toledo/USA) : Effect of chronic renal failure on cardiac contractile function, calcium cycling and gene expression of proteins important for calcium homeostasis in the rat. J Hypertens 21(12): 2315-21, 2003
1514) Clark IA & Cowden WB (Canberra / Australien): The pathophysiology of falciparum malaria. Hum Exp Toxicol 24(10): 529-536, 2005
1515) Weitkamp, Saunders, Scheiner-Bobis & Schoner 2003, im Internet auf www.vetmed.uni-giessen.de/biochem/schoner/Abschiedsvorlesung/Abschiedsvorlesung.html , Seite 26
1516) Neubaur J, Kochsiek D, Larbig D, Heimburg P, Glodek P, Kirchhof S & Stahlnecker (Göttingen): Experimental Studies on the influence of ouabain on ATP, calcium and magnesium in the failing human heart. Europ J Clin Invest 2: 102-107, 1972
1517) Kay Blumberger : Differentialtherapie mit Herzglykosiden. Zeitschr. Für Allgemeinmedizin 1971, S. 1215-19, 1971
1518) Niederberger, Manfred et al. (Seattle): Reproduction of maximal exercise performance in patients with angina pectoris despite ouabain treatment. Circulation 49: 309-315, 1974
1519) Loeb H et al. (Maywood/USA) : Lack of ouabain effect on pacing-induced myocardial ischemia in patients with coronary artery disease. Am J Cardiology 43: 995-1000, 1979
1520) Di Donato M et al. (Florenz): Hemodynamic pattern following k-strophanthin in normal and coronary artery disease patients. Int J Cardiol 1: 77-89, 1981
1521) Wennerblom B et al.(Göteborg): Patients with uncomplicated coronary artery disease have reduced heart rate variability mainly affecting vagal tone. Heart 83: 290-298, 2000
1522) Kochiadakis GE et al.(Heraklion/Kreta) : Effect of transdermal scopolamine on heart rate variability in patients with severe coronary heart disease. Pace 19: 1867-71, 1996

1523) Venkatesh G et al. (Hamilton/Kanada) : Double blind placebo controlled trial of short term transdermal scopolamine on heart rate variability in patients with chronic heart falure. Heart 76: 137-143, 1996
1524) Wang L etal. (Beijing/China): Low dose transdermal scopolamine increase cardiac agal tone in patients after acute myocardial infarction. Chin Me J 115(5): 770-772, 2002
1525) Lange RA & Hillis LD (Dallas): Use and overuse of angiography and revascularization for acute coronary syndromes. New Engl J Med 338: 1838-9, 1998
1526) Boden WE et al. (VANQWISH Trial Investigators): Outcomes in patients with acute non-Q-wave myocardial infarction randomly assigned to an invasive as compared with a conservative management strategy. New Engl J Med 338: 1785-1792, 1998
1527) CASS: Myocardial infarction and mortality in the coronary artery surgery study (CASS) randomized trial. New Engl J Med 310: 750-758, 1984
1528) He J et al. (Qingdao/China): A study of Na-K-ATPase activity in erythrocytes membrane from diabetic retinopathy patients. Zhonghua Yan Ke Za Zhi 34(6): 421-423, 1998
1529) Dhalla NS et al. (Winnipeg/Kanada): Evidence for the role ofoxidative stress in acute ischemic heart disease: a brief review. Can J Cardiol 15: 587-593, 1999
1530) M.H.Garner (Fort Worth / USA): Na,K-ATPase in the nuclear envelope regulates Na+: K+ gradients in hepatocyte nuclei. J Membr Biol 187(2): 97-115, 2002
1531) G.Blanco et al.(St.Louis): The alpha-4 isoform of the Na-K-ATPase is expressed in the germ cells of the testes. J Histochem Cytochem 48: 1023-32, 2000
1532) Klevay LM (Grand Forks/USA): Ischemic heart disease as defiency disease. Cell Mol Biol (Noisy-le-grand) 50(8): 8777-884, 2004
1533) Vrentzos GE et al.(Kreta): Diet, serum homocysteine levels and ischemic heart disease in a mediterranean population. Curr Treat options Cardiovasc Med 6(4): 291-302, 2004
1534) McCully KS (West Roxbury/USA): Homocysteine, vitamins and prevention of vascular disease. Mil Med 169(4): 325-329, 2004
1535) Jonasson T et al. (Lund/Schweden): Plasma homocysteine and markers for oxidative stress and inflammation in patients with coronary artery disease – a prospective randomized study of vitamin supplementation. Clin Chem Lab Med 43(6): 628-634, 2005
1536) Vinogradov VV et al. (Grodno/Rußland): Thiamine cardiotropism. Cor vasa 33: 254-262, 1991
1537) Han J et al. (Beijing/China): Effect of zinc on the activities of ATPase of erythrocyte membrane: Wie Sheng Yan Jin 30(1): 47-49, 2001
1538) Reinicke P & Hort W (Düsseldorf): Die Kapillarlänge im menschlichen Herzen während des physiologischen Wachstums und unter pathologischen Bedingungen. Verh Dtsch Ges Path 74: 268-269, 1990
1539) Spinale FG et al. (Charleston/USA): Alterations in the myocardial capillary vasculature accompany tachycaedia-induced cardiomyopathy. Bas Res Cardiol 87: 65-79, 1992
1540) Spinale FG et al.(Charleston/USA): Changes in myocardial blood flow during development of and recovery from tachycardia-induced cardiomyopathy. Circulation 85(2): 717-729, 1992
1541) Wang JC et al. (Boston/USA): Coronary artery spatial distribution of acute myocardial infarction occlusions. Circulation 110: 278-284, 2004
1542) Mikkelsson J et al. (Tampere/Finnland): Fatality of myocardial infarction in relation to the coronary anatomy: role of culprit lesion of location. Ann Med 36: 474-479, 2004
1543) Gööz M et al. (Budapest): Endogenous ouabain-like factor (OLF) secretion ismodulated by nicotinic mechanisms in rat adrenocortical cells. Life Sci 74: 2111-2128. 2004
1544) Gööz M et al. (Budapest): Elevated blood levels of endogenous ouabain-like factor in preterm versus mature newborns at birth. Biol Neonate 85: 155-158, 2004
1545) He et al. (Boston): Dietary fat intake and risk of stroke in male US healthcare professionals: 14 year prospective cohort study. Brit Med J 327: 777-781, 2003
1546) Ustun ME et al. (Konya/Türkei): Effects of magnesium sulfate on Na-K-ATPase and intracranial pressure level after cerebral ischemia. Magnesium Research 17(3): 169-175, 2004
1547) Schmidt D, Morenz E & Morenz J (Magdeburg): (Artikel auf Deutsch) Effect of drugs on superoxide formation by neutrophilic granulocytes. Allerg Immunol (Leipzig) 33: 95-100, 1987
1548) Hsieh CC et al. (Taipei/Taiwan): Sepsis correlated with increased erythrocyte Na+ content and Na-K-pump activity. J Biomed Sci 10: 389-395, 2003
1549) Sagawa T et al. (Chicago): Acivation of cardiac ryanodine receptors by cardiac glycosides. Am J Physiol 282: H118-26, 2002
1550) Nishio M et al. (Chicago): Ouabain increases sarcoplasmic reticulum calcium release in cardiac myocytes. J Pharm Exp Ther 308(3): 1181-90, 2004
1551) Mitsuo T et al.(Boston): Glucocorticoid receptor antagonism by mifepristone alters phosphocreatine breakdown during sepsis. Arch Surg 131: 1179-85, 1996
1552) Clarke JR et al.: Elevated red cell sodium concentration in patients in shock: sources and significance. Surg Forum 27: 47-49, 1976
1553) Fujita J et al.: Intracellular electrolytes in erythrocytes during and after shock – relation to impaired consciousness. J Trauma 18 18: 345-354, 1978
1554) a) Smetana R et al. (Wien): Intravenous magnesium sulphate in acute myocardial infarction – is the answer "MAGIC" ? Magnes Res 16(1): 65-69, 2003
   b) Kiss K, Stühlinger HG, Glogar HD & Smetana R (Wien): Magnesium in der koronaren Herzkrankheit. Wiener Med. Wschr. 150: 325-329, 2000 (= Themenhaft "Magnesium in der Kardiologie")
1555) Wormuth J, Mathey D, Bleifeld & Heinrich KW (Aachen): Säure-Basen-Haushalt und Rhythmusstörungen des Herzens beim frischen Myokardinfarkt. Herz/Kreislauf 5: 279-283, 1973
1556) Longhini C et al.: Cardiomechanical effect of k-strophanthoside administered to healthy volunteers by rectal route. Arzneimittelforsch 29: 827-9, 1979
1557) Dong XH et al. (Osaka): Naonomolar level of ouabain increases intracellular calcium to produce nitric oxide in rat aoretic endothelial cells. Clin Exp Pharmacol Physiol 31: 276-283, 2004
1558) Willi Lenz: Ein Beitrag zur verbesserten oralen (duodenalen) Strophanthin-Therapie. DMW 78: 1170-71, 1953
1559) E.Pfeiffer (Uni Graz): Über die Verträglichkeit und den Wirkungsunterschied von g- und k-Strophanthin. Sci Pharm 28: 216-228, 1960
1560) Cohnheim J & v.Schultheiss-Rechberg A: Über die Folgen der Kranzarterienverschließung für das Herz, Virchows Arch Pathol Anat 85: 505 ff, 1881
1561) Beltowski J et al. (Lublin/Polen): Spectrophotometric assay of renal ouabain-resistant Na(+)-ATPase and its

regulation by leptin and dietary-induced obesity. Acta Biochim Pol 51(4): 1003-14, 2004
1562) Philip Stöhr: Lehrbuch der Histologie und der mikroskopischen Anatomie des Menschen. Springer Verlag 1951 Berlin - Göttingen - Heidelberg
1563) Spalteholz W: Die Arterien der Herzwand, Hirzel, Leipzig 1925
1564) Enos WF & Beyer JC: Lanmark article July 18, 1953: Coronary artery disease among US soldiers killed in action in Korea, JAMA 256: 2859-62, 1986
1565) Alpert JS et al.: Myocardial infarction redefined. A consensus document of the joint Europ. Soc. of Cardiol / Amer. Coll of Cardiol Commitee for the redefinition of myoc. inf. J Am Coll Cardiol 36: 959-969, 2000, in 1571)
1566) RITA 2: Coronary angioplasty versus medical therapy for angina: the second Randomized Intervention Treatment of Angina (RITA 2). Lancet 350: 461-468, 1997
1567) Block TA et al.: Improvement in exercise performance after unsuccessful myocardial revascularization. Am J Cardiol 40: 673-680, 1977
1568) (Dr. med.) Knut Sroka (Hamburg): Herzinfarkt vermeiden. Neue Wege zur Vorbeugung und Heilung. Psychosozial-Verlag Giessen 2002
1569) Brooks GA: Lactate production under fully aerobic conditions: the lactate shuttle during rest and exercise. Fed Proc 45: 2924-29, 1986
1570) Bolli R & Marban E (Louisville & Baltimore): Molecular and cellular mechanisms of myocardial stunning. Physiol Rev 79: 610-634, 1999
1571) Bogner P et al. (Pecs & Kaposvar / Ungarn): on the role of Na-K-ATPase: a challenge for the membrane-pump and association-induction hypotheses. Physiol Chem Phys & med NMR 30: 81-87, 1998
1572) Ling G (Melville /USA): Debunking the alleged resurrection of the sodium pump hypothesis. Physiol Chem Phys Med NMR 29: 123-198, 1997, siehe auch www.gilbertling.org
1573) Gregg DE: The natural history of collateral development. Circ Res 35: 335, 1974
1574) Gregg DE & Patterson RE: Functional importance of the coronary collaterals. 303: 1404, 1980
1575) Edelmann L (Homburg / Saar): How to explain established relationships between ion fluxes across cell membranes and Na-K-ATPase activities under the assumption that teh Na-K-ATPase is no ion pump. Physiol Chem Phys & Med NMR 33: 209-213, 2001
1576) Edelmann L: Zweifel an der Natrium-Kalium-Pumpe sind nicht erlaubt. www.telepolis.de/deutsch/inhalt/lis/17414/1.html vom 31.05.2004
1577) Nikolaidis LA et al. (Pittsburgh / USA): Catecholamine stimulation is associated with impaired myocardial O2 utilization in heart failure. Cardiovasc Res 53: 392-404, 2002
1578) D'Urso G et al. (Pisa): Production of ouabain-like factor in normal and ischemic rat heart. J Cardiovasc Pharmacol 43: 657-62 (2004)
1579) Mara Ferrandi & Paolo Manunta (Mailand): Ouabain-like factor: is this the natriuretic hormone?. Curr Opin Nephrol Hypertens 9: 165-171, 2000
1580) Wegener K: Koronarverschluß. Histogenese der sklerotischen Plaques und regressive Veränderungen. Arch Kreislaufforsch 58: 102-187, 1969
1581) Sinapius D: Koronarthrombose und Myokardinfarkt, in Pathogenetische Faktoren des Myokardinfarkts. Schattauer Verlag, Stuttgart 1969
1582) Ute Kreinsen (Institut für Allgemeine Pathologie und pathologische Anatomie der Uni Heidelberg, Direktor: Prof.W.Doerr): Myokardinfarkt aus myozytogenen Ursachen. Inauguraldissertation Heidelberg 1971
1583) De Duve C: Die Rolle der Lysosomen in der Zellpathologie. Triangel (Sandoz) 9: 200-208, 1970
1584) Ruszynak JR et al.: Physiologie und Pathologie des Lymphkreislaufes. VEB Gustav Fischer Verlag, Jena 1957
1585) W. Rothmund: Über die Entstehung der essentiellen Hypertonie. notabene medici 7 (10): 22-30, 1977
1586) Manunta P et al. (mit J.M.Hamlyn) (Mailand & Baltimore): High circulating levels of endogenous ouabain in the offspring of hypertensive and normotensive individuals. J Hypertension 23: 1677-1681, 2005
1587) Aeschbacher BC et al. (Bern): Diastolic dysfunction precedes myocardial hypertrophy in the development of hypertension. Am J Hypertens 14: 106-113, 2001
1588) Pitzalis MV et al. (mit J.M.Hamlyn): Diastolic dysfunction and baroreflex sensivity in hypertension. Hypertension 33: 1141-45, 1999
1589) Büchner F und Weyland R: Die Insuffizienz des hypertrophierten Herzmuskels im Lichte seiner Narbenbilder. Urban & Schwarzenberg 1968, in 1585)
1590) Fedorova OV et al. (mit A.M.Hamlyn): Brain ouabain stimulates peripheral marinobufagenin via angiotensinII signalling in NaCl-loaded Dahl-S rats. J Hypertens 23: 1515-23, 2005
1591) Vu HV et al. (mit AY Bagrov): Involvement of Marinobufagenin in a rat model of human preeclampsia. Am J Nephrol 25: 520-528, 2005
1592) Zhang J et al. (mit J.M. Hamlyn & M.P.Blaustein): Sodium pump alpha2 subunits control myogenic tone and blood pressure in mice. J Physiol 569(1): 243-256, 2005
1593) Rossoni LV et al. (Vitoria / Brasilien): The influence of nanomolar ouabain on vascular pressor responses is modulated by the endothelium. J Cardiovasc Pharmacol 34: 887-892, 1999
1594) Padilha AS et al. (Vitoria / Brasilien): Ouabain at nanomolar concentrations promotes synthesis and release of angiotensin II from the endothelium of the tail vascular bed of spontaneously hypertensive rats. J Cardiovasc Pharmacol 44: 372-380, 2004
1595) Abramowitz J et al. (Houston / Toledo): Ouabain and marinobufagenin-induced proliferation of human umbilical vein smooth muscle cells and a rat vascular smooth muscle cell line, A/r5. Circulation 108: 3048-3053, 2003
1596) Dmitrieva RI & Doris PA (Houston): Ouabain is a potent promoter of growth and activator of ERK1/2 in ouabain-resistant rat renal epithelial cells. J Biol Chem. 2003 278 (30): 28160-6
1597) Nunez-Duran H & Fernandez P(Montevideo): Evidence for an intracellular site of action in the heart for two hydrophobic cardiac steroids. Life Sci 74: 1337-1344, 2004
1598) Sophocleous A et al. (Athen): Circulating endogenous digitalis-like factor8s) (EDLF) in man is derived from the adrenals and ist secretion is ACTH-dependent. J Endocrinol Invest 26: 668-674, 2003
1599) Berendes E, Cullen P, Van Aken H, Zidek W, Erren M, Hübschen M, Weber T, Wirtz S, Tepel M & Walter M (Münster/Berlin): Endogenous glycosides in critically ill patients. Crit Care Med 31(5): 1331-37, 2003
1600) Murrell JR et al. (Harvard/Boston): Endogenous Ouabain: Upregulation of steroidogenic genes in hypertensive hypothalamus but not adrenal. Circulation 112: 1301-1308, 2005
1601) Pitzalis MV et al. (mit J.M.Hamlyn) (Bari/Italien): Independent and incremental prognostic value of

endogenous ouabain in idiopathic dilated cardiomyopathy. Eur J Heart Fail 8(2):179-86, 2006
1602) Manunta P & Ferrandi M (Mailand): Different effects of marinobufagenin and endogenous ouabain. J Hypertens 22: 257-259, 2004
1603) Kurup RK & Kurup PA: Digoxin, hemispheric dominance and Alzheimers disease. Int J Neurosci 2003, 113 (3): 361-381, 2003
1604) Hedge KR et al. (Baltimore): Establishment of mouse as an animal model for study of diabetic cararacts: biochemical studies. Diabetes, Obesity & Metabolism 5: 113-119: 2003
1605) Guzman DC et al. (Mexico City): Effect of nutritional status and ozone exposure on Na-K-ATPase and lipid peroxidation in rat brain. Proc West Pharmacol Soc 48: 118-121, 2005
1606) Christini M: [Strophanthin therapy of acute myocardial infarction.] Artikel auf Italienisch, Minerva Med 52: 3306-09, 1961, in 1419)
1607) Küchle HJ: Zur Therapie der aktuellen Durchblutungsstörungen von Netzhaut und Sehnerv. Klin Mbl Augenheilk 171: 395-406, 1977
1608) Sullivan JL (Charleston / USA): Iron and the sex differences in heart disease risk. Lancet 1: 1293-94, 1981
1609) a) Sullivan JL: Stored iron and ischemic heart disease. Empirical support for a new paradigm. Circulation 86, 1036-37, 1992
b) Sullivan JL: Iron therapy and cardiovascular disease. Kidney Int Suppl. 69: S135-S137, 1999
1610) Klevay LM (Grand Forks / USA): Metabolic interactions among cholesterol, cholic acid and copper. Nutr Rep Int 26: 405-414, 1982
1611) Klevay LM: Changing patterns of disease. Some nutritional remarks. J Am Coll Nutr 3: 149-158, 1984
1612) Klevay LM: Dietary copper and risk of coronary heart disease. Am J Clin Nutr 71: 1213-14, 2000
1613) Tamura T & Turnlund JR (Birmingham): Effect of long-term, high-copper intake on the concentrations of plasma homocysteine and B-vitmains in youmg men. Nutrition 20: 757-59, 2004
1614) Ripa S & Ripa R (Ferrara): Zinc and atherosclerosis. Minerva Med 85, 647-54, 1994
1615) Hennig B et al. (Lexington / USA) Antiatherogenic properties of zinc: implications in atherosclerosis. Nutrition 15: 744-748, 1999
1616) Willis MS et al. (Dallas): Zinc induced copper deficiency. Am J Clin Pathol 123: 125-131, 2005
1617) Alissa EM et al. (Jeddah / Saudi-Arabien): The effects of coadministration of dietary copper and zinc supplements on atherosclerosis, antioxidant enzymes and indices of lipid peroxidation in the cholesterol-fed rabbit. Int J Exp Pathol 85: 265-275, 2004
1618) Natali Bauer, Jochen Müller-Ehmsen, Ulrike Krämer, Njde Hambarchian, Carsten Zobel, H.G.Schwinger, Horst Neu, Ulrike Kirch, Ernst-Günther Grünbaum & Wilhelm Schoner (Giessen): Ouabain-like compound changes rapidly on physical exercise in humans and dogs. Hypertension 45: 1024-28, 2005
1619) Espineda CE et al. (Los Angeles): Repression of Na-K-ATPase beta1-subunit by the transcription factor snail in carcinoma. Mol Biol Cell 15(3): 1364-73, 2004
1620) Ferrari P et al. (Mailand): Rostafuroxin: an ouabain antagonist that corrects renal and vascular Na+-K+-ATPase alterations in ouabain and adducin-dependent hypertension. Am J Physiol 290 (II): R529-35, 2006
1621) Aizman O & Aperia A (Stockholm): Na-K-ATPase as a signal transducer. Ann NY Acad Sci 986: 489-496, 2003
1622) Grosa G et al. (Novara / Italien): LC-ESI-MS/MS characterization of strophanthin-K. J Pharm Biomed Anal 38(1):79-86, 2005
1623) Ferrari R et al. (Brescia): Therapeutc effects of L-carnitine and propionyl-L-carnitine on cardiovascular diseases: a review. Coron Artery Dis 16 suppl 1: S 11-S 15, 2005
1624) Yamada K et al. (Tokio): Participation of ouabainlike compound in reduced renal mass-saline hypertension. Hypertension 23(1 Suppl): I 110-3, 1994
1625) Bagrov YY et al. (St.Petersburg) : Endogenous digitalis-like ligands and Na-K-ATPase inhibition in experimental diabetes mellitus. Front Biosci 10: 2257-62, 2005
1626) Krishnan AY & Kiernan MC (Sydney): Altered nerve excitability properties in established diabetic neuropathy. Brain 128(Pt 5): 1178-87, 2005
1627) Rizvi SI & Zaid MA (Allahabad/Indien): Impairment of sodium pump and Na/H exchanger in erythrocytes from non-insulin dependent diabetes mellitus patients: effect of tea catechins. Clin Chim Acta 354(1-2): 59-67, 2005
1628) Kawamoto EM et al. (Sao Paulo): Oxidative state in platelets and erythrocytes in aging and Alzheimer´s disease. Neurobiol Aging 26(6): 857-864, 2005
1629) Liu L et al. (Toledo & Houston: Role of caveolae in ouabain-induced proliferation of cultured vascular smooth muscle cells of the synthetic phenotyper. Am J Physiol 287: H 2173- H 2182, 2004
1630) Fighera MR et al. (Santa Maria / Brazil): GM1 ganglioside prevents seizures, Na-K-ATPase activity inhibition and oxidative stress induced by glutaric acid and pentylenetetrazole. Neurobiol Dis 22(3): 611-23, 2006
1631) Palecz D et al. (Lodz) : Na-K-ATPase activity as a biomarker of toxaphene toxicity in Unio tumidus. Toxicol In Vitro 19(5): 707-712, 2005
1632) Greig ER et al. (Salford/GB): Decreased expression of apical Na+channels and basolateral Na-K-ATPase in ulcerative colitis. Acta Physio Scand 183(2): 191-199, 2005
1633) Darlington DN & Gann DS (Baltimore/USA): Purine nucleosides stimulate Na-K-ATPase and prolong survival in hemorrhagic shock. J Trauma 58: 1055-60, 2005
1634) Rossoni LV et al.(Sao Paulo):Ouabain-induced hypertension enhances left ventricular contractility in rats. Life Sci 79(16): 1537-1545, 2006
1635) de Rezende Correa G et al.(Rio de Janeiro) Ouabain induces an increase of retinal ganglion cell survival in vitro. Brain Res. 1049: 89-94, 2005
1636) Leor J et al.(Tel Aviv): Is it safe to prescribe digoxin after acute myocardial infarction ? Update on continued controversy. Am Heart J 130: 1322-26, 1995
1637) Baroldi G et al. (Mailand): Ultrasound imaging versus morphopathology in cardiovascular diseases. Myocardial cell damage. Cardiovasc Ultrasound 3: 3-32, 2005, Quelle bei www.pubmed.com in Vollversion vorhanden
1638) Baroldi G (Mailand): Ultrasound imaging versus morphopathology in cardiovascular diseases. Coronary collateral circulation and atherosclerotic plaque. Cardiovasc Ultrasound 3(1): 6 ff, 2005, Quelle bei www.pubmed.com in Gratis-Vollversion vorhanden
1639) Smith NL et al. (Seattle): Serum potassium and stroke risk among treated hypertensive adults. Am J Hypertens 16(10): 806-13, 2003

1640) Yun AJ et al. (Palo Alto/USA): Can thromboembolism be the result, rather than the inciting cause, of acute vascular events such as stroke, pulmonary embolism, mesenteric ischemia, and venous thrombosis? Med Hypotheses 64 (4): 706-716, 2005
1641) Dr.med.Jürgen Freiherr von Rosen (Gersfeld): Strophanthin. Arzt, Zahnarzt & Naturheilverfahren 2006, S.21-22
1642) Gao J et al. (N.Y.): Transmural gradients in Na/K pump activity and [Na+]I in canine ventricle. Biophys J 89(3):1700-09, 2005
1643) Levy B et al. (Nancy): Relation between muscle Na-K-ATPase activity and raised lactate concentrations in septic shock: a prospective study. Lancet 365: 871-875, 2005
1644) Sunderdiek U, Schmitz-Spanke S, Korbmacher B, Gams E & Schipke JD (Düsseldorf): Left ventricular dysfunction and disturbed O(2)-utilization in stunned myocardium: influence of ischemic preconditioning. Scand Cardiovasc J 39(4): 213-9, 2005
1645) Wasserstrom JA & Aistrup GL (Chicago): Digitalis: new actions for an old drug. Am J Physiol 289(5): H1781-93, 2005
1646) Li J (Stockholm): Low Doses of ouabain protect from serum deprivation-triggered apoptosis and stimulate kidney cell proliferation via activation of NF-{kappa}B. a) Eur J Hum Genet 14(5):555-60, 2006
b) J Am Soc Nephrol 17(7): 1848-57, 2006
1647) Zhang S et al. (Stockholm): Distinct role of the N-terminal tail of the Na-K-Atpase catalytic subunit as a signal transducer. J Biol Chem, auf www.pubmed.com vor dem Druck veröffentlicht
1648) Goldstein I et al.: Involvement of Na-K-ATPase and endogenous digitalis-like compunds in depressive disorders. Biol Psychiatry, 60(5): 491-499, 2006
1649) Krokosz A & Szweda-Lewandowska Z (Lodz): Changes in the activity of acetylcholinesterase and Na,K-ATPase in human erythrocytes irradiated with X-rays. Cell Mol Biol Lett10(3): 471-478, 2005
1650) Ramirez-Ortega M et al. (Mexico): Proliferation and apoptosis of HeLa cells induced by in vitro stimulation with digitalis. Eur J Pharmacol 534: 71-76, 2006
1651) Ildan F et al. (Balcali-Adana/Türkei): The effects of the pre-treatment of intravenous nimodipine on Na-K-ATPase, Ca-ATPase, lipid peroxidation and early, ultrastructural findings following middle cerebral artery occlusion in the rat. Neuroscience 137(1): 133-144, 2006
1652) Haddy FJ, Vanhoutte PM & Feletou M (Mayo Clinic (Rochester) / Honh Kong / Suresnes (Frankreich): Role of potassium in regulating blood flow and lood pressure. Am J Physiol 290: R546-R552, 2006
1653) Eby GA & Halcomb WW (Austin & Mesa/USA): High-dose zinc to terminate angina pectoris: a review and hypothesis for action by ICAM inhibition. Med Hypotheses 66: 169-172, 2006
1654) Golden WC & Martin LJ (Baltimore / USA): Low-dose ouabain protects against excitotoxic apoptosis and up-regulates nuclear Bcl-2 in vivo. Neuroscience 137(1): 133-144, 2006
1655) Stanley WC (Cleveland / USA): Ranolazine: new approach for the treatment of stable angina pectoris. Expert Rev Cardiovasc Ther 3(5): 821-9, 2005
1656) Sampathkumar R et al. (Chennai/Indien) : Association of hypoglutathionemia with reduced Na-K-ATPase activity in type 2 diabetes and microangiopathy. Mol Cell Biochem 282(1-2): 169-176, 2006
1657) Agrawal et al. (Delhi / Indien) : Basis of rise in intracellular sodium in airway hyperresponsiveness and asthma. Lung 183 (6): 375-387, 2005
1658) Manunta P, Hamilton BP & Hamlyn JM (Baltimore): Salt intake and depletion increase circulating levels of endogenous ouabain in normal men. Am J Physiol 290(3): R553-9, 2006
1659) Kometiani P et al.(Toledo/USA): Digitalis-induced signaling by Na-K-ATPase in human breast cancer cells. Mol Pharmacol 67: 929-936, 2005
1660) Akimova O et al. (Montreal): The Na(+)/K(+)-ATPase as [K(+)](o) sensor: Role in cardiovascular disease pathogenesis and augmented production of endogenous cardiotonic steroids. Pathophysiology. 2006 Jul 18. Abstract auf www.pubmed.com veröffentlicht. Bei Druck des Buches lagen keine genaueren Daten vor.
1661) Blaustein MP et al. (Baltimore): How does salt retention raise blood pressure ? Am J Physiol 290: R 514- R 523, 2006
1662) Aughey RJ et al. (Melbourne): Interspersed normoxia during live high, train low interventions reverses an early reduction in muscle Na(+), K (+)ATPase activity in well-trained athletes. Eur J Applied Physiol 25. Aug , 2006, auf www.pubmed.com vor dem Druck veröffentlicht
1663) Sullivan JL: Stored iron and myocaedial perfusion deficits. Am Heart J 143: 193-195, 2002
1664) Sullivan JL: Is homocysteine an iron-dependent cardiovascular risk factor ? Kidney Int 69: 642-644, 2006
1665) Eva A, Kirch U & Scheiner-Bobis G (Giessen): Signaling pathways involving the sodium pump stimulate NO production in endothelial cells. Biochim Biophys Acta. 20.Sept.2006, auf www.pubmed.com vor dem Druck

Vorkommen von Strophanthus gratus in West- und Zentral-Afrika

Strophanthus gratus
(Wall. & Hook.) Baill.

Oft an Waldrändern
oder auf Flußbänken, Höhe 0-650 m
Blüte oft im November / Dezember,
auch ganzjährig möglich
Lokale Bezeichnungen: Iné oder Onayé

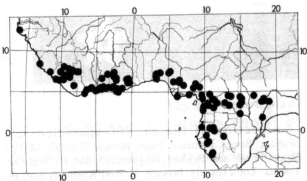

nach: H.J.Beentje: Monograph on Strophanthus DC - Apocynaceae, Dissertation Landbouwhogeschool Wageningen, Mededelingen 1982, S. 83

- HzLeistung ↑ bei Stimulierung d. Na/K-Pumpe?
  (-"-   durch Digitalis beruht doch gerade
  auf d. Hemmung d. Na/K-Pumpe!)
  → bewirkt die verbesserte O_2-Nutzung bzw. Durchblutung, HzLeistung ↑,
  trotz intrazell. Ca ↓ ?